안진아 공중보건 2

2025

기술직 공무원

보건직
의료기술직
보건연구사
보건진료직
군무원

산업보건
식품위생과 보건영양
인구보건과 모자보건
학교보건과 보건교육
노인·정신보건
보건행정·사회보장

차례

Part 1. 공중보건 총론

제1장 공중보건학의 이해 ---------- 16
제2장 건강 및 질병 ---------- 60
합격예감 기출문제 ---------- 105
만점예감 예상문제 ---------- 117

Part 2. 역학과 보건통계

제1장 역학 ---------- 130
제2장 보건통계 ---------- 171
합격예감 기출문제 ---------- 209
만점예감 예상문제 ---------- 223

Part 3. 질병 관리

제1장 감염성 질환 관리 ---------- 240
제2장 만성 질환 관리 ---------- 335
제3장 기생충 질환 ---------- 361
합격예감 기출문제 ---------- 378
만점예감 예상문제 ---------- 388

Part 4. 환경보건

제1장 환경위생 ---------- 404
제2장 환경보전 ---------- 487
합격예감 기출문제 ---------- 539
만점예감 예상문제 ---------- 551

Part 5. 산업보건
제1장 산업보건 574
제2장 직업성 질환 604
합격예감 기출문제 630
만점예감 예상문제 638

Part 6. 식품위생과 보건영양
제1장 식품위생 650
제2장 보건영양 681
합격예감 기출문제 697
만점예감 예상문제 707

Part 7. 인구보건과 모자보건
제1장 인구보건 716
제2장 모자보건과 가족계획 729
합격예감 기출문제 744
만점예감 예상문제 752

Part 8. 학교보건과 보건교육
제1장 학교보건 762
제2장 보건교육 779
합격예감 기출문제 814
만점예감 예상문제 822

Part 9. 노인 · 정신보건
제1장 노인보건 830
제2장 정신보건 844
합격예감 기출문제 857
만점예감 예상문제 863

Part 10. 보건행정 · 사회보장
제1장 보건행정 870
제2장 사회보장 892
합격예감 기출문제 926
만점예감 예상문제 939

부록. 기출문제
기출문제 950
2024 보건직 기출문제
2024 서울시 의료기술직 기출문제
2023 보건직 기출문제
2022 보건직 기출문제
2022 서울시 기출문제
2022 서울시 보건연구사 기출문제
2021 서울시 기출문제
2021 서울시 7급/보건연구사 기출문제
2020 서울시 기출문제
2020 서울시 보건연구사 기출문제
정답 및 해설 986

✪ 찾아보기

〈최근 10개년 영역별 평균출제빈도〉

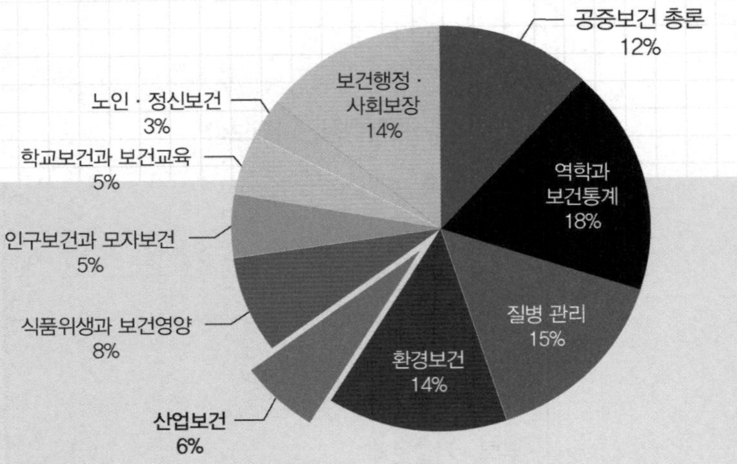

〈최근 10개년 서울시(지방직) 영역별 출제빈도분석(2015~2024)〉

구분	2015	2016	2017	2018	2019	2020	2021	2022	2023	2024	합계
공중보건 총론	1	2	3	1	2	3	4	3	2	2	23
역학과 보건통계	3	3	3	2	4	4	5	3	3	5	35
질병 관리	5	1	3	6	3	0	1	4	3	3	29
환경보건	3	2	3	2	3	2	3	4	4	2	28
산업보건	1	2	2	0	1	2	1	1	1	2	13
식품위생과 보건영양	2	1	2	2	2	3	1	0	1	2	16
인구보건과 모자보건	3	2	0	1	0	2	2	1	0	0	11
학교보건과 보건교육	1	3	1	1	1	2	0	1	1	0	11
노인 · 정신보건	0	0	1	0	1	0	1	1	1	1	6
보건행정 · 사회보장	1	4	2	5	3	2	2	2	4	3	28
합계	20	20	20	20	20	20	20	20	20	20	200

PART 05

산업보건

Chapter 01 산업보건

Chapter 02 직업성 질환

단원 길잡이

산업보건의 중요성과 근로 작업이 건강에 미치는 영향을 이해한다. 직업성 질환의 개념을 이해하고 예방 및 관리 방법, 직업성 질환에 대해 학습한다.

핵심 키워드

건강진단 | 작업환경 관리 | 산업재해 | 강도율 | 도수율 | 산업재해보상보험 | 소음 | 열중증 | 진폐증 | 유해물질 중독 증상

Chapter 01

산업보건

관계법규

- 산업안전보건법(1981)
- 산업재해보상보험법(1963)

학습 길라잡이

- 산업보건의 개념
- 근로자 건강진단
- 작업환경 관리
- 산업재해의 지표 및 현황

제1절 산업보건의 개념

1 산업보건의 정의 및 목적 16 부산, 22 서울보건연구사

(1) 산업보건의 정의[국제노동기구(ILO)와 세계보건기구(WHO) 공동위원회, 1950]

모든 직업의 근로자들이 신체적, 정신적, 사회적으로 최상의 안녕 상태를 유지·증진하기 위하여 작업 조건으로 인한 질병을 예방하고, 건강에 유해한 작업 조건으로부터 근로자들을 보호하며, 그들을 정서적으로나 생리적으로 알맞은 작업 조건에서 일하도록 배치하는 것이다.

(2) 산업보건의 목적(ILO)

① 노동과 노동 조건으로 발생할 수 있는 건강장애로부터 근로자 보호
② 작업에 있어서 근로자들의 정신적·육체적 적응, 특히 채용 시 작업 배치에 기여
③ 근로자의 정신적·육체적 안녕의 상태를 최대한으로 유지 및 증진시키는데 기여

(3) 산업보건사업의 목표와 기본방향(ILO)

산업보건의 목적을 달성하기 위하여 산업보건사업을 실시한다. 1985년 ILO 총회에서는 산업보건사업 규약 161호와 권고 171호에서 산업보건사업의 목표와 기본방향을 다음과 같이 3가지로 제시하였다.

① 산업보건사업은 기본적으로 예방중심이어야 하며 건강위험을 폭넓게 다루어 나갈 것
② 직장단위로 자주적 개선을 위하여 적극적 참여를 지원하는 팀 활동방식을 채택할 것
③ 직장생활의 다양성을 감안한 지역중심 또는 직종중심의 특징 있는 보건계획을 추진할 것

(4) 산업보건사업의 기능(ILO)

① 직장에서의 건강 유해요인에 의한 위험의 확인과 평가
② 작업환경과 작업장의 위생시설, 식당 및 주거환경에 있어 근로자의 건강에 영향을 줄 수 있는 요인들의 감시

③ 작업의 설계와 조직, 작업장의 설계, 작업에 사용되는 기계와 장비들의 선택, 유지 및 검사에 대한 조언
④ 작업수행향상을 위한 프로그램 개발과 새로운 건강 유해성 시험 및 평가
⑤ 직업보건, 직업안전, 산업위생과 인간공학, 개인 및 공동 보호장비에 대한 조언
⑥ 일과 관련된 근로자 건강상태의 점검
⑦ 직업인이 자신의 업무에 적합한 일을 수행하도록 추진
⑧ 직업재활방안의 강구
⑨ 직업보건, 산업위생 및 인간공학 분야의 정보, 훈련 및 교육 제공의 협력
⑩ 응급조치와 응급치료 제공
⑪ 산업재해와 직업성질환의 분석에 참여

(5) 산업보건의 중요성 1)

① 산업보건의 대상은 산업장에서 일하는 근로자들로서 일반적으로 전체 인구의 50% 내외를 차지하게 되며, 이들의 대부분은 자신의 일생에서 가장 중요한 30~40년을 취업하게 되므로 공중보건학적 견지에서도 산업보건의 중요성이 인식되어지고 있다.
② 산업사회로 변천되어 가면서 노동인구의 급격한 증가와 함께 기업주의 개념이 바뀌어져서 노동력을 하나의 자산으로 생각하게 됨에 따라 산업보건의 중요성도 커지게 되었다.
③ 근로자 자신의 권리에 대한 인식과 산업장에서의 그들의 위치에 대한 자각에 따라 산업보건의 중요성이 강조되었다.

2 산업보건의 분야 및 역사

(1) 산업보건의 분야

① 산업위생학: 근로자의 건강과 쾌적한 작업 환경을 공학적으로 연구하는 학문
② 산업의학: 근로자의 건강증진 · 질병의 예방과 진료, 재활을 연구하는 학문
③ 인간공학: 인간과 직업, 기계, 환경, 노동의 관계를 과학적으로 연구하는 학문
④ 산업간호학: 근로자의 건강과 간호를 연구하는 학문

1) 남철현 외, 공중보건학(제9판), 계축문화사, 2020. p.274.

(2) 산업보건의 역사 16 전북, 18 경기

① **히포크라테스**(Hippocrates, 그리스, B.C. 460~B.C. 377): 의학의 시조. 최초의 직업병(납 중독) 기술. 광산에서 장기간 일한 근로자가 호흡곤란과 기침으로 사망한 기록과 연중독에 관한 가장 오래된 기록으로 보이는 납산통(lead colic)발작에 대한 기술이 있음

② **갈렌**(Galen, 로마, 130~200): 저서에 납중독의 특징 증상 기록 있어 직업이 질병과 관계가 있음을 보여줌

③ **마이어**(Maior, 로마, 23~79): 광산근로자의 분진 흡입을 방지하기 위한 호흡 마스크 사용을 시도한 직업병 예방방법에 대하여 기록

④ **아그리콜라**(G. Agricola, 이탈리아, 1556): 「금속에 대하여」 저술. 광부에 발생하는 질병인 규폐증을 연구

⑤ **라마치니**(B. Ramazzini, 이탈리아, 1633~1714): 산업보건의 시조로 직업인 질병 연구. 1700년에 광부, 인쇄공, 도자기공, 조산원, 장의사, 군인 등 약 54종의 직종에서 일하는 사람들의 질병에 관한 기록인 『일하는 사람들의 질병(De Morbis Artificum Diatriba)』이라는 역사적인 책을 출판

⑥ **포트**(Percival Pott, 영국, 1775): 산업보건 최초의 공장의사. 10세 미만의 어린 굴뚝 청소부의 음낭에 생긴 암을 발견하여 최초의 직업성 암(음낭암)에 대해 보고함

⑦ 산업혁명(1760~1830)의 원동력은 석탄, 철, 도로로 상징되며 산업혁명을 거치는 동안 공업의 비약적인 발전과 더불어 사용 물질과 작업 형태의 다양화가 나타났다. 예전과는 다른 근로자의 부담이 증가하고, 장시간 노동, 야간 노동, 연소자와 부녀자의 노동, 불량한 작업환경 등 노동형태의 변혁이 일어나고, 노동인구의 이동에 따른 공업도시의 형성과 인구의 밀집, 비위생적인 생활환경 때문에 각종 전염병 및 수많은 산업재해와 직업병의 발생이 있었다.

⑧ **로체**(Roscher, 영국): 1761년 17~18세기 영국 인구의 20%가 20세 이전에 사망하는데 그 중 직업병으로 인한 것이 상당한 비율이라는 직업병 발생의 평가 자료를 보고

⑨ **공장법**(영국, 1819): 최초 공장법 제정(근로자 보호). 하루 12시간 이하로 근로시간을 제한하고, 9세 이하의 어린이 고용금지 및 근로감독관 임명 등 근로자의 건강을 보호하는 세부내용이 마련됨

⑩ **레게**(Legge, 1863~1932): 직업보건을 위한 의사감독관으로 임명. 1898년에 직업병 예방의 격언으로 알려진 경영자 책임, 환경관리 우선, 근로자에게 위험 통지 등의 원칙 제안

⑪ **비스마르크**(Bismarck, 독일): 노동자질병보호법(1883년), 사회보장제도 시초, 공장재해보험법(1884)

⑫ 해밀턴(A. Hamilton, 미국, 1869~1970): 미국 최초의 산업보건학자. 이황화탄소 직업병 연구, 공장 및 작업장 화학물질과 직업병 연구
⑬ 로리가(Loriga, 프랑스, 1911): 진동 공구에 의한 레이노병(Reynaud's Disease) 연구
⑭ ILO(1919): 국제노동기구 발족

(3) 우리나라 산업보건 23 경북의료기술

① 1953년: 「근로기준법」 제정
② 1963년: 「산업재해보상보험법」 제정
③ 1972년: 특수건강진단 제도 실시
④ 1981년: 「산업안전보건법」 제정
⑤ 1984년: 「진폐의 예방과 진폐근로자의 보호 등에 관한 법률」 제정
⑥ 1990년: 「산업안전기준에 관한 규칙」 제정
⑦ 1995년: 근로복지공단 설립
⑧ 2004년: 근골격계부담작업 유해요인 조사 실시
⑨ 2011년: 「산업안전기준에 관한 규칙」을 「산업안전보건기준에 관한 규칙」으로 개정

3 산업안전보건법

(1) 목적(법 제1조) 22 경남보건연구사

이 법은 산업 안전 및 보건에 관한 기준을 확립하고 그 책임의 소재를 명확하게 하여 산업재해를 예방하고 쾌적한 작업환경을 조성함으로써 노무를 제공하는 사람의 안전 및 보건을 유지·증진함을 목적으로 한다.

(2) 정부의 책무(제4조) 16 경기의료기술

① 산업 안전 및 보건 정책의 수립 및 집행
② 산업재해 예방 지원 및 지도
③ 「근로기준법」 제76조의2에 따른 직장 내 괴롭힘 예방을 위한 조치기준 마련, 지도 및 지원
④ 사업주의 자율적인 산업 안전 및 보건 경영체제 확립을 위한 지원
⑤ 산업 안전 및 보건에 관한 의식을 북돋우기 위한 홍보·교육 등 안전문화 확산 추진
⑥ 산업 안전 및 보건에 관한 기술의 연구·개발 및 시설의 설치·운영
⑦ 산업재해에 관한 조사 및 통계의 유지·관리

⑧ 산업 안전 및 보건 관련 단체 등에 대한 지원 및 지도·감독

⑨ 그 밖에 노무를 제공하는 사람의 안전 및 건강의 보호·증진

(3) 사업주 등의 의무(제5조) 19 경북보건연구사

① 사업주는 다음의 사항을 이행함으로써 근로자의 안전 및 건강을 유지·증진시키고 국가의 산업재해 예방정책을 따라야 한다.

㉠ 이 법과 이 법에 따른 명령으로 정하는 산업재해 예방을 위한 기준

㉡ 근로자의 신체적 피로와 정신적 스트레스 등을 줄일 수 있는 쾌적한 작업환경의 조성 및 근로조건 개선

㉢ 해당 사업장의 안전 및 보건에 관한 정보를 근로자에게 제공

② 다음의 어느 하나에 해당하는 자는 발주·설계·제조·수입 또는 건설을 할 때 이 법과 이 법에 따른 명령으로 정하는 기준을 지켜야 하고, 발주·설계·제조·수입 또는 건설에 사용되는 물건으로 인하여 발생하는 산업재해를 방지하기 위하여 필요한 조치를 하여야 한다.

㉠ 기계·기구와 그 밖의 설비를 설계·제조 또는 수입하는 자

㉡ 원재료 등을 제조·수입하는 자

㉢ 건설물을 발주·설계·건설하는 자

(4) 보건관리자(제18조)

사업주는 사업장에 보건에 관한 기술적인 사항에 관하여 사업주 또는 안전보건관리책임자를 보좌하고 관리감독자에게 지도·조언하는 업무를 수행하는 사람을 두어야 한다.

(5) 보건관리자의 자격(법 시행령 제21조 별표 6) 23 충북·대구보건연구사

① 법 제143조제1항에 따른 산업보건지도사 자격을 가진 사람

② 「의료법」에 따른 의사

③ 「의료법」에 따른 간호사

④ 「국가기술자격법」에 따른 산업위생관리산업기사 또는 대기환경산업기사 이상의 자격을 취득한 사람

⑤ 「국가기술자격법」에 따른 인간공학기사 이상의 자격을 취득한 사람

⑥ 「고등교육법」에 따른 전문대학 이상의 학교에서 산업보건 또는 산업위생 분야의 학위를 취득한 사람(법령에 따라 이와 같은 수준 이상의 학력이 있다고 인정되는 사람을 포함한다)

(6) 보건관리자의 업무(법 시행령 제22조) 22 서울보건연구사

① 산업안전보건위원회 또는 노사협의체에서 심의·의결한 업무와 안전보건관리규정 및 취업규칙에서 정한 업무

② 안전인증대상기계등과 자율안전확인대상기계등 중 보건과 관련된 보호구(保護具) 구입 시 적격품 선정에 관한 보좌 및 지도·조언
③ 위험성평가에 관한 보좌 및 지도·조언
④ 물질안전보건자료의 게시 또는 비치에 관한 보좌 및 지도·조언
⑤ 보건관리자가 「의료법」에 따른 의사인 경우 산업보건의의 직무
⑥ 해당 사업장 보건교육계획의 수립 및 보건교육 실시에 관한 보좌 및 지도·조언
⑦ 해당 사업장의 근로자를 보호하기 위한 다음의 조치에 해당하는 의료행위(보건관리자가 의사, 간호사에 해당하는 경우로 한정한다)
㉠ 자주 발생하는 가벼운 부상에 대한 치료
㉡ 응급처치가 필요한 사람에 대한 처치
㉢ 부상·질병의 악화를 방지하기 위한 처치
㉣ 건강진단 결과 발견된 질병자의 요양 지도 및 관리
㉤ ㉠부터 ㉣까지의 의료행위에 따르는 의약품의 투여
⑧ 작업장 내에서 사용되는 전체 환기장치 및 국소 배기장치 등에 관한 설비의 점검과 작업방법의 공학적 개선에 관한 보좌 및 지도·조언
⑨ 사업장 순회점검, 지도 및 조치 건의
⑩ 산업재해 발생의 원인 조사·분석 및 재발 방지를 위한 기술적 보좌 및 지도·조언
⑪ 산업재해에 관한 통계의 유지·관리·분석을 위한 보좌 및 지도·조언
⑫ 법 또는 법에 따른 명령으로 정한 보건에 관한 사항의 이행에 관한 보좌 및 지도·조언
⑬ 업무 수행 내용의 기록·유지
⑭ 그 밖에 보건과 관련된 작업관리 및 작업환경관리에 관한 사항으로서 고용노동부장관이 정하는 사항

(7) 근로자에 대한 안전보건교육

① 사업주는 소속 근로자에게 고용노동부령으로 정하는 바에 따라 정기적으로 안전보건교육을 하여야 한다.
② 사업주는 근로자를 채용할 때와 작업내용을 변경할 때에는 그 근로자에게 고용노동부령으로 정하는 바에 따라 해당 작업에 필요한 안전보건교육을 하여야 한다. 다만, 제31조제1항에 따른 안전보건교육을 이수한 건설 일용근로자를 채용하는 경우에는 그러하지 아니하다.
③ 사업주는 근로자를 유해하거나 위험한 작업에 채용하거나 그 작업으로 작업내용을 변경할 때에는 제2항에 따른 안전보건교육 외에 고용노동부령으로 정하는 바에 따라 유해하거나 위험한 작업에 필요한 안전보건교육을 추가로 하여야 한다.

「안전보건규정」 제2조(정의) 20 서울보건연구사

1. "안전보건교육"이란 「산업안전보건법」에 따라 근로자 및 특수형태근로종사자에게 실시하여야 하는 다음 각 목의 교육을 말한다.
   가. 정기교육: 해당 사업장의 사무직 종사 근로자, 사무직 종사 근로자 외의 근로자, 관리감독자의 지위에 있는 사람을 대상으로 정기적으로 실시하여야 하는 교육
   나. 채용 시 교육: 해당 사업장에 채용한 근로자를 대상으로 직무 배치 전 실시하여야 하는 교육
   다. 작업내용 변경 시 교육: 해당 사업장의 근로자가 기존에 수행하던 작업내용과 다른 작업을 수행하게 될 경우 변경된 작업을 수행하기 전 의무적으로 실시하여야 하는 교육
   라. 특별교육: 특수형태근로종사자를 배치하기 전 또는 작업내용을 변경할 때 실시하여야 하는 교육
   마. 최초 노무 제공 시 교육: 특수형태근로종사자로부터 노무를 제공받는 자가 노무를 제공하는 특수형태근로종사자를 대상으로 작업 배치 전 실시하여야 하는 교육

(8) 물질안전보건자료(MSDS, Materials Safety Data Sheet) 작성 및 제출(법 제110조)

화학물질 또는 이를 포함한 혼합물로서 제104조에 따른 분류기준에 해당하는 것을 제조하거나 수입하려는 자는 다음의 사항을 적은 자료를 고용노동부령으로 정하는 바에 따라 작성하여 고용노동부장관에게 제출하여야 한다. 이 경우 고용노동부장관은 고용노동부령으로 물질안전보건자료의 기재 사항이나 작성 방법을 정할 때 「화학물질관리법」 및 「화학물질의 등록 및 평가 등에 관한 법률」과 관련된 사항에 대해서는 환경부장관과 협의하여야 한다.

① 제품명
② 물질안전보건자료대상물질을 구성하는 화학물질 중 제104조에 따른 분류기준에 해당하는 화학물질의 명칭 및 함유량
③ 안전 및 보건상의 취급 주의 사항
④ 건강 및 환경에 대한 유해성, 물리적 위험성
⑤ 물리·화학적 특성 등 고용노동부령으로 정하는 사항

(9) 물질안전보건자료의 게시 및 교육(법 제114조) 17 전남특채

① 물질안전보건자료대상물질을 취급하려는 사업주는 물질안전보건자료를 고용노동부령으로 정하는 방법에 따라 물질안전보건자료대상물질을 취급하는 작업장 내에 이를 취급하는 근로자가 쉽게 볼 수 있는 장소에 게시하거나 갖추어 두어야 한다.
② 제1항에 따른 사업주는 물질안전보건자료대상물질을 취급하는 작업공정별로 고용노동부령으로 정하는 바에 따라 물질안전보건자료대상물질의 관리 요령을 게시하여야 한다.

③ 제1항에 따른 사업주는 물질안전보건자료대상물질을 취급하는 근로자의 안전 및 보건을 위하여 고용노동부령으로 정하는 바에 따라 해당 근로자를 교육하는 등 적절한 조치를 하여야 한다.

제2절 건강과 근로 작업

1 근로 시간과 강도

(1) 근로 시간 기준

① 우리나라 「근로기준법」 기준: 1일 8시간, 1주 40시간

② ILO 기준: 1일 근로 시간 8시간, 1주 40시간

(2) 「근로기준법」상 근로시간

① 1주간의 근로시간은 휴게시간을 제외하고 40시간을 초과할 수 없다.

② 1일의 근로시간은 휴게시간을 제외하고 8시간을 초과할 수 없다.

③ 당사자 간에 합의하면 1주간에 12시간을 한도로 근로시간을 연장할 수 있다.

④ 근로시간이 4시간인 경우에는 30분 이상, 8시간인 경우에는 1시간 이상의 휴게시간을 근로시간 도중에 주어야 하며 휴게시간은 근로자가 자유롭게 이용할 수 있다.

(3) 근로 강도 19 경북보건연구사·광주보건연구사, 20 대구·인천보건연구사, 21 제주의료기술

① 오래 지속된 작업은 피로를 느끼게 하고 지나치면 근로자의 작업 능률 감소와 건강을 위협하는 결과까지도 초래한다.

② 근로자의 근로 강도나 양을 조사하여 근로자의 건강 관리, 작업 능률을 향상시켜야 한다.

③ **에너지 대사율**(RMR, Relative Metabolic Rate): 육체적 작업 강도의 지표

$$\text{에너지 대사율} = \frac{\text{작업 시 소비에너지} - \text{그와 같은 시간에 안정 시 소비에너지}}{\text{기초대사량}} = \frac{\text{근로대사량}}{\text{기초대사량}}$$

④ 에너지 대사율에 따른 작업강도

노동 강도	RMR	비고
경노동	0～1	의자에 앉아서 손으로 하는 작업
중등노동	1～2	지적 작업, 6시간 이상 쉬지 않고 하는 작업
강노동	2～4	전형적인 지속 작업
중노동	4～7	휴식의 필요가 있는 작업, 노동 시간 단축
격노동	7～	중도적 작업(중량물 작업을 과격하게 하는 정도)

2 여성 및 연소 근로자의 보호 16 서울보건연구사, 17 울산

(1) 여성 근로자의 보호

여성은 임신, 분만, 수유, 월경에서 오는 생리적 부담이 노동에 영향을 주고 있고 현실적으로 가사, 육아의 분담도 제도적으로 정착되어 있지 않은 실정이다. 따라서 여성 근로자들에게 다음과 같은 근로 조건을 갖추어야 한다.

① 임산부(임신중이거나 산후 1년 지나지 않은 여성)는 보건상 유해 · 위험한 사업에 사용하지 못한다.
② 주작업의 근로강도는 RMR 2.0 이하
③ 중량물 취급 작업에 있어서 중량 제한(16세 이하는 5kg, 16~18세는 8kg, 18세 이상은 20kg)
④ 서서 하는 작업의 경우 시간 조건과 휴식 시간 조정
⑤ 공업독물(납, 벤젠, 비소, 수은) 취급 작업 시 유산 · 조산의 우려가 있으므로 고려
⑥ 고 · 저온 작업에서는 작업 조건과 냉 · 난방 고려
⑦ 산전 · 산후휴가: 90일, 다태아일 경우 120일
⑧ 청구시 월 1일의 생리휴가 지급

(2) 연소 노동과 근로

① 15세 미만자는 근로자로 채용하지 못한다.
② 18세 미만자는 도덕상 또는 보건상 유해하거나 위험한 사업에 채용하지 못한다.
③ 15이상 18세 미만까지는 보호연령으로 규정하여 1일 근로 시간 7시간, 1주에 35시간을 초과하지 못한다. 다만, 당사자 사이의 합의에 따라 1일에 1시간, 1주에 5시간을 한도로 연장할 수 있다.
④ 연소자에게 있어 중노동은 성장 발육을 저해하고, 추리력, 통찰력, 신경 작용, 운동 조절 능력 등을 떨어뜨리며, 직업병 및 공업중독의 위험성이 크고, 인격발달장애를 가져오기 쉽기 때문에 근로 규제를 한다.

심화 「근로기준법」상 여성과 소년에 관한 규정(법 제64조~75조)

16 서울보건연구사, 17 울산 · 대구, 20 서울 · 대구, 23 전남의료기술

① 15세 미만인 자(중학교에 재학 중인 18세 미만인 자를 포함한다)는 근로자로 사용하지 못한다. 다만, 대통령령으로 정하는 기준에 따라 고용노동부장관이 발급한 취직인허증을 지닌 사람은 근로자로 사용할 수 있다.

② 사용자는 임신 중이거나 산후 1년이 지나지 아니한 여성(임산부)과 18세 미만자를 도덕상 또는 보건상 유해 · 위험한 사업에 사용하지 못한다.

③ 사용자는 임산부가 아닌 18세 이상의 여성을 제1항에 따른 보건상 유해 · 위험한 사업 중 임신 또는 출산에 관한 기능에 유해 · 위험한 사업에 사용하지 못한다.

④ 15세 이상 18세 미만인 사람의 근로시간은 1일에 7시간, 1주에 35시간을 초과하지 못한다. 다만, 당사자 사이의 합의에 따라 1일에 1시간, 1주에 5시간을 한도로 연장할 수 있다.

⑤ 사용자는 18세 이상의 여성을 오후 10시부터 오전 6시까지의 시간 및 휴일에 근로시키려면 그 근로자의 동의를 받아야 한다.

⑥ 사용자는 임산부와 18세 미만자를 오후 10시부터 오전 6시까지의 시간 및 휴일에 근로시키지 못한다. 다만, 다음 각 호의 어느 하나에 해당하는 경우로서 고용노동부장관의 인가를 받으면 그러하지 아니하다.

㉠ 18세 미만자의 동의가 있는 경우

㉡ 산후 1년이 지나지 아니한 여성의 동의가 있는 경우

㉢ 임신 중의 여성이 명시적으로 청구하는 경우

⑦ 사용자는 산후 1년이 지나지 아니한 여성에 대하여는 단체협약이 있는 경우라도 1일에 2시간, 1주에 6시간, 1년에 150시간을 초과하는 시간외근로를 시키지 못한다.

⑧ 사용자는 여성과 18세 미만인 사람을 갱내(坑內)에서 근로시키지 못한다. 다만, 보건 · 의료, 보도 · 취재 등 대통령령으로 정하는 업무를 수행하기 위하여 일시적으로 필요한 경우에는 그러하지 아니하다.

⑨ 사용자는 여성 근로자가 청구하면 월 1일의 생리휴가를 주어야 한다.

⑩ 사용자는 임신 중의 여성에게 출산 전과 출산 후를 통하여 90일(한 번에 둘 이상 자녀를 임신한 경우에는 120일)의 출산전후휴가를 주어야 한다. 이 경우 휴가 기간의 배정은 출산 후에 45일(한 번에 둘 이상 자녀를 임신한 경우에는 60일) 이상이 되어야 한다.

⑪ 사용자는 임신 중인 여성이 유산 또는 사산한 경우로서 그 근로자가 청구하면 대통령령으로 정하는 바에 따라 유산 · 사산 휴가를 주어야 한다. 다만, 인공 임신중절 수술에 따른 유산의 경우는 그러하지 아니하다.

⑫ 사용자는 임신 후 12주 이내 또는 36주 이후에 있는 여성 근로자가 1일 2시간의 근로시간 단축을 신청하는 경우 이를 허용하여야 한다. 다만, 1일 근로시간이 8시간 미만인 근로자에 대하여는 1일 근로시간이 6시간이 되도록 근로시간 단축을 허용할 수 있다.

⑬ 생후 1년 미만의 유아를 가진 여성 근로자가 청구하면 1일 2회 각각 30분 이상의 유급 수유시간을 주어야 한다.

3 산업피로

(1) 산업피로의 정의

① 산업 활동으로 인해 발생한 피로가 휴식이나 수면 등으로 회복되지 않고 축적되는 것을 말한다.

② 정신적 · 육체적 · 신경적인 노동 부하에 반응하는 생체의 태도이며, 피로 자체는 질병이 아니라 가역적인 생체 변화로서 건강의 장애에 대한 일종의 경고 반응이라고도 할 수 있다.

(2) 산업피로의 요인

① 작업적 요인
- ㉠ 근로 시간과 작업 시간의 연장
- ㉡ 휴식 시간 및 휴일의 부족
- ㉢ 주야 근무의 연속이나 수일간 연속된 근로
- ㉣ 작업 강도 및 근무 시간 중의 에너지 대사율의 과대
- ㉤ 작업 조건(자세, 속도, 운반 방법 등)의 불량
- ㉥ 작업 환경(조도, 소음, 환기, 기온, 습도)의 불량

② 신체적 요인
- ㉠ 약한 체력(연소자와 고령자)
- ㉡ 체력 저하(수면 부족, 과음, 여성의 생리 현상, 임신)
- ㉢ 신체적 결함(시력, 청력, 신체 결함)
- ㉣ 불건강(고혈압, 심장병, 결핵, 설사, 장염) 등

③ 심리적 요인: 작업 의욕 저하, 작업 불만, 인간관계의 마찰, 위험감, 과중한 책임감, 각종 불만(임금, 대우, 승진, 사회, 정치) 등

(3) 산업피로의 종류

① 정신적 피로: 중추신경계 피로(정밀 작업이나 어려운 작업 시 오는 정신적 긴장)

② 육체적 피로: 육체적 노동에 의한 근육의 피로

③ 국소피로: 피로 현상이 국소 부위에 나타나는 경우

④ 전신피로: 피로 현상이 전신에 나타나는 경우

⑤ 보통피로: 하루 저녁 수면으로 피로가 완전히 회복되는 피로

⑥ 과로: 다음 날까지 피로 상태가 계속되는 피로

⑦ 곤비: 과로가 축적, 단기간 휴식으로 회복될 수 없는 병적 상태

(4) 산업피로의 대책

① 작업 조건의 개선

㉠ 작업 방법의 합리화

㉡ 작업 시간, 작업 밀도, 휴식 시간의 적정 배분

㉢ 작업 시간과 교대의 적정화

㉣ 여가, 휴일, 레크리에이션 이용

㉤ 작업환경의 안정화와 위생적 관리

② 근로자 작업 관리

㉠ 근로자의 신체적, 정신적 특성에 따른 적정 배치

㉡ 피로 회복 대책

㉢ 휴게실, 오락실, 입욕실 운영 및 음료의 공급

㉣ 근로자 간의 인간관계를 원만하게 하기 위한 근로 분위기 조성

㉤ 정신보건 관리, 주거의 안정, 체력의 충실을 위한 관리

③ 근로자 영양 관리

㉠ 고온 작업: 식염, 비타민A, 비타민B_1, 비타민C

㉡ 저온 작업: 지방질, 비타민A, 비타민B_1, 비타민C, 비타민D

㉢ 소음 작업: 비타민B_1

㉣ 강노동 작업: 비타민류, Ca 강화식품(된장, 간장, 우유)

㉤ 중노동 작업: 단백질, 탄수화물, 비타민B_1

제3절 근로자 건강진단

1 근로자 건강진단의 목적과 의의

① 근로자의 건강 상태를 지속적으로 관찰할 수 있다.

② 근로자의 건강에 영향을 미치는 요인의 발견이 가능하다.

③ 작업으로 인한 건강 유해요인을 발견할 수 있다.

④ 건강이상과 질병의 조기발견에 따른 사후 조치가 가능하다.

⑤ 근로자의 적성에 따른 직종 배치 후 작업 적응 여부를 판정할 수 있다.

⑥ 위생교육과 건강교육의 연대성을 강화할 수 있다.

⑦ 사업장의 위생관리 업무의 적정성을 평가할 수 있다.

2 근로자 건강진단의 종류

17 서울 · 경북의료기술, 18 군무원, 20 경북 · 경기보건연구사, 21 인천보건연구사, 22 경북의료기술 · 대전의료기술, 23 경북보건연구사, 24 경북의료기술

(1) 채용시 건강진단

일반 근로자가 채용 시점에서 이환되고 있는 질병이나 건강 상태를 밝힘으로써 취업으로 인하여 자신의 건강에 해가 되거나 타인에게 영향을 미칠 수 있는 질병의 유무를 알아내기 위해 실시한다.

(2) 일반건강진단

① 「국민건강보험법」에 의한 직장가입자의 경우 건강보험 재정으로 실시하는 건강진단이다.

② 사무직의 경우 2년에 1회, 사무직 이외 기타 근로자의 경우 1년에 1회 정기적으로 실시한다.

③ 근로자의 질병을 조기에 찾아내어 적절한 사후 관리와 치료를 신속히 받도록 하여 근로자의 건강을 유지 및 보호하기 위해 실시한다.

(3) 특수건강진단

① 특수건강진단 유해요인을 취급하는 업무에 종사하는 근로자에 대하여 직업병의 조기발견을 위해 실시하는 정기건강진단으로 특수건강진단기관에서 실시한다.

② 직업성 질환을 조기에 발견함으로써 질병의 악화와 재발을 방지하며, 더 나아가 얻어진 자료를 통해 직업병 발생을 예방함으로써 근로자의 건강 보호와 유지에 기여하고 노동력을 보호하는 데 목적이 있다.

③ 화학물질 제조 및 취급자는 6개월에 1회, 기타 근로자는 1년에 1회 시행

보충 특수건강진단 대상 유해인자(「산업안전보건법 시행규칙」 별표 22)

(1) **화학적 인자:** 유기화합물(109종), 금속류(20종), 산 및 알칼리류(8종), 가스상태 물질류(14종), 영 제30조에 따른 허가 대상 유해물질(12종, 베릴륨, 비소, 크롬 등)

(2) **분진(7종):** 곡물 분진, 광물성 분진, 면 분진, 나무 분진, 용접 흄, 유리섬유 분진, 석면분진

(3) **물리적 인자(8종):** 소음, 진동, 방사선, 고기압, 저기압, 유해광선(자외선, 적외선, 마이크로파 및 라디오파)

(4) **야간작업(2종)**

① 6개월간 밤 12시부터 오전 5시까지의 시간을 포함하여 계속되는 8시간 작업을 월 평균 4회 이상 수행하는 경우

② 6개월간 오후 10시부터 다음날 오전 6시 사이의 시간 중 작업을 월 평균 60시간 이상 수행하는 경우

(4) 배치 전 건강진단

① 근로자가 신규채용 또는 작업부서 전환으로 특수건강진단 대상 업무에 종사할 근로자에 대하여 사업주가 실시하는 건강진단으로 특수건강진단기관에서 실시한다.

② 근로자의 업무 적합성 평가와 기초건강자료를 축적하기 위한 목적이 있다.

(5) 수시건강진단

① 특수건강진단 실시 시기 외에 건강장해를 의심하게 하는 증상을 보이거나 의학적 소견이 있는 근로자에 대하여 사업주가 특수건강진단기관에서 실시하는 건강진단

② 특수건강진단 대상 업무로 인하여 해당 유해인자에 의한 직업성 천식, 직업성 피부 질환 등을 의심하게 하는 증상을 보이거나 의학적 소견이 있는 근로자에 대하여 실시한다.

(6) 임시건강진단

① 같은 유해인자에 노출되는 근로자들에게 유사한 질병의 증상이 발생한 경우 등 고용노동부령으로 정하는 경우에는 근로자의 건강을 보호하기 위하여 사업주에게 특정 근로자에 대한 건강진단이다.

② "고용노동부령으로 정하는 경우"란 특수건강진단 대상 유해인자 또는 그 밖의 유해인자에 의한 중독 여부, 질병에 걸렸는지 여부 또는 질병의 발생 원인 등을 확인하기 위하여 필요하다고 인정되는 경우를 말한다.

㉠ 같은 부서에 근무하는 근로자 또는 같은 유해인자에 노출되는 근로자에게 유사한 질병의 자각·타각 증상이 발생한 경우

㉡ 직업병 유소견자가 발생하거나 여러 명이 발생할 우려가 있는 경우

㉢ 그 밖에 지방고용노동관서의 장이 필요하다고 판단하는 경우

(7) 건강관리카드제도

① 직업성 암을 유발하는 발암물질에 노출된 근로자는 이직 및 퇴직 등으로 유해물질 노출이 중단된 후에도 질병 발생이 가능하다.

② 따라서 발암물질에 일정 기간 노출된 근로자에 대해 현재 업무에 종사하고 있을 뿐 아니라 퇴직한 후에도 매년 1회씩 본인 부담 없이 산재예방기금으로 직업성 암을 조기발견하기 위해 실시하는 건강진단이다.

(8) 사후 관리 조치

① 건강진단, 일반·특수·임시건강진단 등의 실시 결과 근로자의 건강을 보호하기 위해 필요하다고 인정될 때의 조치
② 취업 장소 변경, 작업 전환, 보호구 지급 및 착용 지도, 근로 시간 단축(또는 연장근무 제한), 근로제한 및 금지(치료 완결 후 의사지시로 복귀), 건강상담
③ 추적검사(C1 또는 D1 해당자 의사 판단하에 실시)

3 건강진단 후 의사의 판정(근로자 건강진단 실시기준 별표 4)

16 서울·울산보건연구사, 17 부산·경기, 18 경기보건연구사, 19 대전·경북의료기술, 20 호남권·경북의료기술, 23 충북보건연구사

건강관리 구분		건강관리 구분내용
A		건강관리상 사후관리가 필요 없는 근로자(건강한 근로자)
C	C1	직업성 질병으로 진전될 우려가 있어 추적검사 등 관찰이 필요한 근로자(직업병 요관찰자)
	C2	일반질병으로 진전될 우려가 있어 추적관찰이 필요한 근로자(일반질병 요관찰자)
D	D1	직업성 질병의 소견을 보여 사후관리가 필요한 근로자(직업병 유소견자)
	D2	일반 질병의 소견을 보여 사후관리가 필요한 근로자(일반질병 유소견자)
R		건강진단 1차 검사결과 건강수준의 평가가 곤란하거나 질병이 의심되는 근로자(제2차건강진단 대상자)

※ "U"는 2차 건강진단 대상임을 통보하고 30일을 경과하여 해당 검사가 이루어지지 않아 건강관리구분을 판정할 수 없는 근로자. "U"로 분류한 경우에는 해당 근로자의 퇴직, 기한 내 미실시 등 2차 건강진단의 해당 검사가 이루어지지 않은 사유를 시행규칙 제105조 제3항에 따른 건강진단결과표의 사후관리소견서 검진소견란에 기재하여야 함

제 4 절 작업환경 유해요인 및 관리

1 작업환경 유해물질

(1) 유해물질 노출 기준

① 미국산업위생가협회(ACGIH)의 노출 기준(TLV, Threshold Limit Value)
'거의 모든 근로자가 건강 장해를 입지 않고 매일 반복하여 노출될 수 있다고 생각되는 공기 중 유해인자의 농도 또는 강도'를 말한다. 그러나 개인의 감수성에 따라 질병이 발생할 가능성이 있다.

② **화학물질 및 물리적 인자의 노출 기준**(고용노동부 고시 2013-38호)

'노출기준'이란 근로자가 유해인자에 노출되는 경우 노출기준 이하 수준에서는 거의 모든 근로자에게 건강상 나쁜 영향을 미치지 아니하는 기준을 말하며, 1일 작업시간동안의 시간가중평균노출기준(TWA, Time-weighted Average), 단시간노출기준(STEL, Short Term Exposure Limit) 또는 최고노출기준(C, Ceiling)으로 표시한다.

(2) 노출 기준 종류

16 부산, 17 서울의료기술, 18 충남의료기술 · 울산보건연구사,
19 서울7급 · 경기의료기술 · 충북보건연구사 · 대전보건연구사 · 전북의료기술, 21 경기보건연구사 · 충북보건연구사,
22 경남보건연구사, 23 부산보건연구사

① **8시간 노출 기준**(시간가중평균노출기준, TLV-TWA, Time-weighted Average)

㉠ 1일 8시간 작업을 기준으로 하여 유해인자의 측정치에 발생시간을 곱하여 8시간으로 나눈 값

㉡ 시간가중 평균치로서 1일 8시간 또는 1주일 40시간의 평균 농도

㉢ 이 기준에 반복적으로 노출되어도 거의 모든 근로자에게서 건강상 장해가 일어나지 않는 수준

② **단시간노출기준**(TLV-STEL, Short Term Exposure Limit)

㉠ 15분간 폭로되어도 건강장해가 없는 평균 농도

㉡ 근로자가 자극, 만성 또는 불가역적 조직 장해, 사고 유발, 응급 대처 능력 저하 및 작업 능률 저하를 초래할 정도의 마취를 일으키지 않고 단시간(15분) 동안 노출될 수 있는 농도

㉢ 단시간노출기준은 8시간 노출 기준에 대한 보완 기준이며 유해 작용이 주로 만성이고 고농도에서 급성 중독을 일으키는 물질에 적용

㉣ 노출량이 TLV-TWA와 TLV-STEL 사이일 경우 다음 3가지 조건을 충족시켜야 함

- 15분 이상 지속적으로 노출되면 안 됨
- 1일 4회를 초과하면 안 됨
- 노출과 노출 사이에는 60분 이상의 간격이 있어야 함

③ **천정값**(최고허용농도, TLV-C, Ceiling): 최고노출기준은 근로자가 1일 작업시간 동안 잠시라도 노출되어서는 아니 되는 기준을 말하며, 노출기준 앞에 'C'를 붙여 표시한다.

④ **노출상한치**(Excursion limits): 8시간 노출기준은 설정되어 있으나 독성 자료가 부족하여 단시간 노출기준이 설정되지 않은 물질에 대하여 적용된다.

심화 혼합물의 노출기준(R) 20 대구보건연구사, 23 대구보건연구사

(1) 산업장에는 여러 종류의 유해물질이 동시에 사용되므로 각각에 대하여 정성 및 정량분석을 실시해야 한다. 독성이 비슷한 물질이 공기 중에 존재하고 표적장기가 동일하다면 이들은 상가작용(additive effect)을 일으킨다고 가정한다.
(2) 독성이 서로 다른 물질이 혼합되어 있을 경우 각각에 대하여 독립적으로 노출기준을 적용한다.

종류	내용	독성의 크기
독립작용	혼합물질이 서로 영향을 주지 않고 각각 독립적인 독성을 나타내는 경우	2|3=2|3
상승작용	혼합물질이 각각 독립적인 독성의 영향의 합보다 더 큰 경우	2+3=15
잠재작용	어떤 조직이나 기관에 독성을 일으키지 않는 물질이 다른 물질의 독성을 크게 하는 작용, 주로 고농도에서 영향을 일으킨다.	2+0=10
길항작용	두 가지 물질이 같이 있을 때 서로 영향을 방해하는 작용	2+3=1
상가작용	혼합물질이 각각 독립적인 독성의 영향의 합과 같은 경우	2+3=5

(3) 생물학적 노출지수(BEIs, Biological Exposure Indices) 19 충북보건연구사

① 유해물질의 공기 중 농도로는 호흡기를 통한 흡수를 예측할 수 있으나 피부와 소화기를 통한 흡수는 평가할 수 없다. 근로자의 전체적인 유해물질 노출 및 흡수 정도를 평가하는 데 생물학적 측정이 필요하다.
② 생물학적 노출지수는 해당 유해물질의 노출기준 수준이 체내에 흡수되었을 때의 생물학적 수준을 정한 값이다. 이 값은 공기 중 농도측정의 보완으로 적용하거나 보호구의 효능을 평가할 때 사용한다.
③ 생물학적 모니터링은 노출된 해당 화학물질, 생물학적 대사물질, 생체 내 생화학적 변화, 헤모글로빈 부가체, DNA 부가체 그리고 효소 등을 측정한다.
④ 생물학적 모니터링의 생체시료는 소변, 혈액, 호기 등이 주로 이용되며 머리카락, 손톱, 발톱, 타액 등에 관한 연구도 있으나 국제적으로 공인되지 않아 사용되는 경우가 적다.

2 유해요인 작업환경 관리 대책

(1) 관리 대책의 종류 20 대전보건연구사

① **행정적 대책**: 경영진의 참여, 근로자 훈련 및 교육, 순환배치, 의학적 건강진단, 정리정돈 및 청소
② **공학적 대책**: 대치, 격리, 환기 등
③ **개인보호구 사용**: 호흡보호구, 청력보호구, 작업복, 장갑, 장화, 안전모, 보안경 등

❖ 작업환경관리
(1) **유해인자로부터 보호 순서**:
① 대치 →
② 환기 or 격리 →
③ 개인보호구
(2) **작업환경관리의 3대 기본원리**: 대치, 격리, 환기 (4대원칙: 교육)

(2) 대치(Substitution) 18 서울, 19 충북, 21 경북의료기술 · 서울고졸, 23 경북의료기술

유해하지 않은 물질을 사용하거나 유해하지 않은 공정으로 변경해 주는 것으로 위생대책의 근본방법이며 때로는 비용이 적게 들기도 하지만, 기술적인 어려움이 따른다.

① 유해물질의 대치

㉠ 페인트 내에 사용되었던 납을 아연이나 이산화티탄 등으로 교체하는 것

㉡ 유연 휘발유를 무연 휘발유로 교체하는 것

㉢ 물질의 대치는 유사한 화학 구조를 갖는 것에서 선택되는 경우가 많으며, 경우에 따라서는 지금까지 알려지지 않았던 전혀 다른 장해를 주는 일이 있어서 물질을 변경한 후에는 일정 기간 동안 세심한 관찰이 따라야 함

② 장비의 대치: 유해물질을 배출하거나 위험한 작업 상황을 초래하는 설비를 대치하는 것

예
- 금속을 연마할 때 고속 회전식 연마기 대신 저속 왕복 운동식 연마기로 변경
- 소음이 많이 발생하는 압축공기 사용, 임팩트 렌치를 유압식 렌치로 이용
- 압축공기를 이용한 페인트 분무기 대신 공기를 사용하지 않는 분사노즐을 이용

③ 공정의 대치

㉠ 위험 시설을 줄이기 위해 장비를 변경하는 일이 도움이 안 되는 경우, 사용하고 있는 작업 방법이나 공정을 바꿈으로써 효과를 얻을 수 있음

㉡ 대개의 경우 비용이 덜 듦

예
- 페인트 도장 공정에서 페인트를 분사하지 않고 페인트 통에 담그는 작업으로 변경하거나 페인트 입자를 정전기를 이용하여 흡착식 페인트 살포 방법 사용
- 금속을 접합할 때 용접 대신 볼트로 이어주는 방식
- 손으로 부품 내 기름을 제거하던 작업을 증기 탈지조를 이용하여 탈지하는 작업으로 변경

(3) 격리(Isolation) 22 서울 · 울산의료기술

① 작업자와 유해인자 사이에 장벽이 놓여 있는 상태를 뜻한다.

② 장벽이 물체일 수도, 거리일 수도, 시간일 수도 있으며, 근로자를 격리시키는 것도 한 방법이다.

③ 방사선 동위원소를 취급할 때의 격리와 밀폐는 원격 장치의 대표적인 것으로 꼽을 수 있다.

④ 공장 단위로 볼 때 현대적인 정유공장의 원격자동조정이 대표적이다.

예
- 지하의 큰 저장탱크에 인화물질 또는 격리를 요하는 물질들을 저장하는 경우 저장탱크와 탱크 사이에 도랑을 파거나 제방을 쌓아 한 저장탱크에서 물질이 새어나와도 서로 섞이지 않도록 하는 것
- 고압하에서 가동하는 기계나 고속회전을 요하는 시설은 위험을 지니고 있으므로 강력한 콘크리트로 방호벽을 쌓고, 기계 작동을 원격 조정이나 자동화하고 현장 감시는 텔레비전 카메라, 혹은 거울이나 전망경을 사용함

Tip

유해물질 대치의 예
(1) 석면 → 유리섬유, 암면
(2) 유기용제 세척제 → 일반세제나 물 사용
(3) 벤젠 함유 유기용제 → 벤젠 비함유 유기용제
(4) 신문사에서 유기용제 → 콩기름
(5) 유성페인트 → 수성페인트
(6) 일반 용접봉 → 저흄 용접봉
(7) 샌드블라스팅(Sand Blasting)의 모래(주물사) → 금강사, 철사

(4) 개인보호구: 최종적 수단 20 전북보건연구사

① 유해인자가 인체 내에 들어오는 것을 막아주는 최후의 방어수단으로, 보호구 성능상 완벽하게 유해인자를 차단해 주지는 못하기 때문에 우선순위가 제일 낮다.

② 유해인자를 관리하기 위한 모든 수단을 사용하였어도 근로자에게 위해를 줄 정도로 존재하는 경우 작업자를 보호하는 마지막 수단으로 보호구를 활용하여야 한다.

③ 공학적 조치나 관리적 조치가 취해지는 과정에 있거나, 대책들이 활용될 수 없는 긴급한 상황일 경우 사용될 수 있다.

④ 호흡용 보호구(방진, 방독, 송기 마스크), 청력보호구, 보호의 보안경, 안전모, 안전화 등

⑤ 개인보호구는 격리의 한 방법에 해당한다.

(5) 산업환기 14 경기

① **전체환기**(희석환기)

㉠ '전체'에서 발생된 냄새를 외부로 배출시키기 위한 환기로 유해물질을 오염원에서 완전히 제거하는 방법이 아니라 유해물질 농도를 희석하여 낮게 하는 방법(= 자연환기 + 강제환기)이다.

㉡ 전체환기의 적용

- 독성이 낮은 유해물질을 사용하는 곳
- 유해물질이 저농도로 넓게 퍼져 있는 곳
- 작업자의 작업 위치가 유해물질 발생원으로부터 멀리 떨어진 곳
- 고온의 작업장

② 국소배기

㉠ 오염물질, 즉 분진, 흄, 가스, 증기, 악취, 고열 등을 발생원에서 제거하며 오염물질이 작업장에 확산되기 전에 제거하는 방법이다.

㉡ 국소배기 적용조건

- 오염물질의 독성이 강한 경우
- 오염물질이 입자상 물질인 경우
- 배출량의 시간 변동이 있는 경우
- 배출원이 크고 점오염원인 경우
- 배출원에 근로자가 근접하여 작업하는 경우
- 기후의 변동이 심하여 냉난방 비용이 큰 경우

㉢ 국소배기장치의 장점

- 설계를 잘하면 오염물질을 발생원에서 완전히 제거할 수 있다.
- 필요 환기량이 적으므로 전체환기보다 경제적이다.
- 작업장 내의 생산설비가 오염물질에 의한 부식 등 손상을 받지 않는다.

㉣ 국소배기장치: 후드 → 덕트 → 공기정화기 → 송풍기 → 굴뚝 등으로 구성된다.

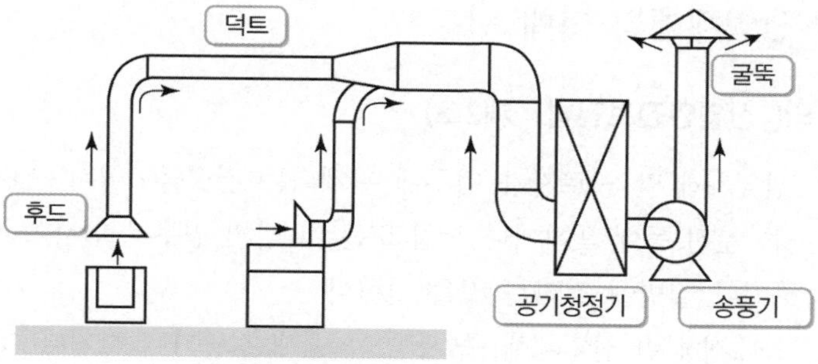

그림 5-1 국소배기장치

- 후드: 후드는 국소배기시스템으로 오염물질을 유입시켜 주는 역할을 하므로 국소배기시스템에서 가장 중요한 부분이다. 후드에서 오염물질이 충분히 포집되지 않으면 후드 이후의 설비가 좋더라도 오염물질 제거가 비효율적이다.
- 덕트: 덕트는 인간의 몸에 비유하면 혈관과 같은 것으로 후드와 송풍기, 송풍기와 배출구를 연결시켜 주는 역할을 한다.
- 공기정화장치: 공기정화장치는 후드에서 포집한 오염물질을 깨끗하게 정화하는 역할을 한다.
- 송풍기: 송풍기는 국소배기시스템에 걸리는 각종 압력손실을 극복하고 필요한 유량을 배기시키기 위한 동력원이다.
- 굴뚝(Stack): 국소배기시스템의 마지막 단계이며, 배출된 공기를 지상으로부터 멀리 배출시키는 역할을 한다.

제 5 절 산업재해

1 산업재해의 이해 22 보건직

(1) 정의(「산업안전보건법」 제2조)

① "산업재해"란 근로자가 업무에 관계되는 건설물 · 설비 · 원재료 · 가스 · 증기 · 분진 등에 의하거나 작업 또는 그 밖의 업무로 인하여 사망 또는 부상하거나 질병에 걸리는 것을 말한다.

② "중대재해"란 산업재해 중 사망 등 재해 정도가 심하거나 다수의 재해자가 발생한 경우로서 고용노동부령으로 정하는 재해를 말한다.

㉠ 사망자가 1명 이상 발생한 재해

㉡ 3개월 이상의 요양이 필요한 부상자가 동시에 2명 이상 발생한 재해

㉢ 부상자 또는 직업성 질병자가 동시에 10명 이상 발생한 재해

(2) 산업재해의 분류

① 업무상 사고

㉠ 업무 중 발생한 사고, 사업주가 제공한 시설물에 의한 사고

㉡ 출퇴근 중에 발생한 사고

㉢ 행사 · 휴게 시간 중에 발생한 사고

② 업무상 질병

㉠ 직업병: 유해요인에 의해 발생한 질병

㉡ 작업 관련 질환: 신체에 부담을 주는 업무로 인해 발생하는 질병

㉢ 업무상 부상이 원인이 되어 발생한 질병

(3) 재해발생의 요인 21 부산

① 환경적 요인: 시설물의 미비와 불량, 작업환경의 불량 재료 및 취급품의 불량, 복장의 불량, 작업장의 정리 · 정돈의 태만, 부적절하거나 부적합한 공구 사용 및 부적합, 노동 시간의 과대, 휴식시간의 부족 등이 있다.

② 인적 요인

㉠ 관리상 원인: 작업 지식 부족, 작업 미숙, 인원의 부족 혹은 과잉, 작업 진행의 혼란, 연락 불충분, 작업 방법 불량, 작업 속도의 부적당, 기타 돌발사고에 대처 불철저 등

㉡ 생리적 원인: 불건강, 체력 부족, 신체적 결함, 피로, 수면 부족, 여성의 생리 및 임신, 음주, 약물 복용, 질병 등

㉢ 심리적 원인: 정신력 부족, 정신상의 결함, 심로, 규칙 및 명령 불이행, 부주의, 행동의 무리 및 불안전, 착오, 무기력, 경솔, 불만, 갈등 등

2 산업재해의 특성 2)

(1) 하인리히 법칙 17 인천, 19 대구 · 인천 · 충북보건연구사, 21 부산

하인리히(Heinrich, 1886~1962)는 1931년 『산업재해의 예방』이라는 저서에서 산업재해에 의한 피해 정도를 분석하여 큰 재해와 작은 재해 그리고 사소한 재해의 발생 비율을 발표하였다.

① 현성 재해(휴업재해): 불현성 재해 : 잠재성 재해 = 1 : 29 : 300

② 이 법칙에 따르면 산업재해는 어떤 우연한 사건에 의해 발생하는 것이 아니라, 충분히 그러할 개연성이 있었던 경미한 재해가 반복되는 과정 속에서 발생하는 것을 보여 준다. 따라서 큰 재해는 항상 사소한 것들을 방치할 때 발생한다는 것을 의미한다.

③ 하인리히 법칙은 사고의 확산 과정을 양적으로 보여 준다.

(2) 도미노 이론

① 사고 확산의 연쇄성을 설명하는 것이 하인리히의 도미노 이론이다.

② 사고가 발생하기 이전의 보다 근본적인 요인을 강조한다.

③ 사고 확산의 단계

㉠ 제1요인: 인간의 유전적 내력 또는 사회적으로 바람직하지 못한 현상

㉡ 제2요인: 제1요인에 의해 생기는 인간의 결함

㉢ 제3요인: 제2요인에 따른 불안전한 행동 및 기계적 · 물리적 위험

㉣ 제4요인: 사고

㉤ 제5요인: 재해(상해)

④ 근본적 요소인 사회 환경이나 인간의 결함을 고치면 사고의 위험이 낮아지겠지만 쉽지 않다.

⑤ 인간의 불안전한 행동이나 기계적 · 물리적 위험요인은 상대적으로 제거가 용이하기 때문에 제3요인을 적극적으로 관리한다면 연쇄 반응의 고리를 끊을 수 있다.

2) 대한예방의학회, 예방의학과 공중보건(제4판), 계축문화사, 2021, p.809~810.

보충 하인리히의 사고예방 5단계

안전사고는 불완전한 행동의 조건이 선행되어 필연적으로 일어난다는 법칙에 따라 대책선정이 가능하다. 불안전한 행동과 조건을 통제함으로써 예방이 가능하다는 이론으로 하인리히의 사고예방단계는 다음과 같다.

제1단계 안전관리조직	1. 경영자의 안전목표 설정 2. 안전관리자 선임 3. 안전의 라인 및 참모 조직 4. 안전활동 방침 및 수립계획 5. 조직을 통한 안전활동 전개
제2단계 사실의 발견	1. 사고 및 활동기록의 검토 2. 작업분석 3. 점검 및 검사 4. 사고조사 5. 각종 안전회의 및 토의 6. 근로자의 제안 및 여론조사
제3단계 평가분석	1. 사고원인 및 경향성 분석 2. 사고기록 및 관련 자료분석 3. 인적 · 물적 · 환경적 조건분석 4. 작업공정분석 5. 교육훈련 및 정정배치 분석 6. 안전수칙 및 보호장비의 적부
제4단계 시정책의 선정	1. 기술적 개선 2. 배치조정 3. 교육훈련의 개선 4. 규정 및 수칙 등 제도의 개선 5. 안전운동의 개선
제5단계 시정책의 적용	1. 교육적 대책의 실시 2. 기술적 대책의 실시 3. 규제적 대책의 실시 4. 재평가 후 보완 및 시정

(3) 버드의 신도미노이론

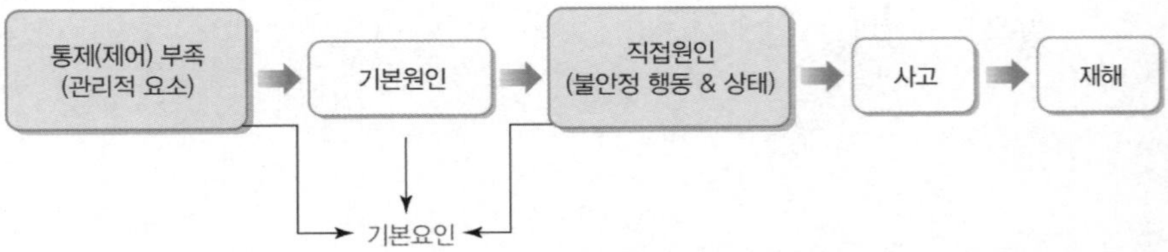

① 버드(Frank Bird, 1921~2007)는 보험전문가로 하인리히가 인적재해만 다룬 것과 불안전한 상태와 행동의 원인이 인간의 결함이라는 사실을 반박하였다.

② 대신 불안전한 상태와 행동의 원인은 4M에 기인한 기본적 원인에 두고 근원적 원인은 기업주(경영자)의 통제관리의 부족에 기인한다고 보았다.

③ 4M: Man(작업자), Machine(기계설비재료), Media(작업방법), Management(관리)

④ 버드는 641건의 사고 중 아차사고가 600건, 물적재해가 30건, 인적재해가 10건, 중상이 1건임을 발표하였다.

⑤ 이 이론은 사고 발생의 원인에 기업의 안전관리경영의 영향 또는 경영상 문제를 추가하였고, 사고의 결과 나타나는 것을 손실로 표현하여 물적 손실과 인적손실로 구분하였다. 신도미노이론에서는 직접원인과 기본원인을 제거함으로써 사고를 예방할 수 있다는 이론을 주장하였다.

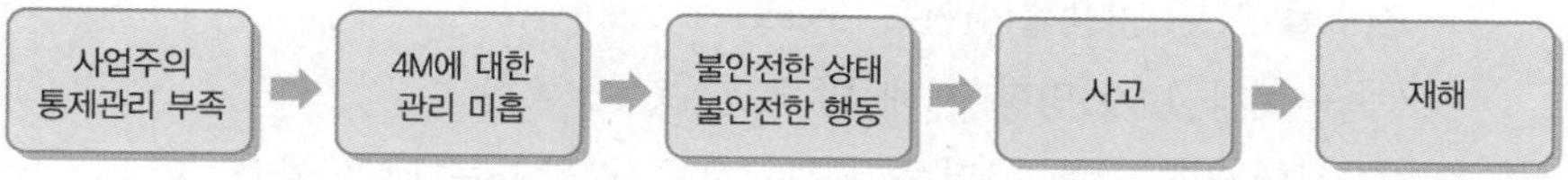

그림 5-2 4M에 대한 유해 · 위험 요인과 대책

(4) 다수요인이론(Multiple Factor Theory) 18 울산보건연구사, 21 전남경력경쟁, 22 부산의료기술

① 그로스(V. L. Grose)는 4M을 사용하여 사고의 원인을 설명하였다.

㉠ 사람(Man): 사람의 심리적 상태, 성별, 나이, 생리적 차이, 인지 요인 등

㉡ 기계(Machine): 기계의 형태, 유형, 크기, 안전장치, 기계운전, 사용된 에너지의 유형 등

㉢ 매체(Media): 기상 조건, 바닥의 물기, 건물의 온도 등

㉣ 관리(Management): 다른 3가지 요인을 관리하는 것

② 작업장의 잠재적이거나 숨겨진 사고의 원인을 다양한 측면에서 밝혀내는 데 유용하다.

(5) 인간요인 이론(Human factor theory) 21 대구보건연구사

인간요인 이론은 사고가 인간의 실수의 결과로 나타난다는 개념에 근거하고 있으며, 인간의 실수를 유발하는 요인은 과부하, 부적절한 행동, 부적절한 반응의 세 가지로 요약된다.

① 과부하(overload): 근로자가 맡은 업무 또는 책임이 과중한 것을 의미한다.

② 부적절한 행동(inappropriate activities): 근로자의 실수와 같은 의미이다.

③ 부적절한 반응(inappropriate worker response): 근로자가 위험한 상황을 인지했지만, 그 상황에 적절한 대처를 하지 못하거나 생산성 향상을 위하여 기계의 안전장치를 제거하는 등의 행위를 의미한다.

5 산업보건

3 산업재해의 지표와 현황

(1) 산업재해의 지표

15 경기의료기술, 16 서울 · 인천, 17 서울 · 경기 · 강원 · 울산 · 부산, 18 울산보건연구사, 19 충북, 20 서울 · 광주 · 대구 · 전남의료기술 · 경기보건연구사 · 서울보건연구사, 21 경기의료기술 · 강원 · 경북 · 대전 · 부산 · 전남경력경쟁 · 인천의료기술 · 충북보건연구사 · 대전보건연구사, 22 경기의료기술 · 전북의료기술 · 광주의료기술 · 부산의료기술 · 보건직 · 서울고졸, 23 부산의료기술 · 대전의료기술 · 보건직 · 울산의료기술 · 인천의료기술, 24 경북의료기술

① **건수율 또는 발생률**(천인율, Incidence Rate)

㉠ 근로자 1,000명당 재해 발생 건수

㉡ 산업재해 발생 상황을 총괄적으로 파악하는 데 도움을 줌

㉢ 분모에 있어서 작업 시간이 고려되지 않은 것이 단점임

㉣ $\text{건수율} = \dfrac{\text{재해 건수}}{\text{평균 근로자 수}} \times 1{,}000$

② **도수율**(빈도율, Frequency Rate)

㉠ 100만 연 작업 시간당 재해 발생 건수

㉡ 산업재해 발생 상황을 파악하기 위한 표준적 지표로 사용

㉢ $\text{도수율} = \dfrac{\text{재해 건수}}{\text{연 작업 시간 수}} \times 1{,}000{,}000$

③ **강도율**(Severity Rate, Intensity Rate)

㉠ 1,000 연 작업 시간당 작업손실일수

㉡ 재해에 의한 손상의 정도를 파악하는 데 도움을 주는 지표

㉢ $\text{강도율} = \dfrac{\text{근로손실일수}}{\text{연 작업 시간 수}} \times 1{,}000$

④ **평균작업손실일수**(중독률)

㉠ 재해 건수당 평균작업손실의 규모가 어느 정도인지 나타내는 지표이다.

㉡ $\text{평균작업손실일수} = \dfrac{\text{작업손실일수}}{\text{재해건수}}$

⑤ **사망만인율**

㉠ 근로자 10,000명당 연간 사망자 수

㉡ $\text{사망만인율} = \dfrac{\text{연간 사망자 수}}{\text{근로자 수}} \times 10{,}000$

⑥ **근로손실일수** = 신체 장해자 등급별 손실일수 + 사망자 손실일수(7,500일 계산) + 부상자 · 업무상 질병 요양자의 요양일수

⑦ $\text{재해율} = \dfrac{\text{재해자 수(재해 건수)}}{\text{평균 근로자 수}} \times 100$

⑧ 재해일수율 $= \frac{\text{연 재해일 수}}{\text{연 근로시간 수}} \times 100$

⑨ 이환율 $= \frac{\text{업무상 질병자 수}}{\text{평균 근로자 수}} \times 1{,}000$

(2) 업무상 사고의 특징 21 대구의료기술 · 충남

① 업무상 사고 부위
  ㉠ 손과 발이 전체 재해의 70~80% 차지
  ㉡ 손(30~50%) > 발(25~35%)

② 업무상 사고 발생 주요 시기와 업종
  ㉠ 시간별: 오전 10시~12시경, 오후 2시~4시경 빈발
  ㉡ 계절별: 7 · 8 · 9월과 12 · 1 · 2월에 빈발
  ㉢ 업종별: 건설업과 제조업에서 빈발
  ㉣ 규모별: 소규모 사업장에서 빈발
  ㉤ 숙련도: 6개월 미만의 미숙련 근로자에게 빈발

4 산업재해 예방

(1) 산업재해의 예방 원칙

① 예방 가능의 원칙: 천재지변을 제외한 모든 인재는 원칙적으로 예방 가능하다.

② 원인 연계의 원칙: 사고는 자연적으로 이유 없이 발생하는 것이 아니며, 반드시 원인이 있어 그 원인에 의해서 사고로 발전하는 것이다.

③ 손실 우연의 원칙: 손실의 유무는 조건 및 상황에 따라 달라지므로 우연에 의해서 정해진다.

④ 대책 선정의 원칙: 재해의 원인은 각각 다르므로 원인을 정확히 규명하여 대책을 선정 · 적용하여야 한다는 원칙이다.

(2) 산업재해의 예방 대책

① 안전관리 지도요령에 따라 적절하고 구체적인 재해 방지 계획을 설립한다.

② 산업장의 감독과 지도, 근로 환경의 개선, 기계 설비, 근로 조건의 개선에 대한 집단지도를 필요로 한다.

③ 안전교육과 보건교육을 실시한다.

④ 근로자를 적재적소에 배치하도록 한다.

⑤ 재해기록제도, 의료 · 구급제도를 실시한다.

⑥ 안전보건에 관한 표어나 포스터를 부착하도록 한다.

⑦ 타 부서의 관리와 유기적인 연결이 필요하다.

5 산업재해보상보험법(1963. 11. 5. 제정)

(1) 목적(법 제1조)

이 법은 산업재해보상보험 사업을 시행하여 근로자의 업무상의 재해를 신속하고 공정하게 보상하며, 재해근로자의 재활 및 사회 복귀를 촉진하기 위하여 이에 필요한 보험시설을 설치·운영하고, 재해 예방과 그 밖에 근로자의 복지 증진을 위한 사업을 시행하여 근로자 보호에 이바지하는 것을 목적으로 한다.

(2) 관리운영

① 관장자: 고용노동부 장관

② 관리운영: 근로복지공단

(3) 산업재해보상보험의 특징

① 우리나라의 산재보험은 강제보험이므로 사업주의 산재보험 가입 여부와 관계없이 고용관계가 성립되는 모든 근로자는 수혜대상이 된다.

② 재원 조달은 전적으로 사용자에 의해서 이루어진다(가입자-사업주, 수혜자-근로자).

③ 소득보장과 의료보장을 동시에 제공하는 종합적인 보상제도이다.

(4) 산업재해보상보험의 원리 19 서울

① 무과실책임주의: 사용자의 과실유무에 상관없이 고용으로 인하여 또는 고용 중에 근로자에게 발생한 사고와 업무상 질병에 대해 사용자에게 책임을 부과하는 것을 의미한다.

② 정률보상방식: 피해근로자의 연령, 직종, 근무 기간 등의 제반 조건을 고려하지 아니하고 당해 근로자의 평균 임금을 기초로 법령에서 정하는 기준에 따라 획일적으로 산정하여 보상하는 방식이다.

③ 사회보험방식: 기업의 사회적 책임이란 인식하에 총체로서의 기업인 국가가 보상 주체가 되는 것을 의미한다.

④ 현실우선주의: 업무상 재해로 인하여 보험급여를 지급하는 경우에 현실의 부양 상태를 고려하는 특징이 있다. 따라서 사실혼 관계에 의하여 유족보상금을 지급하는 경우에 그 수급권자의 순위에 있어서 사망 당시 부양하고 있던 배우자를 우선순위로 하여 지급하도록 하고 있다.

(5) 우리나라 산업재해보상보험의 개요 22 서울고졸

① 자진 신고 및 자진 납부의 원칙: 산재보험 가입대상이 되는 사업주는 보험 가입에 필요한 제반 절차를 자발적으로 이행하고 보험료도 스스로 납부해야 한다.

② 사업주 100% 부담: 보험사업에 소요되는 재원인 보험료는 사업주가 전액 부담한다. 수급자는 가입된 사업의 산재근로자이다.

③ 사업장 중심 관리: 타 사회보험은 개별보험자 단위의 관리가 이루어지고 있으나, 산재보험은 사업장 중심의 관리가 이루어지고 있다. 산재보험은 사업장 단위로만 가입이 이루어지고 개별근로자들의 관리는 별도로 이루어지지 않고 있다.

④ 근로자를 사용하는 모든 사업 또는 사업장에 적용: 산재보험은 1명 이상의 근로자를 고용하는 모든 사업장을 대상으로 한다.

⑤ 소득보장과 의료보장의 기능을 동시에 한다.

(6) 보험급여의 종류

17 대전, 19 광주보건연구사, 20 인천보건연구사 · 서울고졸, 22 대구보건연구사 · 서울보건연구사, 23 부산보건연구사

① **요양급여**: 근로자가 업무상의 사유로 부상을 당하거나 질병에 걸린 경우에 그 근로자에게 지급한다. 요양급여는 산재보험 의료기관에서 요양을 하게 한다. 다만, 부득이한 경우에는 요양을 갈음하여 요양비를 지급할 수 있다. 부상 또는 질병이 3일 이내의 요양으로 치유될 수 있으면 요양급여를 지급하지 아니한다.

㉠ 진찰 및 검사

㉡ 약제 또는 진료재료와 의지(義肢), 그 밖의 보조기의 지급

㉢ 처치, 수술, 그 밖의 치료

㉣ 재활치료

㉤ 입원

㉥ 간호 및 간병

㉦ 이송

㉧ 그 밖에 고용노동부령으로 정하는 사항

② **간병급여**: 요양급여를 받은 사람 중 치유 후 의학적으로 상시 또는 수시로 간병이 필요하여 실제로 간병을 받는 사람에게 지급한다.

③ **휴업급여**: 휴업급여는 업무상 사유로 부상을 당하거나 질병에 걸린 근로자에게 요양으로 취업하지 못한 기간에 대하여 지급하되, 1일당 지급액은 평균임금의 100분의 70에 상당하는 금액으로 한다. 다만, 취업하지 못한 기간이 3일 이내이면 지급하지 아니한다.

④ **장해급여**: 장해급여는 근로자가 업무상의 사유로 부상을 당하거나 질병에 걸려 치유된 후 신체 등에 장해가 있는 경우에 그 근로자에게 지급한다. 장해급여는 장해보상연금 또는 장해보상일시금으로 한다.
   ㉠ 장해등급 1~7급: 장해보상연금 또는 장해보상일시금 지급
   ㉡ 장해등급 8~14급: 장해보상일시금 지급

⑤ **유족급여**: 근로자가 업무상의 사유로 사망한 경우에 유족에게 지급하며 유족보상연금이나 유족보상일시금으로 지급한다.

⑥ **상병보상연금**: 요양급여를 받는 근로자가 요양을 시작한 지 2년이 지난 날 이후에 요건 모두에 해당하는 상태가 계속되면 휴업급여 대신 상병보상연금을 그 근로자에게 지급한다.
   ㉠ 그 부상이나 질병이 치유되지 아니한 상태일 것
   ㉡ 그 부상이나 질병에 따른 중증요양상태의 정도가 대통령령으로 정하는 중증요양상태등급 기준에 해당할 것
   ㉢ 요양으로 인하여 취업하지 못하였을 것

⑦ **장례비**: 근로자가 업무상의 사유로 사망한 경우에 지급하되, 평균임금의 120일분에 상당하는 금액을 그 장례를 지낸 유족에게 지급한다.

⑧ **직업재활급여**: 직업재활급여의 종류는 다음과 같다.
   ㉠ 장해급여 또는 진폐보상연금을 받은 사람이나 장해급여를 받을 것이 명백한 사람으로서 대통령령으로 정하는 사람("장해급여자") 중 취업을 위하여 직업훈련이 필요한 사람("훈련대상자")에 대하여 실시하는 직업훈련에 드는 비용 및 직업훈련수당
   ㉡ 업무상의 재해가 발생할 당시의 사업에 복귀한 장해급여자에 대하여 사업주가 고용을 유지하거나 직장적응훈련 또는 재활운동을 실시하는 경우(직장적응훈련의 경우에는 직장 복귀 전에 실시한 경우도 포함한다)에 각각 지급하는 직장복귀지원금, 직장적응훈련비 및 재활운동비.

OX QUIZ

Check

01 수시건강진단은 특수건강진단기관에서 실시하여야 한다. O X

02 근로자의 질병을 조기에 찾아내어 적절한 사후관리 및 조기치료를 하도록 하여 근로자의 건강을 유지 · 보호하기 위해 실시하는 일반건강진단은 사무직의 경우 1년에 1회, 사무직 외의 기타 근로자의 경우 6개월에 1회 정기적으로 실시한다. O X

03 건강진단 후 의사의 판정에 따라 D1 판정을 받은 근로자는 직업성 질병의 소견을 보여 사후관리가 필요한 경우이다. O X

04 유해물질 노출수준이 TLV-TWA를 초과하고 TLV-STEL 이하인 경우 1회 노출 지속시간은 15분을 초과할 수 있다. O X

05 정유공장에서 원격자동조정을 시행하는 것은 공정을 대치하여 유해요인 작업환경을 관리하는 방법이다. O X

06 건수율은 근로자 1,000명당 재해 발생 건수로, 산업재해 발생 상황을 총괄적으로 파악하는 데 도움을 준다. O X

07 산업재해보상보험의 보상방식은 정액제이다. O X

OX Answer

01 O **02** X [1년 → 2년, 6개월 → 1년] **03** O **04** X [1회 노출 지속시간은 15분 이하여야 한다.]
05 X [공정을 대치하여 → 격리하여] **06** O **07** X [정액제 → 정률제]

5 산업보건

Chapter 02

직업성 질환

제1절 직업성 질환의 이해

관계법규

• 산업안전보건법(1981)

학습 길라잡이

• 직업성 질환의 예방 및 관리
• 직업성 질환의 종류 및 특성

❖

• **3대 직업병:** 규폐증, 납 중독, 벤젠 중독
• **직업성질환:** 직업적인 활동 중에 작업환경에 존재하는 유해인자로 인해 발생하는 급·만성적인 질환(진폐증, 소음성 난청, 금속중독, 유기용제중독 등)
• **직업관련성질환:** 작업관련 요인과 작업 외적 요인이 복합적으로 작용하여 발생하는 질환으로 작업(업무)과 원인적 관련성을 인정한 질환(뇌심혈관계, 근골격계질환 등)

1 직업성 질환 23 부산보건연구사

(1) 정의 [3)]

① 직업적인 활동 중에 작업환경에 존재하는 유해인자로 인해 발생하는 급·만성적인 질환으로 인구집단이나 다른 근로자보다 그 일에 종사하는 근로자에게 더 많이 발생하는 특징이 있다.

② 건설현장에서 발생한 사고와 같은 업무상 사고는 직업성질환으로 간주하지 않는다.

③ 업무상 사고는 업무수행 중에 신체적 외상이 발생하는 사고이므로 원인이 뚜렷한데 반하여, 직업성질환은 특이한 증상이나 특이한 병리소견이 흔하지 않다.

④ 직업관련 환경 요인과 비환경 요인들이 혼재되어 있으며 대부분 오랜 기간에 진행되어 노출과 질병 발생 간에 잠복기가 있다.

⑤ 직업성 유해인자들은 개인의 감수성에 따라 질병 발생에 큰 차이가 있으며, 기저 질병이 있는 경우 업무와 질병과의 인과관계를 밝히기가 쉽지 않은 특성이 있다

(2) 직업병의 발생요인

① **직업환경 요인:** 소음 및 진동, 온도 및 이상기압, 유해광선 및 방사선, 분진 및 유해가스, 조명부족, 병원성 미생물(세균 및 곰팡이 등) 등이 있다.

② **작업조건 요인:** 격렬한 근육운동이나 정밀한 작업밀도, 장시간의 노동조건 등이 있다.

(3) 직업병의 일반적인 특성 [4)] 19 인천의료기술, 20 대전·울산보건연구사

직업병은 다음과 같은 특성이 있어 진단하기 어렵다.

① 열악한 작업환경에 장기간 노출된 후에 발생한다.

② 노출 시작과 첫 증상이 나타나기까지 긴 시간적 차이가 있다.

---

3) 대한예방의학회, 예방의학과 공중보건학(제4판), 계축문화사, 2021, p.833.
4) 이종대 외, 「알기 쉬운 산업보건학」, 고려의학, 2004, p.23.

③ 인체에 대한 영향이 확인되지 않은 신물질(새로운 물질)이 많다.
④ 임상적 또는 병리적 소견이 일반 질병과 구분하기 어렵다.
⑤ 많은 직업성 요인이 비직업성 요인에 상승작용을 일으킨다.
⑥ 임상의사가 관심이 적어 이를 간과하거나 직업력을 소홀히 한다.
⑦ 보상과 관련이 된다.

표 5-1 원인별로 분류한 직업성 질환 19 경기의료기술

원인			직업성 질환
물리적 원인	(1) 고온	화부, 제련공, 초자공, 도자기공	일사병, 화상, 심장질환
	(2) 저온	제빙, 냉동, 겨울철 옥외작업	동상
	(3) 적외선, 자외선	초자공, 주물공, 제련공, 용접공	결막염, 각막염, 백내장
	(4) 전리방사선, 동위원소	의사, 간호사, 의료기사	피부염, 피부암, 백혈병
	(5) 조도	광부, 정밀기계공	근시, 안구진탕증
	(6) 이상기압	잠수부, 터널작업자, 고지근로자	감압병, 고산병
	(7) 심한 신체적 작업	하역부, 운반부	탈장, 정맥류, 요통
	(8) 소음	조선공, 제관공, 금속공, 윤전기	소음성 난청
	(9) 진동	착암공, 병타공, 삼림채벌	관절염, 신경염, 수지혈관수축
	(10) 유기분진, 금속분진	방직공, 제분공, 골분제조공, 제련공	면폐증, 농부폐증, 금속열, 철폐증, 알미늄폐증
화학적 원인	(1) 납	축전지, 인쇄, 납제련	빈혈, 소화기장해, 신경장해
	(2) 수은	계기, 전기분해, 농약제조	구내염, 수전증, 정신장해
	(3) 망간	제강공, 용접공	신경염, 중추신경장해
	(4) 크롬, 니켈, 알미늄	도금, 제련	피부 점막의 궤양, 폐암
	(5) 금속증기	제련	발열, 피부염, 신경염
	(6) 비소	농약	신경염, 소화기질환, 피부염
	(7) 인	살충제, 살서제, 성냥	악골괴저, 소화기질환
	(8) 아황산가스	셀룰로이드, 표백, 제지, 비료	치아산식증 천식, 폐부종
	(9) 황화수소, 이황화탄소	인조견사, 셀로판지	신경증상, 불면증, 말초신경증
	(10) 일산화탄소	화부, 가열공	질식, 시신경장해, 심장질환
	(11) 청화물	석탄가스공업, 도금공	안질환, 호흡기 질환
	(12) 산, 염기	각종 공업	피부염, 궤양, 호흡기 질환

	(13) 유기용제	탈지, 세척, 도료, 용매	조혈장해, 재생불량성 빈혈, 백혈병, 피부질환, 간기능장해
	(14) 타르, 매연, 핏치	석탄 및 석유 제품제조	피부염, 피부암
	(15) 무기분진(유리규산, 석탄, 석면)	채석공, 채광부, 석탄광부, 연마공, 보일러공	규폐증, 탄폐증, 석면폐증
생물학적 원인	(1) 병원체 감염	세균취급자, 의사, 간호사	감염성 질환, 진균증
	(2) 동식물 취급	축산, 도살, 농부	탄저병, 파상풍, 피부질환
인간공학적 원인	(1) 중량물	중량물 취급자	요통, 추간판탈출증
	(2) 반복작업	육가공업자	손목굴증후군
사회심리적 원인	(1) 스트레스	사무관리자	뇌졸중, 심근경색증
	(2) 외상성재해	재해자	공황장애, 불안증

*출처: 대한예방의학회, 예방의학과 공중보건학(제4판), 계축문화사, 2021, p.834.

2 직업성 질환의 예방 및 관리 5)

(1) 작업환경 관리

① 기술적 조정: 독성이 약하고 덜 위험한 물질로 대치, 유해발생원의 격리, 적절한 환기를 해준다.

② 관리적 조정: 근로자의 교대근무, 노출 시간의 축소, 시원한 환경에서 휴식을 통하여 노출 조절을 해준다. 고열·한랭 작업장에 효과적인 관리 방법이다.

③ 작업 조건 조정: 불안정한 작업 자세를 피할 수 있도록 인간공학적인 고려를 해준다.

④ 작업 실무 관리: 특정 작업의 작업 방법을 기술한 매뉴얼을 사용함으로써 불필요한 유해물질의 노출이나 사고를 방지할 수 있다.

⑤ 개인보호구 착용

㉠ 위험요인으로부터 근로자를 보호하기 위해 적극적 대책의 사용이 불가능한 경우에 보호구를 사용한다.

㉡ 안전모, 보안경, 보안면, 귀보호구(귀마개, 귀덮개), 호흡용 보호구(방진, 방독, 송기 호흡기), 손보호구, 발보호구, 안전대, 신체보호구(내열복, 방화복, 작업복) 등

5) 대한예방의학회, 예방의학과 공중보건학(제4판), 계축문화사, 2021, p.838.

(2) 근로자 건강 관리

① 배치 전 건강진단: 근로자의 신체적 조건이 해당 직무를 수행하는 데 적합한지 판단하기 위한 것이다.

② 건강진단: 일반건강진단, 수시 · 임시 및 특수건강진단을 시행하여 질병을 조기에 발견하고 적절한 사후 조치를 강구함으로써 근로자들의 건강을 유지 · 증진한다.

(3) 근로자 교육

① 근로자와 관리자들이 자발적이고 적극적으로 참여하여 효과적이다.

② 교육을 통해 작업장에 존재하는 유해인자와 건강에의 영향, 응급 상황 대처 방법을 습득한다.

제2절 물리적 유해요인에 의한 직업병

1 소음 6) 19 충남보건연구사, 20 경기

(1) 특징

① 소음의 정의는 '원하지 않는 소리' 또는 '정신적, 신체적으로 인체에 유해한 소리'이다.

② 일반적인 소음은 특히 큰 소리, 불쾌한 음색이나 충격성의 음, 음성이나 음악의 청취를 방해하는 소리, 생리적으로 장애를 일으키는 소리, 주의집중이나 작업을 방해하는 소리, 숙면이나 휴식을 방해하는 소리이다.

③ 소음은 주관적 요소가 강하다.

④ 대기오염, 수질오염, 소음 및 진동 중 폐해에 대한 진정이 가장 빈도가 높다.

6) 남철현 외, 공중보건학(제9판), 계축문화사, 2020, p.257~259.
대한예방의학회, 예방의학과 공중보건학(제4판), 계축문화사, 2021, p.627~632.

(2) 음의 물리적 특성 및 감각적 척도

① 음압

㉠ 소리의 파장은 공기 매질 내에서 압축과 이완이 주기적으로 변화한다. 공기 중에서 소리의 진폭은 대개 주위 대기압 상하의 압력의 변화를 말하고 압력의 진폭을 음압이라고 한다.

㉡ 소리의 음압 수준은 쉽게 비교할 수 있는 척도로서 데시벨(decibel, dB)을 사용한다.

㉢ 인간의 귀는 −10dB부터 120dB까지 상당히 다양한 크기의 소리를 들을 수 있는데 이는 아주 작은 소리에서부터 통증을 느낄 정도의 강한 소리까지 다양하다.

② 주파수

㉠ 단위 시간 동안에 발생하는 압력파동의 횟수를 말하며, Hz(Hertz)로 표시한다.

㉡ 1Hz는 1초 동안의 음의 진동 현상이 1회 발생한 것을 말한다.

㉢ 정상인의 달팽이관은 대략 20Hz부터 20,000Hz의 주파수 범위를 지각할 수 있다.

㉣ 250Hz 이하: 저주파 음역

㉤ 250~3,000Hz(500~3,000Hz): 회화주파 음역, 인간이 언어를 자각하기 위한 가장 중요한 주파수 영역. 언어음에 대한 청력상실이 일상 활동에 대해서 가장 큰 영향을 미친다.

㉥ 4,000Hz 이상: 고주파 음역

③ 폰(phon)

㉠ 소리의 크기(청감단위)를 나타내는 단위이다.

㉡ 인간이 청각으로 느끼는 소리의 크기는 물리적인 음압수준과 반드시 일치하지 않는다. 같은 음압 레벨의 소리에도 그 주파수에 따라 다르게 반응한다.

(3) 소음의 측정

① 소음측정기는 소음을 청감에 따라 주파수별로 보정하는 청감보정회로가 내부에 장착되어 있어 A, B, C 특성치로 분류 측정된다.

② A, B, C의 3가지 특성 중 귀의 감도와 아주 가까운 것은 A 특성이며 dB(A)로 표시한다.

(4) 소음 허용 기준 19 강원보건연구사, 21 경기보건연구사

① 소음작업: 1일 8시간 작업을 기준으로 85데시벨 이상의 소음이 발생하는 작업장(「산업안전보건기준에 관한 규칙」 제512조 정의)

② **소음작업 노출기준:** 「산업안전보건법」에서 산업장 소음에 있어서의 연속음(소음 발생 간격이 1초 미만을 유지하며 계속적으로 발생되는 소음)에 대한 노출 기준이다.

㉠ 소음강도 90dB(A)의 8시간 노출로 규정

㉡ 8시간 기준으로 하여 5dB(A) 증가할 때 노출 시간은 1/2로 감소

㉢ 소음은 115dB(A)를 초과해서는 안 됨

1일 노출 시간	소음강도 dB(A)	1일 노출 시간	소음강도 dB(A)
8	90	1	105
4	95	1/2	110
2	100	1/4	115

(5) 소음으로 인한 건강장애

① **일시적 난청:** 소음에 노출되어 일시적으로 신경의 전도성이 저하되는 신경세포의 가역적인 피로현상이다.

㉠ 강력한 소음에 노출되어 생기는 난청으로, 4,000~6,000Hz에서 가장 많이 발생

㉡ 소음에 노출된 지 2시간부터 발생하며 하루 작업이 끝날 때에는 20~30dB의 청력손실을 초래하고, 이것이 회복되려면 그 정도에 따라서 12~24시간을 요하는 가역적인 청력저하이나 영구적 소음성 난청의 경고신호로 볼 수 있음

② **영구성 청력장애:** 장기간의 소음폭로로 인하여 영구적으로 청력손실을 회복할 수 없다.

③ **불쾌감, 수면장애 발생:** 대체로 고주파음이 저주파음보다 더욱 불쾌하다.

④ 작업장에서 대화장애와 능률 저하

⑤ **전신적 영향:** 소음이 교감신경과 내분비계통을 흥분시킴으로써 혈압을 상승시키고, 맥박과 신진대사를 증가시키며, 발한을 촉진하고 타액 · 위액 · 위장관 운동을 억제시키는 작용을 한다.

(6) 소음성 난청

18 경기 · 경기보건연구사, 19 호남권 · 부산, 21 복지부 · 울산의료기술 · 세종보건연구사 · 대전보건연구사, 22 서울고졸

① **특성**

㉠ 소음으로 인하여 내이의 음수용기인 코티기관의 외유모세포, 윤모에 손상이 발생하여 청력 저하를 보이는 감각신경성 난청에 속함

㉡ 대부분 양측성으로 진행됨

㉢ 농(Profound Hearing Loss)을 일으키지 않음

㉣ 일반적으로 청력의 저음한계는 40dBHL, 고음한계는 75dBHL임

ⓜ 기도 및 골도의 청력치가 모두 감소함
ⓑ 초기에는 청력손실을 잘 인식하지 못하고 이명이나 두통을 호소할 수 있다. 소음 노출이 중단되었을 때 청력손실이 진행하지 않음
ⓢ 과거의 소음성 난청으로 인해 소음 노출에 더 민감하게 반응하지 않음
ⓞ 초기 저음역(500, 1000, 2,000Hz)에서보다 고음역(3,000, 4,000 및 6,000 특히, 4,000Hz)에서 청력손실이 현저히 심하게 나타남
ⓙ 지속적인 소음 노출은 단속적인 소음 노출보다 더 큰 장해를 초래하는데, 단속적인 소음 노출은 휴식 기간 동안 회복되기 때문임

② C5-dip 현상: 4,000Hz의 극히 국한된 주파수 대역에서 청력손실이 크고 다른 주파수 대역에서는 정상의 수평형을 보이는 소음성 난청 초기의 청각도이다.

(7) 소음성 난청 진단 기준(고용노동부 고시 제2001-45호에 의한 소음성 난청 진단 기준) 20 대구

85데시벨[dB(A)] 이상의 연속음에 3년 이상 노출되어 한 귀의 청력손실이 40데시벨 이상으로, 다음 요건 모두를 충족하는 감각신경성 난청. 다만, 내이염, 약물중독, 열성 질병, 메니에르증후군, 매독, 머리 외상, 돌발성 난청, 유전성 난청, 가족성 난청, 노인성 난청 또는 재해성 폭발음 등 다른 원인으로 발생한 난청은 제외한다.

① 고막 또는 중이에 뚜렷한 손상이나 다른 원인에 의한 변화가 없을 것
② 순음청력검사결과 기도청력역치(氣導聽力閾値)와 골도청력역치(骨導聽力閾値) 사이에 뚜렷한 차이가 없어야 하며, 청력장해가 저음역보다 고음역에서 클 것

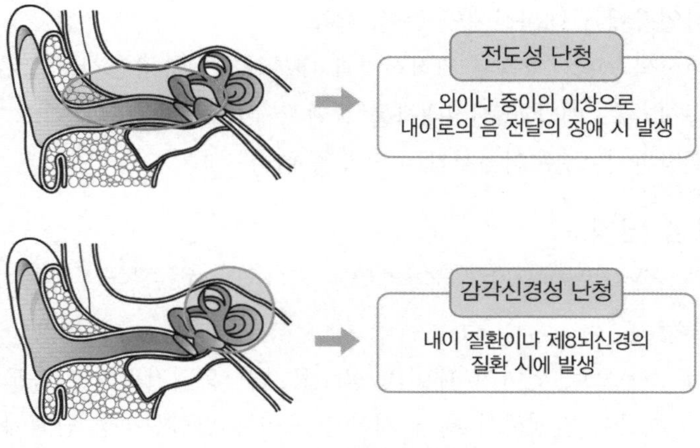

그림 5-3 소음성 난청

표 5-2 소음(「환경정책기본법 시행령」 별표 1 〈개정 2020.5.12〉)

(단위: Leq dB(A))

지역 구분	적용 대상 지역	기준	
		낮 (06:00 ~ 22:00)	밤 (22:00 ~ 06:00)
일반 지역	"가" 지역	50	40
	"나" 지역	55	45
	"다" 지역	65	55
	"라" 지역	70	65
도로변 지역	"가" 및 "나" 지역	65	55
	"다" 지역	70	60
	"라" 지역	75	70

[비고]

1. 지역 구분별 적용 대상 지역의 구분은 다음과 같다. 17 인천
   가. "가" 지역
      1) 「국토의 계획 및 이용에 관한 법률」 제36조 제1항 제1호 라목에 따른 녹지 지역
      2) 「국토의 계획 및 이용에 관한 법률」 제36조 제1항 제2호 가목에 따른 보전 관리 지역
      3) 「국토의 계획 및 이용에 관한 법률」 제36조 제1항 제3호 및 제4호에 따른 농림 지역 및 자연환경 보전 지역
      4) 「국토의 계획 및 이용에 관한 법률 시행령」 제30조 제1호 가목에 따른 전용 주거 지역
      5) 「의료법」 제3조 제2항 제3호 마목에 따른 종합병원의 부지 경계로부터 50미터 이내의 지역
      6) 「초·중등교육법」 제2조 및 「고등교육법」 제2조에 따른 학교의 부지 경계로부터 50미터 이내의 지역
      7) 다음의 어느 하나에 해당하는 시설의 부지경계로부터 50미터 이내의 지역
         가) 「도서관법」 제4조제2항제1호에 따른 공공도서관
         나) 「도서관법」 제4조제2항제5호에 따른 특수도서관
   나. "나" 지역
      1) 「국토의 계획 및 이용에 관한 법률」 제36조 제1항 제2호 나목에 따른 생산 관리 지역
      2) 「국토의 계획 및 이용에 관한 법률 시행령」 제30조 제1호 나목 및 다목에 따른 일반 주거 지역 및 준주거 지역
   다. "다" 지역
      1) 「국토의 계획 및 이용에 관한 법률」 제36조 제1항 제1호 나목에 따른 상업 지역 및 같은 항 제2호 다목에 따른 계획 관리 지역
      2) 「국토의 계획 및 이용에 관한 법률 시행령」 제30조 제3호 다목에 따른 준공업 지역
   라. "라" 지역
      「국토의 계획 및 이용에 관한 법률 시행령」 제30조 제3호 가목 및 나목에 따른 전용 공업 지역 및 일반 공업 지역
2. "도로"란 자동차(2륜자동차는 제외한다)가 한 줄로 안전하고 원활하게 주행하는 데에 필요한 일정 폭의 차선이 2개 이상 있는 도로를 말한다.
3. 이 소음 환경 기준은 항공기소음, 철도소음 및 건설 작업 소음에는 적용하지 않는다.

2 진동 7)

(1) 진동의 정의

어떤 물체가 외력에 의해 전후, 좌우, 또는 상하로 흔들리는 것을 말한다.

(2) 전신진동 장애

① 트랙터, 트럭, 흙 파는 기계, 버스, 자동차, 각종 영농기계 탑승, 헬리콥터를 탈 경우

② 자각증상: 운동지각, 불쾌감, 불안, 동통 등(요통이 가장 많음)

③ 생리적 반응

㉠ 혈압상승, 맥박증가를 보이며 발한 등이 나타남

㉡ 산소 소비량은 전신진동으로 증가되고 폐환기도 촉진됨

㉢ 내분비계에도 영향을 미쳐 요중 17-ketosteroid의 배설이 감소하며, 여자에게는 성기의 위치 이상, 월경 장애가 나타나기도 함

④ 진동수에 따른 증상

㉠ 3cps(cycle per second) 이하: 신체가 움직이며 motion sickness(멀미)

㉡ 4~12cps(critical range): 압박감, 통증

㉢ 20~30cps: 두개골 공명, 시력 및 청력장애

㉣ 60~90cps: 안구 공명

⑤ 대책: 원인제거, 전파경로 차단, 완충 장치, 작업 시간 단축, 보건교육, 적정배치에 고려할 질환(내장하수증, 다발성 신경염, 자궁탈출증)

(3) 국소진동장애 15 경기의료기술, 23 대구보건연구사

① Raynaud's Phenomenon(레이노 현상, dead finger, white finger)

㉠ 압축공기를 사용하는 망치, 착암기, 병타기공 등에서 발병한다.

㉡ 손가락에 있는 말초혈관운동의 장애로 인한 혈액순환이 저해되어 손가락이 창백해지고 동통을 느끼게 되는 것이다.

㉢ 추위에 폭로되면 이러한 현상은 더욱 악화된다.

㉣ 발생요인: 공구의 사용법, 진동수, 진폭, 폭로 시간, 개인의 감수성 등이 관계된다.

㉤ 유발인자: 진동, 한랭

㉥ 예방: 자율신경계의 기능 강화, 보온대책, 금연, 영양섭취, 보건교육

---

7) 남철현 외, 공중보건학(제9판), 계축문화사, 2020, p.268~271.
pacific KMLE 예방의학, Pacific Book, 2023, p.306.

② 수완진동증후군(HAVS, Hand Arm Vibration Syndrome)

㉠ 국소진동 공구를 이용한 직업으로 인하여 말초신경과 혈관조직, 피하 조직, 뼈, 관절이 손상되고 수지동맥이 경련을 일으켜 여러 가지 증상이 발생하는 것이다.

㉡ 뼈 및 관절의 장애: 심한 진동을 받으면 뼈, 관절, 근육, 건, 인대 등 연부 조직에 병변이 나타나게 된다.

㉢ 예방: 진동 노출을 적절한 수준으로 유지

3 고온폭로에 의한 건강장애 16 경북의료기술

고온고습 환경, 복사열이 강하게 작용하는 환경, 열 방산이 적고 격심한 근육 노동을 하는 작업환경에 의해 체온 부조절, 순환기능의 실조, 수분 및 혈중염분의 소실 등으로 열중증이 발생한다.

(1) 열사병(울열증, Heat Stroke)

20 울산의료기술, 21 인천의료기술 · 경기경력경쟁 · 세종보건연구사 · 충남보건연구사, 23 충남의료기술 · 경기경력경쟁

① 발생기전

㉠ 체온조절중추의 기능장애

㉡ 고온다습한 환경에서 격심한 육체 노동을 하면 체온 발산장애 발생

㉢ 체내에 열이 축적되고 뇌막혈관의 충혈과 뇌의 온도가 상승하여 발생

② 증상

㉠ 두통 및 현기증 등의 전구 증상

㉡ 고온건조한 피부, 의식장애, 고열, 비정상적인 활력징후

㉢ 체온이 41~43℃까지 상승

㉣ 급작스러운 섬망, 혼수상태에 빠지기도 함

③ 치료

㉠ 체온을 떨어뜨리는 것이 최우선(39℃까지 떨어뜨림)

㉡ 생리식염수 정맥 주입 혹은 얼음물에 몸을 담가 체온을 39℃까지 가능한 빨리 내려야 한다. 그 이하로 떨어뜨리면 저체온증 위험

(2) 열탈진(열허탈증 · 열피로 · 열피비, Heat Exhaustion)

16 경기의료기술, 19 강원의료기술 · 충북보건연구사 · 부산보건연구사, 21 대전, 22 충북보건연구사

① 발생기전

㉠ 땀을 많이 흘린 후 부적절한 염분과 수분 보충

㉡ 발한에 의한 탈수와 피부혈관 확장으로 인한 순환 부족과 저혈압이 주된 원인임

㉢ 고온작업장에서 중노동에 종사하는 미숙련공에게 많이 발생함

② 증상
㉠ 심한 갈증, 쇠약, 구역, 피로, 두통, 어지러움, 혼돈 상태
㉡ 체온은 정상이거나 중등도로 상승(38℃ 정도)
㉢ 피부는 차고 습함

③ 치료
㉠ 시원하고 그늘진 곳에서 휴식
㉡ 염분과 수분 보충
㉢ 생리식염수 정맥주사
㉣ 강심제(Digoxin, Digitalis) 투여

(3) 열경련(Heat Cramps) 16 인천·충북보건연구사, 17 경기·울산, 20 인천의료기술·세종보건연구사

① 발생기전: 땀을 많이 흘린 후 수분과 염분 부족으로 발생

② 증상
㉠ 근육에 1분간 지속적이고 반복적인 격렬한 경련
㉡ 체온은 정상이거나 약간 상승
㉢ 혈액의 염분농도는 낮고 혈액 농축

③ 치료
㉠ 시원한 곳에 눕히고 생리식염수를 정맥주사 혹은 섭취
㉡ 최선의 치유법은 휴식임

(4) 열쇠약증(Heat Prostration) 17 경남·울산의료기술, 21 경남보건연구사

① 발생기전
㉠ 만성적인 체열 소모와 비타민B_1 부족으로 일어남
㉡ 만성 열중증

② 증상: 전신 권태, 식욕 부진, 위장장애, 불면, 빈혈 등

③ 치료: 비타민B_1 투여, 충분한 휴식과 영양 섭취

(5) 열실신(Heat syncope)

① 발생기전
㉠ 피부 혈관확장으로 인한 전신과 대뇌 저혈압으로 의식소실이 갑자기 나타남
㉡ 심한 신체적인 작업 후 2시간 이내에 나타날 수 있음

② 증상: 수축기 혈압은 통상 100mmHg 이하로, 저혈압으로 인한 의식소실이 갑자기 나타남

③ 치료: 휴식을 취하고, 시원하게 하며 수액보충이 필요

(6) 고온 순화(Acclimatization) 16 서울

① 사람이 40℃ 이상의 고온 환경에 갑자기 노출되면 땀의 분비 속도는 느리나 피부 온도, 직장 온도 및 심장 박동 수는 증가한다. 이러한 상태에서 계속 활동을 하게 되면 내성과 작업 능력이 한계에 이르게 된다.

② 이러한 환경에 계속적으로 노출되면 심장 박동 수, 직장 온도 및 피부 온도는 다시 정상으로 돌아오고 반면에 땀의 분비 속도만 증가한다. 이러한 적응 현상을 순응 또는 순화(Acclimatization)라고 한다.

③ 순화되지 않은 사람은 땀분비가 대부분 시간당 700cc를 넘지 않으나 1~6주간 고온에 노출되었을 때는 시간당 최대 2L까지 땀분비가 증가되기도 한다.

④ 순화가 되면 알도스테론(Aldosteron)이라는 호르몬의 분비 증가에 의하여 땀 속의 염분 농도가 감소하게 된다. 즉 같은 양의 땀을 흘리더라도 고온에 순화된 사람은 염분 손실이 적은 것이다.

표 5-3 고온 순화에 따른 신체 특징

특징	생리적 변화
심혈관계 변화	• 근육에서 최대 산소 섭취량 증가 • 혈장량 증가 • 심박출량 및 수축력 증가 • 심박 수 감소
땀 분비 변화	• 땀 배출 시작이 빨라짐 • 최대 땀분비량 증가 • 땀의 염분농도 감소
신기능 항진	사구체여과율 증가

4 저온폭로에 의한 건강장애

(1) 전신저체온

① 심부체온이 35℃ 이하로 떨어지는 것으로 기온 18.3℃ 또는 수온 22.2℃ 정도에서 발생한다.

② 증상

㉠ 억제하기 어려운 떨림과 냉감각

㉡ 심박동이 불규칙하고 느려짐

㉢ 맥박은 약해지고 혈압은 낮아짐

㉣ 언어 이상, 기억 상실, 근육 운동의 무력화와 졸음

㉤ 저혈압과 탈진

㉥ 체온이 32.2~35℃에 이르면 운동 실조, 언어 이상 등 발생

㉦ 23~25℃에 이르면 사망

(2) 동상

① 극심한 한랭에 노출됨으로써 표면 조직(피부, 피부 밑)이 동결되어 조직이 손상되는 것으로 주로 코, 볼, 귀, 손가락, 발가락 등에 발생한다.

② 증상

㉠ 저림감, 따끔거림, 가려움 등, 피부가 회백색으로 변함, 심한 경우 뼈·근육·신경이 손상받아 감각이상·경직이 나타남(심부 조직 동상은 궤양, 괴사, 괴저를 동반할 수 있음)

㉡ 1도 동상: 발적, 종창이 일어난 상태

㉢ 2도 동상: 수포형성에 의한 삼출성 염증 상태

㉣ 3도 동상: 국소 조직의 괴사 상태

(3) 참호족 및 침수족

① 오랫동안 지속적으로 습하고 차가운 곳에 노출되어 나타나는 현상

② 주로 찬물에 발을 오래 담근 채로 있거나, 축축하고 차가운 신발을 오래 신고 있을 때 발생한다.

(4) 한랭장애의 예방

① 적당한 난방, 운동, 방한복 착용으로 체온 유지

② 지방식과 비타민 A, D, B, C 섭취

③ 작업환경 기온을 10℃ 이상으로 유지시키고 바람이 있는 작업장 방풍 시설

④ 고혈압자, 심장혈관계 질환자와 간, 신장 질환자는 한랭 작업을 피한다.

5 압력에 의한 건강장애

17 충남·강원·강원의료기술·충북, 18 경기, 19 경기, 21 복지부·울산, 22 서울고졸·경기의료기술

(1) 잠함병(감압병)

① 고압환경에서 장시간 작업 후 감압할 때, 질소와 같은 불활성 기체가 이산화탄소나 산소와 함께 체외로 배출되지 않고 혈중으로 용해되어 혈액 순환을 방해하거나 주위 조직에 기계적 영향을 주어 발생한다.

② 호발 작업: 압축기체공법이 이용되는 터널 굴착, 잠수 작업, 고공비행

③ 증상: 근골격계 통증, 피부소양감, 신경학적 증상(운동마비나 지각장애), 뇌 내 혈액순환장애와 호흡기계 장애

④ 예방 및 치료

㉠ 치료: 고압산소요법으로 치료

㉡ 예방: 단계적 감압절차를 준수하며, 잠수 방법에 따른 한계 수심과 해저 체류 시간을 초과하지 않아야 함

(2) 저압환경에 의한 건강장애: 고산병

① 급성고산병

㉠ 해발 2,000~2,500m 이상 높이에서 나타나기 시작함

㉡ 고도가 높아지고 등반 속도가 빠를수록 나타나 2~3일째 절정에 달함

㉢ 증상: 두통, 불면증, 불안, 식욕 부진, 호흡의 촉진, 심계항진, 합병증으로 폐부종, 뇌부종 등

㉣ 예방: 1일 300m 정도의 속도로 서서히 등반하며 2,400~3,000m 중간 고도에서 휴식

② 만성고산병

㉠ 해발 4,000m 이상 고지대에 상주하고 있거나 순화된 사람에게서 발생

㉡ 증상: 청색증, 적혈구과다증, 폐고혈압 및 우측심장비대

6 전리방사선

(1) 전리방사선의 종류 17 서울, 21 대구보건연구사

주위의 물질을 이온화시킬 수 있는 에너지를 가진 방사선

① X-선

㉠ X-선 발생 장치에서 생성되는 빛과 같은 전자파

㉡ 일반적인 전자파보다는 에너지가 훨씬 강하며 투과력도 강함

㉢ 병원에서 진단이나 치료 목적으로 이용됨

② 감마선(γ)

㉠ 방사성원자가 붕괴할 때 방출됨

㉡ X-선과 같이 투과력이 상당히 강하며 우리 몸을 X-선보다도 더 쉽게 통과할 수 있어서, 암 치료 등에 이용

③ 알파입자(α)

㉠ 핵에서 방출되는 입자로 자연적으로 존재하는 우라늄과 플루토늄과 같은 인공방사성 원소로부터 나옴

㉡ 헬륨원자의 핵과 같이 두 개의 양자와 두 개의 중성자로 구성되어 있음

㉢ 투과력은 아주 약하여 종이 한 장으로도 차단할 수 있음

④ 베타입자(β)

㉠ 방사성원자의 원자핵으로부터 나오는 전자

㉡ 알파입자보다는 크기가 작지만 에너지가 많고 투과력이 알파입자보다 강함

㉢ 과도한 노출 시 피부화상을 일으킴

㉣ 얇은 알루미늄 판으로 차단할 수 있음

❖ 투과력 크기
중성자 > 감마선, X-선 > 베타입자 > 알파입자

⑤ 중성자

㉠ 투과력이 상당히 강한 입자

㉡ 멀리 우주의 외계로부터 날아오기도 하고, 공기 중에 있는 원자가 서로 부딪칠 때에 나오기도 함. 원자로 안에서 우라늄 원자가 핵분열 할 때에 튀어나오기도 함

㉢ 중성자 자체는 불안정하여 양자로 붕괴되면서 베타 입자를 방출함

㉣ 중성자는 상대방 물질을 방사성 물질로 만들 수가 있음

(2) 전리방사선의 단위 19 경북보건연구사, 20 경기보건연구사, 21 충남보건연구사, 23 울산의료기술

① 방사능

㉠ 방사능물질이 붕괴될 때 1초당 방출되는 방사능의 양을 표시

㉡ 단위: 베크렐(Becquerel, Bq)

② 조사선량(Exposure, X)

㉠ 공간상의 어떤 위치에서 방사선 강도의 세기를 나타내는 양

㉡ 단위: 뢴트겐(Roentgen, R), 쿨롱(C)

㉢ 1 뢴트겐은 표준 상태(STP)에서 $1cm^3$의 건조한 대기에서의 이온화에 의해 1 전하량을 만들 X-선 또는 감마방사선의 양

㉣ 방사선원들의 출력을 표현하는 데 사용됨

③ 흡수선량(Absorbed Dose, D)

㉠ 전리방사선에 노출된 물질의 단위질량(1kg)당 흡수된 방사선 에너지량(J)

㉡ 단위: 그레이(Gray, Gy), 라드(rad)

㉢ 1 그레이는 1kg의 물질에 1J의 에너지가 흡수된 것

㉣ 1Gy = 1J/kg = 100rad

④ 등가선량(Equivalent Dose, H)

㉠ 방사선이 살아 있는 조직과 상호 작용할 때의 영향은 방사선의 유형에 따라 다름

㉡ 단위: 시버트(Sievert, Sv), 렘(rem)

㉢ $H = D \times W_R$ (H=등가선량, D=흡수선량, W_R=방사선가중계수)

⑤ 유효선량(Effective Dose, E)

㉠ 인체 내부에는 다양한 장기나 조직들이 있는데, 이들 각 조직이 같은 등가선량에 피폭되었다고 해서 같은 정도로 영향을 미치는 것은 아님

㉡ 인체 조직별 상대적인 위험도의 차이인 조직가중계수를 반영한 것

㉢ 단위: 시버트(Sievert, Sv), 렘(rem)

표 5-4 방사능 및 방사능의 단위

기술단위	정의	단위 명
방사능(Radioactivity)	1초당 원자 1개 붕괴	Becquerel(Bq)
조사선량(Exposure Dose)	공기 1kg당 2.58×10^{-4}쿨롱	Roentgen(R)
흡수선량(Absorbed Dose)	조직에 흡수된 에너지량(1Joule/kg)	Gray(Gy)
등가선량(Equivalent Dose)	방사선의 선질계수로 가중된 흡수선량	Sievert(Sv)
유효선량(Effective Dose)	노출된 장기의 민감도 또는 가중된 등가선량	Sievert(Sv)

※ 선질계수: 선량의 방사선가중계수(등가선량)

(3) 전리방사선과 건강장애

16 경기, 17 서울의료기술, 19 전북의료기술, 21 대구보건연구사, 22 경남보건연구사, 23 강원의료기술

방사선에 대한 신체 조직의 감수성은 차이가 있다. 증식력과 재생기전이 왕성할수록, 세포핵 분열이 영속할수록, 형태의 기능이 미완성일수록 감수성은 크다.

① 전리방사선이 인체에 미치는 영향은 투과력, 전리 작용, 피폭 방법, 피폭선량 및 조직의 감수성에 따라 다르다.

② 피폭 방법: 체외 피폭, 표면오염, 체내 피폭

③ 건강장애

㉠ 피부: 발적, 탈모, 피부각화

㉡ 혈액 및 조혈기관: 빈혈, 백혈구감소증, 백혈병 면역감소

㉢ 악성종양: 백혈병, 피부암 및 골육종 등

㉣ 유전적 장애: 정신적 장애, 기형, 난청, 실명 등

㉤ 수명 단축, 백내장, 불임증 등

④ 신체 조직의 감수성 크기

㉠ 고도감수성 조직

- 6Gy 이하의 조사로 파괴되는 조직
- 골수(조혈기관) 및 임파구, 임파선, 림프 조직, 생식세포 등

㉡ 중등도 감수성 조직

- 6~30Gy 조사로 파괴되는 조직
- 타액선, 피부 및 점막 등의 상피세포, 혈관·복막 등 내피세포, 결체조직 등

㉢ 저감수성 조직

- 30Gy 이상에 손상되는 조직
- 뼈, 연골, 신경, 간, 콩팥

> **Tip**
> - 비전리방사선은 방사선 주파수의 넓은 스펙트럼을 포괄하며 그 범위는 0~10^{13}Hz에 이르며, 통과하는 매질을 이온화시키지 못하는 정도의 에너지를 가지는 전자파이다.
> - 주파수가 커질수록 에너지가 커지며 매질의 투과 능력은 감소한다.
> - 생물학적 작용은 주파수에 따라 다양하며 각 주파수가 생체에 전달하는 에너지의 양과 관련이 있다.

7 비전리방사선

(1) 극저주파(extermely low frequency)와 전자기장(electromagnetic fields) 8)

① 극저주파(ELF)의 전자기장(EMFs)은 주파수가 3~300Hz 이하의 범위이다.

② 전기장은 차폐물에 의해 차단되지만 자기장은 차단되지 않고 신체를 투과하므로, 자기장의 건강영향에 대해 더 많은 연구가 이루어졌고, 많은 역학연구들에서 자기장 노출과 암 발생위험의 관련성이 보고되고 있다.

③ 자기장은 자연발생적인 환경에서도 발생하나 문제가 되는 것은 인공적으로 형성되는 50~60Hz의 강한 자기장이다. 이 자기장은 고압전기, 변전기, 모터, 가전제품, 컴퓨터단말기 등에서 발생된다. 그러나 자기장의 강도는 노출원으로부터 거리가 멀어짐에 따라 급속도로 감소하는 특징이 있다.

④ 건강영향

㉠ 극저주파가 포함하고 있는 전류의 강도가 10mA/㎡보다 큰 경우, 인체의 신경, 근육, 망막, 심장 박동조절기와 같은 전기적 활동성을 가지고 있는 조직의 세포막에서 영향을 미칠 수 있다.

㉡ 어린이의 백혈병과 관련해서 제한적이지만 발암가능성이 있는 군(Group 2B)로 분류하고 있다.

(2) VDT증후군(Visual Display Terminal Syndrome) 15 서울보건연구사, 21 경기경력경쟁

① 사무자동화를 통해 영상표시단말기의 사용기간이 늘어남에 따라 VDT 작업자들에게 나타나는 근골격계의 건강장해, 안과적인 장해, 전자파 장해, 기타 스트레스성 질환 등을 의미한다.

② 증상

㉠ 경견완장애: 뒷머리, 목, 어깨, 팔, 손 및 손가락의 어느 부분 혹은 전체에 걸쳐 결림, 저림, 아픔 등의 불편함이 나타나는 것

㉡ 안정피로: 작업을 계속하는 과정에서 시력감퇴, 복시, 안통, 두통 등이 유발

㉢ 정신신경장애: 낮은 피로감, 기상 시 피로감, 두통 등의 증상

㉣ 피부증상: 발진

8) 대한예방의학회, 예방의학과 공중보건(제4판, 계축문화사, 2021, p.663~664.

제3절 분진에 의한 직업병

1 분진

(1) 분진의 정의

대기 중에 부유하거나 비산강하하는 미세한 고체상의 입자상 물질(「대기오염방지법」, 1981)로 산업보건 기준에 관한 규칙에서는 근로자가 작업하는 장소에서 발생하거나 흩날리는 미세한 분말상의 물질이라고 정의하고 있다.

(2) 분진의 종류

① 흡입성 분진: 호흡기 어느 부위에서도 독성을 나타내는 분진, 입경 크기 1~100㎛

② 흉곽성 분진: 기도나 하기도에 침착하여 독성을 나타내는 분진, 평균 입경 10㎛

③ 호흡성 분진: 폐포에 침착하여 독성을 나타내는 분진, 평균 입경 4㎛

(3) 분진 종류에 따른 진폐증의 분류

① 무기먼지에 의한 진폐증(광물성)

㉠ 비활성 먼지에 의한 진폐증: 흑연폐증, 철폐증, 칼슘폐증, 주석폐증

㉡ 섬유화 먼지에 의한 진폐증: 규폐증, 석탄광부 폐증, 석면폐증, 베릴륨 폐증, 활석폐증

② 유기먼지에 의한 폐질환(식물성)

㉠ 외인성 천식: 밀러스(Miller's) 천식, 인쇄공 천식

㉡ 지연성 과민증: 농부폐증(Farmer's Lung), 조류사육자 폐증(Birdbreeder's Lung), 버섯채취자 폐증(Mushroom Picker's Lung)

㉢ 직업적인 생화학 작용: 면폐증(Byssinosis)

2 진폐증

(1) 진폐증의 정의 20 울산보건연구사

① 분진 흡입으로 인한 폐 내의 분진 축적과 그에 의한 폐의 조직 반응이다.

② 폐포침착률이 가장 큰 분진의 크기는 0.5~5.0㎛이다.

(2) 진폐증의 종류

① 규폐증(Silicosis)

19 경남 · 광주보건연구사, 20 울산보건연구사, 21 충남 · 서울고졸 · 전남보건연구사, 22 대전보건연구사

㉠ 유리규산(Silica)의 분진 흡입에 의해 유발되는 폐의 만성 섬유 증식 질환
㉡ 증상: 호흡 곤란, 지속적인 기침, 흉통, 결핵의 합병
㉢ 4대 합병증(가장 흔한 사망원인): 폐결핵, 호흡부전, 비특이적 폐감염, 폐기종
㉣ 직업성 폭로 경우: 채광, 채석, 터널 공사, 주물, 분사 작업, 도기, 도료, 시멘트 등

② 석면폐증 17 서울의료기술, 20 경기의료기술

㉠ 흡인된 석면섬유가 세소기관지에 부착하여 그 부위의 섬유 증식 유발
㉡ 석면폐증 자체로 인한 사망은 거의 없고 주로 폐암과 중피종으로 인하여 사망(중피종: 늑막에 발생하는 악성종양)
㉢ 발생원: 직물, 시멘트, 건축, 조선, 자동차 산업 등에 내화성, 절연성, 방부성을 가지는 석면 사용

③ 유기성 분진(식물성)

㉠ 면폐증(Byssinosis): 면이나 그 밖의 섬유먼지로 인해 생기는 진폐증으로 천식성 호흡곤란, 기침 등의 증상이 나타남
㉡ 농부폐증(Farmer's Lung): 곰팡이가 핀 건초 등 식물성 분진을 흡입함으로써 발생

표 5-5 진폐증의 종류

분진 성분	진폐증	발생 장소
유리규산	규폐증	금속광산, 석공, 주물공장, 규석초자공장, 샌드블라스팅 작업장
규산화합물	활석폐증, 규조토폐증	활석제조, 고무공장, 규조토공장
석면	석면폐증	석면방직, 시멘트공장, 건설업, 보일러제조공장, 자동차 수리업, 조선업
탄소	흑연폐증, 탄소폐증, 탄광부진폐증	흑연전극제조업, 석탄광업, 카본블랙제조업
철 및 철 화합물	철폐증, 용접공폐증	철광업, 용접, 조선업
베릴륨 및 베릴륨 화합물	베릴륨폐증	베릴륨제련, 가공공장, 형광등, X-선관, 진공관 제조
알루미늄 및 그 화합물	알루미늄폐증	알루미늄 재생업, 금박제조업, 알루미늄 주물업
이외 무기분진	칼슘폐증, 주석폐증, 바륨폐증	광업
유기분진	면폐증, 설탕폐증, 농부폐증, 목재분진폐증, 연초폐증, 모발분진폐증	면방직공장, 사탕수수업, 곡분제조업, 목공업, 담배생산업

제4절 화학적 유해요인에 의한 직업병

1 유해금속

15 서울보건연구사, 18 경기의료기술 · 호남권, 19 경기 · 부산 · 충북보건연구사 · 울산보건연구사, 21 경남 · 경기7급 · 경기보건연구사 · 부산보건연구사, 22 경남보건연구사

(1) 납 중독(Lead, Pb) – 연중독

15 경남 · 서울보건연구사, 16 울산보건연구사, 17 서울, 20 경북의료기술, 21 서울고졸, 22 강원의료기술

① 위험 작업: 납 제련, 납축전지 제조, 페인트공, 인쇄공 등

② 체내 대사 작용

㉠ 호흡기, 소화기로 흡수

㉡ 호흡기로 흡수된 납의 30~40%가 혈중에 도달함

㉢ 혈중 납의 90% 이상이 적혈구막에 결합

㉣ 납은 태반을 통과함

㉤ 배설은 느리게 일어나며 주로 콩팥을 통해 배설

③ 임상 증상

㉠ 납 중독 5대 징후

- 납창백
- 연선과 연연(Lead Line)
- 소변 중에 코프로포르피린(Coproporphyrin) 배출
- 호염기성 적혈구(미성숙 적혈구) 증가 → 빈혈
- 신근마비(Wrist Drop)

㉡ 위장장애: 초기 식욕부진, 변비, 복부팽만감, 급성 복부산통 등

㉢ 신경 및 근육계통의 장애: 사지의 신근쇠약이나 마비, 관절통, 근육통

㉣ 중추신경장애: 뇌중독 증상, 정신장애

(2) 수은(Mercury, Hg) – 미나마타병 20 서울, 21 전남경력경쟁 · 서울고졸, 22 충남의료기술

① 위험 작업: 수은 온도계 및 체온계 제조업, 약품(농약 포함) 제조업, 형광등 제조업, 건전지 제조업 등(대기 중 노출되는 수은의 양이 가장 많은 곳: 화력 발전소, 지역 쓰레기 소각장)

② 특성

㉠ 수은은 상온에서 액체 상태를 이루고 있는 유일한 금속으로 직업성 폭로 외에도 환경오염으로 인하여 중독되기도 하는데, 오염된 폐수에서 자란 어패류의 먹이연쇄 현상에 의해 경구적으로 인체 내에 수은이 침입할 수 있음

㉡ 이 같은 현상의 대표적인 예로, 일본의 미나마타 시에서 발생한 '미나마타' 중독 현상을 들 수 있음

③ 체내 대사 작용

㉠ 체내에 흡수된 수은은 간, 비장, 심장, 위장관, 근육, 손톱, 발톱 등 여러 장기에 축적되며, 특히 신장에 많이 침착됨

㉡ 유기수은은 뇌혈관 장벽, 태반 등을 쉽게 통과하기 때문에 모유로도 배설될 수 있음

④ 중독 증상

㉠ 3대 증상: 구내염, 근육진전, 정신증상

㉡ 무기수은

- 급성: 호흡기 장애, 잇몸염, 떨림, 수줍음, 감정의 불안정과 같은 신경과민증, 단백뇨 또는 신장기능 상실 등
- 만성: 주로 신경계에 영향을 주어 인격 변화, 기억력 감퇴, 정서 불안, 떨림 등 유발

㉢ 유기수은(미나마타병): 신경계 증상이 나타나는데, 정신장애, 조화운동불능 또는 경직, 감각이상, 시각 및 청각장애 등이 주로 나타나며 무기수은과 다르게 신장의 손상은 거의 없음

㉣ 임신 중 수은 노출: 수은은 태반을 통하여 태아에게 바로 이동하여 다량의 수은에 노출된 산모에서 태어난 영유아는 출생 시부터 심한 뇌성마비, 정신운동부진이 초래된다. 저농도 영역에서도 산모의 수은농도가 높을수록 태어난 아이의 체중이 적고 성장도 더 늦어지며 인지발달 지연 등이 보고되었다.

❖ 헌터러셀증후군(Hunter-Russel syndrome)
메틸수은에 의한 특징적 중독 증상. 근육에는 이상이 없으나 복잡한 운동 기능을 수행하지 못하는 운동실조, 평면 시야가 중심 부분으로 쏠려서 장애를 일으키는 구심성 시야 협착, 손발의 운동 장애 따위의 증상이 나타난다.

(3) 카드뮴(Cadmium, Cd) – 이타이이타이병(Itai–Itai)

16 경기, 17 경기, 20 서울 · 대전, 21 서울 · 경기경력경쟁

① 위험 작업: 아연 광석의 채광이나 제련 과정의 부산물, 전기도금이나 판금의 용접 및 합금, 염화비닐의 안정제, 형광등, 반도체, 축전지, 광전지 등 취급 작업장

② 특성

㉠ 푸른색을 띤 은백색의 중금속으로 주로 작업환경에서 발생하는 분진이나 흄의 형태로 흡수

㉡ 직업성 폭로 외에도 환경오염으로 인하여 토양이나 수질오염에 의해 중독 증상을 일으키기도 함(일본의 아연광산 근처에서 발생된 이타이이타이병)

③ 체내 대사 작용: 주로 호흡기(10~40%)나 소화기(10%)를 통해 흡수, 콩팥으로 배설된다.

④ 중독 증상

㉠ 급성 폭로: 인후통, 두통, 근육통, 오심, 구토, 복통, 간손상, 급성신부전증, 금속성 맛 호소, 금속열 유사 증상(발열, 기침, 호흡 곤란, 흉부 압박감), 기관지염, 폐부종

㉡ 만성 폭로: 폐기종, 신장장애, 단백뇨, 골연화증, 보행 곤란, 사지의 동통

(4) 크롬(Chromium, Cr) 17 울산, 18 강원, 19 경북의료기술, 22 대구보건연구사

크롬은 생체에 필수적인 금속으로서 결핍 시에는 인슐린 저하 등 탄수화물의 대사장애를 일으킨다.

① 위험 작업: 크롬 도금, 중크롬산 제조, 화학비료공업, 염색공업, 시멘트 제조
② 중독 증상
 ㉠ 비중격 천공, 부비동염
 ㉡ 알레르기성 및 자극성 피부염, 피부궤양
 ㉢ 호흡기 자극 증상, 기관지염, 천식
 ㉣ 폐암

(5) 비소(Arsenic, As)

① 급성 중독: 구토, 복통, 혈변, 근육경련, 안면부종, 혼수 등
② 만성 중독: 말초신경염, 피부 질환, 피부암(흑색종), 폐암, 백혈병, 림프종 등

(6) 망간(Manganese, Mn)

① 직업: 합금제조, 안료, 색소, 용접
② 중독 증상: 급성 – 금속열, 만성 – 신경계 증상(파킨슨병 증상, 가면양얼굴, 언어장애)

(7) 알루미늄(Aluminium, Al)

① 직업: 캔, 취사도구 제작, 염료, 페인트, 알루미늄 제련소
② 중독 증상: 뼈와 뇌에 주로 독성 일으킴
 ㉠ 뼈: 뼈의 통증과 골절률 증가, Vit D요법에 대한 효과 저하
 ㉡ 뇌: 투석뇌증, 루게릭병, 파킨슨양 치매, Alzheimer's disease
 ㉢ 기타: 결막염, 습진, 상기도 자극, Shaver's 병, 알루미늄 폐증

2 유기용제 19 경북의료기술, 22 경북의료기술

(1) 유기용제의 개념

① 유기용제는 탄소와 수소를 함유하고 있는 화학물 중 다른 물질을 녹이는 데 쓰이는 용매이다.
② 화학적으로 비교적 안정하고 지방질을 녹이며 실온에서는 액체이고 휘발하기 쉬운 특성이 있다.

③ 화학적 성상에 따른 종류
㉠ 지방족 탄화수소[노르말 헥산, MBK(Methyl N-butyl Ketone)] 및 방향족 탄화수소(벤젠, 스티렌, 톨루엔, 크실렌)
㉡ 알코올류
㉢ 에스텔/아세테이트류
㉣ 알데히드류
㉤ 케톤류
㉥ 글리콜류
㉦ 에텔류
㉧ 아미드/아민류

(2) 유기용제의 사용

① 화학제품, 합성세제, 의약품, 농약, 사진약품, 폭약, 방충제, 방부제 등 광범위한 화학공업제품 제조
② 접착제, 금속코팅, 착색, 세척, 고무 및 가죽가공 등

(3) 유기용제의 흡수

① 상온에서 쉽게 공기 중으로 휘발하기 때문에 주된 흡수 경로는 호흡기이다.
② 피부나 소화기로도 흡수된다.

(4) 일반적 독성

① 급성 중독
㉠ 눈, 피부 및 호흡기 점막 자극, 중추신경 억제
㉡ 마취 전구증상으로 현기증, 오심, 구토, 협조 운동 기능 저하, 이상감각, 침흘림 및 빈맥 등 유발
② 만성 중독
㉠ 피부염, 결막염, 각막염, 비염 등
㉡ 중추신경계 장애인 만성 독성 뇌병증 유발: 피로, 기억력 저하, 집중력 저하, 무관심이 성격 변화와 동반되어 나타나고 그 외 우울, 불쾌감, 정서 불안, 두통, 초조, 이상감각, 수면장애, 현기증 등의 증상이 있음

(5) 유기용제와 건강장애 21 경북

① **벤젠**: 조혈장애, 빈혈, 백혈병(나머지 방향족 탄화수소: 자극 증상, 중추신경계 억제)
② **톨루엔**: 조혈기능에 영향 없이 일반 독성만 유발하고 도취감을 목적으로 유기용제를 흡입하는 경우 가장 많이 이용된다.
③ **노르말헥산**: 말초신경염

④ 이황화탄소: 중추신경장애, 말초신경병, 심장혈관계장애, 눈장애, 생식기능 장애, 신장 및 기타 장애

⑤ 트리클로로에틸렌(삼염화에틸렌)

㉠ 무색의 휘발성 용액으로서 사염화탄소보다 독성이 훨씬 적기 때문에 여러 사업장에서 사염화탄소의 대체물로 금속 세척, 드라이클리닝과 접착제 등에 이용

㉡ 중독 증상: 졸음, 피로, 기억력 저하, 현기증, 두통, 구역, 알코올 내성, 떨림, 현기증, 불안 등

㉢ 신장암에 대한 충분한 발암성의 근거(IARC group 1)

(6) 이황화탄소(CS_2) 18 부산, 20 서울보건연구사

① 이황화탄소는 휘발성이 매우 강한 용제로서 인조견, 셀로판, 사염화탄소의 제조, 수지와 고무제품의 용제, 추출용 등에 이용된다. 독성이 매우 높고 다양하며 회복이 불완전할 수도 있다.

② 중독증상

㉠ 중추신경계 장애: 뇌경색, 뇌병증, Parkison 증후군, 신경행동장애

㉡ 말초신경병: 감각 및 운동신경 모두 침범

㉢ 심장혈관계 장애: 죽상동맥경화증, 관상동맥질환, 고혈압

㉣ 눈 장애: 망막병증, 시신경염 등 말초혈관변화

㉤ 생식기능 장애: 정자형성능 저하, 여성 호르몬 변화 및 불규칙 월경, 유산증가

㉥ 신장: 기저막 비후, 사구체경화증

㉦ 기타: 당뇨병 유사소견, 청력저하, 소화기능 장애, 심한 경우 심한 불안과 분노, 자살성향, psychosis, 악몽, 보행장애

③ 원진레이온 직업병

㉠ 이황화탄소는 한국의 직업보건의 가장 중요한 사건 중 하나인 원진레이온 직업병으로 잘 알려져 있음

㉡ 원진레이온(주)(1960~1993년)에서 1981년 7월에 최초의 이황화탄소중독 환자가 보고됨

㉢ 많은 논란 끝에 1993년에 원진레이온은 결국 폐업함. 그러나 폐업 후에도 원진레이온에서의 직업력이 입증되고 임상적으로 이황화탄소중독이라고 확진을 받은 사람은 산업재해환자로 인정해주고 있음

㉣ 원진산업피해자협회자료에 의하면 2010년까지 무려 940명(140명 사망자 포함)의 중독환자가 발생되어 한 사업장에서 단일 화학물질에 의한 중독으로는 엄청난 수의 환자가 발생된 세계적으로 드문 기록을 가지고 있음

ⓜ 이들의 직업병 판정소견상 질병명은 고혈압, 감각신경성 난청, 다발성 뇌경색, 망막미세혈관류, 다발성 말초신경염, 망막 변화, 콩팥조직 이상, 정신 장애, 신경염 등의 순으로 많았음

3 유해가스

(1) 유해가스의 개념

건강에 위해를 미치는 기전에 따라 단순히 환경 내 산소를 결핍시켜 질식 상태를 야기하는 단순질식제, 몸 안에 흡수되어 전신적으로 순환됨으로써 산소의 운반과 사용을 방해하는 화학적 질식제, 산소 운반에는 영향을 미치지 않고 전신독 작용을 일으키는 전신독성물질, 호흡기에 직접적인 자극이나 상해를 일으키는 자극제 등으로 나눌 수 있다.

(2) 유해가스와 건강에 미치는 영향

① 암모니아(NH_3): 눈, 피부, 상기도의 점막 자극, 후두부 부종 유발
② 질소산화물(NOx): 기관지염, 폐쇄세기관지염, 비심인성폐부종 등, 저혈압과 메트헤모글로빈혈증 동반
③ 아황산가스(SO_2): 점막의 자극제로 눈, 비강, 상기도의 자극 증상, 만성적인 노출 시 인지 능력 저하
④ 불화수소(HF): 피부, 눈, 흡입, 경구 노출을 통해 쉽게 중독, 신경기능의 장애
⑤ 시안화물(CN): 피부를 통한 흡수, 흡입을 통해 질식 유발

OX QUIZ

Check

01 직업성 질환 예방을 위한 작업환경 관리방법으로 개인보호구는 위험요인으로부터 근로자를 보호하기 위해 적극적 대책의 사용이 불가능한 경우 사용하는 최후의 보호대책이다. O X

02 소음성 난청에서는 기도 청력은 감소하고 골도 청력은 정상을 보인다. O X

03 고온순화는 사람이 고온 환경에 지속적으로 노출되는 경우 심장 박동 수, 직장 온도, 피부 온도 등이 상승하는 증상으로 나타난다. O X

04 고온폭로에 의해 발생한 열탈진은 피부혈관 확장으로 인한 순환 부족과 저혈압이 주된 원인이다. O X

05 등가선량은 방사선이 살아 있는 조직과 상호작용할 때의 영향을 고려한 것으로, 생체조직 또는 장기의 평균 흡수선량에 방사선 가중치를 곱한 값이다. O X

06 전리방사선의 투과력은 전리작용과 비례한다. O X

07 규폐증의 원인이 되는 분진은 유리규산이다. O X

08 이타이이타이병은 수은중독에 의해 나타나는 현상으로 주로 신경계 증상이 나타난다. O X

OX Answer

01 O **02** X [기도 및 골도의 청력치가 모두 감소한다.] **03** X [심장 박동 수, 직장 온도 및 피부 온도가 정상으로 돌아오고 땀의 분비 속도만 증가한다.] **04** O **05** O **06** X [비례 → 반비례] **07** O **08** X [이타이이타이병 → 미나마타병]

Part 5 합 | 격 | 예 | 감 기출문제

01

산업재해 지표 중 연간 1,000 작업시간 당 근로손실일수로 계산되는 값은? 경기 의료기술(2월), 2021

① 강도율 ② 건수율
③ 도수율 ④ 근로손실일수

02

다음에서 설명하는 물질로 가장 옳은 것은? 서울, 2021

> 은백색 중금속으로 합금제조, 합성수지, 도금작업, 도료, 비료제조 등의 작업장에서 발생되어 체내로 들어가면 혈액을 거쳐 간과 신장에 축적된 후 만성중독 시 신장기능장애, 폐기종, 단백뇨 증상을 일으킨다.

① 비소 ② 수은
③ 크롬 ④ 카드뮴

03

고압환경에서 정상기압으로 감압하는 과정에서 질소와 같은 불활성 기체가 체외로 배출되지 않고 혈중으로 용해되어 혈액순환을 방해하는 건강장애는 무엇인가? 복지부, 2021

① 참호족 ② 비중격천공
③ 이타이이타이병 ④ 잠함병
⑤ 레이노드병

04

다음 중 C5-dip 현상과 관련이 있는 환경요인은 무엇인가? 복지부, 2021

① 진동 ② 먼지
③ 소음 ④ 고온
⑤ 매연

05

다음 중 유해요인과 관련된 질병의 연결이 옳지 않은 것은? 경기 보건연구사, 2021

① 납 – 빈혈
② 수은 – 신경과민증
③ 크롬 – 비중격천공
④ 카드뮴 – 폐섬유증식증

06

산업장의 작업환경관리 중 격리에 해당하는 것은? 서울, 2022

① 개인용 위생보호구를 착용한다.
② 위험한 시설을 안전한 시설로 변경한다.
③ 유해 물질을 독성이 적은 안전한 물질로 교체한다.
④ 분진이 많을 때 국소배기장치를 통해 배출한다.

07

산업재해 지표인 도수율에 대한 설명으로 옳은 것은? 경기 의료기술, 2022

① 8시간동안의 재해건수
② 근로자 1,000명당 재해발생 건수
③ 100만 연 작업시간에 대한 재해발생 건수
④ 연간 1,000작업 시간당 작업손실일수

08

〈보기〉와 같은 상황에서 실시하는 근로자 건강진단은 무엇인가? 경북 의료기술, 2022

〈보기〉

- 같은 부서에 근무하는 근로자 또는 같은 유해인자에 노출되는 근로자에게 유사한 질병의 자각·타각 증상이 발생한 경우
- 직업병 유소견자가 발생하거나 여러 명이 발생할 우려가 있는 경우

① 배치전 건강진단
② 수시 건강진단
③ 임시 건강진단
④ 특수 건강진단

09

〈보기〉의 설명에 해당하는 유해물질은 무엇인가? 경북 의료기술, 2022

〈보기〉

- 탄소와 수소를 함유하고 있는 화학물 중 다른 물질을 녹이는 데 쓰이는 용매이다.
- 화학적으로 비교적 안정하고 지방질을 녹이며 실온에서는 액체이고 휘발하기 쉬운 특성이 있다.
- 접착제, 고무 및 가죽가공 등에 사용된다.

① 납 ② 수은
③ 유기용제 ④ 카드뮴

10

「산업안전보건법 시행규칙」상 중대재해에 해당하지 않는 것은? 보건직, 2022

① 사망자가 1명 발생한 재해
② 3개월 이상의 요양이 필요한 부상자가 동시에 2명 발생한 재해
③ 부상자가 동시에 10명 발생한 재해
④ 직업성 질병자가 동시에 5명 발생한 재해

11

유해요인에 대한 작업환경 관리 대책 중 가장 근본적인 해결책이 될 수 있는 것은? 경북 의료기술, 2023

① 격리 ② 대치
③ 환기 ④ 교육

12

우리나라 산업보건 관련 법령의 내용으로 옳지 않은 것은? 경북 의료기술, 2023

① 1953년 근로기준법
② 1981년 산업안전보건법
③ 1984년 산업재해보상보험법
④ 1990년 산업안전기준에 관한 규칙

13

산업자재해 지표 중 연 근로시간 100만 시간당 재해의 발생 건수를 나타내는 지표는? 보건직, 2023

① 건수율 ② 사망만인율
③ 강도율 ④ 도수율

14

사업장의 지표가 〈보기〉와 같을 때 건수율은 얼마인가? 경북 의료기술, 2024

〈보기〉
• 작업시간: 주40시간씩 50주
• 평균 근로자 수: 500명
• 재해건수: 10건
• 근로손실일수: 20일

① 10 ② 20
③ 30 ④ 40

15

근로자 건강진단 중 특수건강진단 유해요인을 취급하는 근로자가 직업성 천식, 직업성 피부질환 등을 의심하게 하는 증상을 보이거나 의학적 소견이 있을 때 실시할 수 있는 건강진단은 무엇인가? 전북 의료기술, 2024

① 수시건강진단 ② 일반건강진단
③ 특수건강진단 ④ 임시건강진단

16

하인리히(Heinrich)의 재해 구성비율 1 : 29 : 300의 법칙에서 29가 의미하는 것으로 옳은 것은? 서울 의료기술, 2024

① 330회 사고 가운데 경상해사고 29회
② 330회 사고 가운데 중상해사고 29회
③ 300회 사고 가운데 경상해사고 29회
④ 300회 사고 가운데 무상해사고 29회

17

산업재해보상보험에 대한 설명으로 옳은 것은? 보건직, 2024

① 상시 근로자 1인 미만인 사업장은 제외된다.
② 사업주가 보험료 전액을 부담하는 것을 원칙으로 한다.
③ 사업주의 자유의사에 따라 가입을 선택할 수 있다.
④ 근로자가 통상적인 경로와 방법으로 출퇴근 중 발생하는 사고는 업무상 재해가 아니다.

18

다음 빈칸에 들어갈 값은? 보건직, 2024

> 「산업재해보상보험법」상 장해보상일시금은 '장해등급표'에 따라 (   )개 등급으로 나누어 지급한다.

① 5　② 7
③ 10　④ 14

합격예감 기출문제 정답 및 해설

[Answer]

01 ①	02 ④	03 ④	04 ③	05 ④
06 ①	07 ③	08 ③	09 ③	10 ④
11 ②	12 ③	13 ④	14 ②	15 ①
16 ①	17 ②	18 ④		

01

① 강도율: 연간 1,000 작업시간당 근로손실일수
② 건수율: 근로자 1,000명당 재해발생 건수
③ 도수율: 연간 1,000,000 작업시간당 재해발생 건수
④ 근로손실일수=신체 장해자 등급별 손실일수+사망자 손실일수(7,500일 계산)+부상자 · 업무상 질병 요양자의 요양일수

02

카드뮴

(1) 푸른색을 띤 은백색의 중금속으로 주로 작업환경에서 발생하는 분진이나 흄의 형태로 흡수된다.
(2) 직업성 폭로 외에도 환경오염으로 인하여 토양이나 수질 오염에 의해 중독 증상을 일으키기도 한다.(일본의 아연 광산 근처에서 발생된 이타이이타이병)
(3) 급성폭로: 인후통, 두통, 근육통, 오심, 구토, 복통, 간손상, 급성신부전증, 금속성 맛 호소, 금속열 유사 증상(발열, 기침, 호흡 곤란, 흉부 압박감), 폐부종, 급성폐실질염, 저분자단백뇨(β2-microglobulinuria), 다뇨, 고칼슘뇨증
(4) 만성폭로
  ① 화학적 폐렴, COPD, 폐섬유화, 폐기종
  ② 단백뇨
  ③ 뼈: 골연화증(osteomalacia), 척추압박골절, 요통, Milkman 증후군(신결석증+골연화증)
  ④ 빈혈
  ⑤ 카드뮴의 발암성: 폐암, 비뇨생식기암, 전립선암과 관련

03

잠함병(감압병)

(1) 고압환경에서 장시간 작업 후 감압할 때, 질소와 같은 불활성 기체가 이산화탄소나 산소와 함께 체외로 배출되지 않고 혈중으로 용해되어 혈액 순환을 방해하거나 주위 조직에 기계적 영향을 주어 발생한다.
(2) 호발 작업: 압축기체공법이 이용되는 터널 굴착, 잠수 작업, 고공비행
(3) 증상: 근골격계 통증, 피부소양감, 신경학적 증상(운동마비나 지각장애), 뇌내 혈액순환장애와 호흡기계장애

04

C5-dip 현상은 소음성 난청에서 나타나는 특징으로 4,000Hz의 극히 국한된 주파수 대역에서 청력손실이 크고 다른 주파수 대역에서는 정상의 수평형을 보이는 소음성 난청 초기의 청각도이다.

05

① 납: 안면창백, 구토, 혈변, 복통, 뇌증, 급성신부전증, 용혈성 빈혈, 소변중 코프로폴피린 배출, 중추신경장애, 잇몸에 착색(연선),
② 수은
  • 무기수은: 호흡기 장애, 잇몸염, 떨림, 수줍음, 신경과민증, 단백뇨, 콩팥기능 손상
  • 유기수은: 정신장애, 조화운동불능, 경직, 감각이상, 시각 및 청각장애, 신경과민증
③ 크롬: 부비동염, 비중격천공, 피부염, 피부궤양, 호흡기 자극증상, 기관지염, 천식, 폐암
④ 카드뮴: 인후통, 두통, 근육통, 오심, 금속열 유사증상, 단백뇨, 신결석, 골연화증, 뼈의 통증 및 골절, 폐기종, 폐암, 전립선암 발생 위험

※ KMLE 예방의학에는 카드뮴 만성폭로시 폐섬유화와 폐기종을 초래하는 것으로 명시하고 있다. 계축문화사의 예방의학과 공중보건학 교재에는 하부기도의 섬유증, 폐기종 초래를 명시하고 있다. 이 문제는 다른 선택지가 모두 옳은 내용이기 때문에 ④가 정답이었을 것으로 추정한다.

06

격리(Isolation)

(1) 작업자와 유해인자 사이에 장벽이 놓여 있는 상태를 뜻한다.
(2) 장벽이 물체일 수도, 거리일 수도, 시간일 수도 있으며, 근로자를 격리시키는 것이나 개인보호구를 착용하는 것도 격리의 한 방법이다.
(3) 방사선 동위원소를 취급할 때의 격리와 밀폐는 원격 장치의 대표적인 것으로 꼽을 수 있다.
(4) 공장 단위로 볼 때 현대적인 정유공장의 원격자동조정이 대표적이다.

07

도수율(Frequency Rate)

(1) 100만 연 작업 시간당 재해발생건수
(2) 산업재해 발생상황을 파악하기 위한 표준적 지표로 사용
(3) $\frac{\text{재해건수}}{\text{연 작업시간 수}} \times 1,000,000$

08

임시건강진단

(1) 같은 유해인자에 노출되는 근로자들에게 유사한 질병의 증상이 발생한 경우 등 고용노동부령으로 정하는 경우에는 근로자의 건강을 보호하기 위하여 사업주에게 특정 근로자에 대한 건강진단이다.
(2) "고용노동부령으로 정하는 경우"란 특수건강진단 대상 유해인자 또는 그 밖의 유해인자에 의한 중독 여부, 질병에 걸렸는지 여부 또는 질병의 발생 원인 등을 확인하기 위하여 필요하다고 인정되는 경우를 말한다.
  ① 같은 부서에 근무하는 근로자 또는 같은 유해인자에 노출되는 근로자에게 유사한 질병의 자각·타각 증상이 발생한 경우
  ② 직업병 유소견자가 발생하거나 여러 명이 발생할 우려가 있는 경우
  ③ 그 밖에 지방고용노동관서의 장이 필요하다고 판단하는 경우

[오답해설]
① 배치 전 건강진단: 근로자가 신규채용 또는 작업부서 전환으로 특수건강진단 대상 업무에 종사할 근로자에 대하여 사업주가 실시하는 건강진단으로 특수건강진단기관에서 실시
② 수시건강진단: 특수건강진단 실시 시기 외에 건강장해를 의심하게 하는 증상을 보이거나 의학적 소견이 있는 근로자에 대하여 사업주가 특수건강진단기관에서 실시하는 건강진단
④ 특수건강진단: 유해요인을 취급하는 업무에 종사하는 근로자에 대하여 직업병의 조기발견을 위해 특수건강진단 기관에서 실시하는 정기건강진단

09

유기용제

(1) 유기용제는 탄소와 수소를 함유하고 있는 화학물 중 다른 물질을 녹이는 데 쓰이는 용매이다.
(2) 화학적으로 비교적 안정하고 지방질을 녹이며 실온에서는 액체이고 휘발하기 쉬운 특성이 있다.
(3) 유기용제의 사용: 화학제품, 합성세제, 의약품, 농약, 사진약품, 폭약, 방충제, 방부제 등 광범위한 화학공업제품 제조를 비롯하여 접착제, 금속코팅, 착색, 세척, 고무 및 가죽가공 등

10

중대재해

(1) 정의(산업안전보건법 제2조): "중대재해"란 산업재해 중 사망 등 재해 정도가 심하거나 다수의 재해자가 발생한 경우로서 고용노동부령으로 정하는 재해를 말한다.
(2) 중대재해의 범위(산업안전보건법 시행규칙 제3조): 법 제2조 제2호에서 "고용노동부령으로 정하는 재해"란 다음 각 호의 어느 하나에 해당하는 재해를 말한다.
  ① 사망자가 1명 이상 발생한 재해
  ② 3개월 이상의 요양이 필요한 부상자가 동시에 2명 이상 발생한 재해
  ③ 부상자 또는 직업성 질병자가 동시에 10명 이상 발생한 재해

11

대치(Substitution)는 유해하지 않은 물질을 사용하거나 유해하지 않은 공정으로 변경해 주는 것으로 위생대책의 근본방법이며 때로는 비용이 적게 들기도 하지만, 기술적인 어려움이 따른다.

12

우리나라 산업보건관련 역사

(1) 1953년: 「근로기준법」 제정
(2) 1963년: 「산업재해보상보험법」 제정
(3) 1972년: 특수건강진단 제도 실시
(4) 1981년: 「산업안전보건법」 제정
(5) 1984년: 「진폐의 예방과 진폐근로자의 보호 등에 관한 법률」 제정
(6) 1990년: 「산업안전기준에 관한 규칙」 제정
(7) 1995년: 근로복지공단 설립
(8) 2004년: 근골격계부담작업 유해요인 조사 실시
(9) 2011년: 「산업안전기준에 관한 규칙」을 「산업안전보건기준에 관한 규칙」으로 개정

13

산업재해지표

(1) 건수율 또는 발생률(Incidence Rate)
  ① 근로자 1,000명당 재해발생건수
  ② 산업재해 발생상황을 총괄적으로 파악하는 데 도움을 줌
  ③ 분모에 있어서 작업시간이 고려되지 않은 것이 단점
  ④ $\frac{\text{재해건수}}{\text{평균 근로자 수}} \times 1,000$

(2) 도수율(Frequency Rate)
① 100만 연 작업 시간당 재해발생건수
② 산업재해 발생상황을 파악하기 위한 표준적 지표로 사용
③ $\frac{\text{재해건수}}{\text{연 작업시간 수}} \times 1,000,000$

(3) 강도율
① 1,000 연 작업 시간당 작업손실일수
② 재해에 의한 손상의 정도를 파악하는 데 도움을 주는 지표
③ $\frac{\text{근로손실일수}}{\text{연 작업시간 수}} \times 1,000$

(4) 사망만인율
① 근로자 10,000명당 연간 사망자 수
② $\frac{\text{연간 사망자 수}}{\text{근로자 수}} \times 10,000$

14

건수율 = 재해건수 / 평균근로자 수 × 1,000
= 10 / 500 × 1,000 = 20

15

근로자 건강진단

(1) 채용시 건강진단: 일반 근로자가 채용 시점에서 이환되고 있는 질병이나 건강 상태를 밝힘으로써 취업으로 인하여 자신의 건강에 해가 되거나 타인에게 영향을 미칠 수 있는 질병의 유무를 알아내기 위해 실시한다.
(2) 일반건강진단: 근로자의 질병을 조기에 찾아내어 적절한 사후 관리와 치료를 신속히 받도록 하여 근로자의 건강을 유지 및 보호하기 위해 실시한다. 사무직의 경우 2년에 1회, 사무직 이외 기타 근로자의 경우 1년에 1회 정기적으로 실시한다. (「국민건강보험법」에 의한 직장가입자 건강진단)
(3) 특수건강진단: 특수건강진단 유해요인을 취급하는 업무에 종사하는 근로자에 대하여 직업병의 조기발견을 위해 실시하는 정기건강진단으로 특수건강진단기관에서 실시한다. 직업성 질환을 조기에 발견함으로써 질병의 악화와 재발을 방지하며, 더 나아가 얻어진 자료를 통해 직업병 발생을 예방함으로써 근로자의 건강 보호와 유지에 기여하고 노동력을 보호하는 데 목적이 있다. 화학물질 제조 및 취급자는 6개월에 1회, 기타 근로자는 1년에 1회 시행
(4) 배치 전 건강진단: 근로자가 신규채용 또는 작업부서 전환으로 특수건강진단 대상 업무에 종사할 근로자에 대하여 사업주가 실시하는 건강진단으로 특수건강진단기관에서 실시한다.
(5) 수시건강진단: 특수건강진단 대상 업무로 인하여 해당 유해인자에 의한 직업성 천식, 직업성 피부 질환 등을 의심하게 하는 증상을 보이거나 의학적 소견이 있는 근로자에 대하여 실시한다.
(6) 임시건강진단: 같은 유해인자에 노출되는 근로자들에게 유사한 질병의 증상이 발생한 경우 등 고용노동부령으로 정하는 경우에는 근로자의 건강을 보호하기 위하여 사업주에게 특정 근로자에 대한 건강진단이다.

16

하인리히는 『산업재해의 예방』이라는 저서에서 330건의 산업재해를 분석하여 피해 정도에 따라 큰 재해와 작은 재해 그리고 사소한 재해의 발생 비율을 "현성 재해(중대한 재해) : 불현성 재해(경미한 사고) : 잠재성 재해(무상해 사고) = 1 : 29 : 300"으로 발표하였다.
이 법칙에 따르면 산업재해는 어떤 우연한 사건에 의해 발생하는 것이 아니라, 충분히 그러할 개연성이 있었던 경미한 재해가 반복되는 과정 속에서 발생하는 것을 보여 준다. 따라서 큰 재해는 항상 사소한 것들을 방치할 때 발생한다는 것을 의미한다.

17

우리나라 산업재해보상보험의 개요

(1) 자진 신고 및 자진 납부의 원칙: 산재보험 가입대상이 되는 사업주는 보험가입에 필요한 제반 절차를 자발적으로 이행하고 보험료도 스스로 납부해야 한다.
(2) 사업주 100% 부담: 보험사업에 소요되는 재원인 보험료는 사업주가 전액 부담한다. 수급자는 가입된 사업의 산재근로자이다.
(3) 사업장 중심 관리: 타 사회보험은 개별보험자 단위의 관리가 이루어지고 있으나, 산재보험은 사업장 중심의 관리가 이루어지고 있다. 산재보험은 사업장 단위로만 가입이 이루어지고 개별근로자들의 관리는 별도로 이루어지지 않고 있다.
(4) 근로자를 사용하는 모든 사업 또는 사업장에 적용: 산재보험은 1명 이상의 근로자를 고용하는 모든 사업장을 대상으로 한다.
(5) 소득보장과 의료보장의 기능을 동시에 한다.

[오답해설]
① 상시 근로자가 없어도 1명 이상의 근로자를 고용하는 모든 사업장을 대상으로 한다.
③ 산업재해보상보험은 사회보험제도로 강제가입을 원칙으로 하며 신고 및 보험료 납부를 사업주가 스스로 이행해야 한다.
④ 근로자가 통상적인 경로와 방법으로 출퇴근 중 발생하는 사고는 업무상 재해에 해당한다.

18

장해급여(「산업재해보상보험법」 제57조): 장해급여는 근로자가 업무상의 사유로 부상을 당하거나 질병에 걸려 치유된 후 신체 등에 장해가 있는 경우에 그 근로자에게 지급한다. 장해급여는 장해보상연금 또는 장해보상일시금으로 한다.

- 장해등급 1급~7급: 장해보상연금 또는 장해보상일시금 지급
- 장해등급 8급~14급: 장해보상일시금 지급

Part 5 만|점|예|감 예상문제

01

산업보건의 목적이 아닌 것은?

① 모든 직업에서 일하는 근로자들의 육체적 · 정신적 · 사회적인 건강을 고도로 유지 · 증진시킨다.
② 산업장에서의 작업 조건으로 인한 질병을 예방한다.
③ 취업하는 동안에 근로자들이 건강에 해를 끼치게 될 유해인자에 폭로되는 일이 없도록 보호한다.
④ 근로자의 생리적 · 심리적 건강 문제에 대한 정밀 건강진단을 실시한다.

02

에너지 대사율을 의미하는 RMR(Relative Metabolic Rate)란?

① 기초대사량 + 작업 소비에너지
② 기초대사량 / 작업대사량
③ 기초대사량 − 작업 소비에너지
④ 작업대사량 / 기초대사량

03

근로자의 건강진단 목적에 해당하는 것은?

가. 산업재해 보상의 근거가 된다.
나. 질병을 발견하고 건강 상태를 관찰한다.
다. 질병자를 관리한다.
라. 질병자를 색출하여 취업을 금지시킨다.

① 가, 나, 다　　② 가, 다
③ 나, 라　　④ 가, 나, 다, 라

04

특수검진결과 사후 조치로 옳은 것을 모두 고른 것은?

가. 근무부서 변경　　나. 작업 전환
다. 근로 시간 단축　　라. 직업병의 조기발견

① 가, 나, 다　　② 가, 다
③ 나, 라　　④ 가, 나, 다, 라

05

근로자 특수건강진단 시 개인 건강 관리 구분의 하나로 직업병의 소견이 있어 적절한 사후관리 조치가 필요함을 나타내는 구분 코드는?

① A　　② C1
③ C2　　④ D1

06

작업환경에서 근로자의 건강에 영향을 줄 수 있는 유해물질 허용 기준은 미국정보산업위생전문가협의회(ACGIH)에서 제정하는 TLV가 널리 이용되고 있다. ACGIH-TLV에 관한 설명으로 옳은 것은?

① 유해물질이 TLV 미만의 농도로 존재하는 작업장의 모든 근로자는 건강상 악영향이 나타나지 않는다.

② 1일 8시간, 주 40시간 동안의 시간가중 평균농도를 나타내는 것을 TLV-TWA라 한다.

③ 근로자의 건강에 문제를 일으키지 않고 단시간(15분) 동안 노출될 수 있는 농도를 나타내는 것을 TLV-C라 한다.

④ 자극성 가스나 독작용이 빠른 물질의 경우에 설정하는 작업시간 중 잠시라도 초과 되어서는 안 되는 농도를 TLV-STEL이라 한다.

07

다음 중 작업환경 관리의 기본적인 원리에 대한 설명으로 옳지 않은 것은?

① 대치 – 작업자와 유해인자 사이에 방호벽을 설치한다.

② 대치 – 금속을 두들겨 자르는 것보다 톱으로 잘라 소음을 감소시킨다.

③ 격리 – 장벽이나 물체, 시간을 통해 격리를 실시할 수 있다.

④ 격리 – 공정격리의 예로써 화학공장 등에서의 자동화장치 및 원격장치 설치가 있다.

08

산업장 작업환경 관리 방법 중 최후수단은?

① 작업장과 인화성 저장물질 간의 격리

② 배기구 모양, 크기, 위치, 배기 시설 보완 지도

③ 개인보호구 선택에 대한 지도 · 조언

④ 위험 수준을 줄이기 위해 시설 기구 변경

09

산업환기 중 전체환기에 대한 설명으로 옳지 않은 것은?

① 유해물질을 오염원으로부터 완전히 제거한다.

② 독성이 낮고 저농도로 넓게 퍼져 있는 곳에서 주로 사용한다.

③ 작업자의 위치가 유해물질 발생원으로부터 멀리 떨어진 곳에 적용한다.

④ 유해물질 농도를 희석하여 낮게 하는 방법이다.

10

산업재해의 구체적인 발생 특징에 해당하는 것은?

① 신체의 발 부위가 손 부위보다 재해 발생이 더 많다.

② 대규모 사업장에서 빈발한다.

③ 50인 이하 사업장이 300인 이상 사업장보다 재해 발생이 더 많다.

④ 장기근로자가 신규근로자보다 재해 발생이 더 많다.

11

하인리히(Heinrich)가 주장한 산업장의 '현성 재해 : 불현성 재해 : 잠재성 재해'의 비율은?

① 1 : 100 : 200 ② 1 : 29 : 300
③ 129 : 280 ④ 1 : 30 : 200

12

산업재해지표 공식으로 맞지 않는 것은?

① 건수율 = (재해 건수 / 평균 실근로자 수) × 1,000
② 도수율 = (재해 건수 / 연 근로 시간 수) × 1,000,000
③ 강도율 = (근로손실일수 / 평균 실근로자 수) × 1,000
④ 재해일수율 = (연 재해일수 / 연 근로 시간 수) × 100

13

산업재해의 통계지수 중 강도율 3이 의미하는 것은?

① 작업 시간 1,000시간당 3명의 재해자 수를 의미한다.
② 작업 시간 1,000시간당 3일의 작업손실을 의미한다.
③ 근로자 1,000명당 4명의 재해자를 의미한다.
④ 작업 시간 1,000시간당 4건의 재해 건수를 의미한다.

14

산업재해보상보험에서 급여대상이 아닌 것은?

① 상병보상연금 ② 상병수당
③ 장의비 ④ 장해급여

15

직업병의 특징에 대해 옳게 설명한 것은?

가. 만성의 경과를 거친다.
나. 감염성이 있다.
다. 일반 질병과 구분하기 어렵다.
라. 예방이 가능하다.
마. 보상과 관련된다.

① 가, 나, 다 ② 가, 나, 라, 마
③ 가, 다, 라, 마 ④ 가, 나, 다, 라, 마

16

직업병의 3대 질환은 어느 것인가?

① 납 중독, 벤젠 중독, 규폐증
② 납 중독, 크롬 중독, 규폐증
③ 수은 중독, 벤젠 중독, 규폐증
④ 수은 중독, 크롬 중독, 규폐증

17

소음성 난청에 대한 옳은 설명을 모두 고른 것은?

> 가. 고주파수(4,000Hz) 영역부터 청력손실이 진행되어 주위 영역으로 파급된다.
> 나. 소음 노출 초기에 회화 능력을 상실, 이명, 두통이 나타난다.
> 다. 청력손실은 대부분 양측성으로 나타난다.
> 라. 소음 노출이 중단되면 회복된다.

① 가, 나, 다　② 가, 다
③ 나, 라　④ 가, 나, 다, 라

18

지역별 소음의 환경 기준 중에 전용 주거 지역에서 주간소음 기준은?

① 20db　② 30db
③ 40db　④ 50db

19

Raynaud's Disease에 대한 설명으로 틀린 것은?

① 진동이 있는 작업환경
② 손가락의 청색증
③ 수지 동통 및 지각 이상
④ 전신적 혈관 경련

20

작업자가 고온순화된 후 나타나는 생리적 현상은?

① 심장박동 수 증가　② 땀 분비량 감소
③ 땀 염분농도 감소　④ 직장온도 증가

21

직업병 가운데 고온에 의한 질병과 원인이 잘못된 것은?

① 울열증 – 고온 · 다습한 환경에 폭로될 때 갑자기 발생하는 체온 조절장애로 중추신경계통의 장애, 전신의 발한 정지, 체온상승(직장온도 40℃ 이상) 등을 일으키며, 때로는 생명을 앗아간다. 태양광선에 의한 열사병은 일사병이라고도 하는데, 우발적이거나 예기치 않게 혹심한 고온 조건에 폭로되는 경우 잘 발생한다.
② 열허탈 – 땀을 많이 흘려 염분손실이 많을 때 발생하는 고열장애로서 일명 열피비(열피로)라 부르며, 말초혈액순환의 부전으로 혈관신경의 부조절, 심박출량 감소, 피부혈관의 확장, 탈수 등이 주요 원인이다.
③ 열쇠약증 – 급성적인 체열 소모로 일어나는 전신장애로 열중증이다.
④ 열경련 – 고온환경에서 심한 육체적 노동을 함으로써 근육에 경련을 일으키는 것으로 주요 요인은 체내 수분 및 염분의 손실이며, 고온 적응 여부도 중요한 요인의 하나로 고온 작업을 떠나 2~3일 쉬고 다시 되돌아올 때 열경련이 많이 발생한다.

22

저온환경에 폭로되었을 때 나타날 수 있는 전신적 신체장애에 해당하는 것은 무엇인가?

① 동상
② 혈압 및 맥박 상승
③ 근육 운동 무력화와 졸음
④ 침수족

23

잠함병에 대한 설명으로 틀린 것은?

① 발생 원인은 기압의 급격한 감소로 체내조직 속에 녹아 있던 공기 중의 질소가 유리하여 기포화하고 조직 · 혈관 · 중추신경 · 체강 · 뼈 · 관절 내에 기포가 발생하기 때문이다.
② 압력 조절이 되지 않은 비행기의 조종사, 잠수부, 탄광 근로자 등이 잠함병에 걸리기 쉬운데, 이는 이들이 지상에서 경험하는 정상 대기압과는 다른 압력하에서 활동하기 때문이다.
③ 감압증을 일으키는 공기의 주요 성분은 산소이다.
④ 깊은 바다 속은 수압이 매우 높기 때문에 호흡을 통해 몸속으로 들어간 기체가 체외로 잘 빠져나가지 못하고 혈액 속에 녹게 되어 수면 위로 빠르게 올라오면 체내에 녹아 있던 기체가 갑작스럽게 기포를 만들면서 혈액 속을 돌아다니게 되며 발생한다.

24

방사선에 의한 생물학적 손상 정도를 나타내는 전리방사선의 등가선량(Equivalent Dose) 단위는?

① Roentgen(R) ② Sievert(Sv)
③ Gray(Gy) ④ Rad(Rd)

25

다음 중 전리방사선에 폭로되었을 경우 감수성이 가장 높은 기관이나 조직으로 연결된 것은?

① 간, 콩팥
② 뼈, 연골 조직
③ 림프 조직, 생식세포
④ 신경, 결체 조직

26

다음 중 규폐증에 대한 설명으로 옳지 않은 것은?

① 유리규산 분진 흡입이 원인이 된다.
② 채광이나 금속, 암석 등을 연마하는 작업장이 주요 발병 산업장이다.
③ 분진 흡입으로 폐의 결합조직섬유가 증식하여 규폐결절을 형성한다.
④ 폐를 둘러싼 흉막에 부착되어 중피종의 원인이 된다.

27

석면폐증에 대한 설명으로 옳지 않은 것은?

① WHO에서 지정한 1급 발암물질인 석면으로 인해 발생하는 직업병이다.
② 주로 건축근로자에게 발병하는 직업병이다
③ 천식성 호흡곤란을 일으킨다.
④ 석면이 폐를 둘러싼 흉막에 부착되어 중피종을 일으킨다.

28

다음 중 진폐증과 유발 직업의 연결이 바르지 못한 것은?

① 흑연폐증 – 광부
② 철폐증 – 용접공
③ 베릴륨폐증 – 형광조명 제조
④ 면폐증 – 농부

29

카드뮴 중독의 특징적 증상으로 알맞은 것은?

① 잇몸에 염증 또는 감염증이 생김
② 폐기종, 단백뇨, 신장장애 등이 주요 증상
③ 비점막에 무통성의 궤양을 일으키고 코피가 나며, 콧구멍 사이에 구멍에 생기는 현상
④ 염기성 과립 적혈구 수의 증가 현상

30

중금속 중독에 대한 인체 중독 증상 중 잘못된 것은?

① 카드뮴 – 이타이이타이병
② 납 – 흑피증
③ 망간 – 운동실조
④ 수은 – 미나마타병

31

중금속에 중독이 되어 발생하는 질병으로 틀린 것은?

① 납 중독 – 빈혈, 신근마비
② 수은 – 신경과민증, 단백뇨
③ 카드뮴 – 골연화증, 폐기종
④ 크롬 – 피부암, 정신이상

32

납 중독의 4대 증상이 아닌 것은?

① 납빈혈
② 소변의 코프로폴피린 검출
③ 호기성 과립 적혈구 증가
④ 연선(Lead Line)

만점예감 예상문제 정답 및 해설

Answer

01 ④	02 ④	03 ①	04 ①	05 ④
06 ②	07 ①	08 ③	09 ①	10 ③
11 ②	12 ③	13 ②	14 ②	15 ③
16 ①	17 ②	18 ④	19 ④	20 ③
21 ③	22 ③	23 ③	24 ②	25 ③
26 ④	27 ③	28 ④	29 ②	30 ②
31 ④	32 ③			

01

산업보건의 목표(1950년 WHO와 ILO의 산업보건합동위원회)

① 모든 직업에서 일하는 근로자들의 육체적 · 정신적 · 사회적인 건강을 고도로 유지 · 증진시킨다.
② 산업장에서의 작업 조건으로 인한 질병을 예방한다.
③ 취업하는 동안에 근로자들이 건강에 해를 끼치게 될 유해인자에 폭로되는 일이 없도록 보호한다.
④ 근로자를 생리적 · 심리적으로 적합한 작업환경으로 배치한다.

02

에너지 대사율(RMR) = 근로대사량 / 기초대사량

03

라. 취업을 금지시키는 것은 목적이 아니다.
건강진단을 통해 건강이상과 질병의 조기발견이 가능하며 그에 따른 사후 조치가 가능하고 근로자의 적성에 따른 직종 배치 후 작업 적응 여부를 판정할 수 있다.

04

직업병의 조기발견은 사후조치가 아니고 검진의 목적이다.

- **사후조치**: 취업 장소 변경, 작업 전환, 보호구 지급 및 착용지도, 근로 시간 단축(또는 연장근무 제한), 근로 제한 및 금지(치료 완결 후 의사지시로 복귀), 건강상담, 추적검사(C1 또는 D1 해당자 의사 판단하에 실시)

05

직업병의 소견이 있는 경우는 D1에 해당한다.

- A: 건강자
- C1: 직업성 질환 요관찰자
- C2: 일반 질병 요관찰자
- D1: 직업성 질환 유소견자
- D2: 일반 질병 유소견자
- R: 질환 의심자, 2차 건강진단 대상자

06

① TLV: 거의 모든 근로자가 건강 장해를 입지 않고 매일 반복하여 노출될 수 있다고 생각되는 공기 중 유해인자의 농도 또는 강도
③ TLV-C: 잠시도 초과되어서는 안 되는 농도
④ TLV-STEL: 단시간 노출 기준으로 15분 동안 노출될 수 있는 농도

07

방호벽은 격리에 의한 작업환경 관리 방법이다.

08

작업환경 관리 방법 중 최후의 수단은 개인보호구이다.

09

전체환기(희석환기)

냉난방이나 조절된 공기의 공급, 오염공기의 희석, 오염공기를 외부로 배출 또는 제거시켜 주어 쾌적하고 깨끗한 공기의 유지, 화재나 폭발을 예방하는 환기로 오염물을 완전히 제거하지는 못한다.

10

- 손 30~50% > 발 25~35%
- 소규모 사업장에서 빈발
- 신규 > 장기

11

하인리히 법칙

하인리히(Heinrich, 1886~1962)는 1931년 『산업재해의 예방』이라는 저서에서 산업재해에 의한 피해 정도를 분석하여 큰 재해와 작은 재해 그리고 사소한 재해의 발생 비율을 발표하였다.
현성재해 : 불현성재해 : 잠재성재해 = 1 : 29 : 300

12

강도율 = (근로손실일수 / 연 근로 시간 수) × 1,000

13

강도율은 1,000 작업 시간당 근로손실일수이므로 강도율이 3인 것은 1,000 작업 시간당 작업손실일수가 3일임을 의미한다.

14

「산업재해보상보험법」상 보험급여의 종류로는 요양급여, 휴업급여, 장해급여, 간병급여, 유족급여, 상병보상연금, 장의비 등이 있다.

15

직업병은 특수한 직업에 특수하게 발생되는 병으로 그 원인에 만성적으로 노출되어 만성적으로 나타나며 특수검진으로 진단·판정하여 원인을 알고 이에 대처하면 예방이 가능하다.

16

우리나라의 3대 직업성 질환은 납 중독, 벤젠 중독, 규폐증이다.

17

나. 초기에는 회화 능력을 상실하지 않는다.
라. 소음 노출이 중단되어도 회복되지 않는다.

18

전용 주거 지역, 종합병원 부지 경계 50m 이내, 학교 부지 경계로부터 50m 이내 – 주간 소음기준: 50db, 야간 소음기준: 40db

19

레이노 현상(Raynaud's Phenomenon), 백지증
손가락 동맥들이 수축에 의해 일시적으로 폐쇄되어 발생되며 수지의 감각마비, 창백 등의 증상으로 나타난다.

20

고온 순화
적은 생리적 노력으로도 고온에 견디게 됨. 순화가 완성되려면 1~2주간의 계획적 순화 훈련 필요 [직장온도↓, 맥박수↓, 피부온도↓, 발한↑, 땀의 염분농도↓, ADH(항이뇨호르몬)↑]

21

① 울열증 = 일사병
③ 열쇠약증은 만성적인 체열 소모로 일어나는 전신장애이다.

22

전신저체온
(1) 발생기전
- 심부체온이 35℃ 이하로 떨어지는 것
- 기온이 18.3℃ 또는 수온이 22.2℃ 정도에서 발생

(2) 증상
- 억제하기 어려운 떨림과 냉감각
- 심박동이 불규칙하고 느려짐
- 맥박은 약해지고 혈압은 낮아짐
- 언어 이상, 기억 상실, 근육 운동 무력화와 졸음
- 저혈압과 탈진
- 체온이 32.2~35℃에 이르면 운동 실조, 언어 이상 등 발생
- 23~25℃에 이르면 사망

23

잠함병은 체액과 조직에서 질소(N_2)의 급감압 때문에 다시 기체로 유리되는 가스색전으로 인해 발생한다.

24

등가선량(Equivalent Dose, H)
- 방사선이 살아 있는 조직과 상호작용할 때의 영향은 방사선의 유형에 따라 다름
- 단위: 시버트(Sievert, Sv)

25

- 고도감수성: 골수, 림프 조직, 생식세포, 조혈기관
- 중증도 감수성: 타액선, 피부상피세포, 혈관내피세포, 결체조직
- 저감수성: 뼈, 연골 조직, 신경, 간, 콩팥

26

중피종은 석면폐증의 증상으로 석면이 원인이 된다.

27

면폐증의 증상으로는 만성 호흡기 질환, 천식성 호흡 곤란 등이 나타난다.

28

면폐증 – 방직공장, 농부 – 농부폐증

29

① 치은염 – 수은 중독 – 미나마타병
② 이타이이타이병 – 카드뮴 중독
③ 비중격천공 – 크롬 중독
④ 납 중독 현상 – 미성숙 적혈구 증가

30

흑피증 유발물질은 비소이다.

31

④ 크롬 – 비중격천공, 폐암

32

납 중독이 되면 염기성 과립 적혈구가 증가한다.

Memo

메모

〈최근 10개년 영역별 평균출제빈도〉

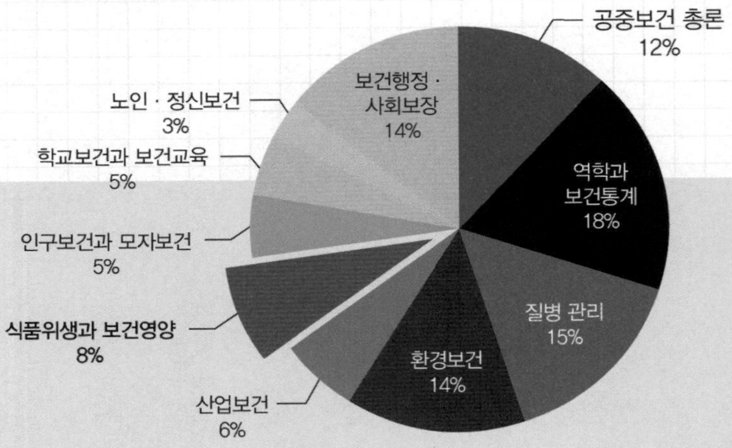

〈최근 10개년 서울시(지방직) 영역별 출제빈도분석(2015~2024)〉

구분	2015	2016	2017	2018	2019	2020	2021	2022	2023	2024	합계
공중보건 총론	1	2	3	1	2	3	4	3	2	2	23
역학과 보건통계	3	3	3	2	4	4	5	3	3	5	35
질병 관리	5	1	3	6	3	0	1	4	3	3	29
환경보건	3	2	3	2	3	2	3	4	4	2	28
산업보건	1	2	2	0	1	2	1	1	1	2	13
식품위생과 보건영양	2	1	2	2	2	3	1	0	1	2	16
인구보건과 모자보건	3	2	0	1	0	2	2	1	0	0	11
학교보건과 보건교육	1	3	1	1	1	2	0	1	1	0	11
노인 · 정신보건	0	0	1	0	1	0	1	1	1	1	6
보건행정 · 사회보장	1	4	2	5	3	2	2	2	4	3	28
합계	20	20	20	20	20	20	20	20	20	20	200

PART 06

식품위생과 보건영양

Chapter 01 식품위생

Chapter 02 보건영양

단원 길잡이

식품으로 인하여 생기는 위해를 방지하고 국민보건증진을 위해 식품위생에 대해 이해하고 식중독의 종류 및 특성을 학습한다. 보건영양의 개념과 영양소의 종류 및 기능, 영양 상태 판정에 대해 학습한다.

핵심 키워드

식품위생 | HACCP | 세균성 식중독 | 자연독 식중독 | 식품첨가물 | 영양소 | 기초대사량 | BMI | 영양 섭취 기준

Chapter 01

식품위생

관계법규

- 식품위생법(1962)

학습 길라잡이

- 식품위생 관리 HACCP
- 식품의 위생적인 보관 방법
- 식중독의 종류 및 특성

제1절 식품위생의 개요

1 식품위생의 정의

(1) 식품의 정의(「식품위생법」 제2조 제1호)

식품이란 모든 음식물(의약으로 섭취하는 것은 제외한다)을 말한다.

(2) 식품위생의 정의

① WHO 환경위생전문위원회(1955) 17 충북

'식품위생(Food Hygiene)'이란 식품의 재배(성장), 생산, 제조로부터 최종적으로 사람에 섭취되기까지의 모든 단계에 걸친 식품의 안전성(Safety), 건전성(Soundness) 및 완전무결성(Wholesomeness)을 확보하기 위해 필요한 모든 수단을 말한다.

② 「식품위생법」 제2조 제11호 18 울산, 19 인천보건연구사, 20 경기의료기술

식품위생이란 식품, 식품첨가물, 기구 또는 용기·포장을 대상으로 하는 음식에 관한 위생을 말한다.

(3) 식품위생의 목적(「식품위생법」 제1조)

식품으로 인하여 생기는 ① 위생상의 위해(危害)를 방지하고, ② 식품영양의 질적 향상을 도모하며, ③ 식품에 관한 올바른 정보를 제공함으로써 국민건강의 보호·증진에 이바지함을 목적으로 한다.

(4) 식품위생법에 따른 정의(「식품위생법」 제2조) 17 강원, 22 부산의료기술

① "식품"이란 모든 음식물(의약으로 섭취하는 것은 제외한다)을 말한다.

② "식품첨가물"이란 식품을 제조·가공·조리 또는 보존하는 과정에서 감미(甘味), 착색(着色), 표백(漂白) 또는 산화방지 등을 목적으로 식품에 사용되는 물질을 말한다. 이 경우 기구(器具)·용기·포장을 살균·소독하는 데에 사용되어 간접적으로 식품으로 옮아갈 수 있는 물질을 포함한다.

③ "식품이력추적관리"란 식품을 제조·가공단계부터 판매단계까지 각 단계별로 정보를 기록·관리하여 그 식품의 안전성 등에 문제가 발생할 경우 그 식품을 추적하여 원인을 규명하고 필요한 조치를 할 수 있도록 관리하는 것을 말한다.

④ "식중독"이란 식품 섭취로 인하여 인체에 유해한 미생물 또는 유독물질에 의하여 발생하였거나 발생한 것으로 판단되는 감염성 질환 또는 독소형 질환을 말한다.

2 식품위생 관리 HACCP

(1) 정의 15 서울, 17 경기, 19 부산, 21 경기의료기술

식품의 원료 및 재료 단계부터 제조, 가공, 보존, 유통, 조리를 거쳐 최종 소비자가 섭취하기 전까지의 각 단계에서 발생할 우려가 있는 위해요소를 규명하고, 이를 중점적으로 관리하기 위한 중요 관리점을 결정하여 자율적이며 체계적이고 효율적인 관리로 식품의 안전성을 확보하기 위한 과학적인 위생 관리 체계라고 할 수 있다.

(2) HACCP의 개발과정 9)

① HACCP제도의 개발은 1959년 미국우주계획에 참여한 한 식품제조회사가 우주식품의 100% 안전성을 확보하기 위하여 시작되었으며, 국제식품규격(CODEX)은 각국에 이를 적용할 것을 권고하였다.

② 우리나라도 1995년 「식품위생법」에 HACCP 제도의 근거 조항을 신설하고 이것을 시작으로 적용하고 있다.

(3) HACCP 도입의 효과 10)

① 식품업체 측면

㉠ 자주적 위생관리체계의 구축: 기존의 정부주도형 위생관리에서 벗어나 자율적으로 위생관리를 수행할 수 있는 체계적인 위생관리시스템의 확립이 가능하다.

㉡ 위생적이고 안전한 식품의 제조: 예상되는 위해요소를 과학적으로 규명하고 이를 효과적으로 제거함으로써 위생적이고 안전성이 충분히 확보된 식품의 생산이 가능해진다.

㉢ 위생관리의 집중화 및 효율성 도모: 모든 단계를 광범위하게 관리하는 것이 아니라 위해가 발생 될 수 있는 단계를 사전에 미리 집중적으로 관리함으로써 위생관리체계의 효율성을 극대화한다.

9) 구성회, 공중보건학(제23판), 고문사, 2018, p.166.
10) 류황건 외, 알기쉬운 공중보건학, 수문사, 2017, p.449~450.
구성회, 공중보건학(제23판), 고문사, 2018, p.167.

㉣ 경제적 이익 도모: 도입 초기에는 시설·설비의 보완 및 과학적이고 전문적으로 관리를 하기위한 인력과 소요 예산이 다소 증가하나, 장기적으로는 관리인원의 감축, 관리요소의 감소 등이 기대되며, 제품의 불량률, 소비자 불만, 반품·폐기량 등의 감소로 궁극적으로는 경제적 이익 도모가 가능하다.

㉤ 회사의 이미지 제고와 신뢰성 향상: HACCP 적용업체에서는 적용품목에 대한 HACCP마크 부착과 이에 대한 광고가 가능하므로 소비자에 의한 기업의 이미지와 신뢰성이 향상된다.

② 소비자측면

㉠ 안전한 식품을 소비자에게 제공: HACCP 시스템을 통하여 생산된 제품은 안전성과 위생을 최대한 보장하였다고 볼 수 있으므로 소비자들이 안심하고 식품을 구매할 수 있다.

㉡ 식품선택의 기회를 제공: 제품에 표시된 HACCP마크를 확인하고 소비자 스스로가 판단하여 안전한 식품을 선택할 수 있다.

③ 정부 측면

효율적인 식품 감시 활동과 공중보건 향상으로 의료비 절감효과, 국제식품 교역이 원활해질 수 있다.

④ HACCP제도의 장점

㉠ 식품의 안전성을 높일 수 있다.

㉡ 식품산업의 국제적 경쟁력을 지니게 할 수 있다.

㉢ 식품산업의 과학화와 질적 향상을 도모할 수 있다.

㉣ 식품의 안전사고를 최소화할 수 있다.

(4) HACCP 선행 요건

안전한 식품 생산의 기초가 되는 식품제조 시설의 제조여건을 관리할 수 있는 단계나 절차

① 우수 제조 기준(GMP, Good Manufacturing Practice): 위생적인 식품 생산을 위한 시설, 설비 요건 및 기준, 건물 위치, 설비 구조, 재질 요건 등에 관한 기준

② 표준위생운영절차(SSOP, Sanitation Standard Operation Procedure): 일반적인 위생 관리 운영 기준, 영업장 관리, 용수 관리, 보관 및 운송 관리, 검사 관리 등의 운영절차

③ 청소 및 살균, 시험 및 측정 장비의 검사와 교정, 방역 위생교육 및 훈련, 시설 및 장비에 대한 사전 정비, 제품에 대한 식별과 추적 가능성, 원재료 공급자에 대한 평가, 일반위생 관리 프로그램

(5) HACCP 7원칙

16 대전, 20 전북보건연구사, 21 부산 · 경기7급 · 대구보건연구사, 22 대전의료기술 · 충북보건연구사, 23 충북보건연구사

① **위해요소 분석**(Hazard Analysis): 위해요소를 분석하고 예방책을 식별하는 단계로 중대한 위해가 발생할 수 있는 공정의 단계를 열거하고, 각 단계별로 모든 잠재적인 생물학적 · 화학적 · 물리적 위해요소를 분석한다.

② **중요 관리점**(CCP) **설정**: CCP는 제품별 · 공정별로 식별될 수 있도록 설정하고, 관리가 가능하여야 한다.

③ **허용 한계 기준**(CL) **설정**: CL은 모든 CCP에 적용되어야 하고 타당성이 있어야 하며 확인(Validation)되어야 하고, 또 측정 가능해야 한다.

④ **모니터링**(Monitoring) **설정**: CL이 각 CCP에 준수되는지 모니터링하는 시스템을 수립하는 단계이다.

⑤ **개선 조치**(Corrective Action) **설정**: 모니터링 결과가 관리를 벗어났을 때 시정 조치를 하는 단계이며, 여기에는 즉시적 조치와 예방적 조치가 있다.

⑥ **검증**(Verification) **설정**: 위해의 발생 방지를 위해 HACCP 계획이 정확하고, 효과적으로 기능하는 것을 정기적으로 내부 및 외부 검증이 이루어져야 한다.

⑦ **기록**(Record) **보관 및 문서화시스템 설정**: 기록 유지 절차를 수립하는 단계이다.

(6) HACCP의 12절차와 7원칙

추진 단계	12절차	내용	7원칙
준비 단계	절차 1	HACCP팀 편성	
	절차 2	제품설명서 작성	
	절차 3	사용 용도 확인	
	절차 4	공정흐름도 작성	
	절차 5	공정흐름도 현장 확인	
본 단계	절차 6	위해요소 분석(HA)	원칙 1
	절차 7	중요 관리점(CCP) 설정	원칙 2
	절차 8	CCP 허용 한계 기준 설정	원칙 3
	절차 9	CCP 모니터링 체계 확립	원칙 4
	절차 10	개선 조치 방법 수립	원칙 5
	절차 11	검증 절차 및 방법 수립	원칙 6
	절차 12	문서화, 기록유지방법 설정	원칙 7

제2절 식품의 보존

1 식품과 건강

(1) 식품의 변질

16 경기, 17 서울의료기술, 19 서울 · 인천의료기술 · 인천보건연구사, 20 대전, 21 경기경력경쟁, 22 세종보건연구사, 23 전북경력경쟁 · 충남의료기술

① 부패: 미생물의 번식으로 단백질이 분해되어 아미노산, 아민, 암모니아, 악취 등을 발생하는 현상

② 변패: 단백질 이외의 식품(주로 당질)이 미생물에 의해 변화되고 풍미가 나쁘게 되어 식용으로 부적절하게 되는 현상

③ 산패: 지방이 미생물이 아닌 산소, 햇빛, 금속 등에 의하여 산화 · 변색 · 분해되어 알데히드, 케톤, 에스테르, 알코올 등이 생성되어 불쾌한 냄새나 맛을 형성하는 현상

④ 발효: 식품이 미생물의 작용으로 분해되어 유기산, 알코올 등 각종 유용한 물질이 생성되고 유용하게 변화되는 것

⑤ 숙성(자기소화): 어류를 방치하면 점차 굳어 사후강직이 오고 사후강직이 지나면 근육이 연화되어 향미가 증가되고 식용에 적합해지는 상태이다. 부패 바로 전 단계로 자기소화가 끝나고 나면 pH는 중성에 가까워지고 세균이 번식하여 부패한다.

(2) 식품의 부패 판정 19 강원의료기술

① 관능검사: 냄새, 맛, 외관, 색깔, 조직의 변화 상태 등

② 생물학적 판정: 병원성 미생물(감염병원균, 세균성 식중독균 등), 세균수(일반세균, 곰팡이균, 효모 등), 대장균군, 기생충 등

③ 화학적 판정: 성분(수분, 총질소, 휘발성 염기질소, 아미노질소, 당류 등), 독성물질, 식품첨가물, 항생물질 등

④ 물리적 검사: 온도, 비중, 방사능 등

⑤ 독성검사

> **Tip**
> 세균수 측정
> ① 생균수 10^5마리/g 이하 – 안전 한계
> ② 생균수 10^7~10^8마리/g 이상 – 초기 부패

(3) 식품 독성 평가

일반적으로 검체의 투여 기간에 의해서 급성 독성검사, 아급성 독성검사, 만성 독성검사로 분류한다. 세균학적 방법에 의한 병원균의 검사, 화학적인 방법에 의한 유독물질의 검사, 생물 반응에 의한 동물검사를 포함하나 일반적으로 동물검사를 말한다.

① 급성 독성검사

㉠ 생쥐, 쥐 등을 이용하여 검체의 투여량을 저농도에서 일정한 간격으로 고농도까지 투여

㉡ 저농도에서 고농도까지 일정한 간격으로 1회 투여 후 7~14일간 관찰하여 치사량(LD_{50})의 측정이나 급성 중독 증상 관찰

② 아급성 독성검사

㉠ 생쥐, 쥐를 주로 이용하여 치사량(LD_{50}) 이하의 여러 용량을 단시간 투여한 후 생체에 미치는 작용 관찰

㉡ 시험 기간은 1~3개월 정도이며 만성 중독 시험 전에 그 투여량의 단계를 결정하는 판단자료를 얻는 데 많이 사용됨

③ 만성 독성검사

㉠ 비교적 소량의 검체를 장기간 계속 투여하여 그 영향을 관찰함

㉡ 검체의 축적 독성이 문제가 되는 경우 첨가물과 같이 식품으로서 매일 섭취 가능성이 있을 경우에 독성 평가를 위하여 실시하며 시험 기간은 1~2년 정도임

(4) 식품의 안전성평가를 위한 유해성 물질 독성평가 기준 23 충북보건연구사

① **반수치사량**(LD_{50}): 시험물질 투여 후 7~14일 정도 관찰하였을 때 반수의 시험동물이 죽는 양이다.

② **최대무작용량**(Maximum No Effect Level): 실험동물에 시험물질을 장기간 투여했을 때 어떠한 중독증상도 나타나지 않는 최대량을 의미한다.

③ **1일섭취허용량**(ADI, Acceptable Daily Intake)

㉠ 사람이 일생 동안 매일 섭취하더라도 현 시점에서 알려진 독성이 나타나지 않을 것으로 예상되는 1일 섭취허용량

㉡ 체중 kg당 mg으로 표시

㉢ ADI = 동물의 최대무작용량 × 안전계수(1/100)

㉣ ADI는 식품에 식품첨가물의 허용량을 결정할 때나 채소 및 과일 중의 농약잔류허용량을 결정할 때 매우 중요

2 식품의 위생적인 보관 방법 19 서울고졸, 20 대전 · 강원보건연구사

(1) 물리적 보존법

17 서울, 18 경기의료기술, 19 호남권 · 전북보건연구사, 20 전남의료기술, 21 강원 · 부산 · 인천의료기술, 22 울산의료기술

① 가열법: 음식물 중의 미생물을 사멸시킴으로써 보존하는 방법이지만, 식품 중의 효소를 파괴하여, 자기소화작용을 저지함으로써 변질을 막는 방법이기도 하다. 일반적으로 포자를 형성하지 않는 미생물은 80℃에서 30분이면 사멸되나 완전멸균을 위해서는 120℃에서 20분 정도가 좋다. 그러나 음식물의 종류에 따라서 가열처리로 음식물 고유의 향미, 비타민, 영양가 등을 손상시킬 수 있기 때문에 주의를 요한다.

㉠ 저온살균법
- 62~65℃에서 30분간 가열 후 급냉
- 식품의 영양가 손실을 막고 단백질의 변성을 예방함

㉡ 고온단시간순간살균법: 70~75℃에서 15초간 가열 후 급냉

㉢ 초고온순간살균법: 130~140℃에서 2~3초간 가열 후 급냉

② 냉장법(0~10℃ 사이에 보관)

㉠ 1~4℃: 야채, 과일, 육류

㉡ 미생물 증식 억제, 변질 지연, 자기소화 지연

③ 냉동법(0℃ 이하에서 보관)

㉠ 육류, 어류 등 보관

㉡ 냉동식품 지표균: 장구균

④ 건조법(탈수법)

㉠ 수분 15% 이하 → 미생물 생육 저지 Aw(0.6↓)

㉡ 미생물이 번식하는 데 적당한 습도를 제거함으로써 미생물의 번식 억제

⑤ 밀봉법(통조림법): 호기성 세균 억제 방법

⑥ 움저장법: 농작물을 땅속 1~2m 저장, 10℃, 습도 85%

⑦ 자외선 및 방사선 이용법: 식품을 다량으로 보존하기 위한 방법

(2) 물리 · 화학적 보존법

① 훈연법

㉠ 주로 육류, 어류의 보전법(햄, 베이컨)

㉡ 연기에 함유된 크실렌, 페놀메틸레이트, 포름알데히드, 식초산, 아세톤, 메틸알코올, 개미산 등에 의해 살균 및 건조가 일어나 식품의 저장성과 풍미 향상

② 가스저장법

㉠ CO_2, N_2 가스 이용 → 어육류, 난류, 야채

㉡ 공기 중 이산화탄소 · 산소 · 온도 · 습도의 농도를 조절하여 오래 저장하는 방법

㉢ 과실류, 야채류 등의 저장에 이용

③ 훈증법: 곡류 저장

(3) 화학적 보존법 17 경기, 19 대구, 20 서울, 22 전남경력경쟁, 23 보건직

① 염장법

㉠ 10~20%의 소금을 뿌려 저장하는 방법

㉡ 삼투압에 의하여 미생물의 발육 억제

㉢ 식물성 식품(오이지), 동물성 식품(육류, 어류, 어란) 저장

② 당장법

㉠ 40~50% 설탕에 저장하는 방법

㉡ 삼투압에 의하여 미생물의 발육 억제

㉢ 잼, 젤리 등

③ 산저장법

㉠ 초산, 젖산 등을 이용하여 식품을 저장하는 방법

㉡ pH를 조절(낮은 산도를 유지)하여 미생물의 발육 억제(피클)

④ 보존료 첨가

㉠ 합성보존료나 산화방지제를 사용하여 보존하는 방법

㉡ 식품위생법에 의하여 사용 용도와 사용 식품량에 맞도록 사용하여야 함

㉢ 합성보존제는 독성이 없고, 미량으로써 효과가 있어야 하며, 무색, 무미, 무취해야 하고, 식품에 어떤 변화가 없어야 함

⑤ 천연물의 이용[11]

㉠ 마늘, 고추, 겨자와 같은 향신료는 항균작용이 강하여 옛날부터 식품보존뿐 아니라 약용으로도 이용됨

㉡ 클로브, 로즈마리 등도 항균작용과 산화방지성이 강한 것으로 알려져 이들의 추출물이 지방질 식품의 산화방지 등 식품의 보존에 활용되고 있음

11) 박진건 외, 공중보건학, JMK, 2012, p.367.

제 3 절 식중독

1 식중독의 개념

(1) 식중독의 정의

① 「식품위생법」 제2조 제14호: '식중독'이란 식품 섭취로 인하여 인체에 유해한 미생물 또는 유독물질에 의하여 발생하였거나 발생한 것으로 판단되는 감염성 질환 또는 독소형 질환을 말한다.

② WHO의 정의: '식품 또는 물의 섭취에 의해 발생되었거나 발생된 것으로 생각되는 감염성 또는 독소형 질환'을 말한다.

(2) 식중독의 이해

① 미생물, 미생물의 독소, 동식물의 자연독 및 화학물질 등에 의해 발생한다.

② 기생충에 의해 나타나는 병해는 기생충증으로 별도 구분하고 식중독에 포함시키지 않는다.

③ 세균 중에서 콜레라균, 이질균, 티푸스균 등에 의한 병해는 식중독으로 취급하지 않고 감염병으로 구분한다.

(3) 식중독 예방 3대 수칙

① 손씻기: 손은 비누를 사용하여 손가락 사이사이, 손등까지 골고루 흐르는 물로 30초 이상 씻자.

② 익혀 먹기: 음식물은 중심부 온도가 75℃(어패류는 85℃), 1분 이상 조리하여 속까지 충분히 익혀 먹자.

③ 물은 끓여서 마시자.

(4) 안전한 식품조리를 위한 WHO 권장 10대 원칙

① 신선식품의 섭취가 좋으나, 생·과채료는 위해 미생물 등에 의한 오염도 있을 수 있기 때문에 적절한 방법으로 살균되거나 청결히 세척된 제품을 선택한다.

② 식중독 등을 유발하는 위해미생물을 사멸시키기 위해서는 철저히 가열하도록 한다. 고기는 70℃ 이상에서 익히도록 하며 뼈에 붙은 고기도 잘 익히도록 해야 하며, 냉동한 고기는 해동한 직후에 조리한다.

③ 조리한 식품을 실온에 방치하면 위해미생물이 증식할 수 있으므로 조리한 음식은 가능한 신속히 섭취하도록 한다.

④ 조리한 식품을 4~5시간 이상 보관할 경우에는 반드시 60℃ 이상이나 10℃ 이하에서 저장한다. 특히 먹다 남은 유아식은 보관하지 말고 버리도록 한다. 조리식품의 내부온도는 냉각속도가 느리기 때문에 위해미생물이 증식될 수 있다. 많은 양의 조리식품을 한꺼번에 냉장고에 보관하지 않는다.
⑤ 냉장보관 중에도 위해미생물의 증식이 가능하므로 이를 섭취할 경우 70℃ 이상의 온도에서 3분 이상 재가열하여 섭취한다.
⑥ 가열조리한 식품과 날식품이 접촉하면 조리한 식품이 오염될 수 있으므로 서로 섞이지 않도록 한다.
⑦ 손을 통한 위해미생물의 오염이 빈번하므로 조리 전과 다른 용무를 본 후에는 반드시 손을 씻는다.
⑧ 부엌의 조리대를 항상 청결하게 유지하여 위해미생물이 음식에 오염되지 않도록 한다. 행주·도마 등 조리기구는 매일 살균·소독·건조한다.
⑨ 곤충, 쥐, 기타 동물 등을 통해 위해미생물이 식품에 오염될 수 있으므로 동물의 접근을 막는다.
⑩ 식품은 깨끗한 물로 세척하거나 조리를 한다. 의심스러울 경우 끓인 물을 사용하도록 하며 유아식을 만들 때에는 특히 주의한다.

2 식중독의 분류 19 강원의료기술, 24 경기의료기술

식중독을 일으키는 원인 물질에 따라 (1) 세균성 식중독, (2) 자연독 식중독, (3) 화학적 식중독으로 분류한다.

분류		종류	원인균 및 물질
미생물 식중독	세균성	감염형	살모넬라, 장염비브리오, 콜레라, 비브리오 불니피쿠스, 리스테리아 모노사이토제네스, 병원성 대장균(EPEC, EHEC, EIEC, ETEC, EAEC), 바실러스 세레우스, 쉬겔라, 여시니아 엔테로콜리티카, 캠필로박터 제주니, 캠필로박터 콜리
		독소형	황색포도상구균, 클로스트리디움 퍼프린젠스, 클로스트리디움 보툴리눔
	바이러스성	공기, 접촉, 물 등의 경로로 전염	노로, 로타, 아스트로, 장관아데노, A형간염, E형간염, 사포 바이러스
자연독 식중독		동물성 자연독에 의한 중독	복어독, 시가테라독
		식물성 자연독에 의한 중독	감자독, 원추리, 여로 등
		곰팡이 독소에 의한 중독	황변미독, 맥각독, 아플라톡신 등

화학적 식중독	고의 또는 오용으로 첨가되는 유해물질	식품첨가물
	본의 아니게 잔류, 혼입되는 유해물질	잔류농약, 유해성 금속화합물
	제조·가공·저장 중에 생성되는 유해물질	지질의 산화생성물, 니트로아민
	기타 물질에 의한 중독	메탄올 등
	조리 기구·포장에 의한 중독	녹청(구리), 납, 비소 등

(1) 세균성 식중독

19 경남·부산, 20 충북·전북보건연구사, 21 복지부·세종보건연구사, 22 부산의료기술, 23 대구보건연구사

① 감염형 식중독: 살모넬라균, 장염비브리오, 병원성대장균 등

② 독소형 식중독: 포도상구균, 보툴리누스균 등

(2) 자연독 식중독

① 동물성 자연독에 의한 중독: 복어, 조개 등

② 식물성 자연독에 의한 중독: 감자, 버섯류 등

③ 마이코톡신(Mycotoxin)에 의한 중독: 황변미, 맥각, 아플라톡신(Aflatoxin) 등

(3) 화학성 식중독 20 부산

① 유해착색료에 의한 중독: 오라민(Auramine), 로다민(Rhodamine) 등

② 유해방부제에 의한 중독: 붕산, 포르말린(Formalin) 등

③ 유해인공감미료에 의한 중독: 둘신(Dulcin), 시클라메이트(Cyclamate) 등

④ 기타 물질에 의한 중독: 메탄올(Methanol), 비소화합물 등

⑤ 조리 기구, 포장에 의한 중독: 녹청(구리), 납, 주석 등

⑥ 우연 또는 과실로 혼입된 유해물질 중독: 농약, 수은, 카드뮴, PCB, 방사능 오염물질 등

3 세균성 식중독과 소화기계 감염병(경구감염병, 수인성 감염병)의 차이

17 경기, 18 부산 · 충남의료기술 · 울산, 19 충북, 20 울산보건연구사 · 대전보건연구사, 21 서울 · 강원 · 충남 · 충북, 22 울산의료기술

구분	세균성 식중독	소화기계 감염병(수인성 감염병)
관리법규	식품위생법	감염병의 예방 및 관리에 관한 법률
발병력	• 발병력이 약함 • 다량의 균의 수나 독소량이 많을 때 발병(대부분 음식 중에서 증식)	• 발병력이 강함 • 극히 미량의 병원체도 생체 내에 침입하면 급격히 증식
잠복기	짧다(약 12~24시간).	일반적으로 길다(2~7일).
경과	대체로 짧다.	대체로 길다.
2차 감염	없다(오염식품 섭취로 감염).	있다.
면역 형성	없다.	어느 정도 면역이 형성된다.
격리	없다.	있다.

4 세균성 식중독: 감염형 식중독

식품과 함께 섭취한 미생물이 체내에서 증식되어 중독을 일으키는 것

(1) 살모넬라(Salmonellosis) 식중독

17 대구, 19 전북의료기술 · 서울7급, 20 대구 · 부산보건연구사 · 서울보건연구사, 21 부산, 22 대전의료기술 · 경기의료기술 · 서울보건연구사, 24 경북의료기술

① 원인균

㉠ 살모넬라는 장내세균총으로 그람음성간균이다.

㉡ *Salmonella Enteritidis*(살모넬라 장염균), *S. Typhimurium*(쥐티푸스균), *S. Choleraesuis*(살모넬라 콜레라수이스균) 등이 대표적이며 감수성에 따라 다르지만 다량의 균(보통 10^6 이상의 균량)을 섭취하면 발병함

② 감염 경로

㉠ 사람이나 짐승에게 공통적으로 감염

㉡ 닭, 돼지, 소 등이 식중독균을 보유하고 있어, 이것이 식육, 계란, 우유 등으로 옮겨 식중독을 일으킴

㉢ 쥐, 파리, 바퀴벌레 등의 해충이 매개하여 식품을 오염하고 저장, 조리 등의 과정에서 균이 증식함

③ 원인 식품: 식육제품, 유제품, 달걀 등과 가공품, 어패류와 가공품, 도시락, 튀김 등

④ 잠복기: 12~48시간(평균 20시간) 정도(예방의학: 12~72시간)

⑤ 임상 증상: 주요 증상은 고열을 동반한 급성위장염 증상
ㄱ 일반적으로 전신 권태, 두통, 식욕 감소, 구역질, 구토, 복통, 설사 등의 증상
ㄴ 발열은 38~40℃가 24~48시간 지속, 때로는 40℃ 이상의 고열이 있으며 보통 4~5일 안에 회복
ㄷ 발병률 75% 정도로 다른 식중독에 비하여 높음
ㄹ 치명률은 0.3~1% 정도로 낮음

⑥ 예방
ㄱ 저온저장하여 균의 증식 방지
ㄴ 60℃에서 20분 가열하면 균 사멸(예방최소온도: 75℃)
ㄷ 도축장 위생 관리
ㄹ 날 것 또는 충분히 요리되지 않은 계란, 고기류가 포함된 식품과 소독되지 않은 우유와 낙농제품 섭취하지 않도록 함
ㅁ 교차오염 방지를 위해 요리되지 않은 음식들을 다른 음식과 접촉되지 않도록 따로 보관
ㅂ 동물의 대변과 접촉한 후 반드시 손을 닦도록 하고, 특히 파충류는 살모넬라가 있을 가능성이 많으므로 파충류를 취급한 후에 손을 즉시 닦도록 함

(2) 장염비브리오(Vibrio) 식중독

16 인천, 18 서울 · 울산보건연구사, 19 인천 · 전북의료기술 · 충남보건연구사, 20 인천의료기술 · 경북보건연구사, 21 부산, 23 인천의료기술

① 원인균: 장염비브리오균(*Vibrio Parahemolyticus*)은 해수세균의 일종으로 3~5%의 식염농도에서 잘 발육하고, 10% 이상의 식염농도에서는 성장이 정지되는 세균으로 그람 음성의 통성혐기성 간균이다.

② 감염 경로
ㄱ 바닷물의 온도가 19℃ 이상 되는 시기의 바닷물 중에서 활발하게 증식하여 5~11월에 발생(기온이 30℃ 넘는 7~9월에 집중적으로 발생)
ㄴ 장염비브리오(Vibrio)로 오염된 해수가 감염원이 되어 어패류가 직접 오염시킴
ㄷ 오염된 어패류에 의해 조리대, 도마, 행주, 식칼 등을 거쳐서 간접적으로 다른 식품이 2차 오염됨
ㄹ 환자나 보균자의 분변이 감염원이 되어 손을 거쳐 식품으로 오염되어 감염이 가능함

③ 원인 식품: 굴, 새우, 조개, 오징어, 낙지, 생선 등과 같은 해산 어패류 및 가공품, 생선회나 초밥 등이 주된 원인 식품, 소금에 절인 음식

④ 잠복기: 8~24시간(평균 12시간), 최대 발병 시점은 15~20시간(예방의학: 섭취 후 24시간 이내)

⑤ 임상 증상: 복통, 설사, 구토를 주 증상으로 하는 급성위장염

㉠ 발열(37~38℃)이 있고, 설사는 발병 후 12시간 내에 집중되며, 혈변 등이 있어 이질과 같은 증상을 나타냄

㉡ 발병 12시간이 지나면 여러 가지 증상이 완화되고 24시간 후에는 열이 떨어지며 2~3일 내에 회복됨

⑥ 예방

㉠ 열에 약하다. 해산물을 60℃에서 15분 이상(80℃에서 7~8분 이상) 가열

㉡ 담수에 의해서 사멸하므로 수돗물에 의한 세정이 효과적

㉢ 오염 가능성이 많은 조리기구나 행주 등은 소독과 청결을 철저히 함

(3) 병원성 대장균 식중독 19 경북보건연구사, 21 경기보건연구사

① 원인균

㉠ 장관병원성대장균(EPEC, Enteropathogenic E. coli)

㉡ 장관침투성대장균(EIEC, Enteroinvalsive E. coli)

㉢ 장관독소성대장균(ETEC, Enterotoxigenic E. coli)

㉣ 장관출혈성대장균(EHEC, Enterohemorrhagic E. coli): 수양성 및 혈액성설사를 주증상으로 하는 출혈성대장염을 일으키는 대장균

② 병원성 대장균 O-157

㉠ 장관출혈성대장균(EHEC)의 대표적 균종

㉡ 이질균이 생산하는 쉬가독소(Shiga-like Toxin, Vero Toxin)를 생산하여 발병(식품 내에서는 생성되지 않고 장관 내에서 생산됨)

③ 감염 경로: 환자, 보균자, 동물의 배설물, 무증상 감염자의 분변에 오염된 음식, 식수에 의해 감염

④ 원인 식품

㉠ 병원성 대장균에 오염된 모든 식품

㉡ 햄, 치즈, 소시지, 고로케, 야채 샐러드, 스테이크, 분유, 도시락, 두부 등

㉢ 유아에게서는 오염된 우유

⑤ 잠복기: 2~8일, 평균 3~4일

⑥ 임상 증상: 장출혈성대장균 감염

㉠ 무증상에서 복통, 수양성 설사, 혈성 설사, 출혈성 장염

㉡ 어린이와 노인 약 10%에서 용혈성 요독증후군, 혈전성혈소판 감소성 자반증 등

⑦ 예방
㉠ 사람이나 동물의 분변에 식품이 오염되지 않도록 함
㉡ 유아에게 감염되기 쉬우므로 기저귀, 수건, 목욕물, 침구, 식기 등 소독
㉢ 보균자 관리

(4) 여시니아(Yersinia) 식중독

① 원인균
㉠ 여시니아엔테로콜리티카(*Yersinia Enterocolitica*)
㉡ 4℃ 전후의 저온에서 증식하는 저온성 식중독균(최저 생육온도 −1.3℃)으로 냉장 · 진공포장된 식품에서 생육 가능
② **감염 경로**: 소, 돼지 등의 가축 특히 돼지가 높은 비율로 보균하고 있어 도축장에서 해체 처리 중 칼, 톱, 장갑, 바닥, 벽 등의 오염으로 2차 오염되며 사람은 감염된 동물, 사람과의 접촉, 대변에 오염된 식수나 음식물 섭취로 감염됨
③ **원인 식품**: 오염된 식품(특히 덜 익은 돼지고기) 및 살균하지 않은 우유 또는 끓이지 않은 물
④ **잠복기**: 3~7일
⑤ **임상 증상**: 급성 수양성 설사, 소결장염, 충수염과 유사한 복통 및 열, 인두염, 식욕부진, 구토 등
⑥ 예방
㉠ 저온에서 생존성이 강하므로 식품 보존에 주의
㉡ 열에 약하며 70℃에서 3분 가열에 의해 사멸되므로 식품의 충분한 가열 · 조리

(5) 캄필로박터(Campylobacer) 식중독 20 충북보건연구사, 22 보건직

① **원인균**: 캄필로박터제주니(*Campylobacter Jejuni*), 캄필로박터콜리(*Campylobacter Coli*). 나선형의 세균으로 건조한 곳에서 생존하기 어렵고 산소 분압이 낮고 이산화탄소 분압이 3~5%인 환경에서 증식한다.
② **감염 경로**: 닭, 소, 돼지, 개, 고양이 등에 널리 분포하며 가장 흔한 병원소는 닭이다.
③ **원인 식품**: 식육 및 햄버거, 닭고기 등 식육 가공품, 살균되지 않은 우유
④ **잠복기**: 2~7일(예방의학: 섭취 후 2~5일)
⑤ **임상 증상**: 설사, 복통, 두통, 권태감, 38~39℃의 발열, 탈수, 근육통, 구역 및 구토 등. 피가 섞인 설사를 하거나 오심과 구토를 동반하기도 한다. Guillain-Barre syndrome을 일으키는 위험요인이 될 수 있다.

⑥ 예방

㉠ 동물성 식품, 특히 닭고기를 충분히 가열하며 조리된 음식과 조리하지 않은 식품 간 교차오염을 피함

㉡ 우유는 멸균, 물은 염소 처리 혹은 끓여서 마심

(6) 리스테리아(Listeria) 식중독 21 경기보건연구사

① 원인균: 리스테리아균(*Listeria Monocytogenes*), 0~45℃의 넓은 범위에서 발육가능

② 감염 경로: 동물의 장관 속이나 다양한 환경에서 오랜 기간 생존하여 식품 가공 단계에서 오염 가능

③ 원인 식품: 동물성 식품을 원료로 가공한 식품 중 치즈, 아이스크림 등 유제품, 식육제품, 닭고기 가공품 등, 분변오염된 야채류와 해산물도 문제될 수 있다.

④ 잠복기: 수일~수주(확실하지 않음)

⑤ 임상 증상

㉠ 복통, 설사 등의 위장염 증상이 없는 것이 특징임

㉡ 임산부 감염 시 무증상이더라도 태반을 통해 태아에게 수직 감염되어 유산, 조산 및 사산 발생

⑥ 예방: 냉장 상태로 식품을 보존하더라도 균의 발육 증식이 가능하므로 관리 주의

(7) 비브리오패혈증(Vibrio Vulnificus Sepsis)

① 원인균

㉠ 비브리오패혈균(*Vibrio Vulnificus*)

㉡ 1~6% 식염의 존재하에서 발육(주로 7~9월의 해수 온도가 높은 여름철에 발생)

② 감염 경로

㉠ 굴, 조개, 낙지, 새우, 바지락 등의 오염된 어패류의 생식에 의해 발생

㉡ 피부창상이 있는 사람이 바닷물과 접촉했을 때 발생

③ 원인 식품: 해산물

④ 잠복기: 20~48시간

⑤ 임상 증상

㉠ 갑작스런 오한, 발열, 피로감, 근육통

㉡ 혈압 저하, 발병 후 36시간 이내에 피부병변

㉢ 환자는 쇼크 또는 파종성 혈관 내 응고(DIC, Disseminated Intravascular Coagulation)로 사망하며 치명률은 40~50%

⑥ 예방
㉠ 만성 간질환이 있는 사람이나 음주자는 여름철 어패류 생식을 피하는 것이 좋음
㉡ 피부에 상처 있는 사람은 바닷물에 들어가지 않도록 주의해야 함
㉢ 여름철 어패류는 조리하여 섭취함

(8) 장구균(Streptococcus) 식중독

장내구균(*Enterococcus*)인 연쇄상구균페칼리스(*Streptococcus Fecalis*)가 원인균이며, 약 4~5시간의 잠복기를 거친 후 위장 증상을 나타내지만 극히 가벼우며 2~3일 내에 회복되므로 보건상 큰 문제가 되지 않는 것으로 알려져 있다.

5 세균성 식중독: 독소형 식중독

20 충북보건연구사 · 서울고졸, 21 부산, 23 경기보건연구사

세균이 먼저 음식물 중에서 증식하여 그 결과 산출된 독소물질과 함께 섭취되어 발병한다.

(1) 포도상구균(Staphylococcus) 식중독

15 전남, 17 충북 · 서울의료기술 · 경북, 18 서울 · 충북 · 서울, 19 경기의료기술 · 경기 · 서울7급, 20 경기 · 호남권 · 경기보건연구사, 21 대구의료기술 · 경북 · 부산 · 인천의료기술, 22 인천의료기술, 23 강원의료기술

① **원인균**: 황색포도상구균(*Staphylococcus Aureus*)
② **독소**: 장독소(Enterotoxin, 내열성 외독소인 장관독소)
㉠ 포도상구균이 식품 중에 증식하여 그 대사 산물로 생산하는 독소
㉡ 내열성을 가지고 있어서 100℃에서 30분 가열로 무독화되지 않음
㉢ 완전히 파괴하는 데 210℃ 이상에서 30분 가열 필요
③ **감염 경로**
㉠ 화농성 염증에 의한 식품오염(사람이나 동물의 화농성 질환의 원인균)
㉡ 오염된 식품 섭취 전에 수시간 동안 실내 온도에 방치되면 균이 증식하여 독소 생성
㉢ 자연계에 널리 분포하여 감염 경로가 다양함
④ **원인 식품**: 김밥, 떡, 도시락, 빵, 우유, 버터, 치즈, 크림 등의 유제품, 어패류와 가공품, 두부 등
⑤ **잠복기**: 1~6시간(평균 3시간)
⑥ **임상 증상**: 구토, 복통, 설사 등의 급성위장염 증상, 발열(38℃ 정도)은 20~30% 환자에게 나타남
⑦ **예방**: 화농성 질환자 조리 금지, 조리된 식품 즉시 처리 혹은 저온 보존

(2) 보툴리누스(Botulinus) 식중독

17 서울 · 광주 · 경기, 18 경기보건연구사, 19 경기의료기술, 20 경기의료기술 · 세종보건연구사, 21 경북의료기술 · 부산 · 전북보건연구사, 24 경기의료기술

① **원인균**: 보툴리누스균(*Clostridium Botulinus*), 편성 혐기성 간균, 내열성인 포자를 형성한다(100℃에서 6시간, 120℃에서 4분 이상 가열 필요).

② **신경독소**(Neurotoxin): 열에 약하여 80℃에서 30분 가열하면 사멸

③ **감염 경로**: 토양, 바다, 하천, 연못의 바닥 등에 널리 분포하여 농작물, 어패류, 육류 등의 식품재로 오염되기 쉬움(특히, 병조림, 통조림식품, 소시지 등은 내부가 혐기성이므로 균이 쉽게 발아 증식)

④ **원인 식품**: 햄, 소시지, 통조림, 생선훈제품, 유제품 등

⑤ **잠복기**: 12~36시간, 짧으면 2~4시간 늦으면 2~3일(증상이 빨리 나타날수록 중증)

⑥ **임상 증상**

㉠ 초기 증상은 구토, 변비 등의 위장장애

㉡ 뇌신경 마비로 시작되는 대칭적이며 신체의 하부로 진행하는 이완성 신경마비가 특징적임

㉢ 복시, 시야흐림, 시력저하, 타액분비 저하, 안검하수, 발음장애, 연하 곤란(삼킴장애)

㉣ 호흡근의 마비로 호흡부전

㉤ 발열은 없음

㉥ 조기 치료하지 않으면 치명률 50%, 항혈청과 호흡 보조 기구의 발달로 약 10%로 감소함

⑦ **예방**

㉠ 분변오염 방지

㉡ 병 · 통조림 제조 시 충분히 살균

㉢ 열에 약하므로 섭취 전에 충분히 가열

> **Tip**
> - 클로스트리디움 보툴리눔은 생성하는 신경독(neurotoxin)의 항원 특이성에 근거하여 A, B, C, D, E, F 및 G형으로 구분된다.
> - 인간의 보툴리즘은 독소 A, B, E, F형에 의해 발생되는 것으로 알려져 있다.
>
> ※ 출처: 한국식품정보원 블로그

(3) 웰치균(Welchii) 식중독 17 충남, 21 대구보건연구사

① **원인균**: 클로스트리듐페르프린젠스(*Clostridium Welchii, Clostridium Perfringens*), 가스괴저균, 편성혐기성균. 균이 생산하는 독소생산능의 차이에 따라 A, B, C, D, E, F형의 6형으로 분류하며 주로 사람의 식중독에 관여하는 것은 A형과 C형이다. A형균이 대표적인 식중독 원인균이고 내열성이어서 100℃, 1~4시간 가열에서도 사멸되지 않는다(내열성인 포자 형성).

② **독소**: α 독소, β 독소, γ 독소 등 약 12종의 독소와 효소 생산. 식중독의 원인이 되는 A형균의 독소는 이열성 장독소로 75도에서 파괴된다.

③ **감염 경로**: 흙, 하수, 물, 사람이나 동물의 장관에 존재하며 대량의 식품을 조리하여 저장하는 집단급식에서 잘 발생(다른 식중독에 비해 집단 발생을 특징으로 함)

④ **원인 식품**: 식육, 가공품, 어류 및 그 가공품을 가열 조리 후 보관하였다가 섭취하는 경우(보통 조리 방법으로 사멸되지 않은 채 식품에 남아 있으며 적당한 온도에서 발육 증식하여 식중독의 원인이 된다.)

⑤ **잠복기**: 8~22시간(평균 12시간)(예방의학: 8~12시간)

⑥ **임상 증상**

㉠ 오염된 육류 섭취 후에 폭발적으로 발생함

㉡ 설사와 복통, 일반적으로 가벼운 증상을 보이며 6~24시간이 지나면 회복됨

⑦ **예방**: 오염의 방지, 가열 멸균, 식품 가열 조리와 함께 저장 시 급속 냉각

6 세균성 식중독: 중간형 식중독

• 세레우스(Cereus) 식중독 19 대전보건연구사, 24 경북의료기술

① **원인균**

㉠ 세레우스균(*Bacillus Cereus*)

㉡ 토양 등 자연계에 중요한 부패 원인균으로 널리 분포하며, 이 균의 포자는 내열성이 있어 135℃에서 4시간을 가열해도 견딘다.

② 식품에 바실러스 세레우스 균이 성장하여 생산한 독소를 섭취하여 발생하는 구토형 식중독과 세균 또는 포자를 섭취한 후 인체의 장 내에서 장독소(enterotoxin)가 생산되어 발생하는 설사형 식중독이 있다.

③ **감염 경로**: 토양, 오수, 식물 등 자연계에 널리 분포되어 있으므로 식품에 오염되기 쉽고 조리 과정에서 식품의 실온 방치, 조리 환경이나 조리 기구에서의 2차 오염 등에 의해 일어난다.

④ 설사형 식중독은 주로 복통과 설사를 일으키며 잠복기는 8~16시간이다(감염형).

⑤ 구토형 식중독은 오심, 구토 및 복통을 일으키고 잠복기는 1~6시간이다(독소형).

⑥ 증상이 일반적으로 가볍고 하루 안(6~24시간)에 회복된다.

⑦ **예방**: 식품을 가열 조리하거나 섭취 전 열 처리, 조리 후 급속 냉각 보존한다.

보충 노로바이러스(Norovirus)

17 울산, 18 서울, 20 울산의료기술, 21 경기·전북의료기술·부산보건연구사, 23 전남의료기술

(1) **병원체:** 노로바이러스는 1968년 미국 오하이오주 노와크 초등학교에서 발생한 집단 식중독 환자의 설사변에서 처음 발견되어 노와크 바이러스(norwak virus)라고 불려졌다. 그 이후 하와이바이러스, 몽고메리바이러스, 원형 소체바이러스 등 등으로 불려졌으나 최근 노로바이러스(noroviurs)로 명칭이 통일되었다. 우리나라 질병관리청(구.질병관리본부)에서는 1999년부터 검사가 시작되어 매년 노로 바이러스에 의한 집단 설사환자가 발생하고 있음이 확인되었으며, 저온에 강하기 때문에 겨울철에도 발생하는 대표적인 식중독 원인 바이러스로 알려졌다.

(2) **특징:** 매년 겨울철에 산발적 혹은 집단적인 유행을 일으킨다.

(3) **감염 경로**

① 오염된 식수 및 어패류 등의 생식을 통하여 감염

② 사람과 사람 사이에 전파도 가능

③ 바이러스에 감염된 조리자가 식품을 취급하였을 경우 구토에 의한 비말 형성에 의해 감염 가능

④ 노로바이러스에 오염된 원료를 사용하는 샐러드, 오염된 냉동 과일에 의하여 발생

⑤ 주로 양로원, 병원, 식당, 학교 및 놀이방 등에서 발생

(4) **원인 식품:** 생이나 가열이 불충분한 굴 등의 어패류 및 이들을 사용한 식품

(5) **잠복기:** 24~48시간

(6) **임상 증상**

① 위와 장에 염증을 일으킨다.

② 메스꺼움, 구토, 설사, 복통 등의 증상

(7) **예방**

① 85℃에서 1분 이상 가열하면 감염성이 없어진다.

② 충분히 익혀 먹으며 날 것으로 먹을 경우 깨끗이 씻는다(과일, 야채류).

7 자연독 식중독 17 광주·경남·울산의료기술, 18 서울, 22 보건직, 23 경기경력경쟁·강원의료기술

(1) 동물성 자연독에 의한 식중독

① 복어중독 17 강원의료기술, 21 대구·충북보건연구사

㉠ 원인독소: 테트로도톡신(Tetrodotoxin)

㉡ 특성

- 복어의 알, 난소, 고환, 간장, 내장 등에 많이 함유됨
- 봄에 독력이 강해지기 시작하여 5~6월에 최고(산란기)
- 무색, 무미, 미취, 약 염기성 물질
- 내열성 물질
- 자외선이나 햇빛에도 안정됨

㉢ 중독 증상

- 식후 30분~5시간 내에 나타나며 심한 경우 발증 후 10분 내 사망
- 신경독으로 지각이상, 위장장애, 호흡장애, 운동장애, 혈액장애, 혈압 강하, 뇌장애 등을 일으킴
- 중독 증상 4단계
  - 제1도: 입술 및 혀끝 마비, 구토, 두통, 오심, 보행장애
  - 제2도: 촉·미각의 둔화, 손과 발의 운동장애
  - 제3도: 운동 불능·연하 곤란·호흡 곤란·청색증 및 반사기능 소실
  - 제4도: 의식 불명, 혈압이 떨어지면서 호흡 정지로 사망

㉣ 예방: 전문가가 요리한 복어요리를 먹도록 함

② 조개중독 : 먹이연쇄 현상

조개류 중독의 원인이 되는 독성물질은 일반적으로 조개의 체내에서 형성되는 것이 아니라 바다 속의 유독 플랑크톤에 의해 형성된 독소를 섭취하여 체내에 축적하는 것으로 알려져 있다(먹이연쇄 현상). 그러므로 적조 해역에서 잡은 조개류의 섭취를 금하여야 한다.

㉠ 베네루핀(Venerupin) 중독 20 충남

- 모시조개, 바지락, 굴, 고둥 등의 독성분
- 3~4월에 많이 발생
- 열에 강하여 100℃에서 1시간 가열에도 파괴되지 않으며 치사율은 44~50% 정도
- 중독 증상: 발열, 비출혈, 복통, 배·목·다리에 적색 또는 암적색의 피하출혈반점, 황달 현상, 혼수상태

㉡ 삭시톡신(Saxitoxin) 중독(마비성 조개중독) 19 호남권, 21 경기7급·복지부

- 섭조개, 대합조개, 검은조개 등의 독성분
- 5~9월 특히 한여름에 독성이 강하며 열에 안정적임

- 섭취 후 30분~3시간 후 입술, 혀 등 마비 → 사지마비와 기립보행 불능, 언어장애, 두통, 갈증, 구토(마비증상을 나타내는 것이 특징) → 중증인 경우 호흡마비로 사망

(2) 식물성 자연독에 의한 식중독

16 서울·경북, 18 경북, 19 인천, 21 울산의료기술·충남보건연구사, 22 경기의료기술·경북의료기술, 23 대전의료기술

① 버섯독 중독

㉠ 독버섯에 의한 식중독은 가을철에 주로 발생하며 우리나라에서 발생하는 식물성 식중독 중 가장 많음

㉡ 독버섯의 종류: 알광대버섯, 화경버섯, 무당버섯, 외대버섯, 미치광이버섯, 웃음버섯, 땀버섯, 광대버섯 등

㉢ 독버섯의 유독 성분

- 무스카린(Muscarine), 무스카라딘(Muscaridine), 아가릭산(Agaricic Acid), 콜린(Choline), 뉴린(Neurine), 팔린(Phaline), 아마니타톡신(Amaitatoxin) 등
- 일반적으로 무스카린에 의한 식중독이 가장 많음

㉣ 중독증상

- 위장형 증상: 구토, 설사, 허탈감 등 위장카타르의 증상
- 콜레라성 중독: 위장형 증상보다 심하고 경련, 황달, 창백을 동반
- 뇌증상: 신경장애를 일으켜서 발한, 축동, 산동, 근육강직, 침흘림 등의 증상을 나타냄

㉤ Muscarine에 의한 중독증상은 식후 2시간 후에 발생하는데, 부교감신경의 말초를 흥분시켜 각종 분비액의 증진, 축동 등을 일으키고, Phalin은 흉통, 경직, 경련, 구토 및 설사 등 콜레라 감염과 같은 증상을 나타냄. Amanitatoxin은 버섯류에 함유된 유독성분 중 가장 맹독성으로 간장이나 신장조직을 파괴하며 콜레라 복통, 강직, 콜레라 같은 증상을 나타냄

② 감자중독

㉠ 독성분: 미량의 솔라닌(Solanine)이라는 독성물질 함유, 녹색으로 발아된 부위에 많이 함유

㉡ 중독 증상: 섭취 후 수시간 내에 복통, 위장장애, 허탈, 현기증, 의식장애 등

㉢ 예방: 껍질을 벗겨 발아 부분과 녹색 부분을 제거하고 섭취

③ 청매(미숙한 매실) 중독: 아미그달린(Amigdalin)

④ 독미나리: 시쿠톡신(Cicutoxin)

⑤ 목화씨: 고시폴(Gossypol)

⑥ 피마자씨: 리신(Ricin), 리시닌(Ricinine)

⑦ 독보리: 테물린(Temuline)

⑧ 오두(바꽃): 아코니틴(Aconitine)
⑨ 대두: 사포닌(Saponin)
⑩ 고사리: 프타퀼로시드(ptaquiloside)
⑪ 붓순나무: 아니사틴(anisatin)

(3) 곰팡이 자연독에 의한 식중독 21 대구의료기술 · 전북보건연구사

① 맥각독
㉠ 보리, 밀, 호밀에 잘 번식하는 맥각균 곰팡이
㉡ 독성물질: 에르고톡신(Ergotoxin), 에르고타민(Ergotamine)
㉢ 증상: 소화기계 장애, 교감신경 마비, 사지근육 수축
② 황변미 중독
㉠ 쌀이 황색으로 변한 것
㉡ 독성분: 시트리닌(Citrinin), 이슬란디톡신(Islanditoxin), 시트레오비리딘(Citreoviridin)
③ 아플라톡신(Aflatoxin) 16 부산, 20 경북보건연구사, 21 서울보건연구사, 22 인천보건연구사
㉠ 아스퍼질러스플라브스(Aspergillus Flavus)의 독성 대사산물
㉡ 땅콩, 쌀, 밀, 옥수수, 된장, 간장, 고추장 등에 존재
㉢ 장기간 섭취 시 간암 발생

8 화학성 식중독

식품의 원래 구성 성분 이외의 물질의 첨가나 오염에 의하여 발생하는 식중독이다.

금속명	주된 중독 경로	중독 증상
구리(Cu)	첨가물, 식기, 용기	구토, 설사, 복통
아연(Zn)	용기, 기구 도금	구토, 설사, 복통
카드뮴(Cd)	식기, 기구	메스꺼움, 구토, 복통
안티몬(Sb)	식기, 표면도금	메스꺼움, 구토, 설사
납(Pb)	기구, 용기, 포장	메스꺼움, 구토, 설사
주석(Sn)	통조림 공관	메스꺼움, 구토, 설사
수은(Hg)	오용	구토, 설사, 복통, 경련
비스무트(Bi)	식기, 오용	입안착색, 구강염, 장염
바륨(Ba)	오용	구토, 설사, 복부경련

(1) 농약

① 유기인제
- ㉠ 살균제와 살충제로 사용
- ㉡ 독성이 높으나 잔류성이 낮음(휘발성)
- ㉢ 파라티온, 말라티온, 다이아지논 등
- ㉣ 중독 증상: 식욕 부진, 구토, 전신 경련, 근력 감퇴, 혈압 상승

② 유기염소제
- ㉠ 살충제나 제초제로 사용
- ㉡ 독성이 적으며 잔류성이 큼(인체 지방 조직에 축적)
- ㉢ DDT, BHC, 알드린(Aldrin) 등
- ㉣ 중독 증상: 복통, 설사, 구토, 두통, 시력 감퇴, 전신 권태 등

③ 유기수은제
- ㉠ 살균제로 종자 소독, 토양 살균 등에 사용
- ㉡ 메틸염화수은, 메틸요오드화수은, PMA 등
- ㉢ 중독 증상: 시야 축소, 언어장애, 보행 곤란, 정신 착란 등

(2) 불량 첨가물에 의한 식중독 20 부산, 21 경북, 22 부산의료기술

① 유해감미료

㉠ 둘신(Dulcin)
- 설탕의 250배 감미도
- 청량음료수, 과자류, 절임류 등에 널리 쓰였으나 독성 때문에 우리나라에서는 1966년 11월부터 사용이 금지되었다.
- 독성이 강하고 혈액독으로 간장장애, 신장장애, 중추신경장애 유발

㉡ 파라-니트로-오르토-톨루딘(ρ-Nitro-o-Toluidine)
- 설탕의 200배 감미도
- 살인당, 폭발당으로 불림

㉢ 사이클라메이트(Cyclamate)
- 설탕의 40~50배 감미도
- 청량감이 있고, 설탕과 비슷한 감미를 가지므로 한때 많이 사용됨
- 발암성 때문에 논란이 많아, 우리나라에서는 1970년 4월부터 사용을 금하고 있음

㉣ 에틸렌글리콜(ethylene glycol)
- 무색, 무취의 점조성 액체로 글리세린과 비슷한 성질을 가지고 있고 엔진 냉각용수의 부동액으로 쓰임
- 단맛이 있어서 감주나 팥앙금 등에 불법으로 사용되기도 함

② 유해착색제

㉠ 아우라민(Auramine): 황색 염기성 색소(과자, 면류, 단무지 등의 착색)

㉡ 로다민 B(Rhodamine B): 분홍색 염기성 색소(과자, 어묵 등의 착색)

㉢ 실크 스카렛(Silk Scarlet): 등적색(식물염색)

㉣ 말라카이트 그린(malachite green): 녹색계(어류 양식과정에서 병해방지용으로 불법사용)

③ 유해보존료

㉠ 붕산(H_3BO_3): 살균소독제로 의약품으로 사용. 한때 마가린, 햄, 어묵, 베이컨 등에 방부의 목적으로 사용되어 소화 불량, 식욕 감퇴 등을 일으킨 물질

㉡ 포름알데히드(Formaldehyde): 두부의 방부 목적으로 사용하여 문제를 야기하는 독성물질로 불허용 보존제

㉢ 승홍(HgCl): 강한 살균 작용이 있어 의약품으로 쓰임. 독성이 심하여 피부와 접촉하면 알레르기를 일으키고 세포 대사기능을 억제

㉣ 살리실산(salicylic acid): 강한 항균작용 때문에 우리나라에서 1972년까지 청주, 과실주, 식초 등에 사용되기도 하였으나 독성이 인정되어 금지됨

④ 유해표백제

㉠ 롱가리트(Rongalite): 환원성 표백제로 물엿이나 연근 등의 표백에 이용하여 화학성 식중독을 일으키는 물질. 표백작용 중에 발생된 포름알데히드가 유리되어 신장에 독성을 나타냄

㉡ 삼염화질소(NCl_3): 밀가루의 표백과 숙성에 쓰였으나 독성이 남아 있어서 현재 사용이 금지됨

⑤ 메탄올(불량주)

㉠ 과실주와 정제가 불충분한 청주, 증류주에 미량 함유(1.0mg/mL 이하)

㉡ 기타 주류 함량 기준 0.5mg/mL

㉢ 중독 증상: 두통, 구토, 설사, 실명 등

(3) 용기 및 포장

① 합성수지에서 용출된 포름알데히드(Formaldehyde)나 페놀(Phenol): 발암성 물질

② 비스페놀 A: 식품과 드링크캔의 라이닝에 사용, 식중독 외에 내분비 교란물질로 작용

③ 프탈레이트(Phthalates): 플라스틱 가소제로 사용, 내분비계 교란물질

④ 멜라민

㉠ 유기화학물질로 열에 강한 플라스틱 원료의 생산에 사용함

㉡ 멜라민은 식품제조·가공에 사용할 수 없는 물질(중국에서 생산된 분유 먹은 유아에게서 신장결석 발생 및 사망)

제4절 식품첨가물

1 식품첨가물의 개요

(1) 정의

①「식품위생법」 제2조 제2호

"식품첨가물"이란 식품을 제조·가공·조리 또는 보존하는 과정에서 감미(甘味), 착색(着色), 표백(漂白) 또는 산화방지 등을 목적으로 식품에 사용되는 물질을 말한다. 이 경우 기구(器具)·용기·포장을 살균·소독하는 데에 사용되어 간접적으로 식품으로 옮아갈 수 있는 물질을 포함한다.

② FAO(세계식량기구)와 WHO(세계보건기구)의 정의

'식품첨가물'이란 식품의 외관, 향미, 조직 또는 저장성을 향상시키기 위한 목적으로 소량으로 식품에 첨가되는 비영양물질을 말한다.

(2) 식품첨가물의 구비조건

① 인체에 유해한 영향을 미치지 않을 것

② 식품의 제조·가공에 필수불가결한 것

③ 식품 목적에 따른 효과는 소량으로도 충분할 것

④ 식품에 나쁜 영향을 주지 않을 것

⑤ 식품의 상품 가치를 향상시킬 것

⑥ 식품의 영양가를 유지할 것

⑦ 식품 성분 등에 의해서 그 첨가물을 확인할 수 있을 것

⑧ 소비자에게는 이롭게 할 것

(3) 식품첨가물의 사용 목적에 따른 분류

① 관능을 만족시키는 첨가물: 조미료, 감미료, 산미료, 착색료, 착향료, 발색제, 표백제 등
② 식품의 변질, 부패를 방지하는 첨가물: 보존료, 살균료, 산화방지제
③ 식품의 품질 개량, 품질 유지에 사용되는 첨가물: 품질개량제, 밀가루 개량제, 유화제 등
④ 식품 제조에 필요한 첨가물: 식품 제조용 첨가물, 소포제
⑤ 식품의 영양 강화에 사용되는 첨가물: 강화제
⑥ 기타: 팽창제, 껌 기초제, 추출제

2 식품첨가물의 종류 19 서울고졸

(1) 보존료(방부제) 20 대구보건연구사, 23 대구보건연구사

미생물의 증식에 의해 일어나는 식품의 부패나 변질을 방지하고, 식품의 신선도를 보존하여 영양가의 손실을 방지하는 데 사용되는 물질이다.

① 보존료의 사용 기준
㉠ 변패를 일으키는 각종 미생물의 증식을 저지할 것
㉡ 독성이 없거나 극히 낮을 것
㉢ 공기, 광선, 열에 안정하고, pH에 의해 영향을 받지 않을 것
㉣ 식품의 성분에 따라 효능의 변화를 받지 않을 것
㉤ 장기간 효력을 나타낼 것
㉥ 무미, 무취하고 자극성이 없을 것
㉦ 사용하기 쉬운 것

② 보존료의 종류
㉠ 데히드로초산 나트륨(Sodium Dehydroacetate): 치즈, 버터, 마가린 외 사용 금지
㉡ 소브산(Sorbic Acid), 소브산 칼륨(Potassium Sorbate), 소브산 칼슘(Calcium Sorbate): 치즈, 식육가공품, 젓갈류, 된장, 고추장 등
㉢ 안식향산(Benzoic Acid), 안식향산나트륨(Sodium Benzoic Acid), 안식향산칼륨, 안식향산칼슘: 과일, 채소류 음료, 잼류, 발효음료류
㉣ 파라옥시안식향산에스테르류: 캡슐류, 과일 · 채소음료, 간장, 식초, 소스류
㉤ 프로피온산, 프로피온산나트륨, 프로피온산칼슘: 빵, 케이크류, 치즈, 잼류

(2) 감미료

① 당을 제외한 감미를 가지고 있는 화학적 제품을 총칭한다. 영양가가 거의 없으며 많은 양을 섭취하면 인체에 유해하므로 특별한 경우를 제외하고는 사용하지 않는 것이 좋다.

② 종류

㉠ 사카린나트륨: 절임류, 어육가공품, 음료류, 영양보충식품. 가열 조리 후 첨가(소화효소 작용 억제, 신장장애, 방광종양 발생)

㉡ 글리실리친산이나트륨, 글리실리친산삼나트륨: 된장 및 간장, 설탕의 200배 감미

㉢ D-소르비탈

㉣ 아스파탐: 빵류, 견과류 등

(3) 착색료

인공적으로 착색을 시켜 천연색을 보완·미화하여, 식품의 매력을 높임으로써 소비자의 기호를 끌기 위하여 사용되는 물질

① 착색료로서 갖추어야 할 조건

㉠ 인체에 독성이 없어야 함

㉡ 체내에 축적되지 않아야 함

㉢ 미량으로도 효과가 있어야 함

㉣ 물리·화학적 변화에 안정해야 함

㉤ 값이 싸고, 사용하기에 간편해야 함

② 종류

식용색소녹색제3호, 식용색소녹색제3호 알루미늄레이크, 식용색소적색제102호, 식용색소적색제2호, 식용색소적색제2호, 식용색소적색제3호, 식용색소적색제3호 알루미늄레이크, 식용색소적색제40호, 식용색소청색제1, 식용색소청색제1호 알루미늄레이크, 식용색소청색제2호, 식용색소청색제2호 알루미늄레이크, 식용색소황색제4호, 식용색소황색제4호 알루미늄레이크, 식용색소황색제5호, 식용색소황색제5호 알루미늄레이크

(4) 표백제

① 색소를 파괴하여 그 식품이 완성되었을 때의 색을 아름답게 하기 위하여 사용

② 종류: 메타중아황산칼륨, 메타중아황산나트륨, 무수아황산, 아황산나트륨, 산성아황산나트륨, 차아황산나트륨

(5) 산화방지제

① 공기 중의 산소에 의해 일어나는 변질, 즉 유지의 산패에 의한 이미 · 이취, 식품의 변색 및 퇴색 등을 방지하기 위하여 사용되는 첨가물

② 종류

㉠ 수용성: 에리소르빈산, 아스코르빈산 등

㉡ 지용성: 몰식자산프로필(Propyl Gallate), 부틸히드록시아니졸(BHA), 디부틸히드로퀴논(BHT) 등

(6) 살균제

① 식품의 부패 원인균 또는 잔여병균들을 사멸시키기 위하여 식품에 첨가하거나 식품 제조 시에 사용하는 첨가물

② 종류: 차아염소산나트륨, 표백분, 이염화이소시아누르산나트륨

(7) 발색제

① 착색제와 달리 그 자체가 색을 나타내는 것이 아니고, 식품 중의 색소성분과 반응하여 식품의 색을 보존하거나 발색시키는 물질

② 종류: 아질산나트륨, 질산나트륨, 질산칼륨(식육가공품, 어육소시지류 등), 황산제일철, 소명반

(8) 팽창제

① 빵이나 과자 등을 제조할 때 첨가하면 가스를 발생시켜 제품을 부풀게 하여 연하고 맛이 좋고 소화가 잘 되기 쉬운 상태로 만드는 화학적 합성품

② 종류: 효모와 같은 천연품, 탄산염, 암모늄염 등

(9) 강화제

① 식품의 종류, 조리법 등에 의하여 영양소가 결핍 · 파괴되거나, 완전히 흡수되지 않으므로 식품에 여러 가지 영양소를 첨가하여 부족한 성분을 보충하여 식품의 영양 강화

② 미량으로서 영양 효과가 있고 식품의 영양 강화를 위하여 첨가되는 물질

(10) 기타 첨가물

① 껌 기초제: 껌에 적당한 점성과 탄력성을 갖게 하여 그 풍미를 유지하는데 중요한 역할을 하는 것

② 소포제: 거품 제거 기능

③ 호료: 점착성제로서 식품의 점착성을 증가시켜 교질상의 미각을 증진시키는 효과

참고 식품첨가물의 종류 18 경기의료기술, 24 경북의료기술

(1) **보존료**: 데히드로초산 나트륨, 소르빅산 안식향산, 파라옥시안식향산에스테르류, 프로피온산, 프로피온산나트륨, 프로피온산칼슘
(2) **감미료**: 사카린나트륨, 글리실리친산, 소르비탈, 아스파탐
(3) **표백제**: 메타중아황산칼륨, 메타중아황산나트륨, 무수아황산, 아황산나트륨, 산성아황산나트륨, 차아황산나트륨
(4) **산화방지제**: 에리소르빈산, 아스코르빈산, 몰식자산프로필, 부틸히드록시아니졸(BHA), 디부틸히드로퀴논(BHT)
(5) **살균제**: 차아염소산나트륨, 표백분, 이염화이소시아누르산나트륨
(6) **발색제**: 아질산나트륨, 질산나트륨, 질산칼륨, 황산제일철, 소명반

OX QUIZ

Check

01 식품위생이란 식품의 재배, 생산, 제조로부터 최종적으로 사람에게 섭취되기까지의 모든 단계에 걸친 식품의 안정성, 건전성 및 완전무결성을 확보하기 위해 필요한 모든 수단을 말한다. O X

02 변패는 단백질이 미생물에 의해 변화되고 풍미가 나쁘게 되어 식용으로 부적절하게 되는 현상이다. O X

03 건조법은 식품의 위생적인 보관을 위해 식품의 수분을 10% 이하로 저장하는 방법이다. O X

04 세균성 식중독은 소화기계 감염병에 비해 발병력이 약하기 때문에 다량의 균이 있거나 독소량이 많을 때 발병한다. O X

05 장염비브리오 식중독은 감염형 식중독이며 원인균은 호염균으로 바닷물에서 활발하게 증식한다. O X

06 보툴리누스 식중독은 보툴리누스균의 독소인 신경독소(Neurotoxin)가 원인이 되어 경직성 신경마비가 특징적으로 나타난다. O X

07 식품첨가물은 식품의 제조 · 가공에 필수불가결한 것이어야 하며 식품의 상품가치를 향상시켜야 한다. O X

08 보존료는 미생물의 증식에 의해 일어나는 식품의 부패나 변질을 방지하고, 식품의 신선도를 보존하여 영양가의 손실을 방지하는 데 사용되는 물질이다. O X

OX Answer

01 X [식품의 안정성 → 식품의 안전성] **02** X [단백질 → 당질, 지방질] **03** X [10% → 15%] **04** O
05 O **06** X [경직성 신경마비 → 이완성 신경마비] **07** O **08** O

Chapter 02

보건영양

제1절 보건영양의 개요

1 보건영양의 개념

① **WHO의 영양(Nutrition)의 정의**: 생명체가 생명을 유지하고 성장 · 발육하기 위해서 외부로부터 여러 가지 음식물을 섭취하여 건강한 체조직을 구성하고 에너지를 발생시켜 생명 현상을 유지하는 과정이다.

② **보건영양(지역사회영양)**: 지역사회주민을 대상으로 집단의 영양 문제를 다루는 분야

2 국민영양의 중요성

(1) 중요성

국민영양사업은 국력 강화와 경제 발전에 직 · 간접적으로 작용한다.

① **정신적 안정**: 건전한 영양은 정신적 발달을 도모하여 작업에 대한 집중력과 안정감을 가져와 생산력을 높일 수 있다.

② **건전한 체격 형성**: 건전한 영양은 계속적인 육체적 활동 능력을 향상시키고 생산력을 높이며 작업에 대한 창의적인 동기를 부여할 수 있다.

③ **이환율 감소**: 건전한 영양은 질병에 대해서 저항력을 높일 뿐만 아니라 중증으로의 이행을 예방할 수 있다.

④ **사망률 감소**: 건전한 영양은 지역사회 건강의 밑받침이 되는 모자보건에서 영아사망률, 모성사망률을 감소시킨다.

(2) 목표

① 임신부의 영양실조 예방과 그 출생아의 위험 감소

② 조산아 출생의 예방과 조산아의 정신적, 신체적 발육 부전의 예방

③ 과다 체중과 과소 체중의 감소

④ 노인층의 영양실조로 인한 쇠약의 예방

⑤ 전 연령층의 치아우식증의 예방

⑥ 영양과 관련된 성인 만성 질환의 예방

관계법규

• 국민건강증진법(1995)

학습 길라잡이

• 영양소의 종류 및 기능
• 영양 상태 판정법과 비만 기준

제2절 영양과 영양소

1 영양소의 종류 및 기능

(1) 영양소의 종류 18 경북

외부에서 받아들인 물질 중에서 생물체의 몸을 구성하거나 에너지원으로 사용되거나 또는 생리 작용을 조절하는 물질로 사람이 필요로 하는 영양소에는 탄수화물, 단백질, 지방, 비타민, 무기염류, 물 등이 있다.

① 3대 영양소: 단백질, 탄수화물, 지방
② 5대 영양소: 단백질, 탄수화물, 지방, 무기질, 비타민
③ 6대 영양소: 단백질, 탄수화물, 지방, 무기질, 비타민, 물

(2) 영양소의 기능 18 경북의료기술, 19 인천 · 인천의료기술, 21 경기

① 열량소
- ㉠ 활동에 필요한 에너지를 공급하고 몸을 따뜻하게 유지시키는 영양소
- ㉡ 탄수화물(1g당 4kcal), 단백질(1g당 4kcal), 지방(1g당 9kcal)

② 구성소
- ㉠ 필요한 물질을 재합성하고 조직 등을 구성하며, 소모된 물질을 보충하는 영양소
- ㉡ 단백질, 지질, 무기질 등
- ㉢ 신체의 조직 구성: 물(65%) > 단백질(16%) > 지방(14%) > 무기질(5%) > 탄수화물(1%)

③ 조절소
- ㉠ 생리 기능과 대사를 조절하는 물질
- ㉡ 인체가 항상 정상 상태를 유지할 수 있도록 도와주는 작용을 하는 영양소
- ㉢ 무기질, 비타민

2 주요 영양소

(1) 단백질 15 전남, 19 충남보건연구사 · 대구보건연구사 · 충북보건연구사, 20 경북

① C, H, N로 구성되며 신체조직의 주요 구성물질로서, 생명체의 구조와 기능을 결정하는 데 필수적이다.

② 역할
- ㉠ 단백질의 구성 요소인 아미노산은 어린이의 성장에 반드시 필요하다.

ⓛ 세포, 효소, 항체 그리고 많은 종류의 호르몬의 구성 성분이며, 모든 세포의 핵과 원형질의 필수 구성 성분이다.
ⓒ 피부, 모발, 손·발톱 등을 만든다.
ⓔ 체내 당질이나 지질의 섭취가 부족할 때에는 단백질은 체단백의 합성보다 우선적으로 에너지원으로 이용된다.
ⓜ 단백질을 구성하는 아미노산의 종류는 약 20여종이 있는데, 신체에서 합성되지 않기 때문에 반드시 식사에서 섭취해야 하는 아미노산을 필수아미노산이라고 한다.

③ **대표 식품**: 육류, 곡류, 계란, 우유, 옥수수 등
④ **부족**
ⓖ 단백질이 부족하면 발육정지, 신체소모증, 부종, 빈혈, 감염병에 대한 저항력 감소 등이 발생될 수 있다.
ⓛ 단백질의 결핍은 성인보다 어린이에게 더 많이 일어나며 이는 어린이가 성장에 필요한 단백질 요구량이 많기 때문이다.
ⓒ 콰시오커(Kwashiorkor): 단백질 결핍으로 발육 부진, 빈혈, 지방간 초래 등 주로 아프리카, 라틴아메리카 지역 어린이들에게 나타난다.
ⓔ 마라스무스(Marasmus): 에너지와 단백질 모두 결핍되어 저체중, 근육 위축, 신체소모증 등이 나타난다.

(2) 탄수화물 20 전북보건연구사, 21 전북의료기술

① C, H, O로 구성되며 당질을 함유한 식품을 섭취하면 소화 작용을 통해 포도당으로 분해·흡수된다.
② 포도당으로 되어 체내에 열량을 공급하고 남은 탄수화물은 글리코겐으로 간과 근육에 저장되고 일부는 지방으로 저장된다.
③ **역할**
ⓖ 열량원으로 사용되어 단백질의 절약 작용을 한다.
ⓛ 피로의 빠른 회복을 돕는다.
ⓒ 성장, 체온 유지 및 활동의 원동력을 위한 에너지원으로서의 역할을 한다.
ⓔ 지방, 단백질 및 비타민 B군 등의 다른 영양소의 대사를 돕는다.
ⓜ 과잉된 당질은 지방으로 변하여 체내에 저장되므로 과잉 섭취는 비만증의 원인이 될 수 있다.

④ **대표 식품**: 곡류와 곡류제품, 빵, 과자류, 고구마, 감자, 옥수수 등
⑤ **부족**: 산혈증, 영양장애, 피로, 허약, 탈수
⑥ **과잉 섭취**: 비만

(3) 지방

① C, H, O가 주성분이고 N, P가 들어있기도 하다.

② 농축된 에너지의 급원으로 1g당 9kcal의 열량을 내므로 당질이나 단백질에 비해 열량을 많이 낸다.

③ 역할

㉠ 인체의 체온 유지 및 피부 보호(피부를 부드럽고 탄력있게 함), 세포와 신경 조직의 재료, 영양물질의 저장고 역할을 한다.

㉡ 에너지원으로 작용한다.

㉢ 섭취 시 포만감을 주며 비타민 흡수에 기여한다.

④ 지방산의 유형

㉠ 포화지방산

- 상온에서 고체 또는 반고체 상태를 나타냄
- 종류: 쇠고기, 돼지고기 기름 등 동물성기름과 버터, 쇼트닝 등
- 역할: 다량 섭취 시 혈액 내의 콜레스테롤을 높여 심장질환의 발병률을 높임

㉡ 불포화지방산

- 실온에서 액체 상태로 존재함
- 종류: 옥수수기름, 콩기름, 참기름, 올리브유 등
- 역할: 혈액 내 콜레스테롤 수치를 낮추어 심장질환 발병 위험을 낮춤

㉢ 트랜스지방산(Trans Fat Acid): 불포화지방산인 식물성 기름을 가공식품으로 만들 때 산패(酸敗)를 억제하기 위해 수소를 첨가하는 과정에서 생기는 지방산으로 주로 마가린이나 쇼트닝에 들어 있다. 다량 섭취할 경우, 비만이 되기 쉬우며, 해로운 콜레스테롤인 저밀도지단백질(LDL)이 많아져 혈관계 질환이 생길 수 있다.

⑤ 부족: 허약, 빈혈, 거친 피부, 피부 질병에 대한 면역력 저하

⑥ 과잉 섭취: 동맥경화증, 심혈관 질환 등

(4) 무기질

16 인천의료기술, 17 경기·인천, 19 대구·대전, 20 충북, 21 충남·충북·전북보건연구사, 22 충북보건연구사, 23 전남의료기술

① 미네랄이라고도 하며, 인체를 구성하고 있는 여러 화학원소들 중에서 물과 유기물을 구성하고 있는 C, H, O, N 등을 제외한 나머지 것이다.

② 무기질은 뼈나 치아 등의 경조직과 근육이나 신경 등의 연조직을 구성하는 조직의 구성 성분이다.

③ 무기질의 종류

㉠ 다량무기질: 하루 100mg 이상 필요한 무기질(칼슘, 인, 나트륨, 염소, 칼륨, 마그네슘, 황)

㉡ 미량무기질: 하루 100mg 미만 필요한 무기질(철, 요오드, 붕소, 망간, 코발트, 구리, 셀레늄, 아연)

④ 무기질의 기능

㉠ 뼈나 치아 등의 경조직과 근육이나 신경 등의 연조직 구성

㉡ 체내 삼투압 조절

㉢ 산-염기의 균형 유지

㉣ 체내 수분 함량 조절

㉤ 신경전도 작용 및 근육 수축

㉥ 혈액응고 작용

⑤ 반드시 섭취해야 할 무기질: 칼슘과 철분

일상적 식사를 통해 충분한 양이 섭취되나 흡연, 생리 등 여러 가지 원인에 의해 체내에서 절대량이 감소하는 경우가 많다.

⑥ 무기질의 종류 및 특성

종류	기능	결핍증	함유식품
칼슘 (Ca)	99%가 골격 · 치아 형성 혈액응고 촉진 근육의 수축 작용 신경자극 전달 효소의 활성화	골격 · 치아 발육 부진 골연화증, 구루병 혈액응고 불량 내출혈	우유 및 유제품, 뼈째먹는 생선, 브로컬리 · 시금치 등 녹색채소
인 (P)	골격 및 치아 형성 pH 균형유지 에너지 대사에 관여 당질흡수를 도움	골격 · 치아 발육 부진 골연화증 성장 부진	곡류, 육류, 어패류 등의 식품
나트륨 (Na)	삼투압 유지 pH의 조절 근육 및 신경의 자극 · 전도 타액의 소화효소 활성화	• 식욕 부진, 소화 불량, 경련, 체내 성분 유지 불량 • 과잉증: 삼투압 상승으로 인한 부종	소금, 우유, 당근, 시금치
염소 (Cl)	삼투압 유지 pH의 조절 근육 및 신경의 자극 · 전도 위액의 산성 유지 소화에 관여	위액의 산도 저하 식욕부진 소화불량	소금
칼륨 (K)	97%가 세포내액 구성 삼투압 유지 pH의 조절 근육의 수축 신경의 전달 단백질 합성 관여	근육의 이완 발육 부진 구토, 설사	곡류, 야채, 과일

마그네슘(Mg)	60%가 골격 · 치아의 형성 효소생산 신경자극전달(흥분억제) 신경과 근육흥분 억제	• 신경계의 자극감수성 촉진, 혈관의 확장과 경련 • 과잉증: Ca의 배설 촉진, 골연화	녹색 야채, 견과, 대두, 육류
황(S)	세포단백질 구성요소 해독작용(항독소) 효소의 활성화	손발톱의 발육 부진 모발의 발육 부진 체단백의 질적 저하	치즈, 살코기, 강낭콩, 땅콩
철(Fe)	70%가 혈색소의 구성 성분	철결핍성 빈혈, 피로 유아 발육 부진 손발톱 편평	간, 달걀노른자, 육류, 녹황색 야채류
요오드(I)	갑상샘 호르몬의 구성 성분인 티록신(thyroxine) 형성	갑상선종, 비만증, 점액수종, 크레틴병	해조류, 간유, 무
불소(F)	치아 골격 형성 충치 예방	• 결핍: 충치 • 과잉: 반상치	해산물 특히 해조류
망간(Mn)	발육에 관여 단백질 대사에 관여	생장장애	곡류, 차, 커피, 야채류
코발트(Co)	비타민B_{12}의 구성 성분 적혈구 생성에 관여	비타민B_{12} 결핍, 빈혈	쌀, 콩
구리(Cu)	철의 산화 작용	저혈색소성 빈혈	간, 해조, 콩
셀레늄(Se)	심장, 혈관 등 인체 기관 필수 구성 성분 항산화효소 구성 성분 생식기능	근육 소모, 심근증, 임신말기 결핍시 유산 · 사산 · 조산	동물의 간, 육류, 생선, 곡류, 달걀
아연(Zn)	성장 및 골격 발전 촉진 생식기능 활성화	소아 성장장애 생식기능 발달 저하 면역기능 저하로 염증	육류, 해산물, 정제되지 않은 곡물

(5) 비타민

15 경북, 17 울산 · 경남 · 강원의료기술, 18 경기, 19 경기 · 강원 · 광주보건연구사, 20 대전 · 경북의료기술 · 인천의료기술, 22 부산의료기술 · 충남의료기술, 23 전북경력경쟁 · 부산의료기술 · 대전의료기술, 24 전북의료기술

① 특징

㉠ 유기화합물로 생체 내에서 적은 양으로도 정상적인 성장과 건강을 유지하게 해주는 필수 성분

㉡ 대부분 인체 내에서 합성하지 못하므로 식품을 통해서 섭취하여야 함

㉢ 일반적으로 생체 내에서 성장촉진 작용, 소화기관의 정상적인 작용, 신경의 안정성 유지, 조효소로서 체내 대사 작용 조절, 전염성 질병에 대한 저항성 등의 기능을 가짐

② 비타민의 분류

㉠ 수용성 비타민: 물에 쉽게 녹는 비타민으로 비타민B군, 비타민C

㉡ 지용성 비타민: 지방에 녹는 특성이 있는 비타민으로 비타민 A, D, E, K

특성	지용성 비타민	수용성 비타민
용해도	기름과 유지 용매에 용해된다.	물에 용해된다.
흡수와 이송	지방과 함께 흡수되고, 임파계를 통해 이송된다.	당질과 아미노산과 함께 소화·흡수된다. 문맥순환으로 들어간다(간).
방출	담즙을 통하여 체외로 서서히 방출되나 좀처럼 방출되지 않는다.	뇨(尿)를 통해 빠르게 방출된다.
저장	간 또는 지방조직에 저장된다.	신체는 스펀지같이 일정한 양을 흡수하면 초과량은 저장하지 않는다.
공급	필요량을 매일 절대적으로 공급할 필요성은 없다.	매일 필요량을 절대적으로 공급하여야 한다.
전구체	비타민의 전구체가 존재한다.	일반적으로 전구체가 존재하지 않는다(니아신은 예외).
조리 시 손실	산화를 통하여 약간 손실이 일어날 수 있다.	조리손실이 크다.
결핍	결핍 증세가 서서히 나타난다.	매일 필요량을 공급하지 못하면 결핍 증세가 비교적 속히 나타난다.
구성원소	수소(H), 산소(O), 탄소(C)	수소(H), 산소(O), 탄소(C), 질소(N), 황(S), 코발트(Co) 등
비타민 종류	비타민 A, D, E, F, K	비타민 B, C, M(폴릭산, Folic Acid)

표 6-1 비타민의 종류

구분	종류	기능 및 특성	결핍증	함유식품
수용성	비타민B_1(티아민) • 항각기성인자 • 항신경염인자	• 당질대사 촉진 • 식욕과 소화기능 자극 • 신경계에서의 기능	피로, 식욕부진 각기병 신경염	쌀겨, 효모, 땅콩, 난황, 우유
	비타민B_2 (리보플라빈) • 성장촉진인자	• 성장 촉진 • 입속 점막보호 • 체내 산화·환원작용	성장저해 구내염, 구각염, 설염	효모, 송이버섯, 소간, 분유, 된장
	비타민B_6(피리독신) • 항피부염인자	• 단백질대사 관여 • 지방 합성	피부염, 설염, 구강염, 빈혈, 두통, 구토	곡류의 배아, 간장, 효모, 난황
	비타민B_{12} (코발라민) • 항빈혈인자	• 혈액 생성 • 성장 촉진	악성 빈혈 손발 지각 이상	간, 육류, 난황
	비타민B_3(니아신) • 항펠라그라인자	체내 산화·환원 작용	펠라그라, 설염, 피부· 점막손상	효모, 땅콩, 간, 육류
	엽산 (비타민M, 비타민B_9) • 항빈혈성인자	• 핵산 및 아미노산 합성 • 적혈구 성숙	설염, 성장장애, 거대적아구성 빈혈	간, 육류
	비타민C (아스코르빈산) • 항괴혈성 인자	• 항산화제 • 콜라겐 형성 • 면역기능 향상 • 철 흡수 촉진	괴혈병 상처 치유 지연 체중감소 피로, 식욕 감퇴	신선한 과일 및 야채, 고추, 파슬리, 시금치, 유자, 녹차
지용성	비타민A(레티놀) • 항야맹증인자	• 시력 유지 • 상피세포의 건강 유지 • 신경계 및 생식계 기능 유지	야맹증, 안구건조증, 피부이상, 면역기능 약화, 성장 부진	간유, 돼지간, 소간, 인삼, 김, 시금치
	비타민D(칼리페놀) • 항구루병인자	• 뼈의 성장과 석회화 촉진 • 칼슘의 흡수 촉진 • 인의 흡수 촉진	• 어린이 – 구루병 • 성인 – 골연화증, 골다공증	간유, 버터, 간, 난황, 버섯류
	비타민E(토코페롤) • 항불임인자	• 세포 손상을 방지하는 항산화제 • 비타민A의 흡수 증가	적혈구 용혈, 불임, 근육위축증, 빈혈, 신경 파괴	배아유, 콩기름,
	비타민K (프로트롬빈) • 혈액응고인자	혈액응고	혈액응고 지연, 출혈	시금치, 양배추, 대두, 토마토
	비타민F(리놀렌산) • 필수지방산	• 성장, 지방분해 촉진 • 모발·피부의 정상 유지	성장 정지, 지방 대사장애, 탈모, 피부염	식물성 기름

(6) 수분(물) 20 전북보건연구사

① 인체 내의 수분 함량: 약 65%

② 수분의 작용

㉠ 물질의 운반 작용: 영양소를 조직으로 운반, 노폐물을 체외로 배설

㉡ 용매 작용: 영양소나 가용성물질을 용해하여 체액의 pH 및 삼투압 유지

㉢ 체내 화학 반응의 조절 작용: 체내의 모든 대사 과정에서 일어나는 화학 반응은 물을 필요로 하는 것이 많으므로 대사 조절에 관여함

㉣ 체온 조절 작용: 체내에서 발생하는 열을 흡수 또는 방출하여 체온 조절

㉤ 조직의 안정보호 작용: 외부에서 오는 충격에 대해 쿠션과 같은 작용

㉥ 윤활기능: 관절에 존재하는 수분은 관절의 마찰을 방어하여 원활하게 움직일 수 있도록 함

③ 섭취 및 배설

㉠ 성인 하루 2~2.5L 섭취와 배설

㉡ 상실 시 인체 증상

- 5% 상실: 갈증
- 10% 상실: 신체 이상
- 15% 상실: 생명 위험

제 3 절 에너지대사 및 영양 상태 판정

1 에너지대사

(1) 열량

① 열량의 단위: cal

② 1cal란 순수한 물 1g을 14.5℃에서 15.5℃로 올리는 데 소요되는 열량을 말한다.

(2) 기초대사량(BMR, Basal Metabolic Rate)

17 울산·인천·충북, 19 경기, 20 대구, 22 강원의료기술

① 개념

㉠ 생명 유지를 위한 에너지(호흡, 대사, 체온 유지)

㉡ 개인마다 다른데, 일반적으로 체중 1kg당 한 시간에 1kcal 소요

㉢ 나이, 임신, 영양 상태, 성별, 내분비, 체온, 기후 등의 요인에 영향을 받음

㉣ 일반적으로 성인여자 1,200~1,400kcal, 성인남자 1,400~1,800kcal

② **측정**: 아침 일찍 공복일 때(식후 12~18시간 지난 아침), 20℃ 실내에서 안정된 상태로 조용히 누워있을 때 측정한다.

③ **특성**

㉠ 체표면적이 클수록, 근육량이 많을수록 열량이 큼(남자 > 여자)

㉡ 발열이 있는 사람의 소요열량이 큼(영아 > 성인)

㉢ 기온이 낮으면 소요열량이 커짐(겨울 > 여름)

㉣ 체온이 1℃ 상승할 때마다 기초대사량은 13% 증가

㉤ 수면 시 약 10% 감소

㉥ 항상성 유지됨

㉦ 연령이 높아질수록 BMR은 감소

(3) 특이동적 대사(SDA, Specific Dynamic Action)

17 경북, 21 제주의료기술, 22 전북의료기술 · 강원의료기술

① 음식물의 소화흡수 대사 과정에서 에너지가 소비되는 현상(대사항진)이다.

② 음식을 섭취한 후 2~3시간에 최고치에 도달(열 생산량)하며 점차 감소하면서 12~18시간 지속된다.

③ 특이동적 작용은 식품의 종류에 따라 다른데 혼합식의 경우 10% 전후의 대사항진이 있다.

④ 단백질은 20~30%, 탄수화물은 4~9%, 지방은 4% 전후의 대사항진이 있다.

⑤ 단백질 식품 25g을 섭취했을 때 100kcal가 생산되지만 30%는 소화흡수 등에 이용되기 때문에 30kcal(30%)가 기초대사량의 항진에 사용된다.

2 한국의 영양 섭취 기준

(1) 배경

① 1941년 미국에서 군인들의 급식 관리를 목적으로 영양권장량을 제정한 것을 계기로 시작되었다.

② 우리나라의 영양권장량은 1962년 국제연합식량농업기구(FAO) 한국지부에서 제정하였으며, 1995년부터 한국영양학회에서 발간하고 5년 주기로 개정하고 있다.

(2) 영양 섭취 기준의 변화

① 주요 건강 문제의 변화

② 만성 질환 관리의 필요성 증가

③ 영양소 과잉 섭취 위험성 대두
④ 영양 취약 집단의 다양화

(3) 한국인 영양섭취기준

① 영양소 섭취기준은 국민의 건강증진 및 질병예방을 목적으로 에너지 및 각 영양소의 적정 섭취량을 나타낸 것이다.

② 초기에는 영양결핍증을 예방하기에 충분한 양을 의미하는 영양권장량을 제정하였으나(NRC, National Research Council, 1989), 영양결핍으로 인한 건강문제와 함께 일부 영양소의 과잉섭취 또는 불균형으로 인한 만성질환이 주요 건강문제로 대두되면서, 영양소의 결핍과 과잉으로 인한 문제를 예방하기 위한 새로운 개념의 영양소 섭취기준을 제정하게 되었다.

(4) 영양 섭취 기준의 종류

15 서울, 19 경북보건연구사·충남보건연구사, 20 대전보건연구사, 21 경기의료기술·부산·복지부·경기보건연구사·광주보건연구사

① **평균 필요량**(EAR, Estimated Average Requirement)
대상 집단을 구성하는 건강한 사람들의 절반에 해당하는 사람들의 일일 필요량을 충족시키는 값으로 대상 집단의 필요량 분포치 중앙값으로부터 산출한 수치이다.

② **권장 섭취량**(RNI, Recommended Nutrient Intake)
성별, 연령군별로 거의 모든(97~98%) 건강한 인구 집단의 영양소 필요량을 충족시키는 섭취량 추정치로써 평균 필요량에 표준편차의 2배를 더하여 정한다.
권장 섭취량 = 평균 필요량 + 표준편차 2배

③ **충분 섭취량**(AI, Adequate Intake)
㉠ 평균 필요량과 권장 섭취량을 구할 수 없을 때 설정, 즉 영양소 필요량에 대한 정확한 자료가 부족하거나 필요량의 중앙값과 표준편차를 구하기 어려운 경우 설정하게 된다. 주로 역학 조사에서 관찰된 건강한 사람들의 영양소 섭취량의 중앙값을 기준으로 정한다.
㉡ 한국인 영양 섭취 기준에서 성인을 기준으로 충분 섭취량이 설정된 영양소: 식이섬유, 수분, 비타민E, 비타민K, 판토텐산, 나트륨, 염소, 칼륨, 불소, 망간 등 10가지

④ **상한 섭취량**(UL, Tolerable Upper Intake Level)
인체 건강에 유해 영향이 나타나지 않는 최대 영양소 섭취 수준이다. 과량 섭취 시 건강에 악영향의 위험이 있다는 자료가 있는 경우에 설정이 가능하다.

$$\text{상한 섭취량} = \frac{\text{최대 무독성량 또는 최저 독성량}}{\text{불확실계수}}$$

(5) 특징

① 연령 구분

㉠ 영양 섭취 기준은 사람의 생애주기에 따라 생리적 변화 및 신체 크기에 따라 영향을 받음

㉡ 연령 구분은 생애주기에 따라 영아기, 아동기, 청소년기, 성인기 및 노인기로 분류하고 세분화함

② 체위 기준

㉠ 연령 범주에 따른 기준 체위가 필요함

㉡ 체위 기준치는 0~18세는 소아·청소년 신체발육 표준치자료를 사용하고, 19세 이상 성인은 산업자원부 기술표준원 자료의 신장 중앙값과 신장 대비 체질량지수 22kg/m²에 해당하는 기준을 사용함

3 영양 상태 판정 17 서울

지역사회의 영양상태를 판정하기 위해서는 지역주민 개개인을 측정하는 방법과 지역주민 전체의 식생활 내용을 조사하는 방법이 있을 수 있다.
영양상태 판정은 직접적인 방법과 간접적인 방법으로 구분되며 ① 직접적인 방법은 측정자의 주관적인 판단에 의하는 것과 신체계측이나 생화학 검사 등 객관적인 방법이 있고, ② 간접적인 방법은 연령별 특수 사망이나 특수 질병의 이환율 및 식이 섭취 평가 등의 방법이 있다.

(1) 주관적 판정법

의사의 시진이나 촉진으로 판정하는 방법으로, 많은 경험에 의해서 빈혈, 구각염, 각화증, 부종, 건반사소실, 갑상선의 변화 등 임상증상으로 판정하는 방법이다.

(2) 객관적 판정법: 신체계측에 의한 판정법

신장, 체중, 흉위, 좌고 등의 신체계측치를 기준치와 비교하여 판정하거나 이들의 조합에 의한 계측방법이 쓰이고 있다.

(3) 객관적 판정법: 이화학적 검사에 의한 판정법

영양상태나 질병상태의 판정을 위해서 생화학적 검사방법이 많이 쓰여지는데, 혈액비중의 측정, 헤모글로빈 미량정량 등으로 단백질이나 철분의 영양상태를 판정하는 등 혈액검사, 소변검사, 미량정량검사와 간이정량법이 발전됨에 따라서 임상검사가 집단검사에 응용되고 있다.

(4) 간접적 판정법

영양상태 판정에 있어서는 영양상태에 따라 영향을 받을 수 있는 ① 영아 또는 1~4세 등 특정 연령의 사망률, ② 특정 감염병의 이환율, ③ 식품의 섭취 종류나 양을 알아보는 식이섭취평가 등을 통해서 간접적으로 판정할 수 있다.

4 신체계측에 의한 영양상태 판정법

17 강원, 18 울산, 20 경북, 21 강원 · 세종보건연구사

(1) Kaup 지수

17 대구, 18 호남권, 19 강원의료기술, 21 광주보건연구사, 22 강원의료기술, 23 울산의료기술, 24 전북의료기술

① 영유아(5세 미만의 어린이 중 특히 2세 미만)의 비만을 판정하는 데 많이 쓰이는 지수

② $\text{Kaup 지수} = \dfrac{\text{체중(kg)}}{[\text{신장(cm)}]^2} \times 10^4$

③ 판정기준

㉠ 15 미만: 영양불량

㉡ 15~18 미만: 정상

㉢ 18~20 미만: 경도의 비만

㉣ 20 이상: 비만

(2) Rohrer 지수 19 서울, 20 부산

① 학령기 어린이를 대상으로 많이 이용

② $\text{Rohrer 지수} = \dfrac{\text{체중(kg)}}{[\text{신장(cm)}]^3} \times 10^7$

③ 판정기준: 다음과 같을 때 비만으로 판정한다.

㉠ 신장 110~129cm: 180 이상

㉡ 신장 130~149cm: 170 이상

㉢ 신장 150cm 이상: 160 이상

(3) Vervaek 지수 20 호남권

① $\text{Vervaek 지수} = \dfrac{\text{체중(kg)} + \text{흉위(cm)}}{\text{신장(cm)}} \times 10^2$

② 82 이하 마른 상태, 92 이상 비만

(4) 표준체중 대비 비만도지수(성인) 21 광주보건연구사, 22 전북의료기술

① Broca's Index 표준체중: 동일연령, 동일한 성에 있어서 사망률이 가장 낮은 체중을 의미하는데, 표준체중의 산출은 신장에 따라 달리 계산하는 변형된 Broca법이 자주 이용된다.

㉠ 신장 160cm 이상인 경우: [신장(cm) − 100] × 0.9

㉡ 신장 150.1~159.9cm인 경우: [(신장(cm) − 150) / 2] + 50

㉢ 신장 150cm 이하인 경우: 신장(cm) − 100

② 비만도(%) = $\frac{\text{실체중} - \text{표준체중}}{\text{표준체중}} \times 10^2$

③ 비만 판정: 10% 미만 정상, 10~19.9% 체중 과다, 20% 이상 비만

(5) 체질량지수(BMI, Body Mass Index)

17 대구, 20 인천의료기술・인천보건연구사, 23 경기의료기술

① 체질량지수 = 체중(kg) / 신장$(m)^2$

② 체질량지수는 신장과 체중을 이용하여 산출한 지수로 쉽게 계산할 수 있다. 체질량지수는 비만 판정의 기준인 체지방량과의 상관관계 계수가 0.7~0.8로서 체지방량을 잘 반영하므로 성인기 이후의 비만 판정에 매우 유용하다.

③ 미국 국가보건영양학회와 우리나라 국민영양조사에서 비만 판정 기준으로 사용된다.

④ 특징

㉠ 과체중 및 비만을 평가함에 있어서 세계적으로 통용되는 방법

㉡ 성인에서 성별, 연령에 관계없이 일정하게 적용되는 방법

㉢ 과체중 이상의 범위에서는 체지방량과의 상관관계가 높지만 운동선수, 노인, 비만정도가 심한 경우, 키가 많이 작은 경우에는 일률적인 적용이 곤란한 단점이 있음

⑤ 분류

㉠ 체질량지수 비만 기준(WHO 기준)

BMI	판정
18.5 미만	저체중
18.5~24.9	정상
25~29.9	과체중
30~34.9	1단계 비만
35~39.9	2단계 비만
40 이상	3단계 비만

㉡ 대한 비만학회 기준

BMI	판정
18.5 미만	저체중
18.5~22.9	정상
23~24.9	비만전단계
25~29.9	1단계 비만
30~34.9	2단계 비만
35 이상	3단계 비만

㉢ 국민영양조사 체질량지수 판정범위

BMI	판정
18.5 미만	저체중
18.5~24.9	정상
25 이상	비만

(6) 복부비만 측정(WHR, Waist Hip Ratio)

① 개념

㉠ 허리와 엉덩이 둘레의 비율

$$\text{복부비만} = \frac{\text{허리둘레(cm)}}{\text{엉덩이둘레(cm)}}$$

㉡ 복부형 비만인지 둔부형 비만인지를 평가할 수 있는 기준

㉢ 같은 체지방률을 나타낸다 하더라도 복부에 지방이 많이 쌓이는 경우는 성인병 발생률 증가

㉣ 여성의 경우: 생리이상이나 자궁, 난소의 질병과 깊은 연관성

② **측정**: 허리는 배꼽선 둘레를 측정하고 엉덩이는 가장 둘레가 큰 부위를 측정

③ **비만율**

㉠ 남자는 0.91 이상일 때, 여자는 0.83 이상일 때 비만

㉡ 국민고혈압사업단 제시 기준: 남자 1 이상일 때, 여자 0.85 이상일 때 복부비만

㉢ WHO 기준: 남자 0.91 이상일 때, 여자 0.86 이상일 때 복부비만

Tip

허리둘레 측정법

① 양발을 25~30cm 벌리고 숨을 내쉰 상태

② 갈비뼈 가장 아래와 장골능 중간 부위

③ 줄자가 피부를 누르지 않도록

④ 피하지방 과도 시 들어올려 측정

OX QUIZ

Check

01 영양소는 활동에 필요한 에너지를 공급하는 열량소, 조직을 구성하는 구성소, 생리기능과 대사를 조절하는 조절소의 기능을 한다. O X

02 지방은 에너지원으로 작용하여 1g당 4kcal의 에너지를 발생시킨다. O X

03 무기질 중 칼륨은 골격과 치아를 형성하고 신경과 근육의 흥분을 억제한다. O X

04 지용성 비타민은 매일 필요량을 공급하지 못하면 결핍증세가 비교적 속히 나타난다. O X

05 영양 섭취 기준에서 충분 섭취량은 평균 필요량과 권장 섭취량을 구할 수 없을 때 설정한다. O X

06 특이동적 대사는 음식물의 소화흡수 대사과정에서 소비되는 에너지로 음식을 섭취한 후 12~18시간에 최고치에 도달한다. O X

07 체질량 지수는 신장(m)의 제곱으로 체중을 나눈 값이며, 우리나라 국민영양조사에서 적용되는 BMI 비만기준은 25 이상이다. O X

OX Answer

01 O **02** X [4kcal → 9kcal] **03** X [칼륨 → 마그네슘] **04** X [지용성 비타민 → 수용성 비타민]
05 O **06** X [12~18시간 → 2~3시간] **07** O

Part 6 합|격|예|감 기출문제

01

식품의 원료 및 재료 단계부터 제조, 가공, 보존, 유통, 조리를 거쳐 최종 소비자가 섭취하기 전까지의 각 단계에서 발생할 우려가 있는 위해요소를 규명하고, 이를 중점적으로 관리하기 하는 과학적인 위생관리 체계는 무엇인가? 경기 의료기술(2월), 2021

① GMP ② HACCP
③ GAP ④ Cold chain

02

영양섭취 기준 중 일일 평균필요량에 표준편차를 2배 더하여 구하는 것은? 경기 의료기술(2월), 2021

① 충분섭취량 ② 상한섭취량
③ 권장섭취량 ④ 평균섭취량

03

식중독에 대한 설명으로 가장 옳지 않은 것은? 서울, 2021

① 세균성 식중독은 크게 감염형과 독소형으로 분류된다.
② 대부분의 세균성 식중독은 2차 감염이 거의 없다.
③ 노로바이러스는 온도, 습도, 영양성분 등이 적정하면 음식물에서 자체 증식이 가능하다.
④ 살모넬라, 장염비브리오는 감염형 식중독 원인균에 해당한다.

04

순수한 단백질 200g, 지방 40g, 탄수화물 50g을 섭취하였을 때 총 kcal는 얼마인가? 경기, 2021

① 1,360kcal ② 1,410kcal
③ 1,610kcal ④ 2,160kcal

05

우리나라에서 겨울철에 유행하는 대표적인 식중독은 무엇인가? 경기, 2021

① 장염비브리오 ② 살모넬라
③ 콜레라 ④ 노로바이러스

06

영양소 필요량을 추정하기 위한 과학적인 근거가 부족할 경우, 인구집단의 건강 유지를 위해 정하는 기준은 무엇인가? 복지부, 2021

① 권장섭취량 ② 평균필요량
③ 충분섭취량 ④ 상한섭취량
⑤ 에너지적정비율

07

다음 중 세균에 의한 감염형 식중독에 해당하는 것은?

복지부, 2021

① 황색포도상구균　② 보툴리누스균
③ 웰치균　④ 장염비브리오
⑤ 노로바이러스

08

다음 중 섭조개, 대합, 검은조개에 들어있는 독성분은?

복지부, 2021

① 베네루핀(Venerupin)
② 삭시톡신(Saxitoxin)
③ 테트로도톡신(Tetrodotoxin)
④ 시큐톡신(Cicutoxin)
⑤ 아미그달린(Amigdalin)

09

다음에 해당하는 질병은 무엇인가?

전북 의료기술, 2021

> 감염자의 대변 또는 구토물에 오염된 물이나 음식물을 통해 감염될 수 있고, 어패류 등의 생식을 통해서도 감염되며, 감염시 오심, 구토, 설사등을 일으켜 "겨울철 구토병"이라고도 불린다.

① 노로바이러스　② 비브리오증
③ 콜레라　④ 살모넬라

10

다음의 설명에 해당하는 영영소는 무엇인가?

전북 의료기술, 2021

> C, H, O로 구성, 95% 이상을 인체의 에너지로 사용하며 과잉 섭취 시 축적되어 비만을 유도한다

① 단백질　② 탄수화물
③ 지방　④ 비타민

11

식중독균에 대한 설명 중 옳은 것은?

경기 보건연구사, 2021

① Vibrio parahaemolyticus는 아포를 형성하여 자연계에 널리 존재한다.
② E.coli O157:H7은 장독소형대장균(Enterotoxigenic E.coli)이다.
③ Staphylococcus aureus는 잠복기가 2~8일로 비교적 긴 편이다.
④ Listeria는 저온에서 증식이 가능하다.

12

아플라톡신(Aflatoxin) 식중독에 대한 설명으로 가장 옳은 것은?

서울 보건연구사, 2021

① 땅콩, 옥수수 등과 같은 곡류가 오염되어 발생한다.
② 감자의 발아 부위나 녹색으로 변색된 부분을 섭취하여 발생한다.
③ 식중독 중에 발생률이 가장 높다.
④ 오염된 햄, 통조림, 소시지 등에 의한 신경친화적 식중독이다.

13

HACCP의 관리원칙으로 옳지 않은 것은?

경기 의료기술, 2022

① 소요비용이 저렴하다.
② 최종 제품의 관리, 검사한다.
③ 비숙련공도 관리가 가능하다.
④ 식품생산의 모든 과정에 적용한다.

14

다음 중 특이동적대사에 대한 설명으로 옳지 않은 것은?

전북 의료기술, 2022

① 안정적 상태에서 소비되는 에너지인 기초대사량의 1.1~1.2배 정도이다.
② 특이동적대사에서 지방은 3~4%를 차지한다.
③ 대사항진에 단백질이 가장 적게 사용된다.
④ 식품섭취에 따른 대사항진을 의미한다.

15

〈보기〉에서 설명하는 성인 남녀의 비만 측정을 위한 지수는 무엇인가?

전북 의료기술, 2022

〈보기〉
- 남자: (신장cm − 100) × 0.9
- 여자: (신장cm − 100) × 0.85

① 카우프 지수　② 로렐 지수
③ 브로카 지수　④ 베르벡 지수

16

자연독에 의한 식중독의 원인식품과 독소의 연결이 옳지 않은 것은?

보건직, 2022

① 바지락 – venerupin
② 감자 – solanine
③ 홍합 – tetrodotoxin
④ 버섯 – muscarine

17

캠필로박터 식중독에 대한 설명으로 옳지 않은 것은?

보건직, 2022

① 피가 섞인 설사를 할 수 있다.
② 원인균은 호기적 조건에서 잘 증식한다.
③ 닭고기에서 주로 발견된다.
④ Guillain-Barre syndrome을 일으킬 수 있다.

18

체질량지수의 측정방법에 대한 설명으로 옳은 것은?

경기 의료기술, 2023

① 신장(m)의 제곱에 대한 체중(kg)의 값이다.
② 체중(kg)에 대한 신장(m)의 제곱 값이다.
③ 실제체중에서 표준체중을 뺀 값을 표준체중으로 나눈 값이다.
④ 표준체중에서 실제체중을 뺀 값을 실제체중으로 나눈 값이다.

19

다음 중 비타민 결핍시 발생할 수 있는 질병의 연결이 옳지 않은 것은? 전북 경력경쟁, 2023

① 비타민 A – 야맹증
② 비타민 C – 괴혈병
③ 비타민 E – 불임
④ 비타민 B_1 – 구순염

20

식품의 화학적 보존법은? 보건직, 2023

① 냉장법 ② 절임법
③ 밀봉법 ④ 가열법

21

다음 중 독소형 식중독에 대한 설명으로 옳은 것은? 경기 보건연구사, 2023

① 독소형 식중독으로는 포도상구균 식중독, 보툴리누스 식중독, 살모넬라 식중독이 있다.
② 그룹 A형 웰치균 식중독의 원인균은 100℃에서 1시간 가열하면 사멸된다.
③ 세레우스 식중독은 여름철에 주로 발생한다.
④ 보툴리누스 식중독의 원인독소는 A, B, E, F형이 있다.

22

다음 설명에 해당하는 식중독은 무엇인가? 경기 의료기술, 2024

- 햄, 소시지, 채소통조림, 고기통조림 등이 원인식품이다.
- 오심, 구토, 두통, 신경마비, 호흡마비 등의 증상이 발생한다.
- 잠복기는 12~36시간이다.

① 살모넬라 ② 보툴리누스
③ 포도상구균 ④ 장염비브리오

23

〈보기〉의 설명에 해당하는 식중독으로 옳은 것은? 경북 의료기술, 2024

〈보기〉
- 구토형, 설사형으로 구분되며 구토형의 잠복기는 1~5시간, 설사형의 잠복기는 6~16시간이다.
- 토양, 식물 등 자연계에 널리 분포되어 있어 식품에 오염되기 쉽다.
- 원인균의 포자는 내열성이어서 135℃에서 4시간을 가열해도 견딘다.

① 장염비브리오(Vibrio) 식중독
② 세레우스(Bacillus cereus) 식중독
③ 보툴리누스(Botulinus) 식중독
④ 노로바이러스(Norovirus) 식중독

24

다음 중 산화방지제로 사용되는 식품첨가물로 옳은 것은?

경북 의료기술, 2024

① L아스코르빈산
② 아스파탐
③ 프로피온나트륨
④ 차아황산나트륨

25

기초대사량에 대한 설명으로 가장 옳은 것은?

서울 의료기술, 2024

① 최소한의 생명을 유지하고 신체활동을 위해 필요한 에너지 대사량이다.
② 체지방과 근육량이 많을수록, 체표면적이 작을수록 기초대사량이 높아진다.
③ 아침식사 후 8~10시간이 지나고 정신적으로 안정된 상태에서 측정한다.
④ 체중 60kg인 성인 남장의 1일 기초대사량은 약 1,400kcal이다.

26

다음에서 설명하는 식중독의 원인균은?

보건직, 2024

- 어패류 섭취에 의해 많이 발생한다.
- 70℃에서 15분간 조리하면 식중독을 예방할 수 있다.

① 클로스트리디움 퍼프린젠스(Clostridium perfringens)
② 캠필로박터(Campylobacter jejuni)
③ 장염비브리오(Vibrio parahaemolyticus)
④ 바실러스 세레우스(Bacillus cereus)

27

식품의 보존방법 중 물리적 방법은?

보건직, 2024

① 방사선 처리법
② 염장법
③ 보존료 첨가법
④ 산 저장법

합격예감 기출문제 정답 및 해설

[Answer]

01 ②	02 ③	03 ③	04 ①	05 ④
06 ③	07 ④	08 ②	09 ①	10 ②
11 ④	12 ①	13 ②	14 ③	15 ③
16 ③	17 ②	18 ①	19 ④	20 ②
21 ④	22 ②	23 ②	24 ①	25 ④
26 ③	27 ①			

01

① GMP(Good Manufacturing Practice): 우수제조기준
② HACCP: 식품안전관리인증기준
③ GAP: Good Agricultural Practices): 농산물우수관리제도
④ Cold chain: 저온유통

02

영양섭취 기준

(1) **평균필요량**: 대상 집단을 구성하는 건강한 사람들의 절반에 해당하는 사람들의 일일 필요량을 충족시키는 값으로 대상 집단의 필요량 분포치 중앙값으로부터 산출한 수치이다.
(2) **권장섭취량**: 성별, 연령군별로 거의 모든(97~98%) 건강한 인구 집단의 영양소 필요량을 충족시키는 섭취량 추정치로써 평균 필요량에 표준편차의 2배를 더하여 정한다.
(3) **충분섭취량**: 평균 필요량과 권장 섭취량을 구할 수 없을 때 설정, 즉 영양소 필요량에 대한 정확한 자료가 부족하거나 필요량의 중앙값과 표준편차를 구하기 어려운 경우 설정하게 된다. 주로 역학 조사에서 관찰된 건강한 사람들의 영양소 섭취량의 중앙값을 기준으로 정한다.
(4) **상한섭취량**: 인체 건강에 유해 영향이 나타나지 않는 최대 영양소 섭취 수준이다. 과량 섭취 시 건강에 악영향의 위험이 있다는 자료가 있는 경우에 설정이 가능하다.

03

노로바이러스의 원인균인 바이러스는 살아 있는 조직세포 내에서만 증식한다.

04

영양소의 기능 중 열량소는 활동에 필요한 에너지를 공급하고 몸을 따뜻하게 유지시키는 영양소로 탄수화물(1g당 4kcal), 단백질(1g당 4kcal), 지방(1g당 9kcal)이 해당된다.

- 단백질 200g × 4kcal = 800kcal
- 지방 40g × 9kcal = 360kcal
- 탄수화물 50g × 4kcal = 200kcal

총 kcal = 800 + 360 + 200 = 1,360kcal

05

노로바이러스는 매년 겨울철에 산발적 혹은 집단적인 유행을 일으킨다. 오염된 식수 및 어패류 등의 생식을 통하여 감염되며 사람과 사람 사이에 전파도 가능하다. 생이나 가열이 불충분한 굴 등의 어패류 및 이들을 사용한 식품이 주요 원인식품이다.

06

영양 섭취 기준의 종류

(1) **평균 필요량**(EAR, Estimated Average Requirement): 대상 집단을 구성하는 건강한 사람들의 절반에 해당하는 사람들의 일일 필요량을 충족시키는 값으로 대상 집단의 필요량 분포치 중앙값으로부터 산출한 수치이다.
(2) **권장 섭취량**(RNI, Recommended Nutrient Intake): 성별, 연령군별로 거의 모든(97~98%) 건강한 인구 집단의 영양소 필요량을 충족시키는 섭취량 추정치로써 평균 필요량에 표준편차의 2배를 더하여 정한다. 권장 섭취량 = 평균 필요량 + 표준편차 2배
(3) **충분 섭취량**(AI, Adequate Intake): 평균 필요량과 권장 섭취량을 구할 수 없을 때 설정, 즉 영양소 필요량에 대한 정확한 자료가 부족하거나 필요량의 중앙값과 표준편차를 구하기 어려운 경우 설정하게 된다. 주로 역학 조사에서 관찰된 건강한 사람들의 영양소 섭취량의 중앙값을 기준으로 정한다.
(4) **상한 섭취량**(UL, Tolerable Upper Intake Level): 인체 건강에 유해 영향이 나타나지 않는 최대 영양소 섭취 수준이다. 과량 섭취 시 건강에 악영향의 위험이 있다는 자료가 있는 경우에 설정이 가능하다.

07

① 황색포도상구균 – 세균성 식중독 중 독소형 식중독
② 보툴리누스균 – 세균성 식중독 중 독소형 식중독
③ 웰치균 – 세균성 식중독 중 독소형 식중독
④ 장염비브리오 – 세균성 식중독 중 감염형 식중독
⑤ 노로바이러스 – 바이러스성 식중독

08

① 베네루핀(Venerupin): 모시조개, 바지락, 굴, 고둥 등의 독성분
② 삭시톡신(Saxitoxin): 섭조개, 대합조개, 검은조개 등의 독성분
③ 테트로도톡신(Tetrodotoxin): 복어의 알, 난소, 고환, 간장, 내장 등에 많이 함유된 독성분
④ 시큐톡신(Cicutoxin): 독미나리의 독성분
⑤ 아미그달린(Amigdalin): 청매의 독성분

09

노로바이러스는 매년 겨울철에 산발적 혹은 집단적인 유행을 일으킨다. 오염된 식수 및 어패류 등의 생식을 통하여 주로 감염되며 사람과 사람 사이에 전파도 가능하다. 주요 증상은 오심, 구토, 설사, 복통 등이다.

10

① 단백질: C, H, N로 구성되며 신체조직의 주요 구성물질로서, 생명체의 구조와 기능을 결정하는 데 필수적이다.
② 탄수화물: C, H, O로 구성되며 당질을 함유한 식품을 섭취하면 소화 작용을 통해 포도당으로 분해 · 흡수된다. 포도당으로 되어 체내에 열량을 공급하고 남은 탄수화물은 글리코겐으로 간과 근육에 저장되고 일부는 지방으로 저장된다. 과잉된 당질은 지방으로 변하여 체내에 저장되므로 과잉 섭취는 비만증의 원인이 될 수 있다.
③ 지방: C, H, O가 주성분이고 N, P가 들어있기도 하다. 농축된 에너지의 급원으로 1g당 9kcal의 열량을 내므로 당질이나 단백질에 비해 열량을 많이 낸다.
④ 비타민: 유기화합물로 생체 내에서 적은 양으로도 정상적인 성장과 건강을 유지하게 해주는 필수 성분이다. 일반적으로 생체 내에서 성장촉진 작용, 소화기관의 정상적인 작용, 신경의 안정성 유지, 조효소로서 체내 대사 작용 조절, 전염성 질병에 대한 저항성 등의 기능을 한다.

11

① 장염비브리오균(Vibrio parahaemolyticus)은 해수세균의 일종으로 3~5%의 식염농도에서 잘 발육하고 10% 이상의 식염농도에서는 성장이 정지되는 세균으로 그람 음성 통성혐기성 간균이다.
② E.coli O157:H7은 장관출혈성대장균(EHEC, Enterohemorrhagic E. Coli)으로 수양성 및 혈액성설사를 주증상으로 하는 출혈성대장염을 일으키는 대장균이다.
③ 황색포도상구균(Staphylococcus aureus)은 잠복기가 1~6시간(평균 3시간)으로 매우 짧은 편이다.
④ 리스테리아균(Listeria Monocytogenes)은 0~45℃의 넓은 범위에서 발육가능하여 냉장 상태로 식품을 보존하더라도 균의 발육 증식이 가능하므로 관리 주의가 필요하다.

12

아플라톡신(Aflatoxin)

아스퍼질러스플라브스(Aspergillus Flavus)의 독성 대사산물로 땅콩, 쌀, 밀, 옥수수, 된장, 간장, 고추장 등에 존재하며 장기간 섭취 시 간암 발생위험이 있다.

[오답해설]
② 감자의 발아 부위나 녹색으로 변색된 부분을 섭취하여 발생한다. – 솔라닌(Solanine)
④ 오염된 햄, 통조림, 소시지 등에 의한 신경친화적 식중독이다. – 보툴리누스 식중독

13

HACCP의 특징

HACCP는 식품의 원료 및 재료 단계부터 제조, 가공, 보존, 유통, 조리를 거쳐 최종 소비자가 섭취하기 전까지의 각 단계에서 발생할 우려가 있는 위해요소를 규명하고, 이를 중점적으로 관리하기 위한 중요 관리점을 결정하여 자율적이며 체계적이고 효율적인 관리를 통해 식품의 안전성을 확보하기 위한 과학적인 위생 관리 체계로 예방적 위생관리제도이다.

구분	HACCP 위생관리체계	기존 위생관리체계
특징	위해의 사전예방 전제품의 완전성 확보	위해의 사후 통제 최종제품 불량률 최소화
위생관리 방법	공정관리(중요관리점 관리, CCP)	최종제품 관리, 검사
위해요소 관리	분석에 의한 위해요소 관리	규정된 위해요소만 관리
신속성	필요시 즉각적 조치 가능	시험분석에 장시간 소요
소요비용	시스템 도입 후 운영경비 저렴	시험분석에 많은 비용 소요
제품안전성 관리자	비숙련공도 가능	숙련공만 가능

14

특이동적 대사(SDA, Specific Dynamic Action)

(1) 음식물의 소화흡수 대사 과정에서 에너지가 소비되는 현상(대사항진)이다.
(2) 음식을 섭취한 후 2~3시간에 최고치에 도달(열 생산량)하며 점차 감소하면서 12~18시간 지속된다.
(3) 특이동적 작용은 식품의 종류에 따라 다른데 혼합식의 경우 10% 전후의 대사항진이 있다.
(4) 단백질은 20~30%, 탄수화물은 4~9%, 지방은 4% 전후의 대사항진이 있다.
(5) 단백질 식품 25g을 섭취했을 때 100kcal가 생산되지만 30%는 소화흡수 등에 이용되기 때문에 30kcal(30%)가 기초대사량의 항진에 사용된다.

15

Broca's Index 표준체중

(1) 동일연령, 동일한 성에 있어서 사망률이 가장 낮은 체중을 의미하는데, 표준체중의 산출은 신장에 따라 달리 계산하는 변형된 Broca법이 자주 이용된다.
 ① 신장 160cm 이상인 경우: [신장(cm) − 100] × 0.9
 ② 신장 150.1~159.9cm인 경우: [(신장(cm) − 150) / 2] + 50
 ③ 신장 150cm 이하인 경우: 신장(cm) − 100

(2) 브로카지수는 서양인을 대상으로 개발한 것이기 때문에 동양인에게 적용시 Katsura가 수정한 지수를 사용할 수 있다.
 ① 남자: (신장cm − 100) × 0.9
 ② 여자: (신장cm − 100) × 0.85

[오답해설]

① kaup 지수 $= \dfrac{\text{체중(kg)}}{[\text{신장(cm)}]^2} \times 10^4$

② Rohrer 지수 $= \dfrac{\text{체중(kg)}}{[\text{신장(cm)}]^3} \times 10^7$

④ Vervaek 지수 $= \dfrac{\text{체중(kg)} + \text{흉위(cm)}}{\text{신장(cm)}} \times 10^2$

16

- 홍합 − saxitoxin
- 복어 − tetrodotoxin

17

캄필로박터 식중독

(1) 사람과 동물에게 모두 질병을 일으키는 나선형의 세균으로 건조한 곳에서 생존하기 어렵고 산소 분압이 낮고 이산화탄소 분압이 3~5%인 환경에서 증식할 수 있다.

(2) 감염
 ① 소의 젖이 감염되었거나 우유가 거름으로 오염되었을 경우 소독되지 않은 우유는 캄필로박터에 오염된다.
 ② 사람은 주로 닭을 잡을 때 장의 캄필로박터가 고기에 오염되고 이것을 잘 익혀먹지 않거나 소독되지 않은 우유를 먹을 경우 감염된다.

(3) 증상
 ① 감염 후 2~5일에 설사, 복통과 발열이 생기며, 일주일 정도 지속한다. 어떤 사람은 증상이 전혀 나타나지 않기도 하고, 피가 섞인 설사를 하거나 오심과 구토를 동반하기도 한다.
 ② 면역이 저하된 사람은 혈액내로 감염되기도 하며 심하면 치명적일 수 있다.
 ③ 이 질환은 Guillain-Barre syndrome을 일으키는 위험요인이 될 수 있다.

(4) 예방
 ① 고기를 충분히 익혀 먹고 소독된 우유를 섭취한다.
 ② 주방에서는 날고기 취급 후에 반드시 비누로 손을 닦고, 날고기와 다른 음식이 섞이지 않도록 보관하고, 접촉한 주방기구를 잘 닦고 다로 사용한다.

※ 출처: 대한예방의학회, 예방의학과 공중보건학(제4판), 계축문화사, 2021, p.760

18

체질량지수(BMI, Body Mass Index)

(1) 체질량지수 = 체중(kg) / 신장$(m)^2$
(2) 체질량지수는 신장과 체중을 이용하여 산출한 지수로 쉽게 계산할 수 있다. 체질량지수는 비만 판정의 기준인 체지방량과의 상관관계 계수가 0.7~0.8로서 체지방량을 잘 반영하므로 성인기 이후의 비만 판정에 매우 유용하다.
(3) 미국 국가보건영양학회와 우리나라 국민영양조사에서 비만 판정 기준으로 사용된다.
(4) 판정기준
 ① 18.5 미만 저체중
 ② 18.5~24.9 정상
 ③ 25 이상 비만

19

① 비타민 A: 항야맹증 인자. 결핍증 − 야맹증, 안구건조증,
② 비타민 C: 항괴혈성 인자. 결핍증 − 괴혈병, 상처치유 지연, 피로
③ 비타민 E: 항불임인자. 결핍증 − 불임
④ 비타민 B_1: 항각기성인자, 항신경염인자. 결핍증 − 피로, 각기병, 신경염

20

식품의 위생적인 보관방법

(1) 물리적 보존법: 가열법, 냉장법, 냉동법, 건조법, 밀봉법, 움저장법, 자외선 및 방사선 이용법
(2) 물리 · 화학적 보존법: 훈연법, 가스저장법, 훈증법
(3) 화학적 보존법: 염장법, 당장법, 산저장법, 보존료첨가, 천연물의 이용

※ 절임법은 염장 · 당장 · 산저장법 등을 의미한다.

21

(1) 세균성 식중독
① 감염형 식중독: 살모넬라균, 장염비브리오, 병원성대장균 등
② 독소형 식중독: 포도상구균, 보툴리누스균 등

(2) 웰치균 식중독
① 클로스트리듐페르프린젠스(*Clostridium Welchii, Clostridium Perfringens*)균이 생산하는 독소생산능의 차이에 따라 A, B, C, D, E, F형의 6형으로 분류하며 주로 사람의 식중독에 관여하는 것은 A형과 C형이다.
② A형균이 대표적인 식중독 원인균이고 내열성이어서 100℃, 1~4시간 가열에서도 사멸되지 않는다.

(3) 세레우스 식중독
① 식품에 바실러스 세레우스 균이 성장하여 생산한 독소를 섭취하여 발생하는 구토형 식중독과 세균 또는 포자를 섭취한 후 인체의 장 내에서 장독소(enterotoxin)가 생산되어 발생하는 설사형 식중독이 있다.
② 세레우스 식중독은 독소형과 감염형이 모두 존재하는 식중독이며 여름철에 주로 발생한다.

※ 다만, "대한예방의학회, 예방의학과 공중보건학 제4판 p.756"에서 세레우스 식중독을 감염형으로 구분하고 있다. 이 문제는 세레우스 식중독을 감염형으로 분류하여 오답으로 출제한 것으로 판단된다.

(4) 보툴리누스 식중독
① 클로스트리디움 보툴리눔은 생성하는 신경독(neurotoxin)의 항원 특이성에 근거하여 A, B, C, D, E, F 및 G형으로 구분된다.
② 인간의 보툴리즘은 독소 A, B, E, F형에 의해 발생되는 것으로 알려져 있다.

22

보툴리누스 식중독

(1) 원인균: 보툴리누스균(*Clostridium Botulinus*)
(2) 신경독소(Neurotoxin): 열에 약하여 80℃에서 30분 가열하면 사멸
(3) 원인 식품: 햄, 소시지, 통조림, 생선훈제품, 유제품 등
(4) 잠복기: 12~36시간, 짧으면 2~4시간 늦으면 2~3일(증상이 빨리 나타날수록 중증)
(5) 증상: 뇌신경 마비로 시작되는 대칭적이며 신체의 하부로 진행하는 이완성 신경마비가 특징적임. 복시, 시야흐림, 시력저하, 타액분비 저하, 안검하수, 발음장애, 연하 곤란(삼킴장애)
(6) 조기 치료하지 않으면 치명률 50%, 항혈청과 호흡 보조기구의 발달로 약 10%로 감소함

23

세레우스(Cereus) 식중독

(1) 원인균: 세레우스균(*Bacillus Cereus*). 토양 등 자연계에 중요한 부패 원인균으로 널리 분포하며, 이 균의 포자는 내열성이 있어 135℃에서 4시간을 가열해도 견딘다.
(2) 식품에 바실러스 세레우스 균이 성장하여 생산한 독소를 섭취하여 발생하는 구토형 식중독과 세균 또는 포자를 섭취한 후 인체의 장 내에서 장독소(enterotoxin)가 생산되어 발생하는 설사형 식중독이 있다.
(3) 감염 경로: 토양, 오수, 식물 등 자연계에 널리 분포되어 있으므로 식품에 오염되기 쉽고 조리 과정에서 식품의 실온 방치, 조리 환경이나 조리 기구에서의 2차 오염 등에 의해 일어난다.
(4) 설사형 식중독은 주로 복통과 설사를 일으키며 잠복기는 8~16시간이다(감염형).
(5) 구토형 식중독은 오심, 구토 및 복통을 일으키고 잠복기는 1~6시간이다(독소형).
(6) 증상이 일반적으로 가볍고 하루 안(6~24시간)에 회복된다.
(7) 예방: 식품을 가열 조리하거나 섭취 전 열 처리, 조리 후 급속 냉각 보존한다.

24

식품첨가물

(1) 보존료: 데히드로초산 나트륨, 소르빅산 안식향산, 파라옥시안식향산에스테르류, 프로피온산, 프로피온산나트륨, 프로피온산칼슘
(2) 감미료: 사카린나트륨, 글리실리친산, 소르비탈, 아스파탐
(3) 표백제: 메타중아황산칼륨, 메타중아황산나트륨, 무수아황산, 아황산나트륨, 산성아황산나트륨, 차아황산나트륨
(4) 산화방지제: 에리소르빈산, 아스코르빈산, 몰식자산프로필, 부틸히드록시아니졸(BHA), 디부틸히드로퀴논(BHT)
(5) 살균제: 차아염소산나트륨, 표백분, 이염화이소시아누르산나트륨
(6) 발색제: 아질산나트륨, 질산나트륨, 질산칼륨, 황산제일철, 소명반

25

기초대사량(BMR, Basal Metabolic Rate)

(1) 생명 유지를 위한 에너지(호흡, 대사, 체온 유지)로 개인마다 다른데, 일반적으로 체중 1kg당 한 시간에 1kcal 소요하며 나이, 임신, 영양 상태, 성별, 내분비, 체온, 기후 등의 요인에 영향을 받는다.
(2) 일반적으로 성인여자 1,200~1,400kcal, 성인남자 1,400~1,800kcal이다.

(3) 측정: 아침 일찍 공복일 때(식후 12~18시간 지난 아침), 20℃ 실내에서 안정된 상태로 조용히 누워있을 때 측정한다.
(4) 특성
① 체표면적이 클수록, 근육량이 많을수록 열량이 큼 (남자 > 여자)
② 발열이 있는 사람의 소요열량이 큼(영아 > 성인)
③ 기온이 낮으면 소요열량이 커짐(겨울 > 여름)
④ 체온이 1℃ 상승할 때마다 기초대사량은 13% 증가
⑤ 수면 시 약 10% 감소
⑥ 항상성 유지됨
⑦ 연령이 높아질수록 BMR은 감소

[오답해설]
① 최소한의 생명을 유지하는 데 필요한 에너지 대사량이다.
② 근육량이 많을수록, 체표면적이 클수록 기초대사량이 높아진다.
③ 아침 일찍 공복일 때(식후 12~18시간 지난 아침), 20℃ 실내에서 안정된 상태로 조용히 누워있을 때 측정한다.

26

장염비브리오(Vibrio) 식중독

(1) 원인균인 장염비브리오균(Vibrio Parahemolyticus)은 호염균으로 0.5~10% 특히 3~5%의 식염수에서 발육이 잘되며, 온대 지방의 연안 해수에 존재한다. 바닷물의 온도가 19℃ 이상 되는 시기의 바닷물 중에서 활발하게 증식하여 5~11월에 발생(기온이 30℃ 넘는 7~9월에 집중적으로 발생)한다.
(2) 원인 식품: 굴, 새우, 조개, 오징어, 낙지, 생선 등과 같은 해산 어패류 및 가공품, 생선회나 초밥 등이 주된 원인 식품, 소금에 절인 음식
(3) 잠복기: 8~24시간(평균 12시간), 최대 발병 시점은 15~20시간(예방의학: 섭취 후 24시간 이내)
(4) 임상 증상: 복통, 설사, 구토를 주 증상으로 하는 급성위장염. 2~3일 내에 회복됨
(5) 예방: 해산물을 60℃에서 15분 이상(80℃에서 7~8분 이상) 가열. 담수에 의해서 사멸하므로 수돗물에 의한 세정이 효과적이다.

27

식품의 위생적인 보관방법

(1) 물리적 보존법: 가열법, 냉장법, 냉동법, 건조법, 밀봉법, 움저장법, 자외선 및 방사선 이용법
(2) 물리 · 화학적 보존법: 훈연법, 가스저장법, 훈증법
(3) 화학적 보존법: 염장법, 당장법, 산저장법, 보존료첨가, 천연물의 이용

Part 6 만|점|예|감 예상문제

01
「식품위생법」에서 정의하고 있는 식품위생의 대상에 해당하지 않는 것은 무엇인가?

① 용기 ② 식품첨가물
③ 기구 ④ 영양

02
식품의 원료 관리, 제조, 가공, 조리 및 유통의 모든 과정에서 위해한 물질이 식품에 혼입되거나 식품이 오염되는 것을 방지하기 위하여 각 과정을 중점적으로 관리하는 기준은?

① 위해요소 중점관리기준(HACCP)
② 제조물책임(PL)
③ 식품 리콜제도
④ ISO 인증

03
HACCP의 7가지 원칙에 해당하지 않는 것은?

① 중요 관리점(CCP) 설정
② 위해요소 분석(HA)
③ 적정 제조 기준(GMP)
④ 검증(verification) 설정

04
탄수화물이 산소가 없는 상태에서 분해되는 현상은 무엇인가?

① 발효 ② 변패
③ 자기소화 ④ 숙성

05
초고온순간살균법의 온도와 시간은?

① 65℃ 30분 ② 71.5℃ 15초
③ 71.5℃ 30초 ④ 130℃ 2초

06
다음과 같은 방법의 식품 독성검사는?

- 범위조사시험이라고도 한다.
- 시험 기간은 1~3개월 정도이다.
- 시험동물로 생쥐나 쥐가 주로 사용된다.
- 치사량 이하의 여러 용량을 단기간에 투여하여 생체에 미치는 작용을 관찰하는 시험이다.

① 급성 독성검사 ② 만성 독성검사
③ 아급성 독성검사 ④ 번식 독성검사

07

다음 중 세균성 식중독과 수인성 감염병을 구별할 수 있는 역학적 소견으로 옳지 않은 것은?

① 세균성 식중독이 수인성 감염병보다 잠복기가 길다.
② 세균성 식중독이 수인성 감염병보다 계절의 영향을 더 받는다.
③ 세균성 식중독이 수인성 감염병보다 더 많은 균을 섭취해야 발생한다.
④ 세균성 식중독이 수인성 감염병보다 면역 형성이 더 어렵다.

08

살모넬라 식중독에 대한 설명으로 옳은 것은?

① 혐기성 상태의 야채, 과일, 식육, 어육, 유제품 등이 감염원이다.
② 잠복기는 원인균의 양에 따라 다르나 평균 3시간 미만이다.
③ 발병률은 다른 식중독균보다 낮아 30% 미만이다.
④ 급성위장염과 함께 40℃의 고열, 오한이 나타나며 1주일이면 증상이 소멸한다.

09

Vero 독소를 생성하는 대장균으로 감염 시 혈액을 동반한 설사, 신장기능장애를 일으키는 대장균은?

① EHEC ② ETEC
③ EIEC ④ EPEC

10

잠복기가 짧고 유제품이 원인 식품이 되거나 손에 상처가 있는 식품 취급자를 통해 감염되기 쉬운 세균성 식중독은?

① 장염비브리오 식중독
② 포도상구균 식중독
③ 보툴리누스균 식중독
④ 살모넬라 식중독

11

다음 중 포도상구균 식중독에 대한 설명으로 옳지 않은 것은?

① 원인균은 황색포도상구균이다.
② 포도상구균이 생성하는 외독소인 Enterotoxin이 식중독의 원인이 된다.
③ 황색포도상구균은 열에 약하지만 장독소는 내열성이 아주 강한 특징이 있다.
④ 증상으로는 구토, 설사 등의 급성 위장염 증상과 함께 40℃ 이상의 고열이 있다.

12

다음 중 보툴리누스균 식중독에 대한 설명으로 옳지 않은 것은?

① Neurotoxin이라는 신경독소를 분비한다.
② 원인균은 아포를 형성하는 혐기성 균이다.
③ 치명률이 높은 식중독이다.
④ 복시, 동공산대, 고열 등의 증상을 일으킨다.

13

다음 중 복어중독에 관한 설명으로 거리가 먼 것은?

① 복어의 독은 알, 난소 등에 있다.
② 신경계 증상을 일으킨다.
③ 복어의 독은 열에 약하다.
④ 원인 독소의 성분은 Tetrodotoxin이다.

14

알광대버섯에 함유되어 있으며 버섯류에 함유된 유독성분 중 가장 맹독성이며 내열성이 강하고 중독 시 복통, 강직, 콜레라 같은 증상을 나타내며 대부분 수일 내에 사망하는 독소는?

① Gossypol ② Aconitine
③ Choline ④ Amanitatoxin

15

다음 중 식품첨가물의 구비 조건에 해당하지 않는 것은?

① 내열성이 있어야 한다.
② 무독성이어야 한다.
③ 가격이 저렴해야 한다.
④ 체내에 잔류되어야 한다.

16

다음 중 식품에 사용할 수 없는 방부제는?

① 디하이드로초산 ② 포름알데히드
③ 소르빈산 ④ 안식향산

17

다음 중 영양소의 3대 작용에 해당하지 않는 것은?

① 신체 열량 공급 ② 신체 발달
③ 신체 조직 구성 ④ 신체 생리기능 조절

18

영양소 중 신체 조직을 구성하는 영양소의 비율로 알맞지 않은 것은?

① 물이 65%이다. ② 단백질이 10%이다.
③ 지방이 14%이다. ④ 탄수화물이 1%이다.

19

C, H, N로 구성되며 신체 조직의 주요 구성물질로서, 생명체의 구조와 기능을 결정하는 데 필수적인 영양소에 대한 설명으로 옳지 않은 것은?

① 특이동적 작용에서 가장 많은 부분을 차지하는 영양소이다.
② 효소와 호르몬의 성분이 된다.
③ 1g당 9kcal의 에너지를 발생한다.
④ 부족 시 콰시오콰르병이 발병할 수 있다.

20

다음 중 지방의 기능이 아닌 것은?

① 체온 유지 ② 장기 보호
③ 삼투압 조절 ④ 성장과 피부건강 촉진

21

다음 중 무기질에 대한 설명으로 옳지 않은 것은?

① 신체의 구성 요소로 뼈, 치아, 혈액, 모발, 손톱 등 형성
② 체내 산-알칼리 평형 유지
③ 체내 열량 공급
④ 체내 세포의 수분 함량 조절

22

다음 중 에너지원은 아니지만 체내 물질대사를 위한 촉매 작용 또는 기능을 조절하는 역할을 하는 영양소는?

① 무기질과 비타민 ② 지방과 비타민
③ 단백질과 지방 ④ 무기질과 탄수화물

23

무기질과 그 기능의 연결이 바르지 못한 것은?

① Fe – 혈액의 구성 성분
② NaCl – 헤모글로빈의 구성 성분
③ Ca – 뼈와 치아의 구성 성분
④ P – 뼈와 뇌신경의 구성 성분

24

몸에서 재생되지 않기 때문에 식품으로만 섭취해야 하며, 부족 시 빈혈을 일으키는 무기질은?

① 칼슘 ② 철
③ 요오드 ④ 인

25

비타민에 대한 설명으로 옳지 않은 것은?

① 비타민은 수용성과 지용성으로 나눈다.
② 과잉 섭취 시 자연 배설되므로 인체에 아무런 영향도 없다.
③ 비타민D는 골격의 성장에 필요하다.
④ 비타민A는 결핍 시 야맹증과 관련 있다.

26

기초대사량(BMR)에 대한 설명으로 옳지 않은 것은?

① 체격과 신체 조건에 따라 달라진다.
② 식품의 소화 · 흡수 · 대사 과정에서 일부 에너지를 소비하는 현상을 말한다.
③ 아침식사 전 공복 상태에서 편안하게 측정한다.
④ 체표 면적이 클수록 열량이 크다.

27

우리나라의 국민영양조사에서 비만 판정에 주로 사용하고 있는 지수는?

① Kaup 지수 ② Rohrer 지수
③ 비만도 지수 ④ BMI

28

Kaup 지수에 대한 설명으로 옳지 않은 것은?

① 영유아 비만을 판정하는 데 주로 사용된다.
② 계산법은 {체중(kg) / [신장(cm)]^2 × 10^4}이다.
③ Kaup 지수 16인 아이는 비만으로 판정한다.
④ Kaup 지수 13인 아이는 영양불량 상태로 판정한다.

만점예감 예상문제 정답 및 해설

[Answer]

01 ④	02 ①	03 ③	04 ①	05 ④
06 ③	07 ①	08 ④	09 ①	10 ②
11 ④	12 ④	13 ③	14 ④	15 ④
16 ②	17 ②	18 ②	19 ③	20 ③
21 ③	22 ①	23 ②	24 ②	25 ②
26 ②	27 ④	28 ③		

01

식품위생법 제2조 제11호

식품위생이란 식품, 식품첨가물, 기구 또는 용기·포장을 대상으로 하는 음식에 관한 위생을 말한다.

02

HACCP

식품·축산물의 원료 및 재료 단계부터 제조, 가공, 보존, 유통, 조리를 거쳐 최종소비자가 섭취하기 전까지의 단계부터 제조, 가공, 보존, 유통, 조리를 거쳐 최종소비자가 섭취하기 전까지의 각 단계에서 발생할 우려가 있는 위해요소를 규명하고, 이를 중점적으로 관리하기 위한 중요 관리점을 결정하여 자율적이며 체계적이고 효율적인 관리로 식품·축산물의 안전성을 확보하기 위한 과학적인 위생관리 체계

03

HACCP 7가지 원칙

(1) 위해요소 분석(HA)
(2) 중점 관리 사항 결정(CCP)
(3) 한계치 설정(CL)
(4) 감시체계 확립
(5) 수정 방법 설정
(6) 검증
(7) 기록 관리

04

- **변패**: 당질, 지방이 미생물에 의해 변화되고 풍미가 나쁘게 되어 식용으로 부적절하게 되는 현상
- **산패**: 지방의 산화에 의하여 불쾌한 냄새나 맛을 형성하는 현상
- **발효**: 탄수화물이 산소가 없는 상태에서 분해되는 현상으로 유기산과 알코올이 생성됨

05

① 저온살균법: 62~65℃, 30분
② 고온단시간살균법: 70~75℃, 15초
③ 초고온순간살균법: 130~140℃, 2~3초

06

식품 독성 평가는 일반적으로 검체의 투여 기간에 의해서 급성 독성검사, 아급성 독성검사, 만성 독성검사로 분류한다.

아급성 독성검사

- 생쥐, 쥐를 주로 이용하여 치사량(LD_{50}) 이하의 여러 용량을 단시간 투여한 후 생체에 미치는 작용을 관찰한다.
- 시험 기간은 1~3개월 정도이며 만성 중독 시험 전에 그 투여량의 단계를 결정하는 판단자료를 얻는 데 많이 사용된다.

07

- 세균성 식중독 잠복기 – 12~24시간
- 수인성 전염병 잠복기 – 2~7일

08

살모넬라증

- **원인균**: *Sal. Derby. Typhimurium, Thompson, Enterritididis* (*Sal. Typhi, Sal. Paratyphi* → 전염병) → 생육 최적 조건(pH 7~8, 37℃)
- **잠복기**: 12~48시간, 발병률 75% 이상
- **증상**: 구토, 설사, 두통, 발열(38~40℃ 정도) → 고열↑, 치명률↓
- **감염 경로**: 보균동물(닭) 섭취 시 감염, 환자·보균자·기타 동물배설물 오염 음식물
- **원인 식품**: 어류, 유제품, 어패류 등(장기 저장식품)
- **예방**: 60℃ 20분 가열(예방 최소온도 75℃)

09

EHEC 장관출혈성대장균

Vero 독소를 생성하여 혈변과 심한 복통 등의 증상을 보이고, 발열은 없거나 적으며 심한 경우 신부전증을 유발하기도 하며 이 경우의 사망률은 3~5% 정도로 매우 높은 편이다.

10

포도상구균 식중독은 잠복기가 짧다.
포도상구균은 화농성 상처의 원인균이다.

11
고열은 살모넬라 식중독의 증상이고. 포도상구균식중독의 증상은 구토, 설사, 복통 등이다.

12
신경독소에 의한 신경계통 증상으로 고열은 없다. 복시, 동공산대, 호흡 곤란, 연하 곤란의 증상이 일어난다.

13
복어 독은 내열성이 강하며 자외선이나 햇빛에 안정성이 있다.

14
- 고시폴(Gossypol) – 목화씨
- 아코니틴(Aconitine) – 오두
- 콜린(Choline) – 삿갓외대버섯 등, 독성이 약하고 무스카린(Muscarine)과 비슷한 증상

15
식품첨가물 구비조건
(1) 인체에 유해한 영향을 미치지 않을 것
(2) 식품의 제조 · 가공에 필수불가결한 것
(3) 식품 목적에 따른 효과는 소량으로도 충분할 것
(4) 식품에 나쁜 영향을 주지 않을 것
(5) 식품의 상품 가치를 향상시킬 것
(6) 식품의 영양가를 유지할 것
(7) 식품 성분 등에 의해서 그 첨가물을 확인할 수 있을 것
(8) 소비자에게는 이롭게 할 것

16
유해보존료
붕산, 포름알데히드, 불소화합물, 승홍

17
영양소의 3대기능은 (1) 열량소로서 활동에 필요한 에너지를 공급하고 몸을 따뜻하게 유지시키는 기능, (2) 구성소로서 필요한 물질을 재합성하고 조직 등을 구성하며, 소모된 물질을 보충하는 기능, (3) 조절소로서 생리 기능과 대사를 조절하여 인체가 항상 정상 상태를 유지할 수 있도록 도와주는 작용을 한다.

18
물(65%) > 단백질(16%) > 지방(14%) > 무기질 (5%) > 탄수화물(1%) > 비타민(×)

19
단백질에 대한 설명으로 단백질은 1g당 4kcal의 에너지를 발생한다.

20
지방의 역할
- 인체의 체온 유지 및 피부 보호, 세포와 신경조직의 재료, 영양물질의 저장고 역할
- 에너지원으로 작용
- 섭취 시 포만감을 주며 비타민 흡수에 기여

21
③ 체내 열량 공급 작용은 단백질, 지방, 탄수화물이 한다.

22
무기질과 비타민은 생리기능과 대사를 조절하는 물질이며, 인체가 항상 정상 상태를 유지할 수 있도록 도와주는 작용을 하는 영양소이다.

23
NaCl
체액의 성분, 삼투압 조절, 근육 및 신경자극, 전도 등

24
- 칼슘, 철분 – 반드시 섭취해야 하는 무기질
- 철분 – 결핍 시 빈혈을 일으키는 무기질

25
지용성 비타민(특히 A, D)은 지방에 녹아 비교적 오랫동안 몸 안에 남아 있어 축적되며 과잉증으로 식욕부진, 구토, 체중 감소, 두통, 미열 등이 나타날 수 있다.

26
식품의 소화 · 흡수 · 대사 과정에서 에너지를 소비하는 현상은 특이동적 작용이다.

27
BMI
미국 국가보건영양학회와 우리나라 국민영양조사에서 비만 판정 기준

28

Kaup 지수는 주로 영유아(5세 미만의 어린이 중 특히 2세 미만)의 비만을 판정하는 데 많이 쓰이는 지수이다.

$$\text{Kaup 지수} = \frac{\text{체중(kg)}}{[\text{신장(cm)}]^2} \times 10^4$$

$$= \frac{\text{체중(g)}}{[\text{신장(cm)}]^2} \times 10$$

15 미만은 영양불량, 15~18 미만은 정상, 18~20 미만은 경도의 비만, 20 이상은 비만으로 판정한다.

〈최근 10개년 영역별 평균출제빈도〉

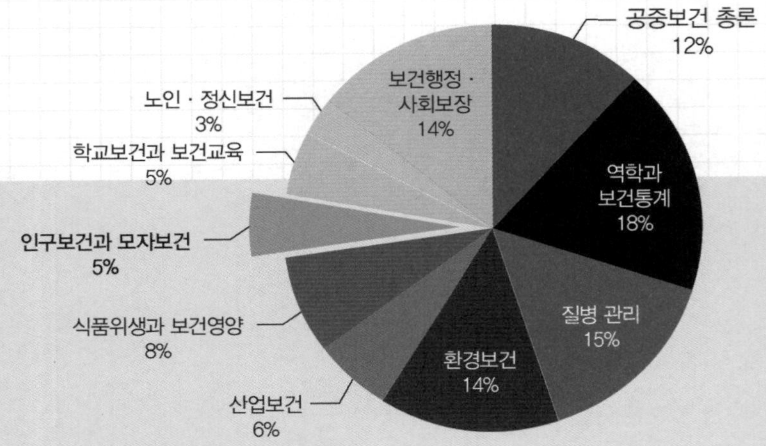

〈최근 10개년 서울시(지방직) 영역별 출제빈도분석(2015~2024)〉

구분	2015	2016	2017	2018	2019	2020	2021	2022	2023	2024	합계
공중보건 총론	1	2	3	1	2	3	4	3	2	2	23
역학과 보건통계	3	3	3	2	4	4	5	3	3	5	35
질병 관리	5	1	3	6	3	0	1	4	3	3	29
환경보건	3	2	3	2	3	2	3	4	4	2	28
산업보건	1	2	2	0	1	2	1	1	1	2	13
식품위생과 보건영양	2	1	2	2	2	3	1	0	1	2	16
인구보건과 모자보건	3	2	0	1	0	2	2	1	0	0	11
학교보건과 보건교육	1	3	1	1	1	2	0	1	1	0	11
노인 · 정신보건	0	0	1	0	1	0	1	1	1	1	6
보건행정 · 사회보장	1	4	2	5	3	2	2	2	4	3	28
합계	20	20	20	20	20	20	20	20	20	20	200

PART 07

인구보건과 모자보건

Chapter 01 인구보건
Chapter 02 모자보건과 가족계획

단원 길잡이

인구의 개념과 인구론, 인구 구성에 대해 이해하고 인구 지표, 인구성장이론, 인구 문제에 대해 학습한다. 모자보건의 중요성을 바탕으로 주요 모자보건 지표 및 가족계획에 대해 학습한다.

핵심 키워드

맬서스 | 적정인구론 | 인구피라미드 | 인구정태통계 | 인구동태통계 | 인구 문제 | 인구주택총조사 | 모자보건사업 | 모자보건법 | 영아사망률 | 가족계획

Chapter 01

인구보건

학습 길라잡이

- 인구론 및 인구성장이론
- 인구 증가와 보건

제1절 인구의 이해

1 인구의 개념

(1) 정의

인구(Population)란, "일정 시간에 일정한 지역에 생존하는 인간의 집단"을 의미한다.

인종, 국민, 민족과 구별되는 시공 공동체라 할 수 있다.

(2) 유사용어

① **인종**: 생물학적 및 혈연적으로 유전 공동체로 본 것

② **국민**: 법적 견지에서 국적 공동체로 본 것

③ **민족**: 정신적 결합의 관점에서 문화 공동체로 본 것

(3) 인구를 대상으로 하는 학문 19 인천보건연구사

① **인구학**: 한 지역사회의 인구에 대한 정태적 및 동태적 특성을 규명하는 학문으로, 인구의 양적, 질적 상태 및 변화를 연구한다.

② **인구분석학**: 인구의 구성과 크기의 변화를 수학적 및 통계학적 방법에 따라 분석하고 평가하는 학문으로, 인구의 구성이나 크기의 변화를 통계적으로 분석하고 평가한다.

③ **인구 변수**: 인구는 출생, 사망, 이동에 의하여 변하며, 이들 3요소를 인구 변수라고 한다.

2 인구론

인구학 및 인구분석학적 연구를 의미하는 것이다. 인구학은 인구의 양적, 질적 상태 및 변화를 연구하는 학문이며, 인구분석학은 인구의 구성이나 크기의 변화를 통계적으로 분석하고 평가하는 학문을 말한다.

(1) 존 그랜트(J. Graunt) 20 울산의료기술

① 인구학의 시조로 1662년에 「Made upon the Bills of Mortality」라는 인구학과 보건통계학 최초의 논문을 발표하였다.

② 런던 시민의 사망표와 교회 세례기록을 30년간 관찰하여 출생과 사망에 대한 인구통계학적인 수량적 분석을 실시함과 동시에 인구 성장 및 인구 변화와 관련된 인구 현상을 실증적 자료를 이용하여 분석하였다.

(2) 맬서스주의(Malthusism) 17 경기 · 울산의료기술, 21 경기보건연구사, 22 충남의료기술

① 맬서스(Tomas Robert Malthus, 1766~1834)의 이론

㉠ 1798년 「인구론」을 발표하여 인간의 생존에는 식량이 필수 조건이며, 남녀 간의 성의 욕정은 인간의 본능으로서 계속해서 지속될 것이라고 전제하였다.

㉡ 인간의 생식력과 토지의 생산력을 비교할 때, 인구는 기하급수적으로 늘고 식량은 산술급수적으로 증가하여 인구 압력이 크게 작용할 것이며, 결국 식량 부족이나 기근, 질병 및 전쟁 등 인구 문제가 발생될 것이기 때문에 인구 억제가 필요하다는 이론이다.

② 맬서스주의 이론

㉠ 규제의 원리: 인구는 반드시 생존 자료인 식량에 의하여 규제된다는 원리

㉡ 증식의 원리: 인구는 특별한 방해 요인이 없는 한 생존 자료가 증가하면 인구도 증가한다는 원리

㉢ 인구파동의 원리: 인구는 증식과 규제의 상호작용에 의하여 균형에서 불균형으로, 불균형에서 균형으로 부단한 파동을 주기적으로 되풀이하게 된다는 원리

③ 인구 억제책

㉠ 예방적 억제책: 만혼(여자가 30세 이후에 결혼), 금욕 같은 도덕적 절제 방법

㉡ 적극적 억제책: 피임법 → 종교적인 이유로 반대

④ 비판

㉠ 인구이론을 인구와 식량에만 국한하여 고찰하였다.

㉡ 만혼만으로 인구 증가가 식량 생산의 수준 이하로 떨어지리라는 보장은 없으며, 모든 사람에게 만혼을 기대하기는 어렵다.

㉢ 인구 억제의 가장 효과적인 수단인 피임에 대해 반대하였다.

㉣ 인구 문제를 인간과 식량과의 관계에 국한한다 하더라도 반드시 인구가 기하급수적으로 증가하는 것은 아니다.

㉤ 식량은 산술급수적으로만 증가하지 않고 오히려 기술 혁신에 따라 기하급수적으로 증가한다.

(3) 신맬서스주의(Neo-Malthusism) 13 경남

① 만혼과 금욕에 의한 인구억제는 현실적으로 실행되기 어렵고 역기능으로 성범죄, 매음 등의 각종 사회 범죄와 사회악이 생기게 되었다.

② 프란시스 플레이스(Francis Place, 1771~1854)는 맬서스의 인구론을 지지하면서 인구 억제책으로 피임 방법을 중시하고 적극 권장하는 것으로 신맬서스주의를 내세웠다.

(4) 적정인구론(Optimum Population Theory) 15 서울, 18 호남권, 19 경기의료기술

① 캐넌(E. Cannan, 1861~1935)에 의해 이론화되었다.

② 인구와 자원과의 관련성에 근거한 이론으로 그 나라의 사회, 경제적인 여건하에 국민 개개인이 최대의 생산성을 유지하여 최고의 삶의 질을 유지할 수 있는 인구를 뜻한다.

③ 나라의 1인당 소득이나 생산성이 최대가 될 수 있는 인구 규모를 적정인구라 한다.

(5) 안정인구론(Stable Population Theory) 21 제주의료기술

① 1925년 미국의 롯카(Alfred J. Lotka)가 발표한 이론이다.

② 인구 이동이 없는 폐쇄 인구에서 어느 지역의 인구의 성별·연령별 사망률, 출생률이 변하지 않고 오랫동안 지속되면 인구 구조는 변하지 않고 일정한 인구를 유지하는 안정인구가 된다는 이론이다.

(6) 정지인구론(Stationary Population Theory)

① 정지인구가 되기 위해서는 인구 규모가 변하지 않고 일정하게 유지되어야 한다.

② 인구 규모가 일정하게 유지되기 위해서는 인구증가율이 0이 되어야 한다. 즉, 출생률과 사망률이 같아 인구의 자연증가율이 0이 되어야 한다.

3 인구학적 분류

(1) 이론적 인구 17 충북, 21 경북, 23 경북보건연구사

① 봉쇄인구(Closed Population)

㉠ 인구 이동이 전혀 일어나지 않는 인구로서 다만 자연증가 요인인 출생과 사망에 의해서만 변동하는 인구이다.

㉡ 실제로는 이런 인구 집단은 존재할 수 없지만 국제적인 인구 이동의 크기가 매우 작은 국가의 경우 전국은 하나의 폐쇄 체제로 간주하여, 일반적으로 전국인구는 봉쇄인구로 간주한다.

② **안정인구**(Stable Population)

㉠ 봉쇄인구에 있어서 남녀의 연령별 사망률과 출생률이 일정하다고 가정하면, 이러한 인구의 조출생률과 조사망률이 정해지므로 인구의 자연증가율이 일정하다.

㉡ 봉쇄인구의 특수한 경우를 안정인구라고 한다.

③ **준안정인구**(Quasi-stable Population): 남녀의 연령별 출생률과 사망률이 일정한 봉쇄인구를 안정인구라고 하는데, 연령별 출생인구만 일정한 경우를 준안정인구라고 한다.

④ **정지인구**(Stationary Population): 안정인구에 있어서 출생과 사망이 동일하며, 따라서 자연증가가 전혀 일어나지 않는다고 가정한 이념인구를 말한다.

(2) 귀속별 인구(실질적 인구)

① **현재인구**: 해당 지역 내에 실제로 존재하고 있는 인구수

② **상주인구**: 주민등록인구와 같이 등록된 법정인구로 그 지역에 거주 기간과는 상관없는 개념

상주인구 = 현재인구 + 일시적 부재인구 − 일시적 현재인구

③ **법적 인구**(투표)

④ **종업지인구**(노동력)

⑤ **개방인구**: 출생, 사망, 이동을 포함하는 견지에서의 인구

(3) 기타 인구

① **평균인구**

㉠ 인구는 변동하므로 어떤 특정 기간 내 인구의 크기는 기간의 평균인구로 표시

㉡ (연초 + 연말) / 2

② **중앙인구**

㉠ 인구 변동이 시간 변동에 비례하면 시초인구와 말기인구의 산술평균인구로 산출되나, 실제는 해당 기간의 중앙 시점에 있는 중앙인구를 사용함

㉡ 해당 연도의 7월 1일 기준

4 인구의 유형과 변천

(1) 인구의 증가 15 서울, 17 경남, 21 광주

어느 기간에 인구가 출생, 사망, 전입 및 전출 등의 요인에 의해서 끊임없이 변동되는 것을 인구 동태라 한다. 인구의 변천 양상은 이러한 인구 동태를 연구함으로써 알 수 있다. 인구가 증가하는 것은 자연 증가(출생과 사망)와 사회 증가(유입과 유출)로 나누어 생각할 수 있다. 이러한 인구의 성장은 국민의 경제 성장, 공업화, 산업화 등 사회상의 영향을 받게 된다.

인구 증가 = 자연 증가 + 사회 증가

① 자연 증가
  ㉠ 자연 증가율 = [(연간 출생 − 연간 사망) / 인구] × 1,000 또는 보통 출생률 − 보통 사망률
  ㉡ 인구증가지수 또는 인구동태지수 = 출생수 / 사망수 또는 보통 출생률과 보통 사망률의 비
② 사회 증가 = 유입수 − 유출수
③ 인구 증가율
  ㉠ 인구 증가율 = [(자연 증가 + 사회 증가) / 인구] × 1,000
  ㉡ 연간 인구 증가율 = [(연말 인구 − 연초 인구) / 연초 인구] × 100

(2) 인구 구조의 유형(인구피라미드)

17 경기 · 전북 · 강원의료기술, 18 강원, 19 경기 · 인천 · 충북, 19 서울고졸 · 충남보건연구사, 20 경북 · 충북 · 전북보건연구사, 21 서울 · 경기 · 전북의료기술 · 경남보건연구사 · 부산보건연구사, 22 경북의료기술 · 보건직 · 강원보건연구사, 23 전남의료기술

인구의 구성 중 남녀별 및 성별의 구성을 결합하여 그림으로 표시한 것으로 성별, 연령에 따라 표시하는데, 여자는 우측에, 남자는 좌측에 표시하며, 보통 5세 간격으로 나눈다.

① **피라미드형**(Pyramid Form): 인구 증가형
  ㉠ 출생률은 높고, 사망률도 높은(사망률이 낮은 경우도 가능) 인구가 증가하는 구조로서 후진국형이다.
  ㉡ 인구증가형, 발전형이라 하며, 14세 이하 인구가 65세 이상 인구의 2배 이상일 경우이다.
② **종형**(Bell Form): 정지형
  ㉠ 저출생률과 저사망률로 인구증가가 정지되는 인구정지형이다.
  ㉡ 14세 이하의 인구가 65세 이상 인구의 2배 정도가 되는 인구형이다.
③ **항아리형**(Pot Form): 인구 감소형
  ㉠ 출생률이 사망률보다 낮아 인구가 감소하는 형이다.
  ㉡ 14세 이하의 인구가 65세 이상의 2배 이하가 되는 인구형이다.
  ㉢ 우리나라는 현재 항아리형에 해당한다.

④ **별형**(Star Form): 성형, 도시형, 유입형

㉠ 생산연령층의 인구가 많이 모여들고 있는 도시인구의 정형으로 유입형이다.

㉡ 15~64세 인구가 전체인구의 50%를 넘는 경우로서 생산층 인구가 증가되는 형이다.

⑤ **기타형**(Guitar Form): 유출형, 호로형

㉠ 별형과는 반대로 생산연령인구가 다수 유출되는 농촌에서 볼 수 있다.

㉡ 15~64세 인구가 전체 인구의 50% 미만으로 생산층 인구가 감소하는 형이다.

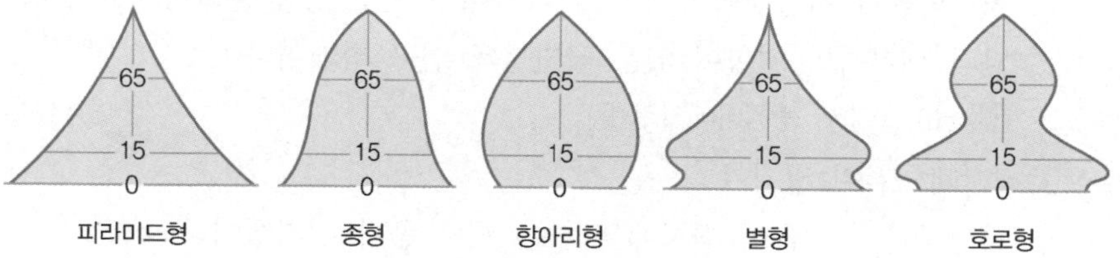

그림 7-1 인구피라미드의 유형

(3) 노테쉬타인과 톰슨(Notestein & Thompson)의 분류 15 서울보건연구사, 22 광주의료기술

인구의 성장을 공업화의 정도에 따라 분류한 것이다.

① 1단계: 잠재적 성장 단계 – 고출생, 고사망

산업 혁명 이전의 시기로 공업화되지 못한 국가에서 볼 수 있다. 다산다사형으로 향후 인구 증가가 예견되는 나라이다.

② 2단계: 과도기적 성장 단계 – 고출생, 저사망

경제 발전과 생활 수준 향상으로 인해 사망률은 감소되지만 출생률은 그대로 지속되어 인구가 급속하게 증가하는 단계이다. 다산소사형이며 과도기적으로 인구가 증가하지만 향후 인구의 안정이 예견되는 나라이다.

③ 3단계: 인구 감소 단계 – 저출생, 저사망

선진 공업 국가로 인구 감소기의 나라에서 나타나는 인구 성장 형태로, 소산소사형이다. 인구의 급속한 성장을 거친 후 감소기의 상태로 접어든 나라이다.

(4) 블래커(C. P. Blacker)의 분류(인구 성장 5단계)

15 서울보건연구사, 17 경기의료기술 · 경북, 18 울산보건연구사 · 경기보건연구사, 19 경남 · 충북 · 강원의료기술 · 울산보건연구사 · 대전보건연구사, 20 울산의료기술 · 서울보건연구사, 21 충북보건연구사, 22 전북의료기술 · 대전의료기술 · 강원보건연구사 · 세종보건연구사, 23 울산의료기술, 24 경기의료기술

인구의 성장 단계를 3단계만으로 설명하기는 부족하기 때문에 블래커는 농경사회에서부터 기계문명이 고도로 발달된 현대 사회로의 변천 과정을 5단계로 세분화하였다.

① 1단계: 고위 정지기

고출생률과 고사망률인 인구정지형으로 인구증가 잠재력을 가지고 있는 후진국형 인구 형태이다.

예 중부 아프리카 지역의 국가들

② 2단계: 초기 확장기

저사망률과 고출생률인 인구증가형으로 당분간 인구증가는 계속되는 경제개발 초기 국가들의 인구 형태이다.

예 한국과 일본을 제외한 아시아 국가들

③ 3단계: 후기 확장기

저사망률과 저출생률의 경향을 나타내는 인구 성장 둔화형으로 산업의 발달과 핵가족화 경향이 있는 국가들의 인구 형태이다.

예 남아프리카, 중앙아메리카 등

④ 4단계: 저위 정지기

사망률과 출생률이 최저에 달하는 인구 증가 정지형이다.

예 이탈리아, 중동, 구소련 등

⑤ 5단계: 감퇴기

출생률이 사망률보다 낮아져서 인구가 감소하는 경향이 있는 감소형 국가의 인구 형태이다.

예 북유럽, 북아메리카, 일본, 뉴질랜드 등

제2절 인구의 구성 및 통계

1 인구의 구성 21 서울

인구의 구성은 인구를 구성하고 있는 개인의 다양한 특성에 따라 인구의 구성 단위를 분류하고 수적으로 표현한 것을 말한다. 인구의 구성은 남녀별, 연령별, 직업별, 사회계층별, 교육별 등 여러 가지로 나타낼 수 있다.

(1) 성별 구성 16 경기, 17 울산, 18 경남, 20 경기

인구 구성에 있어서 흔히 사용되는 성비(Sex Ratio)는 남녀별 구성비를 표시하는데, 이는 여자 100명에 대하여 남자의 비를 나타낸다. 성비에는 1차, 2차, 3차 성비가 있다.

① 1차 성비: 태아의 성비, 일반적으로 115~120

② 2차 성비: 출생 시의 성비, 105~120

③ 3차 성비: 현재 인구의 성비, 100 정도

(2) 연령별 구성

16 경기의료기술, 17 전북·인천·서울의료기술, 18 부산·서울, 19 대구·서울7급, 19 충북보건연구사, 20 경기, 20 충북·서울고졸·경기보건연구사, 21 인천의료기술·울산보건연구사, 23 부산의료기술·충남의료기술·경기경력경쟁·강원의료기술

① 1세 미만: 영아

② 14세 이하: 소년인구 또는 유년인구(유아, 학령전기, 학령기로 세분)

③ 15~64세: 생산연령(청년, 중년, 장년으로 구분)

④ 65세 이후: 노년인구

⑤ $\text{노령화지수} = \dfrac{\text{65세 이상 인구(노년인구)}}{\text{14세 이하 인구(유년인구)}} \times 100$

⑥ 일반적으로 5세 간격의 연령 구분이 사용된다.

(3) 부양비

15 경기의료기술, 16 서울, 16 경기의료기술, 17 충북, 17 서울의료기술, 18 울산·인천, 19 경기의료기술·경북보건연구사·충북보건연구사, 20 서울·경기보건연구사·경북보건연구사·광주보건연구사, 21 경북·서울·충북·전남경력경쟁·서울고졸, 22 대전의료기술·전남경력경쟁, 23 경북의료기술

① 개념

㉠ 경제활동 연령에 대한 비경제활동 연령 인구의 비로서, 해당 인구 집단의 연령 구조의 경제적인 영향을 평가하기 위한 지수로 사용될 수 있음

㉡ 비경제활동 연령(비생산연령층)은 15세 미만의 소년(유년)인구와 65세 이상의 노년인구를 말함

㉢ 유년부양비와 노년부양비로 세분화하여 산출할 수도 있음

㉣ 일반적으로 선진국에서는 개발도상국보다 부양비가 낮으나 노년부양비는 높음

② 종류

㉠ $\text{부양비} = \dfrac{\text{15세 미만 인구 + 65세 이상 인구}}{\text{15~64세 인구}} \times 100$

㉡ $\text{유년부양비} = \dfrac{\text{15세 미만 인구}}{\text{15~64세 인구}} \times 100$

㉢ $\text{노년부양비} = \dfrac{\text{65세 이상 인구}}{\text{15~64세 인구}} \times 100$

(4) 인구노령화 17 경기, 19 강원의료기술, 20 전남의료기술, 21 충남, 23 충남의료기술·경북·충북보건연구사

① 고령화 사회: 전체 인구 중 65세 이상 인구 비율이 7% 이상

② 고령사회: 전체 인구 중 65세 이상 인구 비율이 14% 이상(2017년 고령사회로 진입, 2018년 14.3%)

③ 초고령 사회: 전체 인구 중 65세 이상 인구 비율이 20% 이상(2026년 추계)

❖ 성비의 변화는 전 생애를 거쳐 여성이 남성보다 사망률이 낮음을 시사하고 있다. 또한 우리나라의 남아선호사상을 확인할 수 있는 것은 다른 나라에 비해 높은 2차 성비이다.

2 인구통계 18 경북의료기술, 19 충남보건연구사, 20 울산보건연구사, 21 전북보건연구사 · 부산보건연구사

(1) 인구 정태(State of Population) 19 광주보건연구사, 20 경기보건연구사

① 일정 시점에 일정 지역 인구의 크기, 자연적 구조(성별, 연령별), 사회적 구조(국적별, 가족관계별), 경제적 구조(직업별, 산업별)에 관한 조사이다.

② 직접 조사를 통하여 얻을 수 있는 인구주택총조사(국세조사)와 주민등록부, 호적부 등

③ 인구 정태 지표

㉠ 성비 = (남자수 / 여자수) × 100

㉡ 연령별 인구: 생산연령인구, 비생산연령인구, 노년인구

㉢ 인구피라미드: 피라미드형, 종형, 항아리형, 별형, 농촌형

㉣ 부양비 = (비경제연령인구 / 경제연령인구) × 100

(2) 인구 동태(Movement of Population)

15 서울, 17 경남 · 전북 · 경북, 18 호남권, 19 세종 · 제주 · 강원보건연구사, 21 부산보건연구사, 22 대구보건연구사

① 어느 기간에 인구의 변동요인, 즉 출생, 사망, 전입, 전출 등으로 보건학적으로 중요한 의미를 갖고 있다.

② 법에 의해 의무적으로 행정기관에 신고하는 호적신고, 주민등록신고에 의하여 간접적으로 조사할 수 있다.

③ 인구 동태의 2대 요인은 출생률과 사망률이다.

④ 주요 통계치: 출생률, 사망률, 사산율, 이혼율 등

⑤ 인구 동태 지표

㉠ 조출생률 = (연 출생수 / 인구) × 1,000

㉡ 조사망률 = (연 사망수 / 인구) × 1,000

㉢ 인구 자연 증가율 = 조출생률 − 조사망률

㉣ 인구 증가 = 자연 증가 + 사회 증가

㉤ 인구 증가율 = [(자연 증가 + 사회 증가) / 인구] × 1,000

㉥ 연간인구증가율 = [(연말 인구 − 연초 인구) / 연초 인구] × 100

㉦ 인구동태지수 = (출생수 / 사망수) × 100

3 인구주택총조사(National Census, 국세조사)

19 충북보건연구사, 20 울산보건연구사, 21 복지부

① 개념 및 목적: 정태통계로 한 국가의 정치, 경제, 문화, 보건 분야 등 국가행정의 모든 분야에 활용할 기초자료를 마련하는 수단이며, 한 국가의 국세를 나타내는 자료가 된다.

② 최초의 국세조사: 스웨덴, 1749

③ 우리나라의 국세조사

㉠ 삼한 시대부터 시작되어 삼국 시대, 고려 및 조선 시대에 이르기까지 호구 조사라는 명칭으로 실시되었음

㉡ 근대적 의미의 인구조사인 인구총조사는 1925년에 처음으로 실시되었음

표 7-1 실시 연도별 인구주택총조사의 주요 특징 [12)]

횟수	조사기준일	명칭	특징
1	1925. 10. 1	간이국세조사	최초의 인구센서스
2	1930. 10. 1	조선국세조사	최초로 직업 등 경제 활동 사항 포함
3	1935. 10. 1	조선국세조사	–
4	1940. 5. 1	국세조사	–
5	1944. 5. 1	간이국세조사	–
6	1949. 5. 1	총인구조사	최초로 인구 이동 사항 포함
7	1955. 9. 1	간이총인구조사	–
8	1960. 12. 1	인구주택국세조사	• 경제 활동 및 출산력 사항의 20% 표본집계 • 노동력 개념 설정 • 최초로 주택에 관한 조사 실시
9	1966. 10. 1	인구센서스	10% 표본조사 병행(경제 활동 및 출산력)
10	1970. 10. 1	총인구 및 주택조사	10% 표본조사 병행(경제 활동, 출산력, 인구 이동 및 일부 주택에 관한 사항)
11	1975. 10. 1	총인구 및 주택조사	5% 표본조사 병행(경제 활동, 출산력, 인구 이동 및 일부 주택에 관한 사항)
12	1980. 11. 1	인구 및 주택센서스	15% 표본조사 병행(경제 활동, 출산력, 인구 이동)
13	1985. 11. 1	인구 및 주택센서스	• 전 항목 전수조사 • 성씨, 본관 및 종교에 관한 조사 실시
14	1990. 11. 1	인구주택총조사	• 10% 표본조사 병행(경제 활동, 출산력, 인구 이동, 통근통학 및 일부 가구에 관한 사항) • 광학판독 자료입력 방식(OMR System) 도입
15	1995. 11. 1	인구주택총조사	• 10% 표본조사 병행(경제 활동, 통근통학, 인구 이동 및 일부 가구에 관한 사항) • 빈집조사표를 이용한 빈집조사 실시

12) 인구주택총조사 홈페이지

16	2000. 11. 1	인구주택총조사	• 10% 표본조사 병행(경제 활동, 인구 이동, 고령자, 정보화 및 일부 가구에 관한 사항) • 아파트 전수조사구에 대한 응답자 기입 방식 도입 • PC 지방 분산 자료 입력 방식 도입
17	2005. 11. 1	인구주택총조사	• 10% 표본조사 병행(경제 활동, 인구 이동, 출산력, 고령자, 주거 · 복지에 관한 사항) • 인터넷 조사 방식 도입과 웹 기반 현지 자료 입력 방식 도입
18	2010. 11. 1	인구주택총조사	• 10% 표본조사 병행(경제 활동, 인구 이동, 출산력, 고령자, 주거 · 복지에 관한 사항) • 인터넷 조사 방식 확대, ICR(Intelligent Character Recognition) 자료 입력 방식 도입
19	2015. 11. 1	인구주택총조사	• 전수조사를 등록센서스 방식으로 최초 전환 • 표본조사 확대(10% → 20%) • 인터넷 조사방식 적용, ICR 방식 자료 입력
20	2020. 11. 1	인구주택총조사	• 태블릿PC를 활용한 전면적인 전자조사 실시 • 모바일조사, 전화조사 방식 도입

제3절 인구 문제 및 인구 정책

1 인구 증가와 보건

(1) 인구 증가에 따른 문제 19 제주 · 대전, 21 세종보건연구사 · 경남보건연구사, 22 대전보건연구사

인구 문제는 구성, 지역적 분포, 인구의 크기 등 인구 현상에 있어서의 모든 변화에 의하여 발생한다. 현재의 인구 문제는 인구의 폭발적인 성장과 인구의 불균등한 분포로 집약된다.

① 3P: 환경문제(Pollution), 빈곤(Poverty), 인구(Population)
이중 가장 근원적인 문제는 인구 문제이다.

② 3M Complex: 영양부족(Malnutrition), 질병이환(Morbidity), 사망(Motality)

(2) 주요 문제

① 환경오염, 교통 문제

② 자원 부족

③ 경제 발전의 둔화, 완전 고용 문제

④ 인구의 도시화와 농촌의 노동력 문제
⑤ 빈곤, 기아
⑥ 정치적, 사회적 불안
⑦ 열악한 소질자의 증가와 질적 역도태

2 인구 정책 15 서울, 19 서울고졸

(1) 인구 조정 정책

개발도상국에서는 조정 정책이 인구 정책의 대부분을 차지하며, 인구 조정 정책에는 질적 조정 정책과 양적 조정 정책이 있다.

① **질적 조정 정책**: 인구의 성별, 연령별 구조 등의 불균형을 결혼 및 출산을 통하여 이루려는 우생학적 정책과 결부되어 있다.
② **양적 조정 정책**: 사망률과 출생률의 저하에 관심을 두는데 인구의 양적 조정 문제에 관련되는 직접적인 조정 대상은 출생률로서 가족계획사업을 통하여 달성하는 방법을 각국이 공히 채택하고 있다.
③ 산아 제한에 의한 출산 억제가 실시될 경우 사회 · 경제적으로 상류층에서 이를 수용하기 쉬우며, 이 현상이 장기간 계속될 경우 사회계층 간의 출산력의 차이로 인구의 자질이 저하된다는 렌츠(Lenz)의 '인구의 역도태 현상'도 조정 정책의 과제가 된다.

(2) 인구 대응 정책

인구변동의 결과로 야기되는 식량, 주택, 고용, 교육, 도시문제 등 제반문제를 해결하기 위한 정책이다.

OX QUIZ

Check

01 프란시스 플레이스(Francis Place)는 맬서스주의에 반대하여 신맬서스주의를 내세웠다. O X

02 적정인구론은 인구와 자원의 관련성에 근거한 이론으로 나라의 1인당 소득이나 생산성이 최대가 될 수 있는 인구 규모를 적정인구라 하였다. O X

03 성비는 여자 100명에 대한 남자의 비를 나타내며 1차 성비는 출생 시 성비를, 2차 성비는 생산층 인구의 성비를, 3차 성비는 노인 인구의 성비를 나타낸다. O X

04 전체 인구에서 65세 이상 인구가 14% 이상인 경우 초고령사회에 해당한다. O X

05 항아리형 인구는 인구 감소형으로 14세 이하의 인구가 65세 이상 인구의 2배 이하가 되는 경우이다. O X

06 부양비는 인구동태통계에 해당하는 지표이다. O X

07 인류의 생존에 위협이 되는 요소 3P는 환경문제(Pollution), 빈곤(Poverty), 인구(Population)을 의미하며, 이 중 가장 근원적인 문제는 인구이다. O X

OX Answer

01 X [맬서스주의를 지지하면서 인구억제책으로 피임방법을 중시하는 신맬서스주의를 내세웠다.] 02 O

03 X [1차 성비는 태아의 성비, 2차 성비는 출생 시의 성비, 3차 성비는 현재 인구의 성비를 나타낸다.]

04 X [초고령사회 → 고령사회] 05 O 06 X [인구동태통계 → 인구정태통계] 07 O

Chapter 02 모자보건과 가족계획

제1절 모자보건의 개념

관계법규
- 모자보건법(1973)

학습 길라잡이
- 모자보건사업의 중요성
- 주요 모자보건 지표

(1) 정의

① 모성
   ㉠ 광의: 초경이 시작된 여성에서부터 폐경에 다다르기까지의 모든 여성, 보통 15세~49세 여성을 말함
   ㉡ 협의: 현재 임신, 분만, 산욕기 또는 수유 중인 여성

② 모자보건
   ㉠ WHO 모자보건전문분과위원회의 정의: '모자보건'은 모성의 건강 유지와 육아에 대한 기술을 터득하여 정상 분만과 정상적 자녀를 갖도록 하며 예측 가능한 사고나 질환, 기형을 예방하는 사업이다.
   ㉡ 「모자보건법」: 모성 및 영유아의 생명과 건강을 보호하고 건전한 자녀의 출산과 양육을 도모함으로써 국민보건 향상에 이바지함을 목적으로 한다.

③ 모자보건사업(「모자보건법」): 모자보건사업이라 함은 모성과 영유아에게 전문적인 보건의료서비스 및 그와 관련된 정보를 제공하고, 모성의 생식건강 관리와 임신·출산·양육 지원을 통하여 이들이 신체적·정신적·사회적으로 건강을 유지하게 하는 사업을 말한다.

(2) 모자보건의 중요성 18 대전, 19 강원, 20 경북보건연구사

① 모자보건의 대상이 되는 인구가 전 인구의 60~70%가 된다.
② 어린이는 국가나 지역사회에 있어서 고귀한 인적자원이다.
③ 임산부와 어린이의 질병에 쉽게 이환되며, 질병을 방치하면 사망률도 높고 치유된 이후에도 기형 및 불구의 후유증이 평생 지속될 가능성이 높다(다음 세대의 인구 자질에 영향).
④ 예방사업으로 얻는 효과가 크다. 적은 비용으로 건강증진에 기여한다.
⑤ 모자보건은 국가 전체의 보건 수준을 대변한다(영아사망률, 모성사망비, 주산기 사망률 등 지표).
⑥ 임산부와 영유아는 건강 취약대상이며, 포괄적인 모자보건사업이 잘 받아들여진다.

⑦ 모자보건사업은 여성의 건강보호 증진뿐만 아니라 건강한 자녀의 출산과 양육을 위하여 중요하다.

(3) 모자보건의 목표

① 모든 임산부들로 하여금 건강을 유지·증진하게 하고 영·유아 보건에 대한 지식을 습득시키며 정상 분만 및 건강한 어린이를 출산하도록 한다.
② 모든 어린이로 하여금 가정 내의 건전한 환경에서 사랑과 보호를 받으며 성장하게 하고 적당한 영양과 건강지도 및 효과적인 의료봉사를 제공해 주며 생활 태도를 길러준다.
③ 모자보건은 모성의 건강 유지, 영유아보건, 가족계획 등을 목표로 한다.

(4) 모자보건사업의 내용 13)

WHO 모자보건전문위원회의 모자보건사업 우선순위
① 제1차(생존): 영양, 보건교육, 자녀의 수 및 터울 조절, 환경위생 및 안전 음료수 공급, 직업 모성을 위한 탁아사업
② 제2차(건강유지): 주택 및 위생, 예방접종, 안전 분만 혜택, 선별적인 건강 검진, 일차 보건의료 봉사
③ 제3차(생활의 질 개선): 질병의 진단 및 환자 후송, 학교보건사업, 탁아사업, 가족보건 봉사, 위탁양육 봉사
④ 제4차(특수 봉사): 심신장애자에 대한 특수 봉사 및 교육
⑤ 제5차(완전한 보건 봉사의 체계): 재활사업, 작업요법

(5) 모자보건의 주요 용어

15 전남, 19 세종, 18 호남권, 19 대구·서울고졸, 20 호남권·서울·울산의료기술·충북보건연구사, 22 대전의료기술· 충북보건연구사, 23 충남의료기술·강원의료기술, 24 전북의료기술

① 임산부: 임신 중에 있거나 분만 후 6개월 미만의 여성
② 모성: 임산부와 가임기 여성
③ 영유아: 출생 후 6년 미만인 사람
④ 신생아: 출생 후 28일(4주) 이내의 영유아
⑤ 영아: 출생 후 1년 이내
⑥ 유아: 출생 후 1년~6년 미만
⑦ 주산기: 임신 28주 이후~생후 1주까지
⑧ 미숙아: 임신 37주 미만의 출생아 또는 출생 시 체중이 2.5kg 미만인 자

13) 남철현 외, 공중보건학(제9판), 계축문화사, 2020, p.483.

참고 「모자보건법」상 주요 용어 정의

제2조【정의】

이 법에서 사용하는 용어의 뜻은 다음과 같다.

1. "임산부"란 임신 중이거나 분만 후 6개월 미만인 여성을 말한다.
2. "모성"이란 임산부와 가임기(可姙期) 여성을 말한다.
3. "영유아"란 출생 후 6년 미만인 사람을 말한다.
4. "신생아"란 출생 후 28일 이내의 영유아를 말한다.
5. "미숙아(未熟兒)"란 신체의 발육이 미숙한 채로 출생한 영유아로서 대통령령으로 정하는 기준에 해당하는 영유아를 말한다.
6. "선천성이상아(先天性異常兒)"란 선천성 기형(奇形) 또는 변형(變形)이 있거나 염색체에 이상이 있는 영유아로서 대통령령으로 정하는 기준에 해당하는 영유아를 말한다.
7. "인공임신중절수술"이란 태아가 모체 밖에서는 생명을 유지할 수 없는 시기에 태아와 그 부속물을 인공적으로 모체 밖으로 배출시키는 수술을 말한다.
8. "모자보건사업"이란 모성과 영유아에게 전문적인 보건의료서비스 및 그와 관련된 정보를 제공하고, 모성의 생식건강(生殖健康) 관리와 임신·출산·양육 지원을 통하여 이들이 신체적·정신적·사회적으로 건강을 유지하게 하는 사업을 말한다.
9. 삭제
10. "산후조리업(産後調理業)"이란 산후조리 및 요양 등에 필요한 인력과 시설을 갖춘 곳(이하 "산후조리원"이라 한다)에서 분만 직후의 임산부나 출생 직후의 영유아에게 급식·요양과 그 밖에 일상생활에 필요한 편의를 제공하는 업(業)을 말한다.
11. "난임(難姙)"이란 부부(사실상의 혼인관계에 있는 경우를 포함한다. 이하 이 호에서 같다.)가 피임을 하지 아니한 상태에서 부부간 정상적인 성생활을 하고 있음에도 불구하고 1년이 지나도 임신이 되지 아니하는 상태를 말한다.
12. "보조생식술"이란 임신을 목적으로 자연적인 생식과정에 인위적으로 개입하는 의료행위로서 인간의 정자와 난자의 채취 등 보건복지부령으로 정하는 시술을 말한다.

「모자보건법 시행령」

제1조의2【미숙아 및 선천성이상아의 기준】

「모자보건법」에 따른 미숙아 및 선천성이상아(이하 "미숙아등"이라 한다)의 기준은 다음 각 호와 같다.

1. 미숙아: 임신 37주 미만의 출생아 또는 출생 시 체중이 2천500그램 미만인 영유아로서 보건소장 또는 의료기관의 장이 임신 37주 이상의 출생아 등과는 다른 특별한 의료적 관리와 보호가 필요하다고 인정하는 영유아
2. 선천성이상아: 보건복지부장관이 선천성이상의 정도·발생빈도 또는 치료에 드는 비용을 고려하여 법 제6조에 따른 모자보건심의회의 심의를 거쳐 정하는 선천성이상에 관한 질환이 있는 영유아로서 다음 각 목의 어느 하나에 해당하는 영유아
   가. 선천성이상으로 사망할 우려가 있는 영유아
   나. 선천성이상으로 기능적 장애가 현저한 영유아
   다. 선천성이상으로 기능의 회복이 어려운 영유아

제2절 모자보건 사업

1 모성보건 사업

(1) 산전 관리 22 강원보건연구사

① 산전 관리의 중요성

㉠ 임부와 태아의 건강 상태를 주기적으로 진단하여 위험요인을 조기에 발견하여 적절한 조치를 취함

㉡ 보건교육을 통해 임부 스스로 건강 관리를 잘 할 수 있도록 하여 건강한 아기를 안전하게 분만하도록 유도하는 예방보건서비스임

㉢ 산전 관리가 사산율, 주산기 사망률, 저체중 출생아와 미숙아 출산율, 선천성기형아 출산율 등을 감소시키는 데 크게 기여함

㉣ 모성의 빈혈, 고혈압, 자간전증 및 자간증, 감염 등에 의한 모성사망률과 유병률을 감소시킬 수 있음

② 산전 관리 횟수(「모자보건법 시행규칙」 제5조 별표 1) 19 경기의료기술

㉠ 임신 초기부터 7개월(28주)까지: 4주마다 1회

㉡ 임신 8개월(29주)에서 9개월(36주)까지: 2주마다 1회

㉢ 9개월(37주) 이후부터 분만 시까지: 1주마다 1회

㉣ 특별자치시장 · 특별자치도지사 또는 시장 · 군수 · 구청장은 임산부가 「장애인복지법」에 따른 장애인인 경우, 만 35세 이상인 경우, 다태아를 임신한 경우 또는 의사가 고위험 임신으로 판단한 경우에는 건강진단 횟수를 넘어 건강진단을 실시할 수 있음

③ 산전 관리의 내용

㉠ 기본적인 병력의 청취

㉡ 분만예정일 산출(Naegele's Rule): 최종 월경월 − 3, 최종 월경일 + 7

예 최종월경이 10월 10일 → 분만예정일은 다음해 7월 17일

㉢ 진찰 및 검사, 영양 관리, 일상생활 관리

(2) 분만 관리 17 경기의료기술

분만은 정상적인 생리 현상이지만 산모나 태아에게 위험이 따르는 것이므로 위생적인 환경에서 전문가의 도움을 받는 것이 좋다.

① 세계보건기구 임신 기간에 따른 분만의 분류

㉠ 37주 미만 출생아: 조산아(Premature Infant or Pre-term Infant)

㉡ 37주 이상 42주 미만 출생아: 정상 기간 출생아(Term Infant)

㉢ 42주 이상 출생아: 과숙출생아(Post-term Infant)

② 몸무게 기준에 따라 2,500g 미만을 미숙아(Immature Infant), 4,500g 이상을 과숙아(Exceptionally Large Baby)로 본다.

(3) 산후 관리

① 산욕기는 분만 후부터 6주까지의 기간으로 산모의 생식기가 정상적인 임신 이전 상태로 회복되는 시기를 말하며, 이 시기에는 여러 가지 생리적 변화가 일어나며, 각종 산욕기 질환에 이환될 확률이 높은 시기이므로 적절한 관리가 필요하다.

② 산욕기 질환: 산욕열, 산욕기 자궁내막염, 제왕절개술 후 창상감염, 산욕기 유방염, 산후 우울증 등

2 영유아 보건 관리

(1) 미숙아 17 대구

① 체중 2.5kg 미만 또는 37주 미만 출생아

② 조산아 4대 관리: 체온 관리, 영양 관리, 호흡 관리, 감염 방지

③ 「모자보건법 시행규칙」 제5조 별표 1에 따른 건강진단 실시기준

㉠ 분만의료기관 퇴원 후 7일 이내에 1회

㉡ 1차 건강진단 시 건강문제가 있는 경우에는 최소 1주에 2회

㉢ 발견된 건강문제가 없는 경우에는 영유아 기준에 따라 건강진단을 실시

(2) 신생아

① 신생아의 주요 사망 원인은 신생아 질환 > 분만 시 손상 > 감염이다.

② 「모자보건법 시행규칙」 제5조 별표 1에 따른 건강진단 실시기준: 수시

(3) 영유아 15 전남

① 영아: 예방접종 관리가 주요 보건 관리 목표

② 유아: 주로 사고 사망

③ 「모자보건법 시행규칙」 제5조 별표 1에 따른 건강진단 실시기준

㉠ 출생 후 1년 이내: 1개월마다 1회

㉡ 출생 후 1년 초과 5년 이내: 6개월마다 1회

보충

임산부 · 영유아 및 미숙아등의 정기 건강진단 실시기준(모자보건법 시행규칙 제5조 제1항 관련9별표1))

18 경기의료기술, 20 강원보건연구사, 21강원 · 세종보건연구사 · 부산보건연구사, 23 전북경력경쟁

1. 임산부
   가. 임신 28주까지: 4주마다 1회
   나. 임신 29주에서 36주까지: 2주마다 1회
   다. 임신 37주 이후: 1주마다 1회
   라. 특별자치시장 · 특별자치도지사 또는 시장 · 군수 · 구청장은 임산부가 「장애인복지법」에 따른 장애인인 경우, 만 35세 이상인 경우, 다태아를 임신한 경우 또는 의사가 고위험 임신으로 판단한 경우에는 가목부터 다목까지에 따른 건강진단 횟수를 넘어 건강진단을 실시할 수 있다.
2. 영유아
   가. 신생아: 수시
   나. 영유아
      1) 출생 후 1년 이내: 1개월마다 1회
      2) 출생 후 1년 초과 5년 이내: 6개월마다 1회
3. 미숙아등
   가. 분만의료기관 퇴원 후 7일 이내에 1회
   나. 1차 건강진단 시 건강문제가 있는 경우에는 최소 1주에 2회
   다. 발견된 건강문제가 없는 경우에는 제2호의 영유아 기준에 따라 건강진단을 실시한다.

3 모자의 주요 질환 및 사망

(1) 모성사망

① 임신, 분만, 산욕에 관계되는 질병 또는 임신 합병증 때문에 일어나는 사망
② 임신 중 각종 감염병, 중독사, 익사 등 사고에 의한 사망은 불포함
③ **직접 모성사망**: 산과적 색전증, 고혈압성 질환(임신중독증, 자간증), 출혈성 질환, 자궁외 임신, 감염증(패혈증, 산욕열) 등
④ **간접 모성사망**: 임신으로 인한 심장 질환, 악성종양, 신장 질환 등의 악화

(2) 임신중독증 17 경기 · 강원 · 울산의료기술, 20 전북보건연구사 · 강원보건연구사

① 특징
   ㉠ 임신 후반기, 특히 8개월 이후에 다발
   ㉡ 유산, 사산, 조산, 주산기 사망, 임산부 사망의 주요 원인
   ㉢ 발생기전은 정확히 알려져 있지 않음

② 3대 증상: 부종, 단백뇨, 고혈압

③ 예방

㉠ 단백질, 비타민의 공급을 충분하게 함

㉡ 식염, 당질, 지방질 섭취를 금함

㉢ 적당한 휴식과 겨울철 보온을 해야 함

㉣ 정기적 건강진단을 받아야 함

(3) 자궁외 임신

① 자궁 내 점막 조직 이외의 부위에 성립되는 임신이다.

② 난관에서 가장 흔하게 발생하며 난소, 복강 내 임신이 되는 경우도 있다.

③ 임신 1기 모성사망의 가장 흔한 원인이다.

④ 증상: 하복통, 무월경 내지 지연월경, 출혈

⑤ 임균성 및 결핵성 난관염과 인공유산 후의 염증 또는 산욕열을 앓았던 사람에게 많이 발생한다.

(4) 출혈

① **임신 전반기**(임신 5개월 이전) **출혈**: 자궁외 임신, 포상기태 등

② **후반기**(임신 6개월 이후) **출혈**: 전치태반, 태반조기박리 등

(5) 산욕열 및 감염 [14] 18 호남권

① 산욕기(출산 6~8주 사이) 감염에 의한 심한 발열현상이다.

② 자궁내막의 염증, 산도의 국소적 염증과 전신적인 균의 침입으로 발생하여 38℃ 이상의 고열과 오한이 생기게 된다.

③ 근래에 와서는 항생제의 사용, 위생적 분만 등으로 선진국이나 도시는 발생률이 극히 낮다.

14) 남철현 외, 공중보건학(제9판), 계축문화사, 2020, p.486.

제3절 모자보건 지표

1 출생 지표

(1) 조출생률(보통 출생률)

① 특정 인구 집단의 출산 수준을 나타내는 기본적인 지표, 가족계획 성과 지표

② $조출생률 = \frac{1년간\ 총\ 출생아\ 수}{당해연도\ 인구} \times 1,000$

(2) 일반출산율

① 임신이 가능한 연령(15~49세)의 여자인구 1,000명당 출생률

② $일반\ 출산율 = \frac{1년간\ 총\ 출생아\ 수}{당해연도\ 15 \sim 49세\ 여자인구} \times 1,000$

(3) 재생산 지표

16 경기의료기술, 17 경기의료기술 · 부산의료기술, 18 울산보건연구사, 21 복지부, 22 서울 · 경기의료기술
23 인천보건연구사, 24 경북의료기술

생산율은 한 여자가 일생 동안 낳는 아기 중에서 미래의 어머니가 될 여자 아이를 몇 명 낳는가를 표시하는 비율로서 현재의 출생률과 사망률이 그대로 유지된다는 전제하에 다음 세대의 인구가 증가하는가 또는 감소하는가를 고찰하는 데 유용한 지표이다.

① **합계 출산율**(TFR, Total Fertility Rate)
   ㉠ 한 여자가 일생 동안 평균 몇 명의 자녀를 낳는가를 나타낸다.
   ㉡ 국가별 출산력을 비교하는 지표
   ㉢ 연령별 출산율의 합으로 계산
   ㉣ 합계출산율 2.1은 대체출산력 수준, 2.1을 밑돌면 저출산국에 해당된다. 합계출산율이 1.3 미만인 국가는 초저출산국가라고 부른다.

② **총재생산율**(GRR, Gross Reproduction Rate)
   ㉠ 합계 출산율에서 여아의 출산율만 구하는 것
   ㉡ 한 여자가 일생 동안 몇 명의 여아를 낳는가
   ㉢ 어머니의 사망률을 무시한 경우

③ **순재생산율**(NRR, Net Reproduction Rate)
   ㉠ 총재생산율은 여성 모두가 재생산에 참여한다는 가정하에 계산된 것에 반하여 순재생산율은 각 연령에서의 사망률을 고려하여 계산된 재생산율
   ㉡ 일생 동안 낳은 여아의 수 가운데 출산 가능 연령에 도달한 생존여자의 수만을 나타낸 지표
   - 순재생율=1.0: 대체 출산력 수준으로 인구의 증감은 없다. 1세대와 2세대 여자 수와 같다.

- 순재생율=1.0 이상: 인구 증가(확대 재생산)
- 순재생율=1.0 이하: 인구 감소(축소 재생산)

2 사망지표 16 서울 · 부산, 18 경기 · 경기보건연구사, 20 경기의료기술, 23 경기보건연구사

(1) 모성사망비(Maternal Mortality Ratio)

① 임신 중이나 출산 후에 임신의 직접적 원인(출혈, 감염, 자간증 등) 또는 임신이 기존 질병(빈혈, 당뇨, 신장 질환 등)을 악화시킨 간접적 원인에 의해 산모가 사망한 경우이다.

② $\text{모성사망비} = \dfrac{\text{임신, 분만, 산욕기 모성사망 수}}{\text{연간 출생아 수}} \times 100{,}000$

(2) 신생아사망률: 신생아 사망 원인은 조산 또는 태내 성장 지연에 의한 저체중, 선천성 기형 등이다.

$$\text{신생아사망률} = \frac{\text{연 신생아사망 수}}{\text{연간 출생아 수}} \times 1{,}000$$

(3) 영아사망률

① 출생에서 1년 미만까지의 영아 사망을 의미한다.

$$\text{영아사망률} = \frac{\text{연간 영아사망 수}}{\text{연간 출생아 수}} \times 1{,}000$$

② 건강 수준이 향상되면 영아사망률이 감소하므로 국가나 지역사회 보건 수준을 나타내는 대표적인 지표가 된다.

③ 영아기 중 생후 4주까지를 신생아기, 생후 28일부터를 후기 신생아기로 분류 · 분석하기도 한다(주요 사망 원인이 다르기 때문).

$$\text{후기 신생아사망률} = \frac{\text{연간 생후 28일부터 1년 미만의 사망자 수}}{\text{연간 출생아 수}} \times 1{,}000$$

(4) α-index

① 신생아사망 수와 영아사망 수의 비이다.

$$\alpha-\text{index} = \frac{\text{영아사망 수}}{\text{신생아사망 수}} \text{ (1.0에 가까울수록 선진국형)}$$

② 영아 기간 중 신생아사망이 영아사망의 전부일 경우 α-index = 1

③ 신생아 고유 질환에 의한 사망뿐이라는 뜻

❖ 모성보건의 주요 지표
모성사망비, 주산기사망률

(5) 주산기사망률

① 임신 28주 이후의 사산과 출생 직후, 즉 생후 1주 이내의 신생아 사망을 합한 것

$$\text{주산기사망률} = \frac{\text{임신 28주 이후 사산아} + \text{출생 1주 이내 사망아}}{\text{연간 출산아 수(출생아+주산기 태아 사망)}} \times 1,000$$

② 주요 사망 원인: 임신중독증, 출생 시 손상, 난산, 조산아, 무산소증, 저산소증, 조기파수 등

3 우리나라 모자보건 지표 통계(2022 사망원인통계)

(1) 모성사망비 17 충북

① 2022년 출생아 10만 명당 모성사망수는 8.4명이다.

② 모성사망의 주요 원인은 산과적 색전증, 분만 후 출혈과 같은 직접 산과적 사망이다.

③ OECD 국가 간 모성사망비 비교 시 OECD 평균 11.8명에 비해, 한국은 8.4명으로 다소 낮은 수준이다.

표 7-2 모성사망자 수 및 모성사망비 추이, 2012~2022

(단위: 명, 출생아 10만 명당, 명, %)

연도		모성 사망자 수	직접산과적 사망	간접산과적 사망	모성사망비	출생아 수
2012년		48	31	17	9.9	484,550
2013년		50	38	12	11.5	436,455
2014년		48	39	9	11.0	435,435
2015년		38	36	2	8.7	438,420
2016년		34	28	6	8.4	406,243
2017년		28	22	6	7.8	357,771
2018년		37	23	14	11.3	326,822
2019년		30	26	4	9.9	302,676
2020년		32	26	6	11.8	272,337
2021년		23	17	6	8.8	260,562
2022년		**21**	**17**	**4**	**8.4**	**249,186**
'21년 대비	증감	−2	0	−2	−0.4	−11,376
	증감률	−8.7	−	−33.3	−4.5	−4.4

(2) 영아사망(2022년)

① 영아사망자는 565명, 영아사망률(출생아 천 명당)은 2.3명이다.

② OECD 국가 간 영아사망률 비교 시 OECD 평균 4.1명에 비해, 한국은 2.3명으로 낮은 수준이다.

제4절 가족계획

1 가족계획

(1) 가족계획의 정의

① 한 가정에서 가장 알맞은 수의 자녀를 계획적으로 출산함으로써 가족 전원이 건강하고 명랑한 환경 속에서 행복한 가정생활을 영위하는 것을 의미한다.

② 가지고 싶은 수만큼의 자녀를 낳고 싶을 때 낳도록 하는 것이다.

(2) 가족계획의 목표

① 불임증 부부에 대하여 임신을 도모한다.

② 임신이 가능한 부부에 대하여는 미리 계획을 세워 낳고 싶을 때 낳게 하기 위하여 초산연령, 자녀 수, 출산간격, 단산연령 등을 고려하여 결정한다.

③ 출산한 자녀에 대해서는 건전한 국민 생활을 영위하도록 하는 데 있다.

(3) 가족계획의 내용

① 초산연령: 25세 이전이 바람직하며, 그 이유는 다음과 같다.

㉠ 초산이 늦을수록 난산, 기형아 분만, 고위험 임신 및 사망의 빈도가 높아진다.

㉡ 불임증을 조기발견하여 조기 대책이 가능하다.

㉢ 자녀 수와 터울 조절이 더 쉽다.

② 단산연령: 36세 이전이 바람직하며, 그 이유는 다음과 같다.

㉠ 36세 이후에는 자궁암이나 자궁근종으로 불임증이 될 경향이 높다.

㉡ 자녀 양육의 임무는 비생산 연령이 되기 전에 마칠 수 있다.

㉢ 노산으로 인한 난산, 기형아 분만 등의 위험을 줄일 수 있다.

③ 출산 간격과 자녀 수
  ㉠ 출산 간격: 2~5년 사이가 바람직하며 출산 간격이 짧을수록 미숙아 분만율이 높아 영유아 사망률도 높다.
  ㉡ 자녀 수: 부모의 건강, 경제 능력, 가정 환경 등을 고려하여 결정
  ㉢ 출산 시기: 봄, 가을

(4) 우리나라 가족계획의 역사

① 1961년 4월 대한가족계획협회 설립
② 도입기(1961~1965)
  ㉠ 전국 보건소에 가족계획상담소 설치
  ㉡ 피임 방법 도입 및 대량 보급
③ 확산기(1966~1970)
  ㉠ 3.3.35 운동 전개(세 자녀를 세 살 터울로 낳아 서른다섯에 단산하자.)
  ㉡ 먹는 피임약 도입 및 전국적 보급
④ 정착기(1971~1975): 1971년 남녀불임시술 적극 권장(아들 · 딸 구별 말고 둘만 낳아 잘 기르자.)
⑤ 생활기(1976~1985): 둘 낳기 운동 전개, 여성 불임술 등장
⑥ 안정기(1985년 이후): 한 가정 한 자녀 운동, 콘돔 자동판매기 사업 실시
⑦ 감소기(2000년 이후): 출산 장려 고려 정책

2 피임

임신 자체를 예방하는 방법

(1) 피임 방법

① 약제나 기구를 사용하지 않는 방법: 성교중단법, 질외사정법 등과 여성 배란 시기 회피 방법
② 기구 사용 방법: 콘돔, 페미돔, 팻사리, 루프
③ 약품 사용 방법: 먹는 피임약, 살정제 방법 등
④ 수술 방법: 정관수술, 난관수술

(2) 피임 원리

① 자궁 착상 억제: 자궁 내 장치(IUD), 성교 후 피임
② 정자 질 내 침입 방지: 콘돔, 페미돔
③ 배란 억제: 먹는 피임약
④ 수정 방지: 질외사정, 세척법, 팻사리

⑤ 생리적 원리: 월경주기법

⑥ 정자 살충: 발포성 정제

표 7-3 피임 방법 17 충남, 20 서울고졸

구분	종류	원리	방법	특징
일시	콘돔	남성 성기에 씌워 정자의 질 내 침입 방지	성 행위 시 성기에 씌움	원하는 시기 피임 가능, 성병 예방
	페미돔	여성 질 내부를 감싸 정자의 질 내 침입 방지	성교 전 질 내 미리 삽입	여성 임신 및 성병 보호
	발포성 정제	정자 살충	여자 질 내에 삽입	이물감, 통증
	자궁 내 장치 (IUD)	수정란 자궁착상 방지	플라스틱기구 자궁 장착	반영구적 장치, 6개월마다 확인
	월경주기법 (배란 회피)	오기노법	월경 시작 전 12~19일 (회피)	월경주기 규칙 시 가능
		기초체온법	저온기 → 고온기 피함	
	먹는 피임약	배란 조정 및 억제	하루 한 알씩 매일 복용	가장 효과 우수
	질외사정	남자가 사정 전 성기를 빼는 방법	성 행위 시 사정이 임박해서 남자의 음경을 질 내에서 빼내어 정액을 질 밖에다 사출	남자의 끈기, 인내력 필요
영구	정관수술	정관 절제	정자 통로 정관 묶음	수술 후 6회까지 콘돔
	난관수술	난관 절제	난자 통로 난관 묶음	영구적 간단한 수술

(3) 이상적인 피임 조건

① 피임 효과 정확함

② 사용 간편, 태아에게 지장이 없어야 함

③ 건강에 무해함

④ 자기 체질에 적합함

⑤ 성 생활에 지장이 없어야 함

⑥ 경제적 부담 감소

⑦ 필요 시 임신 가능

(4) 인공임신중절수술 16 충북보건연구사

① **인공임신중절수술 허용한계**(「모자보건법」 제14조)

㉠ 본인 또는 배우자가 대통령령이 정하는 우생학적 또는 유전학적 정신장애나 신체질환이 있는 경우

㉡ 본인 또는 배우자가 대통령령이 정하는 전염성 질환이 있는 경우
㉢ 강간 또는 준강간에 의하여 임신된 경우
㉣ 법률상 혼인할 수 없는 혈족 또는 인척간에 임신된 경우
㉤ 임신의 지속이 보건의학적 이유로 모체의 건강을 심히 해하고 있거나 해할 우려가 있는 경우
㉥ ㉠의 경우에 배우자의 사망 · 실종 · 행방불명, 그 밖에 부득이한 사유로 동의를 받을 수 없으면 본인의 동의만으로 그 수술을 할 수 있다.
㉦ ㉠의 경우 본인이나 배우자가 심신장애로 의사 표시를 할 수 없을 때에는 그 친권자나 후견인의 동의로, 친권자나 후견인이 없을 때에는 부양의무자의 동의로 각각 그 동의를 갈음할 수 있다.

② **인공임신중절수술의 허용한계**(「동법 시행령」 제15조)
㉠ 인공임신중절수술은 임신 24주일 이내인 사람만 할 수 있다.
㉡ 인공임신중절수술을 할 수 있는 우생학적 또는 유전학적 정신장애나 신체 질환은 연골무형성증, 낭성섬유증 및 그 밖의 유전성 질환으로서 그 질환이 태아에 미치는 위험성이 높은 질환으로 한다.
㉢ 인공임신중절수술을 할 수 있는 전염성 질환은 풍진, 톡소플라즈마증 및 그 밖에 의학적으로 태아에 미치는 위험성이 높은 전염성 질환으로 한다.

OX QUIZ

Check

01 모자보건사업은 모성과 영유아에게 전문적인 보건의료서비스 및 그와 관련된 정보 제공 등을 통하여 이들이 신체적 · 정신적 · 사회적으로 건강을 유지하게 하는 사업이다. O X

02 임신 초기부터 36주까지는 월 1회의 산전 건강진단을 실시한다. O X

03 영유아 보건관리에서 조산아 4대 관리는 체중관리, 영양관리, 호흡관리, 감염방지이다. O X

04 임신중독증은 주로 임신 후반기에 다발하며, 주요 증상은 부종, 당뇨병, 고혈압이다. O X

05 주산기사망의 주요 원인은 열악한 환경위생 및 보건수준이다. O X

06 우리나라의 영아사망률은 OECD 평균에 비하여 낮은 수준이다. O X

07 인공임신중절수술이 허용되는 임신 주수는 임신 24주 이내인 경우이다. O X

OX Answer

01 O **02** X [36주까지 → 28주까지] **03** X [체중관리 → 체온관리] **04** X [당뇨병 → 단백뇨]
05 X [주산기사망의 주요 원인은 임신중독증, 출생 시 손상, 난산, 조산 등이다.] **06** O **07** O

Part 7 합|격|예|감 기출문제

01

다음에서 설명하는 인구구조로 가장 옳은 것은?

서울, 2021

> 감소형 인구구조로서 출생률이 사망률보다 낮은 인구구조를 말한다. 주로 평균수명이 높은 선진국에 나타나는 모형이다.

① 종형(bell form)
② 항아리형(pot form)
③ 피라미드형(pyramid form)
④ 별형(star form)

02

인구구조 지표에 대한 설명으로 가장 옳은 것은?

서울, 2021

① 부양비는 경제활동연령 인구에 대한 비경제활동연령 인구의 비율로 표시된다.
② 노년부양비는 0~14세 인구에 대한 65세 이상 인구의 비율로 표시된다.
③ 노령화지수는 15~64세 인구에 대한 65세 이상 인구의 비율로 표시된다.
④ 1차 성비는 출생 시 여자 100명에 대한 남자 수로 표시된다.

03

인구감소형으로 출생률이 사망률보다 낮으며 평균수명이 높은 선진국에서 볼 수 있는 인구유형은?

복지부, 2021

① 별형 ② 피라미드형
③ 종형 ④ 호로형
⑤ 항아리형

04

다음 중 세계 최초의 국세조사를 실시한 국가는?

복지부, 2021

① 독일 ② 노르웨이
③ 스웨덴 ④ 영국
⑤ 미국

05

한 여자가 일생동안 낳는 여아의 수를 나타내는 것은?

복지부, 2021

① 합계출산율 ② 순재생산율
③ 총재생산율 ④ 조출생율
⑤ 일반출산율

06

다음에 해당하는 인구유형은 무엇인가?

전북 의료기술, 2021

> 주로 선진국에 해당한다. 14세 미만 인구가 65세 이상 인구의 2배 이하이다.

① 피라미드형 ② 종형
③ 항아리형 ④ 표주박형

07

맬서스주의에 대한 설명으로 옳지 않은 것은?

경기 보건연구사, 2021

① 인구는 기하급수적으로 증가하고 식량은 산술급수적으로 증가하므로 인류는 식량부족을 피할 수 없다.
② 피임을 통한 산아제한을 주장하였다.
③ 금욕을 통해 출산을 억제해야 한다고 주장하였다.
④ 규제의 원리, 증식의 원리, 인구파동의 원리가 있다.

08

<보기>에서 설명하는 인구변화의 지표는?

서울 보건연구사, 2021

> <보기>
> • 가임기여성(15~49세)을 기준으로 한 여성이 평생 동안 낳을 수 있는 자녀의 수
> • 국가별 출산력 수준을 비교하는 주요 지표로 이용

① 총 재생산율
② 순 재생산율
③ 합계 출산율
④ 연령별 출산율

09

한 여성이 가임기간 동안 몇 명의 여아를 낳는지를 나타내는 지표로 사망률까지 고려한 출산력 지표는?

서울, 2022

① 합계출산율 ② 총재생산율
③ 순재생산율 ④ 일반출생률

10

다음 중 순재생산률에 대한 설명으로 옳지 않은 것은?

경기 의료기술, 2022

① 1.0이면 인구증감이 없다.
② 1.0 이하면 인구가 감소한다.
③ 여성의 연령별사망률을 고려한 지표이다.
④ 한 여자가 일생 동안 낳는 아이의 총 수이다.

11

인구구조 유형 중 종형에 해당하는 것은?

경북 의료기술, 2022

① 출생률과 사망률 모두 낮아서 정체되는 인구정지형이다.
② 출생률이 사망률보다 낮아서 인구가 감소하는 선진국형이다.
③ 생산연령인구가 높은 유형이다.
④ 출생률과 사망률이 높은 후진국형이다.

12

일정한 지역 내 인구의 연령과 성별 구성을 나타내는 인구피라미드에 대한 설명으로 옳지 않은 것은? 보건직, 2022

① 남자의 인구수는 왼쪽에, 여자의 인구수는 오른쪽에 표시한다.
② 종형은 출생률과 사망률이 모두 낮은 인구정지형이다.
③ 항아리형은 19세 이하 인구가 65세 이상 인구의 2배 이하인 인구구조이다.
④ 호로형은 생산연령 인구가 많이 유출되는 농촌형이다.

13

어느 지역의 노년부양비가 24.5였다. 이 값의 의미로 옳은 것은? 경북 의료기술, 2023

① 유년인구 10명당 노인인구가 2.45명
② 유년인구 1명당 노인인구 24.5명
③ 생산층 인구 10명당 노인인구 2.45명
④ 생산층 인구 1명당 노인인구 24.5명

14

「모자보건법」에 따른 산전관리 횟수로 옳은 것은? 전북 경력경쟁, 2023

① 28주 이내 – 2주에 1회 검사
② 29주 이후 – 4주에 1회 검사
③ 출생 1년 이내의 영유아 – 1개월에 1회 검사
④ 미숙아 – 분만의료기관 퇴원 후 1개월에 1회 검사

15

다음 중 모자보건 지표에 대한 설명으로 옳지 않은 것은? 경기 보건연구사, 2023

① 총재생산율은 가임가능한 여자 한명이 평생 낳은 평균 자녀 수이다.
② 신생아사망률은 출생아 1,000명당 28일 미만 사망자 수이다.
③ 일반출산율은 가임가능한 여성 1,000명당 출생아 수이다.
④ 합계출산율은 국가별 출산력을 나타내는 지표이다.

16

한국은 2021년에 전체인구 중 65세 이상 인구의 비율이 16.5%를 돌파하였다. 고령화 단계 중 어느 상태에 해당하는가? 경북 보건연구사, 2023

① 청년 사회 ② 고령화 사회
③ 고령 사회 ④ 초고령 사회

17

이론적 인구의 유형 중 폐쇄인구에 대한 설명으로 옳은 것은? 경북 보건연구사, 2023

① 출생과 사망이 동일한 인구
② 연령별 출생인구는 일정하고 연령별 사망률만 변동하는 인구
③ 연령별 출생률과 사망률이 일정한 인구
④ 인구 이동이 전혀 일어나지 않고 출생과 사망에 의해서만 변동하는 인구

18

블래커(Blacker)가 제시한 인구성장단계에 대한 설명으로 옳은 것은? 경기 의료기술, **2024**

① 고위정지기는 출생률과 사망률이 모두 높아 인구가 증가하지 않는 인구정지형이다.

② 초기확장기는 저출생률과 저사망률의 국가로 인구성장둔화형이다.

③ 후기확장기는 저사망률과 고출생률로 인구가 증가하는 인구증가형이다.

④ 저위정지기는 출생률이 사망률보다 낮아 인구가 감소하는 형이다.

합격예감 기출문제 정답 및 해설

[Answer]

01 ②	02 ①	03 ⑤	04 ③	05 ③
06 ③	07 ②	08 ③	09 ③	10 ④
11 ①	12 ③	13 ③	14 ③	15 ①
16 ③	17 ④	18 ①		

01

인구구조(인구피라미드)

(1) 피라미드형(Pyramid Form): 출생률은 높고, 사망률도 높은(사망률이 낮은 경우도 가능) 인구가 증가하는 구조로서 후진국형이다. 인구증가형, 발전형이라 하며, 14세 이하 인구가 65세 이상 인구의 2배 이상일 경우이다.

(2) 종형(Bell Form): 저출생률과 저사망률로 인구증가가 정지되는 인구정지형이다. 14세 이하의 인구가 65세 이상 인구의 2배 정도가 되는 인구형이다.

(3) 항아리형(Pot Form): 출생률이 사망률보다 낮아 인구가 감소하는 형이다. 14세 이하의 인구가 65세 이상의 2배 이하가 되는 인구형이다.

(4) 별형(Star Form): 성형, 도시형, 유입형. 생산연령층의 인구가 많이 모여들고 있는 도시인구의 정형으로 유입형이다. 15~64세 인구가 전체인구의 50%를 넘는 경우로서 생산층인구가 증가되는 형이다.

(5) 기타형(Guitar Form): 유출형, 호로형. 별형과는 반대로 생산연령인구가 다수 유출되는 농촌에서 볼 수 있다. 15~64세 인구가 전체 인구의 50% 미만으로 생산층 인구가 감소하는 형이다.

02

② 노년부양비는 15~64세 인구에 대한 65세 이상 인구의 비율로 표시된다.

③ 노령화지수는 0~14세 인구에 대한 65세 이상 인구의 비율로 표시된다.

④ 1차 성비는 태아의 여자 100명에 대한 남자 수로 표시된다.

03

인구피라미드

(1) 피라미드형(Pyramid Form): 인구 증가형. 14세 이하 인구가 65세 이상 인구의 2배 이상이 되는 경우로 인구가 증가할 잠재력을 많이 가지고 있는 형, 출생률이 높고 사망률이 낮은 형이다.

(2) 종형(Bell Form): 정지형. 출생률, 사망률이 모두 낮은 경우로 14세 이하의 인구가 65세 이상 인구의 2배 정도가 된다.

(3) 항아리형(Pot Form): 인구 감소형. 14세 이하의 인구가 65세 이상의 2배 이하가 되는 경우로 종형이 진전된 것으로 출생률이 사망률보다 더욱 낮아 인구가 감소하는 형으로 평균수명이 높은 선진국에서 볼 수 있다.

(4) 별형(Star Form): 성형, 도시형, 유입형: 생산연령층의 인구가 많이 모여들고 있는 도시인구의 정형으로 유입형이다. 15~64세 인구가 전체인구의 50%를 넘는 경우로서 생산층인구가 증가되는 형이다.

(5) 기타형(Guitar Form): 유출형, 호로형. 생산연령인구가 다수 유출되는 농촌에서 볼 수 있는 유형으로 15~64세 인구가 전체 인구의 50% 미만이다.

04

스웨덴에서 1749년 세계에서 처음으로 국세조사를 실시하였다.

05

① 합계출산율: 임신 가능한 연령(15~49세)의 여자 인구 1,000명당 연간 출생아 수

② 순재생산율: 일생 동안 낳은 여아의 수 가운데 출산가능 연령에 도달한 생존 여자의 수만을 나타낸 지표

③ 총재생산율: 합계 출산율에서 여아의 출산율만 구하는 것으로 한 여자가 일생 동안 몇 명의 여아를 낳는가를 의미

④ 조출생율: 어떤 연도의 한 인구 집단의 연간 출생아 수를 인구 1,000명당으로 표시한 것

⑤ 일반출산율: 임신 가능한 연령(15~49세)의 여자 인구 1,000명당 연간 출생아 수

06

인구구조의 유형(인구피라미드)

(1) 피라미드형: 출생률은 높고, 사망률도 높은(사망률이 낮은 경우도 가능) 인구가 증가하는 구조로서 후진국형이다. 인구증가형, 발전형이라 하며, 14세 이하 인구가 65세 이상 인구의 2배 이상일 경우이다.

(2) 종형: 저출생률과 저사망률로 인구증가가 정지되는 인구정지형이다. 14세 이하의 인구가 65세 이상 인구의 2배 정도가 되는 인구형이다.

(3) 항아리형: 출생률이 사망률보다 낮아 인구가 감소하는 형이다. 14세 이하의 인구가 65세 이상의 2배 이하가 되는 인구형이다.

(4) 별형(성형, 도시형, 유입형): 생산연령층의 인구가 많이 모여들고 있는 도시인구의 정형으로 유입형이다. 15~64세 인구가 전체인구의 50%를 넘는 경우로서 생산층인구가 증가되는 형이다.
(5) 기타형(농촌형, 호로형, 표주박형, 유출형): 별형과는 반대로 생산연령인구가 다수 유출되는 농촌에서 볼 수 있다. 15~64세 인구가 전체 인구의 50% 미만으로 생산층 인구가 감소하는 형이다.

07

맬서스는 인구억제의 방법으로 도덕적 절제, 금욕, 만혼 등을 제시하였으며 종교적인 이유로 피임은 반대하였다.

08

(1) 합계 출산율(TFR, Total Fertility Rate): 한 여자(15~49세)가 일생 동안 평균 몇 명의 자녀를 낳는가를 나타내는 것으로 국가별 출산력을 비교하는 지표이다.
(2) 총재생산율(GRR, Gross Reproduction Rate): 합계 출산율에서 여아의 출산율만 구하는 것으로 한 여자가 일생 동안 몇 명의 여아를 낳는가를 의미하며 모성의 사망률을 고려하지 않은 지표이다.
(3) 순재생산율(NRR, Net Reproduction Rate): 총재생산율은 여성 모두가 재생산에 참여한다는 가정하에 계산된 것에 반하여 순재생산율은 각 연령에서의 사망률을 고려하여 계산된 재생산율로 일생 동안 낳은 여아의 수 가운데 출산가능 연령에 도달한 생존 여자의 수만을 나타낸 지표이다.
(4) 연령별 출산율(Age-specific Fertility Rate): 어떤 연도에서 특정 연령의 여자 인구 1,000명이 출산한 출생아 수이다.

09

(1) 합계출산율: 한 여자(15~49세)가 일생 동안 평균 몇 명의 자녀를 낳는가를 나타내는 것으로 국가별 출산력을 비교하는 지표이다.
(2) 총재생산율: 합계 출산율에서 여아의 출산율만 구하는 것으로 한 여자가 일생 동안 몇 명의 여아를 낳는가를 의미하며 모성의 사망률을 고려하지 않은 지표이다.
(3) 순재생산율: 총재생산율은 여성 모두가 재생산에 참여한다는 가정하에 계산된 것에 반하여 순재생산율은 각 연령에서의 사망률을 고려하여 계산된 재생산율로 일생 동안 낳은 여아의 수 가운데 출산가능 연령에 도달한 생존 여자의 수만을 나타낸 지표이다.
(4) 일반출생률: 임신 가능한 연령(15~49세)의 여자 인구 1,000명당 연간 출생아 수이다.

10

재생산지표

(1) 합계출산율(TFR, Total Fertility Rate): 한 여자(15~49세)가 일생 동안 평균 몇 명의 자녀를 낳는가를 나타내는 것으로 국가별 출산력을 비교하는 지표이다.
(2) 총재생산율(GRR, Gross Reproduction Rate): 합계 출산율에서 여아의 출산율만 구하는 것으로 한 여자가 일생 동안 몇 명의 여아를 낳는가를 의미하며 모성의 사망률을 고려하지 않은 지표이다.
(3) 순재생산율(NRR, Net Reproduction Rate): 총재생산율은 여성 모두가 재생산에 참여한다는 가정하에 계산된 것에 반하여 순재생산율은 각 연령에서의 사망률을 고려하여 계산된 재생산율로 일생 동안 낳은 여아의 수 가운데 출산 가능 연령에 도달한 생존 여자의 수만을 나타낸 지표이다.
   ① 순재생산율=1.0: 대체 출산력 수준으로 인구의 증감이 없다. 1세대와 2세대의 여자 수가 같다.
   ② 순재생산율=1.0 이상: 인구증가(확대재생산)
   ③ 순재생산율=1.0 이하: 인구감소(축소재생산)

11

인구구조의 유형(인구피라미드)

(1) 피라미드형: 출생률은 높고, 사망률도 높은(사망률이 낮은 경우도 가능) 인구가 증가하는 구조로서 후진국형이다. 인구증가형, 발전형이라 하며, 14세 이하 인구가 65세 이상 인구의 2배 이상일 경우이다.
(2) 종형: 저출생률과 저사망률로 인구증가가 정지되는 인구정지형이다. 14세 이하의 인구가 65세 이상 인구의 2배 정도가 되는 인구형이다.
(3) 항아리형: 출생률이 사망률보다 낮아 인구가 감소하는 형이다. 14세 이하의 인구가 65세 이상의 2배 이하가 되는 인구형이다.
(4) 별형(성형, 도시형, 유입형): 생산연령층의 인구가 많이 모여들고 있는 도시인구의 정형으로 유입형이다. 15~64세 인구가 전체인구의 50%를 넘는 경우로서 생산층인구가 증가되는 형이다.
(5) 기타형(농촌형, 호로형, 표주박형, 유출형): 별형과는 반대로 생산연령인구가 다수 유출되는 농촌에서 볼 수 있다. 15~64세 인구가 전체 인구의 50% 미만으로 생산층 인구가 감소하는 형이다.

12

인구구조유형(인구피라미드)

인구의 구성 중 남녀별 및 성별의 구성을 결합하여 그림으로 표시한 것으로 성별, 연령에 따라 표시하는데, 여자는 우측에, 남자는 좌측에 표시하며, 보통 5세 간격으로 나눈다.

(1) 피라미드형: 출생률은 높고, 사망률도 높은(사망률이 낮은 경우도 가능) 인구가 증가하는 구조로서 후진국형이다. 인구증가형, 발전형이라 하며, 14세 이하 인구가 65세 이상 인구의 2배 이상일 경우이다.

(2) 종형: 저출생률과 저사망률로 인구증가가 정지되는 인구정지형이다. 14세 이하의 인구가 65세 이상 인구의 2배 정도가 되는 인구형이다.

(3) 항아리형: 출생률이 사망률보다 낮아 인구가 감소하는 형이다. 14세 이하의 인구가 65세 이상의 2배 이하가 되는 인구형이다.

(4) 별형(성형, 도시형, 유입형): 생산연령층의 인구가 많이 모여들고 있는 도시인구의 정형으로 유입형이다. 15~64세 인구가 전체인구의 50%를 넘는 경우로서 생산층인구가 증가되는 형이다.

(5) 기타형(농촌형, 호로형, 표주박형, 유출형): 별형과는 반대로 생산연령인구가 다수 유출되는 농촌에서 볼 수 있다. 15~64세 인구가 전체 인구의 50% 미만으로 생산층 인구가 감소하는 형이다.

13

노년부양비

=노인인구(65세 이상 인구) / 생산층 인구(15~64세 인구) × 100

노년부양비가 24.5라면 이는 생산층 인구 100명당 노인인구가 24.5명이라는 의미이다.

환산하면 생산층 인구 10명당 노인인구는 2.45명, 생산층 인구 1명당 노인인구는 0.245명이 된다.

14

임산부 · 영유아 및 미숙아등의 정기 건강진단 실시기준

(1) 임산부
 ① 임신 28주까지: 4주마다 1회
 ② 임신 29주에서 36주까지: 2주마다 1회
 ③ 임신 37주 이후: 1주마다 1회
 ④ 특별자치시장 · 특별자치도지사 또는 시장 · 군수 · 구청장은 임산부가 「장애인복지법」에 따른 장애인인 경우, 만 35세 이상인 경우, 다태아를 임신한 경우 또는 의사가 고위험 임신으로 판단한 경우에는 ①부터 ③까지에 따른 건강진단 횟수를 넘어 건강진단을 실시할 수 있다.

(2) 영유아
 ① 신생아: 수시
 ② 영유아
  ㉠ 출생 후 1년 이내: 1개월마다 1회
  ㉡ 출생 후 1년 초과 5년 이내: 6개월마다 1회

(3) 미숙아 등
 ① 분만의료기관 퇴원 후 7일 이내에 1회
 ② 1차 건강진단 시 건강문제가 있는 경우에는 최소 1주에 2회
 ③ 발견된 건강문제가 없는 경우에는 (2) 영유아 기준에 따라 건강진단을 실시한다.

15

모자보건지표

(1) 합계출산율(TFR, Total Fertility Rate): 한 여자(15~49세)가 일생 동안 평균 몇 명의 자녀를 낳는가를 나타내는 것으로 국가별 출산력을 비교하는 지표이다. 연령별 출산율의 합으로 계산한다.

(2) 총재생산율(GRR, Gross Reproduction Rate): 합계 출산율에서 여아의 출산율만 구하는 것으로 한 여자가 일생 동안 몇 명의 여아를 낳는가를 의미하며 모성의 사망률을 고려하지 않은 지표이다.

(3) 순재생산율(NRR, Net Reproduction Rate): 총재생산율은 여성 모두가 재생산에 참여한다는 가정하에 계산된 것에 반하여 순재생산율은 각 연령에서의 사망률을 고려하여 계산된 재생산율로 일생 동안 낳은 여아의 수 가운데 출산가능 연령에 도달한 생존 여자의 수만을 나타낸 지표이다.

(4) 일반출산율(General Fertility Rate): 임신 가능한 연령(15~49세)의 여자 인구 1,000명당 연간 출생아 수를 표시한 것으로 비(ratio)이다.

(5) 신생아사망률(Neonatal Mortality Rate): 주어진 기간 동안 출생한 출생아 수 1,000명에 대하여 동일 기간 중 발생한 28일 미만 신생아의 사망자 수

16

인구노령화

(1) 고령화 사회: 전체 인구 중 65세 이상 인구 비율이 7% 이상

(2) 고령 사회: 전체 인구 중 65세 이상 인구 비율이 14% 이상(2017년 고령사회로 진입, 2018년 14.3%)

(3) 초고령 사회: 전체 인구 중 65세 이상 인구 비율이 20% 이상(2026년 추계)

17

이론적 인구

(1) 봉쇄인구(Closed Population, 폐쇄인구): 인구 이동이 전혀 일어나지 않는 인구로서 다만 자연증가 요인인 출생과 사망에 의해서만 변동하는 인구이다.

(2) 안정인구(Stable Population): 봉쇄인구에 있어서 남녀의 연령별 사망률과 출생률이 일정하다고 가정하면, 이러한 인구의 조출생률과 조사망률이 정해지므로 인구의 자연증가율이 일정하다.

(3) 준안정인구(Quasi-stable Population): 남녀의 연령별 출생률과 사망률이 일정한 봉쇄인구를 안정인구라고 하는데, 연령별 출생인구만 일정한 경우를 준안정인구라고 한다.

(4) 정지인구(Stationary Population): 안정인구에 있어서 출생과 사망이 동일하며, 따라서 자연증가가 전혀 일어나지 않는다고 가정한 이념인구를 말한다.

18

블래커(C. P. Blacker)의 분류(인구 성장 5단계)

(1) 1단계: 고위 정지기
고출생률과 고사망률인 인구정지형으로 인구증가 잠재력을 가지고 있는 후진국형 인구 형태이다.

(2) 2단계: 초기 확장기
저사망률과 고출생률인 인구증가형으로 당분간 인구증가는 계속되는 경제 개발 초기 국가들의 인구 형태이다.

(3) 3단계: 후기 확장기
저사망률과 저출생률의 경향을 나타내는 인구성장 둔화형으로 산업의 발달과 핵가족화 경향이 있는 국가들의 인구 형태이다.

(4) 4단계: 저위 정지기
사망률과 출생률이 최저에 달하는 인구증가 정지형이다.

(5) 5단계: 감퇴기
출생률이 사망률보다 낮아져서 인구가 감소하는 경향이 있는 감소형 국가의 인구 형태이다.

Part 7 만|점|예|감 예상문제

01

맬서스(Thomas R. Malthus)에 대한 설명으로 옳은 것은?

① 인간의 생식력과 토지의 생산력을 비교할 때, 인구는 기하급수적으로 늘고 식량은 산술급수적으로 증가하여 인구 압력이 크게 작용할 것이며 결국 식량 부족이나 기근, 질병 및 전쟁 등 인구 문제가 발생될 것이기 때문에 인구 억제가 필요하다는 인구론을 주장하였다.
② 인구 억제를 위한 대책으로 만혼, 금욕과 같은 도덕적 절제방법과 함께 피임을 통안 억제 정책의 필요성을 주장하였다.
③ 인구와 자원과의 관련성에 근거한 이론으로 그 나라의 사회, 경제적인 여건하에 국민 개개인이 최대의 생산성을 유지하여 최고의 삶의 질을 유지할 수 있는 인구를 뜻한다.
④ 인구이동이 없는 폐쇄인구에서 어느 지역의 인구의 성별, 연령별 사망률, 출생률이 변하지 않고 오랫동안 지속되면 인구 구조는 변하지 않고 일정한 인구를 유지하는 안정인구가 된다는 이론을 주장하였다.

02

인구 증가의 요인에 해당하지 않는 것은?

① 의학 발달로 평균수명 연장
② 영아사망률 감소
③ 저개발국의 가족계획 미실시
④ 결혼 및 출산연령 지연

03

한 국가의 인구 구조에 미치는 영향이 가장 적은 인자는?

① 출생 ② 사망
③ 이민 ④ 혼인 또는 이혼

04

인구 증가로 인해 발생되는 문제점이라 할 수 없는 것은?

① 공해와 환경위생 악화
② 인구 역도태 현상 초래
③ 식량 부족과 자원 부족
④ 생산층 인구 감소

05

인구 정태에 대한 설명으로 옳지 않은 것은?

① 인구의 성별, 연령별, 직업별 등
② 어떤 시점에서 한 인구의 분포 상태를 설명하는 통계
③ 두 시점 간에 있어서 인구의 변동을 설명하는 통계
④ 어떤 시점에서 한 인구의 구성을 설명하는 통계

06

인구 동태 통계자료로 옳은 것을 모두 포함한 것은?

가. 조출생률	나. 가족관계등록부
다. 인구동태지수	라. 국세조사

① 가, 나, 다　② 가, 다
③ 나, 라　④ 가, 나, 다, 라

07

인구 증가율을 의미하는 것은?

① (연간 출생 − 연간 사망) / 인구
② 출생 수 / 사망 수
③ (자연 증가 + 사회 증가) / 인구
④ (연말 인구 − 연초 인구) / 연초 인구

08

우리나라 국세조사에 대한 설명으로 옳지 않은 것은?

① 국세조사는 인구 정태조사 방법 중의 하나이다.
② 최초의 간이국세조사는 1925년에 실시하였다.
③ 조사 목적에 따라 인구 이외에 주택에 대한 내용도 포함시킨다.
④ 10년마다 조사하고 있다.

09

다음 중 부양비 산술법으로 옳은 것은?

① (생산연령 인구 / 비생산연령 인구) × 100
② (비생산연령 인구 / 생산연령 인구) × 100
③ (생산연령 인구 − 비생산연령 인구) × 100
④ (비생산연령 인구 − 생산연령 인구) × 100

10

한 나라의 인구 구성 중 부양비가 증가한다는 것의 의미로 알맞은 것은?

① 생산 활동 인구의 증가
② 비생산 활동 인구의 증가
③ 노인인구의 감소
④ 성인인구의 증가

11

인구 구성 형태의 설명으로 알맞은 것은?

① 종형(Bell Form) − 인구가 증가할 잠재력을 많이 가지고 있는 형으로 출생률과 사망률이 높은 형이며, 14세 이하 인구가 65세 이상 인구의 2배 이상이 된다.
② 피라미드형(Pyramid Form) − 출생률과 사망률이 다 낮으며, 14세 이하의 인구가 65세 이상 인구의 2배 정도가 된다.
③ 항아리형(Pot Form) − 출생률이 사망률보다 낮으며 평균수명이 높은 선진국에서 볼 수 있다. 14세 이하의 인구가 65세 이상의 2배 이하가 된다.
④ 기타형(Guitar Form) − 도시형 · 유입형이라고도 하며, 생산연령 인구가 많이 유입되는 도시 지역의 인구 구성으로 생산층 인구가 전체 인구의 50% 이상인 경우이다.
⑤ 별형(Star Form) − 농촌형 · 유출형이라고도 하며, 생산연령 인구가 전체 인구의 50% 미만인 경우이다.

12

인구 구성 지표에 대한 설명으로 틀린 것은?

① 항아리형은 15세 미만 인구가 65세 이상 인구의 2배 정도이다.
② 경제활동인구 = 15~64세 인구
③ 성비 = (남자 인구 / 여자 인구) × 100
④ 가임 여성 연령 계층 = 15~49세

13

C. P. Blacker의 인구 변천 5단계설에 대한 설명으로 옳지 않은 것은?

① 1단계 – 고출생률, 고사망률 시기로 인구증감이 거의 없는 시기
② 2단계 – 사망률이 감소하고 고출생률이 지속되어 인구가 급격히 증가하는 시기
③ 3단계 – 사망률과 출생률이 동시에 감소되어 인구성장이 둔화되는 시기
④ 4단계 – 감염병의 새로운 유행으로 사망률이 높아져서 인구가 감소하는 시기

14

Notestein과 Thompson의 인구 성장 분류에 따르면 개발도상국가는 어느 단계인가?

① 잠재적 성장 단계　② 과도기적 성장 단계
③ 인구 감소 단계　④ 고위정지기

15

「모자보건법」에서 사용하는 용어의 정의가 알맞은 것은?

① 임산부 – 임신 중이거나 분만 후 12개월 미만 여성을 말한다.
② 모성 – 임산부와 가임기 여성을 말한다.
③ 영유아 – 출생 후 3년 미만을 말한다.
④ 신생아 – 출생 후 100일 미만 영아를 말한다.

16

「모자보건법」상 미숙아에 해당하는 것은?

① 임신 28주 미만의 출생아 또는 출생 시 체중이 2천 그램 미만인 영유아
② 임신 28주 미만의 출생아 또는 출생 시 체중이 2천 500그램 미만인 영유아
③ 임신 37주 미만의 출생아 또는 출생 시 체중이 2천 그램 미만인 영유아
④ 임신 37주 미만의 출생아 또는 출생 시 체중이 2천 500그램 미만인 영유아

17

임신부가 인공임신중절수술을 받을 수 있는 질병에 해당하지 않는 것은?

① A형간염　② 연골무형성증
③ 낭성섬유증　④ 풍진

18

조산아 생명에 주요 영향요인으로 관리되어야 할 사항이 아닌 것은?

① 체온 관리 ② 체중 관리
③ 영양 관리 ④ 호흡 관리

19

임신중독증의 3대 증상으로 옳은 것은?

① 빈혈 – 단백뇨 – 고혈압
② 빈혈 – 부종 – 저혈압
③ 부종 – 단백뇨 – 고혈압
④ 빈혈 – 부종 – 단백뇨

20

다음 중 지역사회 보건의 지표이며 생후 1년 이내의 사망자 수가 필요한 것은?

① 신생아사망률 ② 주산기사망률
③ 영아사망률 ④ 유아사망률

21

어느 지역의 영아사망률이 10년 전 4.9에서 현재 2.9로 감소를 보이고 있다. 이러한 통계 결과를 통해 추측할 수 있는 지역의 설명으로 옳은 것은?

① 그 지역의 문화적 수준이 향상되었다.
② 그 지역의 출생률이 증가하였다.
③ 1~4세 인구 증가를 의미한다.
④ 그 지역의 보건 수준 향상을 의미한다.

22

주산기 사망의 대상이 되는 것은?

① 연간 임신 28주 이후 사산 수와 출생 1주 이내의 사망 수의 합
② 연간 임신 28주 이내의 사산 수와 출생 4주 이내의 사망 수의 합
③ 연간 임신 21주 이상의 사산 수와 출생 4주 이내의 사망 수의 합
④ 연간 1~4세 유아사망 수

23

한 국가의 보건 수준을 나타내는 건강지표로 영아사망률이 조사망률보다 중요시되는 이유로 옳지 않은 것은?

① 영아사망률은 출생 후 12개월 미만의 연령군 통계로서 통계적 유의성이 높다.
② 영아사망률은 모자보건, 영양 수준, 환경위생 등에 민감하여 보건 수준을 잘 반영한다.
③ 지역 간 또는 국가 간 영아사망률의 변동범위가 조사망률에 비하여 크다.
④ 영아사망률은 조사망률보다 통계가 정확하다.

24

α–index(알파인덱스)에 대한 설명으로 옳은 것은?

① 그 값이 1보다 작을 수 없다.
② 그 값이 클수록 선진국이며, 보건 수준이 높다.
③ 신생아사망 수를 영아사망 수로 나눈 값이다.
④ 분모는 보건환경적 영향을 많이 받는다.

25

한 여자가 일생 동안 낳을 수 있는 여아의 총수를 나타내는 지수는?

① 순재생산율 ② 재생산율
③ 총재생산율 ④ 합계 출산율

26

순재생산율 1.0이 의미하는 것은?

① 1세대와 2세대 간의 여자 수가 같다.
② 1세대의 여자 수가 2세대의 여자 수보다 크다.
③ 1세대의 여자 수가 2세대 여자 수보다 작다.
④ 인구가 감소한다.

27

가족계획사업의 효과를 판정하는 가장 좋은 지표는?

① 영아사망률 ② 모성사망비
③ 조출생률 ④ 초생아사망률

만점예감 예상문제 정답 및 해설

[Answer]

01 ①	02 ④	03 ④	04 ④	05 ③
06 ②	07 ③	08 ④	09 ②	10 ②
11 ③	12 ①	13 ④	14 ②	15 ②
16 ④	17 ①	18 ②	19 ③	20 ③
21 ④	22 ①	23 ④	24 ①	25 ③
26 ①	27 ③			

01

맬서스주의 인구 억제책

- 예방적 억제책: 만혼(여자가 30세 이후에 결혼), 금욕 같은 도덕적 절제 방법
- 적극적 억제책: 피임법 → 종교적인 이유로 반대

02

결혼 및 출산연령의 지연은 인구 감소에 영향을 줄 수 있다.

03

인구 구조에 영향을 주는 주요 인자는 출생, 사망, 전출, 전입 등의 요소이다. 혼인, 이혼도 영향을 줄 수 있지만 미치는 영향은 가장 적다.

04

인구 감소 시 생산층 인구 감소 문제가 발생할 수 있다.

05

- 인구 정태: 일정 시점의 인구 구성, 인구 크기 · 성별 · 연령별 · 직업별 인구주택총조사, 주민등록부, 호적부 등
- 인구 동태: 두 시점 간에 있어서 인구의 변동을 설명하는 통계

06

인구동태

(1) 어느 기간에 인구의 변동요인, 즉 출생, 사망, 전입, 전출 등으로 보건학적으로 중요한 의미를 갖고 있다.

(2) 인구동태지표

① 조출생률=(연 출생수 / 인구) × 1,000

② 조사망률=(연 사망수 / 인구) × 1,000

③ 인구 자연 증가율=조출생률 − 조사망률

④ 인구 증가=자연 증가+사회 증가

⑤ 인구증가율=(자연증가+사회증가) / 인구×1,000

⑥ 연간인구증가율=(연말인구−연초인구) / 연초인구×100

⑦ 인구동태지수=(출생수 / 사망수) × 100

인구정태

(1) 일정 시점에 일정 지역 인구의 크기, 자연적 구조(성별, 연령별), 사회적 구조(국적별, 가족관계별), 경제적 구조(직업별, 산업별)에 관한 조사로 인구주택총조사(국세조사)와 주민등록부, 호적부 등을 통해 확인한다.

(2) 인구정태지표

① 성비=(남자수 / 여자수) × 100

② 연령별 인구: 생산층인구, 유년인구, 노년인구

③ 인구피라미드

④ 부양비=(비경제연령인구 / 경제연령인구) × 100

⑤ 유년부양비=(15세 미만 인구 / 경제 연령 인구) × 100

⑥ 노년부양비=(65세 이상 인구 / 경제 연령 인구) × 100

⑦ 노령화지수=(65세 이상 인구 / 15세 미만 인구) × 100

07

- 자연 증가율 = (연간 출생 − 연간 사망) / 인구 × 1,000 또는 보통 출생률 − 보통 사망률
- 인구증가지수 또는 인구동태지수 = 출생 수 / 사망 수 또는 보통 출생률과 보통 사망률의 비
- 사회 증가율 = (유입수 − 유출수) / 인구 × 1,000
- 인구 증가율 = (자연 증가 + 사회 증가) / 인구 × 1,000
- 연간 인구 증가율 = (연말 인구 − 연초 인구) / 연초 인구 × 1,000

08

④ 우리나라 국세조사는 5년 주기로 조사하고 있다.

09

부양비 = (15세 미만 인구 + 65세 이상 인구) / 15~64세 인구 × 100

10

부양비가 증가한다는 것은 생산 활동 인구가 감소하고 비생산 활동 인구가 증가하는 경우이다.

11

- 피라미드형(인구 증가형): 출생률과 사망률 높음. 14세 이하 인구가 65세 이상 인구의 2배 이상
- 종형(인구 정지형): 출생률과 사망률 다 낮음. 14세 이하가 65세 이상의 2배 정도
- 항아리형(방추형, 인구 감소형): 출생률이 사망률보다 낮음. 14세 이하가 65세 이상의 2배 이하
- 별형(유입형, 도시형): 생산층 인구가 전체 인구의 1/2 이상
- 기타형(유출형, 농촌형, 호로형): 생산층 인구가 전체 인구의 1/2 미만

12

항아리형(방추형 · 인구 감소형 · 선진국형)은 출생률이 사망률보다 낮으며 14세 이하가 65세 이상의 2배 이하이다.

13

C. P. Blacker의 인구변천 5단계

(1) 1단계: 고위 정지기. 고출생률과 고사망률인 인구정지형. 인구증가 잠재력을 가지고 있는 후진국형. 중부 아프리카 지역의 국가들
(2) 2단계: 초기 확장기. 저사망률과 고출생률인 인구증가형. 당분간 인구증가는 계속되는 경제 개발 초기 국가. 한국과 일본을 제외한 아시아 국가들
(3) 3단계: 후기 확장기. 저사망률과 저출생률인 인구 성장 둔화형. 산업의 발달과 핵가족화 경향이 있는 국가들. 한국, 남아프리카, 중앙아메리카 등
(4) 4단계: 저위 정지기. 사망률과 출생률이 최저에 달하는 인구 증가 정지형. 이탈리아, 중동, 구소련 등(우리나라는 3단계에서 4단계로 접어들고 있는 과정)
(5) 5단계: 감퇴기. 출생률이 사망률보다 낮아져서 인구가 감소하는 경향. 북유럽, 북아메리카, 일본, 뉴질랜드 등

14

Notestein과 Thompson의 인구성장단계

(1) 1단계 – 다산다사기: 잠재적 성장 단계, 고출생 · 고사망, 소득 낮은 국가
(2) 2단계 – 과도기적 증가기: 과도기적 성장 단계, 고출생 · 저사망, 개발도상국(산업화, 도시화와 함께 진입)
(3) 3단계 – 인구 감소기: 인구 감소 단계, 저출생 · 저사망, 선진국

15

「모자보건법」상 용어의 정의

1. '임산부'란 임신 중이거나 분만 후 6개월 미만인 여성을 말한다.
2. '모성'이란 임산부와 가임기(可姙期) 여성을 말한다.
3. '영유아'란 출생 후 6년 미만인 사람을 말한다.
4. '신생아'란 출생 후 28일 이내의 영유아를 말한다.
5. '미숙아(未熟兒)'란 신체의 발육이 미숙한 채로 출생한 영유아로서 대통령령으로 정하는 기준에 해당하는 영유아를 말한다.

16

미숙아

임신 37주 미만의 출생아 또는 출생 시 체중이 2천 500그램 미만인 영유아로서 보건소장 또는 의료기관의 장이 임신 37주 이상의 출생아 등과는 다른 특별한 의료적 관리와 보호가 필요하다고 인정하는 영유아

17

- 연골무형성증, 낭성섬유증 및 그 밖의 유전성 질환으로서 그 질환이 태아에 미치는 위험성이 높은 질환
- 풍진, 톡소플라즈마증 및 그 밖의 의학적으로 태아에 미치는 위험성이 높은 전염성 질환

18

조산아 4대 관리

- 체온 관리
- 영양 관리
- 호흡 관리
- 감염 방지

19

임신중독증 3대 증상

- 부종
- 단백뇨
- 고혈압

20

영아사망률 =
(생후 1년 미만의 사망자 수 / 출생아 수) × 1,000

21

영아사망률의 감소는 해당 지역의 보건 수준 향상을 의미한다.

22

주산기사망률 =
(임신 28주 이후 사산아 + 출생 1주 이내 사망아) / 출생아 수 (태아사망 포함) × 1,000

23

후진국의 경우 영아에 대한 출생신고가 누락되어 그 통계가 정확하지 않은 단점이 있다.

24

α-index = 영아사망 수 / 신생아사망 수
1에 가까울수록 보건 수준이 높다.
영아사망 수를 신생아사망 수로 나눈 값으로, 분자는 보건환경적 영향을 많이 받는다.

25

총재생산율
한 여인이 일생 동안 여아를 총 몇 명 낳는가.

26

순재생산율
일생 동안 낳은 여아의 수 가운데 출산 가능 연령에 도달한 생존여자의 수를 나타낸 지표. 순재생산율이 1이면 대체 출산력 수준(인구 변화 없다), 1 이상이면 인구 증가, 1 이하면 인구 감소

27

가족계획사업의 효과를 판정하는 데 가장 좋은 자료는 조출생률로 그 해 중앙 인구에 대한 총 출생 수의 비율이다.

〈최근 10개년 영역별 평균출제빈도〉

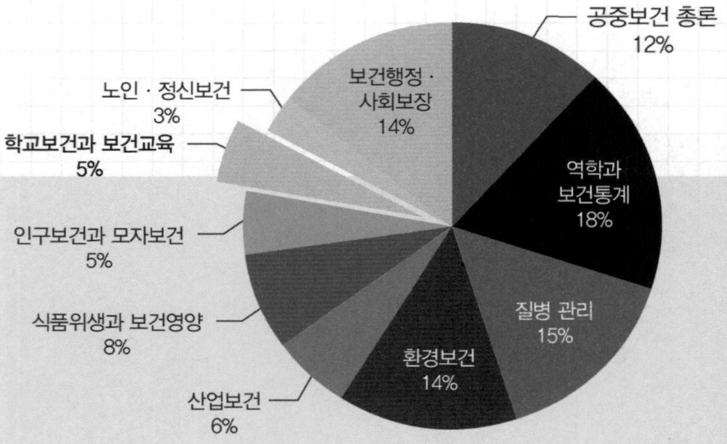

〈최근 10개년 서울시(지방직) 영역별 출제빈도분석(2015~2024)〉

구분	2015	2016	2017	2018	2019	2020	2021	2022	2023	2024	합계
공중보건 총론	1	2	3	1	2	3	4	3	2	2	23
역학과 보건통계	3	3	3	2	4	4	5	3	3	5	35
질병 관리	5	1	3	6	3	0	1	4	3	3	29
환경보건	3	2	3	2	3	2	3	4	4	2	28
산업보건	1	2	2	0	1	2	1	1	1	2	13
식품위생과 보건영양	2	1	2	2	2	3	1	0	1	2	16
인구보건과 모자보건	3	2	0	1	0	2	2	1	0	0	11
학교보건과 보건교육	1	3	1	1	1	2	0	1	1	0	11
노인 · 정신보건	0	0	1	0	1	0	1	1	1	1	6
보건행정 · 사회보장	1	4	2	5	3	2	2	2	4	3	28
합계	20	20	20	20	20	20	20	20	20	20	200

PART 08

학교보건과 보건교육

Chapter 01 학교보건

Chapter 02 보건교육

단원 길잡이

학교보건의 중요성을 알고 학교보건교육 및 학교의 환경위생에 대해 학습한다. 보건교육 방법과 건강 행동의 이론을 이해하고 보건교육의 시행 및 평가 방법에 대해 학습한다.

핵심 키워드

학교보건교육 | 절대보호구역 | 상대보호구역 | 학교급식 | 보건교육 | 심포지엄 | 배심토의 | 보건교육 평가 | 건강신념 모형 | PRECEDE-PROCEED 모형

Chapter 01

학교보건

관계법규

- 학교보건법(1967)
- 교육환경보호에 관한 법률(2016)

학습 길라잡이

- 학교보건의 중요성
- 학교보건의 범위 및 내용
- 학교환경 위생 관리

제1절 학교보건의 이해

1 학교보건의 개념

(1) 개념

학교보건사업은 학생과 교직원의 건강 보호와 유지, 증진을 목적으로 하는 사업이다.

(2) 대상

① 학교인구: 학생과 교직원

② 학교보건 대상: 학교인구(학생 · 교직원)를 포함한 학부모, 가족 및 학교가 속해 있는 지역사회의 주민 포함

(3) 목적 19 서울고졸

① 학교의 보건관리에 필요한 사항을 규정하여 학생과 교직원의 건강을 보호 · 증진함을 목적으로 한다(「학교보건법」 제1조).

② 학교보건의 궁극적 목적은 학교 구성원 모두의 건강관리 목적과 교육 효율을 높이고자 하는 교육적 목적이 있다.

(4) 학교보건의 중요성 15 전남, 16 대전, 18 서울보건연구사, 20 서울고졸, 21 울산보건연구사

① 학생인구는 전체 인구의 약 1/4이나 되는 큰 집단이다.

② 학교는 지역사회의 중심이며, 학생을 통한 지역사회에 대한 간접적 보건교육이 가능하다.

③ 학령기는 영아기 다음으로 빠른 성장 속도를 보이며, 정서적으로도 사춘기를 겪기 때문에 적절한 건강 관리가 중요하다.

④ 학생의 건강은 학령기뿐만 아니라 성인기의 건강을 위해서도 중요하다.

⑤ 집단생활을 하기 때문에 감염병의 발생이 쉽다.

(5) 학교보건사업 모형(Allensworth & Kolbe)의 8가지 구성 요소

19 경남보건연구사

① 학교보건 정책 및 건강한 학교환경(물리적 · 정신적 · 사회적 환경)
② 학교보건교육
③ 학교보건서비스
④ 가족-지역사회와의 연계
⑤ 학교 체육교육
⑥ 학교급식
⑦ 건강상담
⑧ 교직원의 건강증진

(6) 건강증진학교의 구성요소(WHO) 17 경북의료기술, 18 부산, 21 세종보건연구사

① 건강한 학교정책(healthy school policies, 학교보건정책)
② 학교의 물리적 환경(school physical environment)
③ 학교의 사회적 환경(school social environment)
④ 지역사회 연계(community links)
⑤ 개인의 건강기술 및 행동역량(personal health skills & action competencies, 건강한 생활을 위한 활동능력)
⑥ 보건의료서비스(health services, 학교건강증진 및 보건서비스)

2 학교보건인력

(1) 학교장의 권한과 의무

19 대구보건연구사, 20 경기 · 호남권 · 울산의료기술 · 충북보건연구사, 21 대구, 23 인천의료기술

① 학교의 환경위생 및 식품위생(「학교보건법」 제4조)
학교의 장은 교육부령으로 정하는 바에 따라 교사(校舍) 안에서의 환기 · 채광 · 조명 · 온도 · 습도의 조절, 상하수도 · 화장실의 설치 및 관리, 오염공기 · 석면 · 폐기물 · 소음 · 휘발성유기화합물 · 세균 · 먼지 등의 예방 및 처리 등 환경위생과 식기 · 식품 · 먹는 물의 관리 등 식품위생을 적절히 유지 · 관리하여야 한다.

② 보호구역의 관리(「교육환경 보호에 관한 법률 시행령」 제24조)
학교의 장은 해당 학교의 보호구역 내 교육환경에 대한 현황 조사 및 보호구역 내 금지행위의 방지 등을 위한 계도 등을 한다. 다만, 학교가 개교하기 전까지의 관리는 보호구역을 설정한 자가 한다.

③ **건강검사 등**(「학교보건법」 제7조)

학교의 장은 학생과 교직원에 대하여 건강검사를 하여야 한다. 다만, 교직원에 대한 건강검사는 「국민건강보험법」 제52조에 따른 건강검진으로 갈음할 수 있다.

④ **학생건강증진 시행계획의 수립 · 시행**(동법 제7조의2)

학교의 장은 제7조에 따른 건강검사의 결과를 평가하여 이를 바탕으로 학생건강증진계획을 수립 · 시행하여야 한다.

⑤ **건강검사기록**(동법 제7조의3)

학교의 장은 제7조에 따라 건강검사를 하였을 때에는 그 결과를 교육부령으로 정하는 기준에 따라 작성 · 관리하여야 한다.

⑥ **등교 중지**(동법 제8조) 21 강원

학교의 장은 제7조에 따른 건강검사의 결과나 의사의 진단 결과 감염병에 감염되었거나 감염된 것으로 의심되거나 감염될 우려가 있는 학생 또는 교직원에 대하여 대통령령으로 정하는 바에 따라 등교를 중지시킬 수 있다.

⑦ **학생의 보건관리**(동법 제9조)

학교의 장은 학생의 신체발달 및 체력증진, 질병의 치료와 예방, 음주 · 흡연과 마약류를 포함한 약물 오용(誤用) · 남용(濫用)의 예방, 성교육, 이동통신단말장치 등 전자기기의 과의존 예방, 도박 중독의 예방 및 정신건강 증진 등을 위하여 보건교육을 실시하고 필요한 조치를 하여야 한다.

⑧ **예방접종 완료 여부의 검사**(동법 제10조) 18 호남권, 19 경기보건연구사

㉠ 초등학교와 중학교의 장은 학생이 새로 입학한 날부터 90일 이내에 시장 · 군수 또는 구청장(자치구의 구청장을 말한다. 이하 같다)에게 「감염병의 예방 및 관리에 관한 법률」 제27조에 따른 예방접종증명서를 발급받아 같은 법 제24조 및 제25조에 따른 예방접종을 모두 받았는지를 검사한 후 이를 교육정보시스템에 기록하여야 한다.

㉡ 초등학교와 중학교의 장은 ㉠에 따른 검사결과 예방접종을 모두 받지 못한 입학생에게는 필요한 예방접종을 받도록 지도하여야 하며, 필요하면 관할 보건소장에게 예방접종 지원 등의 협조를 요청할 수 있다.

⑨ **치료 및 예방조치 등**(동법 제11조)

㉠ 학교의 장은 제7조에 따른 건강검사의 결과 질병에 감염되었거나 감염될 우려가 있는 학생에 대하여 질병의 치료 및 예방에 필요한 조치를 하여야 한다.

㉡ 학교의 장은 제7조 제1항에 따라 학생에 대하여 제2조 제1호의 정신건강 상태를 검사한 결과 필요하면 학생 정신건강 증진을 위한 다음 각 호의 조치를 하여야 한다.

1. 학생 · 학부모 · 교직원에 대한 정신건강 증진 및 이해 교육
2. 해당 학생에 대한 상담 및 관리
3. 해당 학생에 대한 전문상담기관 또는 의료기관 연계
4. 그 밖에 학생 정신건강 증진을 위하여 필요한 조치

⑩ 학생의 안전관리(동법 제12조)

학교의 장은 학생의 안전사고를 예방하기 위하여 학교의 시설 · 장비의 점검 및 개선, 학생에 대한 안전교육, 그 밖에 필요한 조치를 하여야 한다.

⑪ 교직원의 보건관리(동법 제13조)

학교의 장은 제7조 제1항에 따른 건강검사 결과 필요하거나 건강검사를 갈음하는 건강검진의 결과 필요하면 교직원에 대하여 질병 치료와 근무여건 개선 등 필요한 조치를 하여야 한다.

⑫ 질병의 예방(동법 제14조)

㉠ 학교의 장은 감염병 예방과 학교의 보건에 필요하면 휴업을 할 수 있다.

㉡ 관할청은 감염병 예방과 학교의 보건에 필요하면 해당 학교에 대하여 다음 각 호의 어느 하나에 해당하는 조치를 명할 수 있다. 다만, 교육부장관은 제2조제3호가목의 학교의 경우에는 그 권한을 교육감에게 위임할 수 있다.

1. 학년 또는 학교 전체에 대한 휴업 또는 등교수업일 조정
2. 휴교(휴원을 포함한다)

㉢ ㉠, ㉡에도 불구하고 감염병으로 인하여 「재난 및 안전관리 기본법」 제38조제2항에 따른 주의 이상의 위기경보가 발령되어 ㉠ 또는 ㉡에 따른 조치를 하는 경우 학교의 장은 관할청의 동의를, 교육감은 교육부장관의 동의를 받아야 한다.

(2) 교육감 또는 교육감이 위임한 자

① **교육환경보호구역의 설정 등**(「교육환경 보호에 관한 법률」 제8조): 교육감은 학교경계 또는 학교설립예정지 경계로부터 직선거리 200미터의 범위 안의 지역을 교육환경보호구역으로 설정 · 고시하여야 한다.

② **학생건강증진 시행계획의 수립 · 시행**(「학교보건법」 제7조의2): 교육감은 기본계획에 따라 매년 지역의 여건 및 특색을 고려하여 학생의 신체 및 정신건강 증진을 위한 학생건강증진 시행계획을 수립 · 시행하여야 한다.

(3) 국가와 지방자치단체의 의무(「학교보건법」 제2조의2)

국가와 지방자치단체는 학생과 교직원의 건강을 보호 · 증진하기 위한 기본계획을 수립 · 시행하고, 이에 필요한 시책을 마련하여야 한다.

(4) 시장 · 군수 또는 구청장 – 감염병 예방접종의 시행(동법 제14조의2) 21 광주

시장 · 군수 또는 구청장이 「감염병의 예방 및 관리에 관한 법률」 제24조 및 제25조에 따라 학교의 학생 또는 교직원에게 감염병의 필수 또는 임시 예방접종을 할 때에는 그 학교의 학교의사 또는 보건교사(간호사 면허를 가진 보건교사로 한정한다. 이하 이 조에서 같다)를 접종요원으로 위촉하여 그들로 하여금 접종하게 할 수 있다. 이 경우 보건교사에 대하여는 「의료법」 제27조 제1항을 적용하지 아니한다.

(5) 학교에 두는 의료인 · 약사 및 보건교사(법 15조 및 동법 시행령 제23조)

20 충북, 21 대구의료기술

① 학교에는 학생과 교직원의 건강관리를 지원하는 의료인과 약사를 둘 수 있다. 학교에 두는 의료인 · 약사는 학교장이 위촉하거나 채용한다.

② 학교(대학교 제외)에 보건교육과 학생들의 건강관리를 담당하는 보건교사를 두어야 한다. 다만, 대통령령으로 정하는 일정 규모 이하의 학교에는 순회 보건교사를 둘 수 있다.

(※ 순회 보건교사를 두어야 하는 학교 규모에 대한 대통령령 규정이 없음.)

③ 보건교사를 두는 경우 대통령령으로 정하는 일정규모 이상의 학교(36학급)에는 2명 이상의 보건교사를 두어야 한다.

(6) 보건교사 직무(동법 시행령 제23조) 15 전남, 21 대구의료기술, 22 서울고졸, 23 보건직

① 학교 보건계획의 수립

② 학교 환경위생의 유지 · 관리 및 개선에 관한 사항

③ 학생과 교직원에 대한 건강진단의 준비와 실시에 관한 협조

④ 각종 질병의 예방처치 및 보건지도

⑤ 학생과 교직원의 건강관찰과 학교의사의 건강상담, 건강평가 등의 실시에 관한 협조

⑥ 신체가 허약한 학생에 대한 보건지도

⑦ 보건지도를 위한 학생가정 방문

⑧ 교사의 보건교육 협조와 필요시의 보건교육

⑨ 보건실의 시설 · 설비 및 약품 등의 관리

⑩ 보건교육 자료의 수집 · 관리

⑪ 학생건강기록부의 관리

⑫ 다음의 의료 행위(간호사 면허를 가진 사람만 해당한다)

㉠ 외상 등 흔히 볼 수 있는 환자의 치료

㉡ 응급을 요하는 자에 대한 응급처치

㉢ 부상과 질병의 악화를 방지하기 위한 처치

㉣ 건강진단 결과 발견된 질병자의 요양지도 및 관리
㉤ 위의 의료 행위에 따르는 의약품 투여
⑬ 그 밖에 학교의 보건 관리

제2절 학교보건사업

표 8-1 학교보건의 범위와 내용 23 충남의료기술

사업범위	사업내용	
학교보건서비스	• 건강평가 및 관리 • 감염병 관리 / 예방접종 • 응급환자 관리	• 건강상담 • 구강보건
학교보건교육	• 개인, 가족 및 지역사회 보건 • 정서 및 정신보건 • 영양 관리 • 질병의 예방과 관리	• 환경과 건강 • 상해 예방 및 안전 관리 • 신체 활동 • 흡연 및 약물 오남용
학교환경 위생 관리	• 물리적 환경 관리 • 문화적 환경 관리	• 사회심리적 환경 관리
학교급식	• 급식 위생 및 안전 관리 • 교육 프로그램과의 연계	• 영양 관리 • 빈곤가정 학생 중식 지원

1 학교보건서비스

(1) 학교보건서비스의 내용

건강평가 및 관리, 건강상담, 감염병 관리, 예방접종, 구강보건, 응급환자 관리 등이 포함된다.

(2) 건강검사(학교보건법 제2조 및 학교건강검사규칙 제3조) 18 세종

① '건강검사'란 신체의 발달 상황 및 능력, 정신건강 상태, 생활습관, 질병의 유무 등에 대하여 조사하거나 검사하는 것을 말한다.
② 건강검사는 신체의 발달상황, 신체의 능력, 건강조사, 정신건강 상태 검사 및 건강검진으로 구분한다.
③ 신체의 발달상황, 신체의 능력, 건강조사 및 정신건강 상태 검사는 해당 학교의 장이 실시하고, 건강검진은 「건강검진기본법」 제14조에 따라 지정된 검진기관에서 실시한다.

④ ③의 규정에 불구하고 건강검진을 실시하는 학생에 대한 신체의 발달상황에 대한 검사는 검진기관에서 실시할 수 있다.

(3) 신체의 발달상황(학교건강검사규칙 제4조)

① 신체의 발달상황은 키와 몸무게를 측정한다.
② 키, 몸무게 측정 후 비만도를 산출한다.

(4) 건강조사(학교건강검사규칙 제4조의 2)

① 건강조사는 병력, 식생활 및 건강생활 행태 등에 대해서 실시하여야 한다.
② 건강조사 항목: 예방접종/병력, 식생활/비만, 위생관리, 신체활동, 학교생활/가정생활, 텔레비전/인터넷/음란물의 이용, 안전의식, 학교폭력, 흡연/음주/약물의 사용, 성의식, 사회성/정신건강, 건강상담
③ 조사방법: 시 · 도교육감은 위 조사항목 및 내용을 포함한 구조화된 설문지를 마련하고, 학교의 장을 통하여 조사할 수 있도록 한다.

(5) 정신건강 상태 검사(학교건강검사규칙 제4조의 3)

① 정신건강 상태 검사는 설문조사 등의 방법으로 한다. 이 경우 설문조사 등의 시행과 그 결과 처리는 「초 · 중등교육법」 제30조의4에 따른 교육정보시스템을 통하여 할 수 있다.
② 학교의 장은 정신건강 상태 검사를 실시하는 경우에는 검사와 관련한 구체적인 내용을 학부모에게 미리 알려야 한다.

(6) 건강검사(법 제7조 및 학교건강검사규칙 제5조 건강검진의 항목)

① 학교의 장은 학생과 교직원에 대하여 건강검사를 하여야 한다. 다만, 교직원에 대한 건강검사는 「국민건강보험법」 제52조에 따른 건강검진으로 갈음할 수 있다.
   ㉠ 초등학교의 1학년 및 4학년, 중 · 고등학교 1학년 학생 실시
   ㉡ 구강검진은 전 학년에 대하여 실시
② 건강검진은 척추, 눈 · 귀, 콧병 · 목병 · 피부병, 구강, 병리검사 등에 대하여 검사 또는 진단하여야 한다.

(7) 신체능력검사(학교건강검사규칙 제7조)

① 신체능력검사는 체력요소를 평가하여 신체의 능력등급을 판정하는 필수평가와 신체활동에 대한 인식정도 등 필수평가에 대한 심층평가를 하는 선택평가로 구분한다.
② 필수검사항목: 심폐지구력, 유연성, 근력 · 근지구력, 순발력, 비만
③ 대상: 초등학교 5학년 및 6학년 학생, 중학교 및 고등학교 학생

(8) 건강검사기록(학교보건법 제7조의3 및 학교건강검사규칙 제9조) 24 전북의료기술

① 학교의 장은 제7조에 따라 건강검사를 하였을 때에는 그 결과를 교육부령으로 정하는 기준에 따라 작성 · 관리하여야 한다.

② 학교의 장이 제1항에 따라 건강검사 결과를 작성 · 관리할 때에 「초 · 중등교육법」 제30조의4에 따른 교육정보시스템을 이용하여 처리하여야 하는 자료는 다음과 같다.

1. 인적사항
2. 신체의 발달상황 및 능력
3. 그 밖에 교육목적을 이루기 위하여 필요한 범위에서 교육부령으로 정하는 사항

④ 법 제7조의3제2항제3호에서 "교육부령으로 정하는 사항"이란 다음 각 호의 사항을 말한다.

1. 법 제10조제1항에 따른 예방접종 완료 여부
2. 제5조 및 제5조의2에 따른 건강검진의 검진일자 및 검진기관명
3. 제6조에 따른 별도검사의 종류, 검사일자 및 검사기관명

2 학교보건교육

(1) 중요성

학교보건교육은 학생들의 건강에 대한 지식, 태도, 행동 등을 올바른 방향으로 이끌어가는 교육 활동으로, 학교보건사업 중에서 가장 중요한 부분이다.

(2) 학생의 보건관리(「학교보건법」 제9조)

① 학교의 장은 학생의 신체 발달 및 체력 증진, 질병의 치료와 예방, 음주 · 흡연과 약물 오용 · 남용의 예방, 성교육, 이동통신단말장치 등 전자기기의 과의존 예방, 도박중독의 예방 및 정신건강 증진 등을 위하여 보건교육을 실시하고 필요한 조치를 하여야 한다.

② 보건교육 등(동법 제9조의2) 22 부산의료기술

㉠ 교육부장관은 「유아교육법」 제2조 제2호에 따른 유치원 및 「초 · 중등교육법」 제2조에 따른 학교에서 모든 학생들을 대상으로 심폐소생술 등 응급처치에 관한 교육을 포함한 보건교육을 체계적으로 실시하여야 한다. 이 경우 보건교육의 실시 시간, 도서 등 그 운영에 필요한 사항은 교육부장관이 정한다.

㉡ 「유아교육법」 제2조 제2호에 따른 유치원의 장 및 「초 · 중등교육법」 제2조에 따른 학교의 장은 교육부령으로 정하는 바에 따라 매년 교직원을 대상으로 심폐소생술 등 응급처치에 관한 교육을 실시하여야 한다.

㉢ 「유아교육법」 제2조 제2호에 따른 유치원의 장 및 「초 · 중등교육법」 제2조에 따른 학교의 장은 제2항에 따른 응급처치에 관한 교육과 연관된 프로그램의 운영 등을 관련 전문기관 · 단체 또는 전문가에게 위탁할 수 있다.

보충 응급처치교육

(1) 응급처치교육(「학교보건법 시행규칙」 제10조)

① 학교의 장이 법 제9조의2제2항에 따라 교직원을 대상으로 심폐소생술 등 응급처치에 관한 교육을 실시하는 경우 응급처치교육의 계획 · 내용 및 시간 등은 별표 9와 같다.

② 학교의 장은 응급처치교육을 실시한 후 해당 학년도의 교육 결과를 다음 학년도가 시작되기 30일 전까지 교육감에게 제출하여야 한다.

③ 학교의 장은 공공기관, 「고등교육법」 제2조에 따른 학교, 「교원 등의 연수에 관한 규정」 제2조제2항의 연수원 중 교육감이 설치한 연수원 또는 의료기관에서 교직원으로 하여금 응급처치교육을 받게 할 수 있다. 이 경우 예산의 범위에서 소정의 비용을 지원할 수 있다.

(2) 응급처치교육의 계획 · 내용 및 시간 등(「학교보건법 시행규칙」별표 9)

1. 응급처치교육의 계획 수립 및 주기

가. 학교의 장은 매 학년도 3월 31일까지 응급처치교육의 대상 · 내용 · 방법 및 그 밖에 필요한 사항을 포함하여 해당 학년도의 응급처치교육 계획을 수립해야 한다.

나. 학교의 장은 교육계획을 수립하는 경우에는 모든 교직원이 매 학년도 교육을 받을 수 있도록 해야 한다. 다만, 해당 학년도에 다른 법령에 따라 심폐소생술 등 응급처치와 관련된 내용이 포함된 교육을 받은 교직원에 대해서는 응급처치교육을 면제할 수 있다.

2. 응급처치교육의 내용 · 시간 및 강사

내용		시간	강사
이론교육	1) 응급상황 대처요령 2) 심폐소생술 등 응급처치 시 주의사항 3) 응급의료 관련 법령	2시간	가) 의사(응급의학과 전문의를 우선 고려해야 한다) 나) 간호사(심폐소생술 등 응급처치와 관련된 자격을 가진 사람으로 한정한다) 다) 「응급의료에 관한 법률」 제36조에 따른 응급구조사 자격을 가진 사람으로서 응급의료 또는 구조 · 구급 관련 분야(응급처치교육 강사 경력을 포함한다)에서 5년 이상 종사하고 있는 사람
실습교육	심폐소생술 등 응급처치	2시간	

〈비고〉

1. 교육 여건 등을 고려하여 응급처치교육의 내용 · 시간을 조정할 수 있으나 실습교육 2시간을 포함하여 최소 3시간 이상을 실시해야 한다.
2. 심폐소생술에 대한 전문지식을 갖춘 사람을 실습교육을 위한 보조강사로 할 수 있다.

보충 응급처치

19 강원의료기술, 21 충남보건연구사, 22 충북의료기술 · 울산의료기술, 23 경북의료기술 · 전북경력경쟁 · 강원의료기술

(1) 목격자 심폐소생술의 시행방법 15)

① 반응의 확인: 현장의 안전을 확인한 뒤에 환자에게 다가가 어깨를 가볍게 두드리며, 큰 목소리로 "여보세요, 괜찮으세요?"라고 물어본다. 의식이 있다면 환자는 대답을 하거나 움직이거나 또는 신음 소리를 내는 것과 같은 반응을 나타낸다. 반응이 없다면 심정지의 가능성이 높다고 판단해야 한다.

② 119 신고: 환자의 반응이 없다면 즉시 큰 소리로 주변 사람에게 119 신고를 요청한다. 주변에 아무도 없는 경우에는 직접 119에 신고한다. 만약 주위에 심장충격기(자동제세동기)가 비치되어 있다면 즉시 가져와 사용해야 한다.

③ 호흡확인: 쓰러진 환자의 얼굴과 가슴을 10초 이내로 관찰하여 호흡이 있는지를 확인한다. 환자의 호흡이 없거나 비정상적이라면 심정지가 발생한 것으로 판단한다. 일반인은 비정상적인 호흡 상태를 정확히 평가하기 어렵기 때문에 응급의료전화상담원의 도움을 받는 것이 바람직하다.

④ 가슴압박 30회 시행

㉠ 환자를 바닥이 단단하고 평평한 곳에 등을 대고 눕힌 뒤에 가슴뼈(흉골)의 아래쪽 절반 부위에 깍지를 낀 두 손의 손바닥 뒤꿈치를 댄다.

㉡ 손가락이 가슴에 닿지 않도록 주의하면서, 양팔을 쭉 편 상태로 체중을 실어서 환자의 몸과 수직이 되도록 가슴을 압박하고, 압박된 가슴은 완전히 이완되도록 한다.

㉢ 가슴압박은 성인에서 분당 100~120회의 속도와 약 5cm 깊이(소아 4~5 cm)로 강하고 빠르게 시행한다.

㉣ '하나', '둘', '셋', ⋯, '서른'하고 세어가면서 규칙적으로 시행하며, 환자가 회복되거나 119 구급대가 도착할 때까지 지속한다. 심정지 초기에는 가슴압박만을 시행하는 가슴압박 소생술과 인공호흡을 함께 실시하는 심폐소생술의 효과가 비슷하기 때문에 일반인 목격자는 지체 없이 가슴압박 소생술을 시행해야 한다.

⑤ 인공호흡 2회 시행

㉠ 환자의 머리를 젖히고, 턱을 들어 올려 환자의 기도를 개방시킨다.

㉡ 머리를 젖혔던 손의 엄지와 검지로 환자의 코를 잡아서 막고, 입을 크게 벌려 환자의 입을 완전히 막은 후 가슴이 올라올 정도로 1초에 걸쳐서 숨을 불어넣는다.

㉢ 숨을 불어넣을 때에는 환자의 가슴이 부풀어 오르는지 눈으로 확인한다. 숨을 불어넣은 후에는 입을 떼고 코도 놓아주어서 공기가 배출되도록 한다.

㉣ 인공호흡 방법을 모르거나, 꺼려지는 경우에는 인공호흡을 제외하고 지속적으로 가슴압박만을 시행한다(가슴압박 소생술).

15) 대한심폐소생협회 홈페이지

⑥ 가슴압박과 인공호흡의 반복
㉠ 이후에는 30회의 가슴압박과 2회의 인공호흡을 119 구급대원이 현장에 도착할 때까지 반복해서 시행한다.
㉡ 다른 구조자가 있는 경우에는 한 구조자는 가슴압박을 시행하고 다른 구조자는 인공호흡을 맡아서 시행하며, 심폐소생술 5주기(30:2 가슴압박과 인공호흡 5회)를 시행한 뒤에 서로 역할을 교대한다.

⑦ 회복자세
㉠ 가슴압박 소생술을 시행하던 중에 환자가 소리를 내거나 움직이면, 호흡도 회복되었는지 확인한다.
㉡ 호흡이 회복되었다면, 환자를 옆으로 돌려 눕혀 기도(숨길)가 막히는 것을 예방한다.
㉢ 그 후 환자의 반응과 호흡을 관찰해야 한다.
㉣ 환자의 반응과 정상적인 호흡이 없어진다면 심정지가 재발한 것이므로 신속히 가슴압박과 인공호흡을 다시 시작한다.

(2) 응급처치 5단계[16]
① 구조요청: 환자가 반응이 없거나 호흡과 심장박동 정지가 의심되면 즉시 119에 신고하여 구조요청을 한다.
② 가슴압박 반복실시: 손깍지를 낀 후 가슴뼈 중앙부위 아래쪽에 손바닥 뒤꿈치를 대고, 팔을 곧게 펴서 가슴을 압박하는데, 그 압박하는 힘은 3~5cm 깊이로 강하게, 1분에 100회 이상의 속도로 빠르게 실시한다.
③ 기도확보: 환자의 머리를 뒤로 젖히고, 턱이 들리도록 하여 기도가 열리도록 조치한다.
④ 인공호흡 실시: 환자의 머리를 젖힌 손의 엄지와 검지를 이용해 환자의 코를 막고, 1~2초간 공기를 입으로 불어넣는 인공호흡을 반복하여 실시한다.
⑤ 심폐소생술 반복 실시: 구조대가 도착할 때까지 가슴압박과 인공호흡을 반복하여 시행하여야 한다.

3 학교환경 위생 관리

(1) 학교의 환경위생 및 식품위생(「학교보건법」 제4조)

① 학교의 장은 교육부령으로 정하는 바에 따라 교사(校舍) 안에서의 환기·채광·조명·온도·습도의 조절, 상하수도·화장실의 설치 및 관리, 오염공기·석면·폐기물·소음·휘발성유기화합물·세균·먼지 등의 예방 및 처리 등 환경위생과 식기·식품·먹는 물의 관리 등 식품위생을 적절히 유지·관리하여야 한다.

16) 구성회 외, 공중보건학(제23판), 고문사, 2018, p.492.

② 학교의 장은 ①에 따라 학교시설에서의 환경위생 및 식품위생을 적절히 유지·관리하기 위하여 교육부령으로 정하는 바에 따라 연 2회 이상 점검하고, 그 결과를 기록·보존 및 보고하여야 한다. 이 경우 환경위생 점검을 위한 공기 질 점검 시 학교운영위원회 위원 또는 학부모가 참관을 요청하는 경우에는 이를 허용하여야 한다.

(2) 환경위생 기준 16 서울, 19 강원보건연구사·대전보건연구사, 20 충북, 23 경북의료기술

구분	내용	표준		
교사 내 환경	실내온도	• 실내온도: 18~28℃ • 난방온도: 18~20℃ • 냉방온도: 26~28℃		
	습도	비교습도 30~80%		
	환기량	1인당 환기량이 시간당 21.6m³ 이상 되도록 할 것		
	채광(자연조명)	최대조도와 최소조도의 비율이 10:1이 넘지 아니하도록 할 것		
	조도(인공조명)	• 책상면을 기준으로 300Lux 이상 되도록 할 것 • 최대조도와 최소조도의 비율은 3:1이 넘지 아니하도록 할 것(300~600Lux)		
상·하수도, 화장실	화장실	4월~9월 주 3회 이상, 10월~3월 주 1회 이상 소독 실시		
소음	소음	교사 내 소음은 55dB(A) 이하로 할 것		
교사 내 공기질	미세먼지	PM-2.5	35μg/m³	교사 및 급식시설
		PM-10	75μg/m³	교사 및 급식시설
			150μg/m³	체육관 및 강당
	이산화탄소	1000ppm(0.1%)		교사 및 급식시설
	이산화질소	0.05ppm		개별 난방 교실 및 도로변 교실
	포름할데히드	80μg/m³		교사 및 급식시설
	총부유세균	800CFU/m³		교사 및 급식시설
	일산화탄소	10ppm		개별 난방 교실 및 도로변 교실
	라돈	148Bq/m³		기숙사(건축 후 3년 이내), 1층 및 지하교사
	석면	0.01개/cc		석면 건축물에 해당하는 학교
	오존	0.06ppm		교무실 및 행정실

(3) 교육환경보호구역의 설정(「교육환경보호에 관한 법률」 제8조)

16 경기, 19 경기의료기술 · 인천, 20 서울 · 전남의료기술 · 울산의료기술, 22 전남경력경쟁 · 충북보건연구사, 23 경기의료기술, 24 경기의료기술

① 교육감은 학교경계 또는 학교설립예정지 경계(이하 "학교경계등"이라 한다)로부터 직선거리 200미터의 범위 안의 지역을 다음의 구분에 따라 교육환경보호구역으로 설정 · 고시하여야 한다.

㉠ 절대보호구역: 학교출입문으로부터 직선거리로 50미터까지인 지역(학교설립예정지의 경우 학교경계로부터 직선거리 50미터까지인 지역)

㉡ 상대보호구역: 학교경계등으로부터 직선거리로 200미터까지인 지역 중 절대보호구역을 제외한 지역

② 학교설립예정지를 결정 · 고시한 자나 학교설립을 인가한 자는 학교설립예정지가 확정되면 지체 없이 관할 교육감에게 그 사실을 통보하여야 한다.

③ 교육감은 학교설립예정지가 통보된 날부터 30일 이내에 교육환경보호구역을 설정 · 고시하여야 한다.

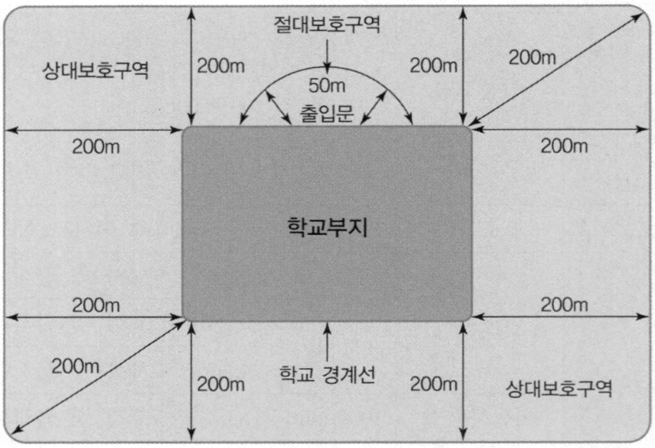

그림 8-1 교육환경보호구역 설정(예시)

(4) 보호구역의 관리(「교육환경보호에 관한 법률 시행령」 제24조)

① 학교의 장은 해당 학교의 보호구역 내 교육환경에 대한 현황 조사 및 보호구역 내 금지행위의 방지 등을 위한 계도 등을 한다. 다만, 학교가 개교하기 전까지의 관리는 보호구역을 설정한 자가 한다.

② 학교 간에 보호구역이 서로 중복되는 경우 그 중복된 보호구역에 대한 관리는 다음 각 호에 해당하는 학교의 장이 한다.

㉠ 상 · 하급 학교 간에 보호구역이 서로 중복되는 경우에는 하급학교. 다만, 하급학교가 유치원인 경우에는 그 상급학교로 한다.

㉡ 같은 급의 학교 간에 보호구역이 서로 중복될 경우에는 학생 수가 많은 학교

③ ②에도 불구하고 학교 간에 절대보호구역과 상대보호구역이 서로 중복되는 경우 그 중복된 보호구역에 대한 관리는 절대보호구역이 설정된 학교의 장이 한다.

교육환경보호에 관한 법률 16 서울보건연구사

제9조【교육환경보호구역에서의 금지행위 등】

누구든지 학생의 보건·위생, 안전, 학습과 교육환경 보호를 위하여 교육환경보호구역에서는 다음 각 호의 어느 하나에 해당하는 행위 및 시설을 하여서는 아니 된다. 다만, 상대보호구역에서는 제14호부터 제27호까지 및 제29호부터 제31호까지에 규정된 행위 및 시설 중 교육감이나 교육감이 위임한 자가 지역위원회의 심의를 거쳐 학습과 교육환경에 나쁜 영향을 주지 아니한다고 인정하는 행위 및 시설은 제외한다.

1. 「대기환경보전법」 제16조제1항에 따른 배출허용기준을 초과하여 대기오염물질을 배출하는 시설
2. 「물환경보전법」 제32조제1항에 따른 배출허용기준을 초과하여 수질오염물질을 배출하는 시설과 제48조에 따른 폐수종말처리시설
3. 「가축분뇨의 관리 및 이용에 관한 법률」 제11조에 따른 배출시설, 제12조에 따른 처리시설 및 제24조에 따른 공공처리시설
4. 「하수도법」 제2조제11호에 따른 분뇨처리시설
5. 「악취방지법」 제7조에 따른 배출허용기준을 초과하여 악취를 배출하는 시설
6. 「소음·진동관리법」 제7조 및 제21조에 따른 배출허용기준을 초과하여 소음·진동을 배출하는 시설
7. 「폐기물관리법」 제2조제8호에 따른 폐기물처리시설(규모, 용도, 기간 및 학습과 학교보건위생에 대한 영향 등을 고려하여 대통령령으로 정하는 시설은 제외한다)
8. 「가축전염병 예방법」 제11조제1항·제20조제1항에 따른 가축 사체, 제23조제1항에 따른 오염물건 및 제33조제1항에 따른 수입금지 물건의 소각·매몰지
9. 「장사 등에 관한 법률」 제2조제8호에 따른 화장시설·제9호에 따른 봉안시설 및 제13호에 따른 자연장지(같은 법 제16조제1항제1호에 따른 개인·가족자연장지와 제2호에 따른 종중·문중자연장지는 제외한다)
10. 「축산물 위생관리법」 제21조제1항제1호에 따른 도축업 시설 및 라목에 해당하는 비디오물감상실업 및 복합영상물제공업의 시설(「유아교육법」 제2조제2호에 따른 유치원 및 「고등교육법」 제2조 각 호에 따른 학교의 교육환경보호구역은 제외한다)
11. 「축산법」 제34조제1항에 따른 가축시장
12. 「영화 및 비디오물의 진흥에 관한 법률」 제2조제11호의 제한상영관
13. 「청소년 보호법」 제2조제5호가목7)에 해당하는 업소와 같은 호 가목8), 가목9) 및 나목7)에 따라 여성가족부장관이 고시한 영업에 해당하는 업소
14. 「고압가스 안전관리법」 제2조에 따른 고압가스, 「도시가스사업법」 제2조제1호에 따른 도시가스 또는 「액화석유가스의 안전관리 및 사업법」 제2조제1호에 따른 액화석유가스의 제조, 충전 및 저장하는 시설(관계 법령에서 정한 허가 또는 신고 이하의 시설이라 하더라도 동일 건축물 내에 설치되는 각각의 시설용량의 총량이 허가 또는 신고 규모 이상이 되는 시설은 포함하되, 규모, 용도 및 학습과 학교보건위생에 대한 영향 등을 고려하여 대통령령으로 정하는 시설의 전부 또는 일부는 제외한다)
15. 「폐기물관리법」 제2조제1호에 따른 폐기물을 수집·보관·처분하는 장소(규모, 용도, 기간 및 학습과 학교보건위생에 대한 영향 등을 고려하여 대통령령으로 정하는 장소는 제외한다)

16. 「총포 · 도검 · 화약류 등의 안전관리에 관한 법률」 제2조에 따른 총포 또는 화약류의 제조소 및 저장소
17. 「감염병의 예방 및 관리에 관한 법률」 제37조제1항제2호에 따른 격리소 · 요양소 또는 진료소
18. 「담배사업법」에 의한 지정소매인, 그 밖에 담배를 판매하는 자가 설치하는 담배자동판매기(「유아교육법」 제2조제2호에 따른 유치원 및 「고등교육법」 제2조 각 호에 따른 학교의 교육환경보호구역은 제외한다)
19. 「게임산업진흥에 관한 법률」 제2조제6호, 제7호 또는 제8호에 따른 게임제공업, 인터넷컴퓨터게임시설제공업 및 복합유통게임제공업(「유아교육법」 제2조제2호에 따른 유치원 및 「고등교육법」 제2조 각 호에 따른 학교의 교육환경보호구역은 제외한다)
20. 「게임산업진흥에 관한 법률」 제2조제6호다목에 따라 제공되는 게임물 시설(「고등교육법」 제2조 각 호에 따른 학교의 교육환경보호구역은 제외한다)
21. 「체육시설의 설치 · 이용에 관한 법률」 제3조에 따른 체육시설 중 무도학원 및 무도장(「유아교육법」 제2조제2호에 따른 유치원, 「초 · 중등교육법」 제2조제1호에 따른 초등학교, 같은 법 제60조의3에 따라 초등학교 과정만을 운영하는 대안학교 및 「고등교육법」 제2조 각 호에 따른 학교의 교육환경보호구역은 제외한다)
22. 「한국마사회법」 제4조에 따른 경마장 및 제6조제2항에 따른 장외발매소, 「경륜 · 경정법」 제5조에 따른 경주장 및 제9조제2항에 따른 장외매장
23. 「사행행위 등 규제 및 처벌 특례법」 제2조제1항제2호에 따른 사행행위영업
24. 「음악산업진흥에 관한 법률」 제2조제13호에 따른 노래연습장업(「유아교육법」 제2조제2호에 따른 유치원 및 「고등교육법」 제2조 각 호에 따른 학교의 교육환경보호구역은 제외한다)
25. 「영화 및 비디오물의 진흥에 관한 법률」 제2조제16호가목 및 라목에 해당하는 비디오물감상실업 및 복합영상물제공업의 시설(「유아교육법」 제2조제2호에 따른 유치원 및 「고등교육법」 제2조 각 호에 따른 학교의 교육환경보호구역은 제외한다)
26. 「식품위생법」 제36조제1항제3호에 따른 식품접객업 중 단란주점영업 및 유흥주점영업
27. 「공중위생관리법」 제2조제1항제2호에 따른 숙박업 및 「관광진흥법」 제3조제1항제2호에 따른 관광숙박업(「국제회의산업 육성에 관한 법률」 제2조제3호에 따른 국제회의시설에 부속된 숙박시설과 규모, 용도, 기간 및 학습과 학교보건위생에 대한 영향 등을 고려하여 대통령령으로 정하는 숙박업 또는 관광숙박업은 제외한다)
28. 삭제
29. 「화학물질관리법」 제39조에 따른 사고대비물질의 취급시설 중 대통령령으로 정하는 수량 이상으로 취급하는 시설
30. 「통계법」 제22조제1항에 따라 통계청장이 고시하는 한국표준산업분류에 따른 제조업 중 레미콘 제조업(시멘트와 모래, 자갈 등의 광물성 물질 혼합물에 물을 첨가하여 굳지 아니한 상태로 구매자에게 공급하는 콘크리트용 비내화 혼합물을 제조하는 산업활동)
31. 「정신건강증진 및 정신질환자 복지서비스 지원에 관한 법률」 제3조제7호에 따른 정신재활시설 중 중독자재활시설(알코올 중독, 약물 중독 또는 게임 중독 등으로 인한 정신질환자등을 치유하거나 재활을 돕는 시설)

4 학교급식

(1) 학교급식의 개념(「학교급식법」 제1조)

학교급식의 질을 향상시키고 학생의 건전한 심신의 발달과 국민 식생활 개선에 기여함을 목적으로 학교 또는 학급의 학생을 대상으로 학교의 장이 실시하는 급식을 말한다.

(2) 학교급식의 중요성

① 성장기 학생들의 바람직한 식습관 확립
② 학생들의 영양 상태 개선, 체위 향상, 건강증진 도모
③ 건전한 식생활에 대한 교육과 실습 연계

(3) 학교급식의 목적

① **건강적 측면**: 합리적인 영양 섭취, 연령에 알맞은 영양 공급, 건강증진 및 체위 향상
② **교육적 측면**: 질서의식과 예절교육, 생활 규칙과 습득, 바람직한 식습관 형성 및 개선, 학습 효율 상승
③ **경제적 측면**: 효율적인 급식(최소의 경비로 영양식 공급)
④ **사회적 측면**: 농수산물의 구조 개선 촉진, 국민 식생활의 개선, 사회적 지원

OX QUIZ

Check

01 학교의 장은 학생과 교직원에 대하여 건강검사를 하여야 하고 그 결과를 보건복지부령으로 정하는 기준에 따라 작성 · 관리하여야 한다. O X

02 학교의 장은 학교경계 또는 학교설립예정지 경계로부터 직선거리 200미터의 범위 안의 지역을 교육환경보호구역으로 설정 · 고시하여야 한다. O X

03 학교에 보건교육과 학생들의 건강관리를 담당하는 보건교사를 두어야 하며 36학급 이상의 학교에는 2명 이상의 보건교사를 두어야 한다. O X

04 학생의 건강검진은 4년마다 실시하고 구강검진은 전 학년에 대하여 실시한다. O X

05 교육환경보호구역 학교의 장이 관리하며 상 · 하급 학교 간의 보호구역이 중복될 경우 하급학교의 장이 관리한다. O X

06 격리소, 요양소, 진료소는 심의를 거쳐 학습과 교육환경에 나쁜 영향을 주지 아니하다고 인정하는 경우 절대보호구역에 설치할 수 있다. O X

OX Answer

01 X [보건복지부령 → 교육부령] **02** X [학교의 장 → 교육감] **03** O **04** X [4년 → 3년] **05** O
06 X [절대보호구역 → 상대보호구역]

Chapter 02

보건교육

제1절 보건교육의 개념

관계법규

- 국민건강증진법(1995)

학습 길라잡이

- 보건교육의 계획 및 평가
- 보건교육의 방법
- 건강행동 변화 이론

1 보건교육의 정의 및 목적

(1) 정의 17 경기의료기술

① 미국 학교보건교육용어 제정위원회: 보건교육은 개인이나 집단의 건강과 관련된 지식, 태도, 행동에 영향을 미칠 목적으로 학습경험을 주는 과정이다.

② 그라우트(Dr. Ruth Grout): 보건교육은 건강에 관한 지식을 교육이라는 수단을 통하여 개인 또는 지역사회가 바람직한 건강 행위를 습관화하도록 바꾸어 놓는 것을 말한다.

③ 보건교육은 단순히 지식을 전달하거나 지식을 가지고 있는 데 그치는 것이 아니라 건강을 자기 스스로가 지켜야 한다는 긍정적인 태도를 가지고 건강에 올바른 행동을 일상생활에서 습관화하도록 돕는 교육과정이다(KAP).

(2) 보건교육의 목적(WHO) 17 충북, 19 충남보건연구사

① 지역사회 구성원의 건강은 지역사회의 발전에 중요한 재산임을 인식시킨다.

② 세계보건기구 헌장에 규정된 건강을 완전히 구현하기 위하여, 개인이나 혹은 집단의 구성원으로서 자기 스스로 해야 할 일을 수행할 수 있는 능력(Self Health Care Ability)을 갖도록 돕는다.

③ 개인이나 집단 또는 지역사회가 자신의 보건 문제를 인식하고 스스로 행동하여 이것을 해결함으로써 자신의 건강을 증진시킬 수 있도록 하는 데 있는 것으로, 보건에 대한 자주적인 정신을 배양해 주고 자주적인 태도를 갖게 하는 것이다.

2 보건교육의 범위

(1) 보건교육의 범위

보건교육이 관여하여야 할 범위는 다음과 같다.

① 건강 문제의 분석 연구: 개인 · 집단의 건강에 영향을 미치는 영향요인, 건강 문제의 개인별 · 지역별 분포, 건강 문제의 해결 방법에 관한 연구와 분석을 한다.

② **홍보**: 건강과 관련된 문제에 대한 주의를 환기시키기 위하여 표어를 내건다거나 TV나 라디오, 게시판을 통한 짧은 삽입 방송을 실시한다.
③ **출판 및 홍보물 발행**: 홍보에서 제시된 내용에 대한 해결 방법을 많은 사람이 구체적으로 알게 하는 과정이다.
④ **교육**: 직접 대상자를 대하고 그들이 가진 잘못된 건강에 관련된 지식 · 태도 · 습관을 변화시켜 목표한 학습이 일어나도록 하는 과정이다.
⑤ **동기 부여**: 새로 알게 된 지식이나 건강 습관을 행동화하도록 지원한다.

(2) 보건교육의 영역

보건교육의 영역은 교육 대상에 따라 다르게 설정될 수 있다.

구분	학교보건	산업보건	지역사회 보건	환자관리
대상	학생 교직원 학부모	근로자 관리자 관련가족	보건인력 공공단체 민간단체 주민	전문인력 환자 환자가족
내용	교과과정 내 (정규교육) 수시 교육 (모임, 보건서비스)	안전교육 보건교육 산재예방 치료, 재활	지역사회 건강 • 개인 • 집단 • 지역사회 조직 • 인력 개발	처방 순응 교육 가족교육 재활교육

(2) 보건교육 요구

브레드쇼(Bradshaw, 1927)는 보건교육 요구의 4가지 유형을 제시하였다.

① **규범적 요구**: 보건의료 전문가에 의해 정의되는 것으로 학습자 또는 교육 대상자의 주관적인 느낌이나 생각과 차이가 날 수도 있다.
  ㉠ 보건의료 전문가에 의한 가족 보건교육 요구: 가족의 건강을 관리하는 보건의료전문가가 판단한 가족 건강 문제 중에서 교육을 통해 해결할 수 있는 문제들로 규명된다.
  ㉡ 영유아기 단계에 있는 가정의 아버지가 폐결핵으로 실직을 하여 가족의 경제적 기능을 담당하지 못하고 어머니가 경제적 기능 및 가정 관리 기능까지 담당하게 되는 경우 보건의료 전문가에 의해 다음과 같은 몇 가지 보건교육 요구가 파악될 수 있다.
    • 결핵의 치료 및 예방에 대한 지식 요구
    • 영유아기의 성장 발육에 대한 지식 요구
    • 가족의 기능 분담에 대한 인식 및 지식 요구
    • 아버지의 사회적 기능에 대한 갈등 해소 요구
    • 가족의 수지 균형 및 부부의 결혼생활에 대한 상담 요구

② **내면적 요구**: 학습자가 바라는 바로 말이나 행동으로 나타나기 전 단계에 학습자가 교육의 필요성, 의문 등을 품고 있는 상태이다.

③ **외향적 요구**: 학습자의 내면적 요구에서 비롯되어 말이나 행동으로 나타난 상태를 말한다.

④ **상대적 요구**: 집단마다 갖는 특성에서 비롯되는 것이다.

3 보건교육 계획 및 실시

(1) 계획 수립 전 유의사항

① 보건교육 대상자들의 보건적 욕구와 문제의 실상을 사전에 정확히 파악한다.

② 조사 결과를 기초로 하여 계획이 수립되어야 한다.

③ 보건교육의 목표, 실시 시기, 교육 방법, 교육담당자의 확보, 소요 예산 및 평가 등에 관한 사항을 계획에 포함시킨다.

(2) 계획 과정에서 고려할 사항 15 경남, 17 서울, 22 경북의료기술

① 보건교육의 목적을 구체적으로 설정해서 계획하여야 한다.

② 대상자의 입장에서 계획하여야 한다.
성별, 연령별, 학력별, 사회적 계층별, 직업의 종류별, 생활양식 등에 따른 보건문제를 파악하고 계획하여야 한다.

③ 지역사회의 일반 공중보건 사업계획과 병행해서 계획하여야 한다.

④ 보건교육에 참여할 수 있는 모든 보건요원들의 팀워크가 잘 이루어지도록 계획하여야 한다.

⑤ 보건교육의 전달매체를 잘 활용할 수 있도록 계획하여야 한다.

⑥ 실제적이고 구체적인 계획을 세워야 한다. 누가, 언제, 어디서, 어떻게, 어떤 방법으로 누구를 대상으로 교육할 것인가 등 구체적으로 계획하여야 한다.

⑦ 일방적인 교육이 아니고 토론, 상의, 협력 등의 방법을 잘 활용하고 대상에 따라서 교육방법이나 교육내용이 적절하도록 계획하여야 한다.

⑧ 보건교육에 참여하는 인원과 예산을 정확하게 파악하고 계획하여야 한다.

⑨ 보건교육의 성패 판정의 평가 방법이나 사업의 진도를 측정할 수 있는 척도를 마련하여 계획하여야 한다.

Tip

보건교육프로그램의 계획의 과정 21 경북
(1) 대상자 선택 및 특성 파악
(2) 대상자의 욕구 및 우선순위 파악
(3) 보건교육의 목적 결정
(4) 세부 목표 설정
(5) 이용 가능한 자원 파악
(6) 내용 및 방법에 대한 계획
(7) 평가방법의 계획

(3) 보건교육 학습목표 설정 18 서울

① 학습경험을 통하여 바람직하게 변화되어야 할 학습자의 지식, 태도, 행위로 학습과정의 결과로서 기대되는 행동이다.

② 학습목표 작성 요령

㉠ 행동용어로 기술한다.

㉡ 학습 후의 결과로 최종행위를 기술한다.

㉢ 학습자 위주로 작성한다.

㉣ 한 문장에는 단일 성과만 기술한다.

㉤ 구체적 학습목표는 일반적 학습목표 범위 내에서 일관성 있게 기술한다.

㉥ 암시적 용어 사용을 피한다.

(4) 보건교육 실시 준비 사항

① 보건교육 장소, 시기 등에 관한 사전조사가 필요하다.

② 교육효과를 높이기 위한 매체의 선정과 사용 방법을 숙지해야 한다.

③ 피교육자에 대한 교육 수준, 생활 정도, 관습 등의 사전 파악이 이루어져야 한다.

④ 교육내용에 대한 정확한 파악, 교육 순서 결정, 교육 내용의 사회화 및 생활화의 접근 방안 등이 강구되어 있어야 한다.

(5) 보건교육 실시 과정에서 고려할 사항

① 보건교육 내용은 자연과학 및 사회과학적인 근거가 확실하여야 한다.

② 대상 지역사회의 사회 · 경제적인 요인이 충분히 고려되어야 한다. 즉 주민의 주택 사정, 경제적인 능력, 지역사회 환경 등을 고려하여 이에 적절한 교육이 이루어져야 한다.

③ 지역사회주민의 교육 · 문화 수준을 고려하여야 한다. 즉 교육의 정도, 종교의 분포, 지역사회의 고유 전통, 습관, 관습, 생활양식 등이 고려되어야 한다.

④ 보건교육자는 교육자로서의 자질을 갖추고 있어야 한다. 보건교육을 맡은 사람은 ⓐ 교육자적 태도, ⓑ 교육하고자 하는 내용에 대한 확고한 지식, ⓒ 공중보건 및 예방의학에 대한 지식, ⓓ 인류학, 심리학 및 사회학에 대한 지식, ⓔ 경제적 사정에도 정통하여야 한다.

제2절 보건교육 기법

1 보건교육의 방법

(1) 보건교육 방법 선정의 영향 요소

① 교육대상자의 수

② 학습목표의 난이도: 단순히 지식의 이해인지, 근로자들의 태도 변화를 유도하는 것인지 등 달성하고자 하는 학습 목표 수준에 따라 교육 방법이 선정된다.

③ 교육에 참여한 대상자들의 교육 정도

④ 교육 실시 장소 및 시설

⑤ **보건교육 매체** 23 전남의료기술

㉠ 데일(Edgar Dale)의 경험의 원추(Cone of Experience)

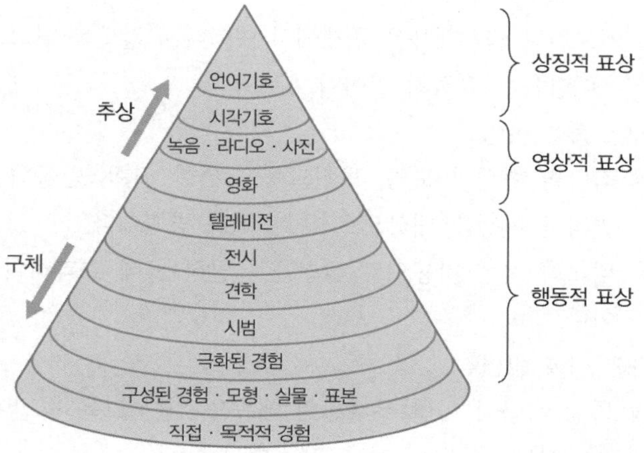

그림 8-2 경험의 원추

㉡ 보건교육에 이용되는 여러 방법과 매체의 효과를 설명한 것으로 직접 경험이 가장 효과적

㉢ 교육매체 선택 시 교육의 효과를 높이는 전략으로써 고려해야 할 사항

- 매체의 집중성
- 내용의 집중성
- 대상의 집중성
- 시기의 집중성
- 각종 매체의 동일 보조

(2) 교육대상자의 수에 의한 방법

17 광주 · 충남, 19 대구 · 전북보건연구사, 20 충남, 21 충북보건연구사 · 인천보건연구사

① 개인 접촉 방법

㉠ 노인층이나 저소득층에 적합한 방법이다.

㉡ 환자와 의사와의 관계, 예방접종, 위생지도 가정방문, 건강상담, 면접 등의 방법이 있다.

㉢ 가장 효과적인 방법이지만 많은 시간과 경비가 소요된다는 점에서 비경제적인 방법이기도 하다.

㉣ 보건교육 목적이 정확하게 전달되고, 수용될 수 있도록 하기 위하여 교육담당자는 다음과 같은 점에 주의해야 한다.

- 신뢰를 얻을 수 있도록 행동해야 함
- 성의와 봉사정신을 가지고 대해야 함
- 온화한 분위기 속에서 피면접자의 의사를 충분히 나타낼 수 있도록 도와주어야 함
- 보건교육의 내용은 주제에서 벗어나지 않도록 하고, 급격한 질문이나 대답을 강요하지 말아야 함

② 집단 접촉 방법

㉠ 좌담회 형식의 모임, 보건교육을 위한 집회, 반상회, 토론회, 강의 등 일정한 인원을 대상으로 하는 교육 방법이다.

㉡ 비교적 적은 비용으로 실천을 유발하는 데 효과적이고 능률적인 방법이다.

③ 대중 접촉 방법

㉠ 특정 집단이 아닌 무제한의 대중을 위한 교육 방법이다.

㉡ TV, 신문, 인터넷, 전시, 포스터 등

㉢ 집단접촉 방법의 보충적 효과로 가치가 크고, 동시에 다수인을 대상으로 실시한다는 점에서 능률적 방법이라 할 수 있다. 그러나 개별접촉 방법이나 집단접촉 방법만큼의 확실한 효과를 기대할 수는 없다.

(3) 의사소통 방식에 의한 방법

① 일방적 교육 방법: 강연회와 강의 형식, 영화, TV, 라디오 등

② 왕래식 교육 방법: 집단토의, 좌담회, 면접, 강습회, 연극 등

2 교육기법

(1) 강의 19 서울고졸

① 가장 오래된 형식적인 교수 방법의 하나로 언어 메시지를 통해 정보를 전달하고, 학습자의 견해에 영향을 미친다.

② 장점

㉠ 짧은 시간 내에 많은 양의 지식이나 정보를 다수에게 전달할 수 있어 경제적이다.

㉡ 교수-학습 목적과 관련하여 사실적 정보나 지식 제공 및 특정 태도나 가치를 고취시키고자 할 때 효과적이다.

㉢ 학습자가 교육 내용에 대하여 기본 지식이 없을 때, 개념을 설명할 때 유리하다.

③ 단점

㉠ 많은 양의 지식이나 정보가 전달되어도 학습자가 교육내용을 다 기억하지 못할 수 있다.

㉡ 학습자의 학습 진행 정도를 교육자가 인지하기 어렵다.

㉢ 교사가 일방적으로 지식을 전달하므로 학습자가 수동적인 상태에 있으므로 능동적인 참여를 통한 변화 유도가 어렵다.

(2) 개인교수

① 지역사회 보건교육에서 보편적으로 사용되는 방법으로서 가장 개인화된 형태로 노인층이나 저소득층에 적합한 방법이다.

② 장점

㉠ 보건사업 현장 어디에서나 적용 가능하다.

㉡ 학습자 측면에서 효과적이며 각자에게 알맞은 실천 가능한 변화 유도가 용이하다.

③ 단점: 교육자 입장에서 보면 비효율적 · 비경제적이다.

(3) 집단토론(Group Discussion) 18 경기의료기술

① 특징

㉠ 집단 내의 참가자들이 어떤 특정 주제에 대하여 자유로운 입장에서 상호의견을 교환하고 결론을 내리는 회화식 방법이다.

㉡ 효과적인 토론을 위해서는 참가자 모두가 토론의 목적을 이해하고 토론을 시작해야 한다.

㉢ 참가자의 수가 5~10명이 적당하다.

② 장점

㉠ 모든 교육대상자들이 능동적으로 참여할 수 있는 기회 제공한다.

㉡ 상호 사고를 깊이하고 협력해서 결론을 내리므로 참가자들은 상호 협동적, 민주적 회의 능력을 배울 수 있다.

㉢ 수동적인 태도를 벗어나 적극적인 문제 해결을 모색하는 과정에서 동기와 의욕을 고취시킬 수 있다.

③ 단점

㉠ 많은 대상자가 참석할 수 없으므로 경제적이지 못하다.

㉡ 교육자 및 좌장의 토론유도기술이 부족하면 집단토론의 장점을 살릴 수 없다.

(4) 심포지엄(Symposium)

17 광주, 18 경기, 19 대구 · 호남권 · 서울고졸, 20 대구보건연구사, 21 경기의료기술, 22 서울

① 특징

㉠ 동일한 주제에 대한 전문적인 지식을 가진 몇 사람을 초청하여 주제에 대하여 의견을 발표하도록 한 후 발표된 내용을 중심으로 사회자는 마지막 토의시간을 마련하여 문제 해결에 임하는 방법이다.

㉡ 2~5명의 전문가가 각자의 의견을 각각 10~15분 정도 발표하고 사회자는 청중을 공개토론 형식으로 참여시킨다.

㉢ 토의에 참가하는 연사나 사회자, 그리고 청중이 주제에 대한 전문지식이나 경험을 가진 전문가이다.

② 장점

㉠ 특별한 주제에 대한 밀도 있는 접근이 가능하다.

㉡ 의사 전달의 능력 여하에 따라 강의가 다채롭고 창조적이고 변화 있게 진행될 수 있다.

㉢ 청중이 알고자 하는 문제에 대한 전체적인 파악과 부분적인 이해가 가능하다.

③ 단점

㉠ 연사의 발표 내용에 중복이 있을 수 있다.

㉡ 청중이 주제에 대한 지식이 없을 때에는 비효과적이다.

(5) 패널토의(Panel Discussion), 배심토의, 단상토의

17 경기의료기술 · 경북, 18 충북 · 경기보건연구사, 19 호남권 · 서울고졸, 20 대전보건연구사,
22 충북의료기술 · 전남경력경쟁, 24 경기의료기술

① 특징

㉠ 어떤 주제에 대해 대립되거나 다양한 견해를 가진 전문가 4~7명이 사회자의 진행에 따라 토의를 진행하는 방법이다.

㉡ 제한시간 동안 전문가로부터 다각도의 의견을 들은 후 청중과의 질의·응답을 통해 청중의 참여를 촉진시킨다.

② 장점

㉠ 연사나 청중이 서로 친밀히 토의함으로써 문제의 해결을 제시할 수 있다.

㉡ 청중은 비교적 높은 수준의 토론을 경험하고 타인의 의견을 듣고 비판하는 능력 배양할 수 있다.

㉢ 어떤 주제에 대해 다각도로 분석하고 미래를 예측할 수 있다.

③ 단점

㉠ 전문가 위촉 시 부담이 있다.

㉡ 청중이 기존 지식이 없을 때 토론의 이해 속도를 따르지 못한다.

㉢ 능력과 경험이 부족한 패널 구성원이 참여할 경우 체계적이고 조직화된 학습보다는 오히려 산만해질 우려가 있다.

㉣ 원만하고 효과적으로 진행할 수 있는 유능한 사회자를 구하기가 쉽지 않다.

(6) 분단토의(버즈세션, Buzz Session)

16 서울, 17 강원의료기술, 20 대구·경북의료기술, 21 경기·대구보건연구사·부산보건연구사, 23 충남의료기술

① 특징

㉠ '와글와글 학습법'으로 대상자 전체의 의견을 반영해야 하거나 분위기가 침체되었을 때 실시한다.

㉡ 전체를 몇 개의 소집단으로 나누어 토의시키고 다시 전체 회의에서 종합하는 방법이다.

㉢ 분단은 6~8명이 가장 알맞으며 각 분단에는 사회자와 서기를 두고 회의를 진행시키는 것이 효과적이다.

㉣ "6-6"법은 버즈세션과 같은 뜻으로 연사 6명이 제한된 시간 6분에 발표를 하게 한다는 의미로 짧은 시간과 적은 인원으로 진행한다는 뜻이다.

② 장점

㉠ 참석인원이 많아도 진행이 가능하다.

㉡ 전체가 의견을 모두 제시할 수 있고, 협동하여 문제를 다각적으로 해결할 수 있기 때문에 참가자들의 집단 사고, 협동 작업, 공동 체험 등 반성적인 사고 능력과 사회성이 함양된다.

③ 단점

㉠ 참가자들의 준비가 없을 때는 토론의 성과를 거둘 수 없다.

㉡ 토론이 조절되지 않는 경우 관계없는 문제가 다루어질 수 있다.

㉢ 소수의 의견이 그룹 전체의 의견이 될 수 있다.

(7) 브레인스토밍(Brainstorming) 16 경기, 17 충남, 19 서울고졸

① 특징

㉠ '묘안 착상법' 또는 '팝콘회의'라 부르며 번개처럼 날아오는 기발한 생각을 잘 포착해 낸다는 뜻이다.

㉡ 특별한 문제를 해결하기 위한 단체의 협동적인 토의로 어떤 문제의 여러 면을 검토하거나 창의적인 아이디어를 필요로 할 때 주로 사용하는 방법이다.

㉢ 보통 12~15명이 한 그룹을 이루어 10~15분 정도 단기토의를 하는 것을 원칙으로 한다.

㉣ 아이디어의 수가 많을수록 질적으로 우수한 아이디어가 나올 가능성이 높다.

㉤ 일반적으로 아이디어는 비판이 가해지지 않아야 한다.

② 장점

㉠ 재미있고 어떤 문제든지 토론의 주제로 삼을 수 있다.

㉡ 모두의 아이디어가 똑같이 존중된다는 점에서 긍정적 자아개념 형성에 기여한다.

㉢ 정해진 유일무이한 정답을 찾아가는 틀에 박힌 사고를 벗어나 어떤 제약이나 제한도 고려하지 않는 다양성과 창의성을 표출할 수 있는 열린 사고를 함양할 수 있다.

③ 단점

㉠ 시간 낭비로 끝날 수 있기 때문에 우수하고 다양한 의견이 나올 수 있도록 유도하는 고도의 기술이 필요하다.

㉡ 아이디어의 10%만이 최종 분석에서 유효하기 때문에 시간 낭비가 심하다.

(8) 역할극(Role Playing)

① 특징: 피교육자들이 직접 실제 상황을 극 중의 한 인물로 등장하여 연극을 하면서 건강 문제나 어떤 상황을 분석하고 해결 방안을 모색하면서 이를 통해 학습 목표에 흥미 있게 도달할 수 있도록 하는 방법이다.

② 장점

㉠ 직접 극에 참여함으로써 흥미와 동기유발이 가능하고 극중 역할을 통해 심리적 정화를 경험하게 된다.

㉡ 여러 사람이 함께 참여함으로써 학습자들의 사회성이 개발될 수 있다.

③ 단점

㉠ 역할극 준비에 비용과 시간이 많이 요구되고, 극중 인물 선택 시 어려움이 있다.

㉡ 극중 인물의 성격 및 배경, 주위 환경 등이 사실과 거리감이 있을 때 효과가 떨어질 수 있다.

(9) 시범(Demonstration)

① 특징

㉠ 이론과 아울러 시각적으로 볼 수 있는 모든 실물을 사용하거나 실제 장면을 만들어내어 지도하는 교육 방법이다.

㉡ 보건사업에 있어 가장 많이 쓰이는 방법 중의 하나이며 현실적으로 실현 가능하게 하는 효과적인 방법이다.

② 장점

㉠ 학습을 흥미 있게 진행할 수 있는 조건인 주의 집중, 동기 유발이 용이한 교육 방법이다.

㉡ 다른 교육 방법과 달리 배운 내용을 실무에 적용하기가 용이하다.

㉢ 시범자를 따라 직접 실행해 보고 즉각적인 피드백을 받을 수 있다.

③ 단점

㉠ 소수 대상자에게만 가능하므로 비용효과 면에서 비효율적이다.

㉡ 교육자는 교육 준비에 시간을 많이 투자하여야 한다.

㉢ 시범에 필요한 자료들이 비싸고 제한되거나 이동이 어려울 수 있다.

(10) 문제해결법(문제중심학습, PBL, Problem Based Learnint)

① 학습자에게 문제를 던져주고 그것을 해결해 나아가는 과정을 통해 학습이 이루어지게 하는 교육 방법이다.

② 학습자는 자신이 배운 지식을 이용하여 문제의 해결책을 고안하고 해결을 위한 자료를 모으며 해결 방안을 모색하게 된다.

③ 이론적 지식을 실제 교육 상황에서 응용이 가능해야 하며 학습자 개개인이 스스로의 학습 현장에서 발생한 과제를 해결해 나아가는 방법을 배우는 데 도움을 준다.

(11) 세미나(Seminar) 17 경북의료기술, 24 경북의료기술

① 참가자들이 주제에 관해 전문적인 지식을 가지고 있고, 세미나를 주도해 갈 주제 발표자의 공식적인 발표에 대해 사전에 준비된 의견을 개진하거나 질의하는 형태로 진행된다.

② 참가자들은 보고서 형식의 간단한 자료들을 서로 교환할 수 있고, 토의 주제와 관련된 지식이나 정보가 사전에 철저하게 준비되어야 한다.

(12) 포럼[17] 16 인천

① 로마시대의 도시광장을 일컫던 포룸(forum)에서 유래하였다. 로마시대의 포룸은 시민들이 자유롭게 연설하거나 토론하는 장소였는데, 오늘날의 포럼도 이러한 특징을 이어받아 공개토론, 자유토론의 성격을 띤다.

② 포럼은 토론자의 발언과 함께 질문이 이어진다는 점에서 심포지엄과 형식이 비슷하나, 토론자 간 혹은 청중과 토론자 간에 활발한 의견개진과 충돌·합의가 이뤄진다는 점에서 성격이 다르다.

③ 특정 주제의 전문가 1~3명이 10~20분간 자신의 의견을 다수의 청중 앞에서 공개적으로 발표 후, 사회자의 진행으로 청중이 직접 토의에 참여하여 질의응답을 진행하게 된다.

④ 사회자는 발표시간을 적절히 조절하고, 청중의 질문을 유도하거나 불필요한 발언을 통제하는 역할을 담당한다.

보충 온라인 활용 교육기법 22 경기의료기술, 23 대구보건연구사

(1) **E-러닝(E-learning, 전자학습)**: 컴퓨터에 의해 제공되는 가상공간에서 정보·통신기술을 활용, 시간과 공간을 초월하여 대상자의 수준에 맞는 학습을 가능하게 하는 정보기술과 학습의 조합인 온라인 교육체제를 말한다.

(2) **U-러닝(U-learning)**: 교육과 관련된 물리적 공간의 관련기관과 사물들을 지능화하고 이들을 연결시켜 학습자가 언제 어디서나 교육내용에 상관없이 교육용 디지털 단말기를 통해 학습정보에 접근하여 필요한 학습을 할 수 있는 학습체제를 말한다.

(3) **블랜디드 러닝(Blended Learning, 혼합형 학습)**: 두 가지 이상의 학습방법이 지니는 장점을 결합하여 적절히 활용함으로써 학습효과를 극대화하기 위한 학습 형태이다. 면대면 교실수업과 온라인(사이버)학습 등 오프라인과 온라인 활동을 결합한 학습이 가장 대표적이다.

(4) **플립러닝(Flipped learning, 역진행 수업)**: 혼합형 학습(Blended Learning)의 한 형태로 정보기술을 활용하여 수업에서 학습을 극대화할 수 있도록 강의보다는 학생과의 상호작용에 수업시간을 더 할애할 수 있는 교수학습 방식을 말한다. 흔히 적용되는 방식으로는 교사가 준비한 수업 영상과 자료를 학생이 수업시간 전에 미리 보고 학습하는 형태가 있다. 그 후 교실 수업시간에 교사는 교과내용을 중심으로 가르치기보다 학생들과 상호작용하거나 심화된 학습활동을 하는 데 더 많은 시간을 할애할 수 있다.

17) 최연희 외, 보건교육학(2판), 정담미디어, 2018, p.182.

3 보건교육의 평가

보건교육 프로그램을 계획하여 실시한 다음에 계획자나 교육담당자, 그리고 보건교육에 관한 정책 결정자들은 '보건교육 프로그램이 계획한 대로 실시되었는가', '얼마나 효과가 있었는가', '정해진 기준까지 도달하였는가' 등 많은 질문을 하게 되고 객관적인 답변을 얻고 싶어 한다. 이렇게 계획한 것을 수행하고 그 결과에 관한 답변을 얻기 위해 행해지는 것이 보건교육 평가이다.

(1) 평가의 목적

① 보건교육 목적의 도달 유무 진단
② 보건교육 효과에 영향 요인 확인
③ 보건교육 방법과 교육 기교의 적절성 확인
④ 교육 과정 및 내용 타당도의 적절성 확인
⑤ 보건교육의 결과에 대한 피드백(Feedback)
⑥ 피교육자의 교육 요구 확인

(2) 평가 대상

피교육자, 교육담당자, 교육 과정, 보건교육 환경

(3) 평가 원칙 21 전북의료기술

① 평가는 계속하여 시행되어야 하며 측정하는 기준이 명시되어야 한다.
② 평가는 가능한 객관적이어야 하며 장점과 단점을 지적하여야 한다.
③ 평가는 계획 평가, 진행 평가, 결과 평가가 수행되어야 한다.
④ 평가는 습득의 경험 자료로 사용되어야 하고, 평가 결과 보고서는 누구든지 알 수 있게 쉽게 사용되도록 마련되어야 한다.
⑤ 평가는 명확한 목적하에 시행되어야 한다.
⑥ 평가는 기획에 관련된 사람, 사업에 참여한 사람, 평가에 의하여 영향을 받게 될 사람들에 의해 행해져야 한다.
⑦ 평가는 그 결과들이 사업의 진보와 성장을 위하여 반영되어야 한다.

4 보건교육 평가 유형: 평가 시기에 따라

17 충남의료기술, 21 충남 · 충북 · 서울고졸, 22 전남경력경쟁 · 서울고졸 · 경기의료기술

(1) 진단평가

사전평가라고도 불리며 보건교육이 수행되기 전에 현재 학습자들의 지식, 태도, 기술의 수준이 어떤지를 확인하여 어떤 내용과 수준으로 보건교육을 수행할지를 판단하고자 평가하는 것이다.

(2) 형성평가

① 보건교육이 시작되어 종료되기 전까지 진행과정 중재의 수정 · 보완을 목적으로 한다.
② 교육이 진행되고 있는 중간 중간 학습자들의 변화를 파악하여 현재 진행 중인 보건교육의 수준과 방법, 매체의 활용에 변화를 주는 것이 좋을지 아닐지를 결정한다.
③ 현재 진행 중인 교육이 학습자에게 어떤 작용을 하는지에 대해 확인하여 보건교육 진행에 도움을 주고, 학습자의 학습효과 증대 및 보건교육 효과의 극대화에 도움을 주고자 하는 평가이다.

(3) 총괄평가

① 보건교육이 완전히 마무리된 후 학습자의 학습목표 도달 정도를 확인하는 것이다.
② 현재 학습자의 성취결과가 미래에 어떤 변화를 가져올지를 예측하게 하거나 현재의 교육 성과로 자격을 주고자 할 때 활용하는 평가방법이다.
③ 이 평가 결과를 통해 수행된 보건교육의 장 · 단점, 문제점을 찾아내게 되며 더 좋은 보건교육을 위한 방안을 고려하게 된다.

5 보건교육 평가 유형: 성과 수준에 따라 15 경기의료기술, 17 충북 · 충남의료기술

(1) 과정평가

① 보건교육 진행에서 나타나는 문제를 확인한다.
② 보건교육이 계획한 대로 진행되고 있는지, 진행되는 과정에서 문제가 무엇인지, 진행방법에서 개선되어야 할 것은 무엇인지를 파악하는 보건교육 과정 자체에 대한 분석을 목적으로 실시한다.
③ 과정평가는 관찰중심의 질적조사로 모니터링이 주로 사용된다.
④ 단순히 계획한대로 실행되었는지를 측정하는 데 머무르지 않고 보건교육 실행의 양과 질을 측정하여 환류하고, 이를 보건교육 실행 중에 수정하도록 하여 보건교육을 진행하는 데 질 관리 및 과정분석에 도움을 주기 위해 하는 평가이다.

(2) 영향평가

① 프로그램 시행 결과 보건교육이 지식, 태도, 신념, 가치관 또는 행동 등을 얼마나 변화시켰는지를 평가하는 것이다.
② 보건교육을 통해 보건교육이 의도한 방향으로 어떤 변화를 일으켰는지를 검토하는 것이다.

(3) 성과평가

① 프로그램을 시행한 결과로 나타나는 건강 또는 사회적 요인들이 얼마나 개선되었는지를 평가하는 것이다.

② 성과평가를 통해 시행된 프로그램의 당위성과 필요성을 설명하는 보건교육 수행의 최종 평가수단이라 할 수 있다.

6 평가도구가 갖추어야 할 조건

보건교육을 실시한 후 올바른 평가를 하기 위해서 평가 도구로 타당도, 신뢰도, 객관도, 실용도 등이 갖추어져야 한다.

① 타당도: 평가항목이 측정하고자 하는 내용 자체를 측정하는 정도를 의미한다.

② 신뢰도: 평가도구가 평가대상을 얼마나 잘 평가하고 있느냐, 즉 평가하고자 하는 내용을 얼마나 오차없이 측정하는가의 정도를 의미한다.

③ 객관도: 평가를 위해 작성된 도구로 여러 교육자에 의해 평가받았을 때, 평가들 간의 일치 정도를 의미하는 것으로 채점자 신뢰도라고도 한다.

④ 실용성: 교육자, 학습자 모두가 평가를 수행함에 있어서 실제적으로 편리하고, 시간적으로 제약이 없으며 간편하게 평가할 수 있는 등 현실에서도 평가를 수행하기가 좋도록 비용, 시간, 노력이 투입되는 적합성의 정도를 뜻한다.

제3절 건강행동 변화이론

1 건강행동 변화이론 18 울산보건연구사

(1) 지식, 태도 및 실천 모형(KAP모형, 인지조화론) 18 강원

① 교육학의 학습이론에서 도입된 것으로 어떤 올바른 지식의 축적이 태도의 변화를 가져오고, 이를 통하여 바람직한 건강행태가 일어날 수 있음을 설명한다.

② 모형에서 제시하는 기본 전제는 지식, 태도, 실천이 순서대로 인과관계를 가지고 있는 것으로 본다. 즉 건강행태에 대한 지식은 태도의 변화를 유도하고 행태에 대한 긍정적 태도는 실천으로 연결된다는 전제이다.

③ 제한점: 행동의 변화에 있어서 지식의 제공이 중요하지만 지식의 제공만으로 태도가 형성되어 건전한 건강습관을 선택하게 하는 것은 불충분하며 지식과 실천의 중간단계에 있어서 건강습관을 선택하게 할 수 있도록 태도를 변화시킬 수 있는 별도의 방법이 제공되어야 한다.

④ 활용

㉠ 고전적인 지식 · 태도 · 실천 모형의 제한점을 보완하기 위해 믿음을 넣어 KABP 모형이라고 하기도 한다. 태도의 변화가 믿음의 변화를 가져와서 이 믿음이 실천으로 이어지도록 관계를 추가하였고 이 각각의 단계에 다른 여러 가지 요인들이 함께 영향력을 미치는 것을 감안한 모형이 제시되고 있다.

㉡ 연령, 교육 수준, 소득 수준, 건강에 대한 가치관, 관심도 등의 여러 요인들이 지식 · 태도 · 믿음 · 실천모형에 영향요인으로 함께 작용하는 것으로 제시되었다.

(2) 건강신념 모형(HBM, Health Belief Model) 18)

15 경북, 17 서울의료기술 · 충북, 18 서울, 19 충북보건연구사, 20 서울보건연구사, 21 대전 · 충북 · 전남보건연구사, 22 광주의료기술 · 보건직, 23 충북 · 부산보건연구사

① 이론의 이해

㉠ 1950년대 사회심리학자들에 의해 개발되었다.

㉡ 초기에는 예방 및 검진 프로그램에 참여하지 않는 사람들의 행태를 설명하기 위한 건강행태의 예측모형으로 시작되었으나 1974년 베커(Becker MH, 1940~1995) 등에 의해 질병행태 및 치료 충실도를 예측하는 치료적 상황에서도 광범위하게 널리 이용되었다.

㉢ 이 모형은 질병을 예방하고 건강을 얻고자 하는 행위에 대하여 얼마만큼의 가치(value)를 두느냐 하는 것과, 실천하고자 하는 특정 건강행동의 결과를 기대하는(expectancy) 수준에 따라 실천 유무를 예측할 수 있다는 개념이다.

② 주요 개념

㉠ 인지된 감수성(perceived susceptibility, 지각된 민감성): 사람들은 자신이 어떤 질병에 걸릴 가능성(suscepteibility)이 어느 정도 있느냐를 인지한다.

㉡ 인지된 심각성(perceived severity, 지각된 심각성): 건강을 위한 행위를 하지 않았을 때 나타날 수 있는 질병의 심각성이 어느 정도인가를 주관적으로 판단한다. 가능성과 심각성을 고려하여 질병의 위협을 인지한다.

㉢ 인지된 이익(perceivde benegits, 지각된 유익성): 개인은 특정 건강행동을 통하여 얻을 수 있는 가능한 효과들 즉 이익을 인지한다.

18) 대한예방의학회, 예방의학과 공중보건학(제4판), 계축문화사, 2021, p.982~983.

㉣ 재정적 및 기타 비용(barriers, 지각된 장애요인): 개인은 특정 건강행동을 하기 위하여 필요한 물리적, 재정적 및 기타비용(장애요인)을 비교한다.

㉤ 행동의 계기(cues to action): 자신의 인식 속에 적절한 신념을 불러일으킴으로써 건강행위에 관한 의사결정 시 도움을 준다. 행동할 준비가 되어있는데도 불구하고 다른 구체적이고 환경적인 사건 같은 계기가 있어야 행동이 가능해진다는 것이다.

③ 그 결과, 특정 건강행동이 자신에게 이익이 된다고 판단되면 그 행위를 한다. 이러한 특성으로 보아 건강믿음모형은 일종의 심리적인 비용-편익 비교 모형이라 할 수 있다.

④ 이 모형에서는 위의 과정에 작용하는 수정변수(modifying factor)를 제시하고 있는데 이는 의사결정 과정에 일정한 영향을 주어 행동 변화를 줄 수 있는 요인들로 다음과 같다.

㉠ 인구학적 변수, 사회심리학적 변수, 사회경제학적 변수 및 지식수준 등 개인이 가진 특성에 따라 건강믿음의 양상이 달라진다.

㉡ 행위 실천을 위해서는 어떤 계기가 필요하다. 이러한 방아쇠 역할은 보건교육, 본인의 증상(기침, 발열), 가족이나 친구의 발병 경험(예 친구의 폐암 진단), 매스컴의 캠페인 등이 해당된다.

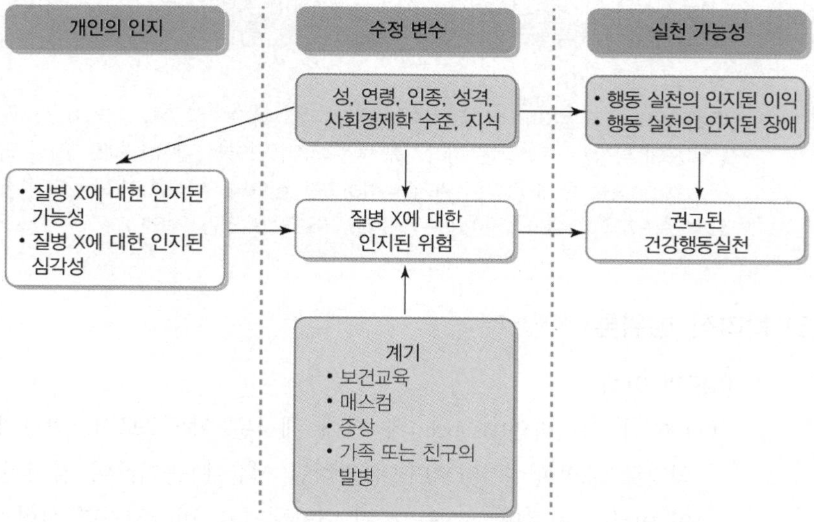

그림 8-3 건강믿음모형의 구성요소

⑤ **보건교육에의 적용**: 건강신념 모형을 대상자의 요구 사정과 보건교육 계획에 활용할 수 있다.

㉠ 심각성과 민감성을 높인다. 대상자가 심각성을 느끼도록, 자신도 병에 걸릴 수 있다고 느끼도록 정보를 주거나, 질병에 대하여 지역사회의 건강 이슈로 만든다.

㉡ 장애는 적고, 이익이 크다고 느끼도록 한다. 예방적 · 치료적 건강 행위를 하는데 장애가 되는 요인을 감소시키고(시간, 비용, 근접성, 수용성), 행위 결과가 이익이 크다(질병 예방, 질병 예방으로 인한 이득)는 것을 느낄 수 있도록 중재를 한다.

㉢ 자기효능감을 높인다. 보건교육을 하기 위하여 대상자들의 요구를 사정하고, 교육프로그램을 계획할 때 그들의 자기효능감을 높일 수 있는 계획을 포함시킨다.

보충 건강신념 모형에서 건강 관련 행동 관련 요인의 예

(1) 지각된 민감성
수빈이 엄마는 수빈이 사촌언니가 독감에 걸린 것을 보고 수빈이도 걸릴 가능성이 크다고 생각하여 독감 예방주사를 맞혔다. 그러나 은지 엄마는 유치원을 안 보내면 걸리지 않을 것이라 생각하여 예방접종을 하지 않았다. 이때 두 엄마가 '독감에 걸릴 수 있다' 또는 '걸리지 않을 것이다'라고 생각한 것은 독감이라는 질환에 대한 민감성, 즉 독감에 대한 취약성을 의미한다.

(2) 지각된 심각성
보건교육자는 은지 엄마에게 "독감 예방주사를 맞는 것은 독감 예방을 위해서이지 감기 예방을 위해서가 아니며, 독감은 생명을 위협할 수도 있는 심각한 질환입니다."라고 설명하였다. 이는 생명을 위협할 수 있는 심각한 질환의 위협이 있다는 지식을 알려준 것이며, 그 결과 은지 엄마는 '지각된 심각성' 수준이 높아졌을 것이다.

(3) 지각된 장애요인
이에 대해 은지 엄마가 "새로운 사실을 알게 되어 예방접종을 시키고 싶지만, 예방접종의 부작용이 있다는 이야기를 들은 적이 있어서 겁이 나네요."라고 답했다면, 예방접종을 통해 지각된 위협을 피하고는 싶으나, '부작용'이라는 지각된 장애요인 즉 비용이 예방접종이라는 행동을 가로막고 있는 것이다.

(3) 합리적 행위론 22 울산의료기술

① 이론의 이해

㉠ 1967년 피쉬바인(Fishbein)에 의해 제시된 이론으로서, 인간의 행동은 의지로 조절할 수 있으며, 합리적인 이유에 근거하여 결정된다는 것. 이 이론에 따르면 과식을 하면 비만해지고, 비만해지면 심혈관 질환으로 사망할 위험이 높아진다는 것을 알고 있는 사람에게는 과식을 하지 않는 것이 합리적 결정이다.

㉡ 행동이란 그 행동을 수행하려는 의도에 영향을 받게 되며, 이 행위 의도는 자신이 지닌 행위에 대한 태도와 주위의 의미 있는 사람들이 그 행위를 어떻게 여길 것인지를 검토하여 결정된다고 보았다. 즉, 인간의 행위는 그 행위를 수행하고자 하는 의도에 의해 결정되고, 의도는 그

행위에 대해 개인이 가지는 태도와 주관적 규범에 의해 결정되므로 의도한 행위 수행에 장애가 없다고 가정할 때 사회적 행위나 건강 관련 행위를 예측할 수 있으며, 행위를 예측하기 위해서는 의도를 파악해야 한다.

② 주요 개념: 의도, 믿음, 태도, 행동의 개념을 구분하여 설명하였다.

㉠ 의도(Intention, 의향)

- 어떤 사람이 특정 행동을 수행하기에 준비가 되어 있음 또는 동기 부여가 되어 있음을 말함
- 행동 직전에 놓여 있는 것으로서, 행동을 결정하는 가장 가깝고 직접적인 요인으로 간주
- 개인의 의도는 그 행동에 대한 태도와, 그 행동과 관련된 주관적 규범에 의해 결정

㉡ 행동에 대한 태도(Attitude toward the Behavior)

- 행동을 수행하는 데 대해 얼마나 긍정적이거나 부정적인가를 말하며, 신념에 따라 달라짐
- 긍정적인 결과를 가져올 것으로 믿는 행동에 대해서는 긍정적인 태도를 가지게 되고, 부정적인 결과를 가져올 것으로 믿는 행동에 대해서는 부정적인 태도가 형성

예 어떤 사람이 금연이 폐 질환 예방에 도움이 된다고 굳게 믿고 있다면, 그는 금연에 대해 긍정적인 태도를 가지게 될 것이고, 폐 질환을 예방할 수 있다는 믿음이 약하다면, 그는 금연에 대해 부정적인 태도를 가지고 있을 것이다.

㉢ 주관적 규범(Subjective Norm)

- 가족, 친구, 동료 등 개인에게 중요한 주변 사람들이 행사하는 사회적 압력, 그 행동을 시행하라는 인지도나 압력
- 주관적 규범은 이러한 중요한 주변 사람들이 해당 행동에 대해 기대하는 바에 대한 개인의 판단과 그러한 기대에 부응하려는 동기에 의해 형성

예 중학생이 부모와 학교 선생님들이 자신이 야채를 충분히 먹어야 한다고 생각한다고 믿고 있으며, 또한 부모와 선생님의 기대에 부응하려는 동기를 가지고 있다면, 이 학생은 야채 섭취에 대해 긍정적인 주관적 규범을 가지고 있을 것이다.

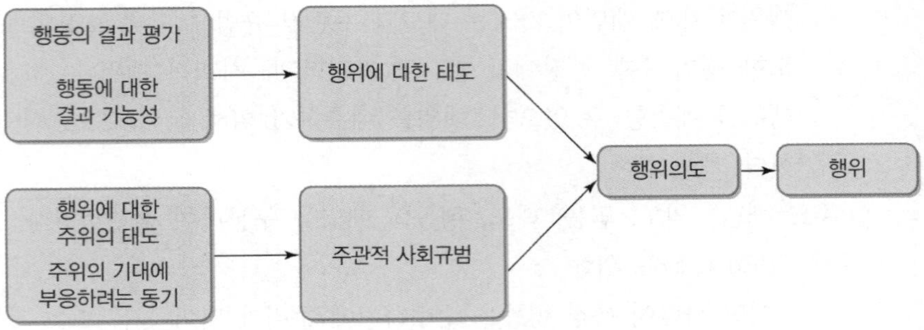

그림 8-4 합리적 행위론[19]

③ **한계**: 개인이 스스로 선택하는 의지적 행동에는 적합하지만, 의지로 선택하는 행동이 아닌 경우에는 적절하지 않다는 단점이 있다.

예 금연을 원하지만 실패하는 경우, 금연을 하고 싶은 의향은 매우 높으나, 동기 부여가 되어 있다고 해서 금연에 쉽게 성공할 수 있는 것은 아니다. 그 외에도 금단 증상 대처 기술이나 동료들이 같이 피우자고 할 때 거절하는 사회적 기술, 그리고 보조제나 치료제 등이 부족한 경우에도 금연에 성공하지 못할 수 있는 것이다.

보충 합리적 행위론과 계획된 행위론을 적용한 사례

합리적 행위론을 콘돔 사용을 위한 보건교육 개입에 활용한 사례

(1) **콘돔 사용 의도**: 미국 시애틀에서 703명의 성병 클리닉 남녀 환자들을 조사한 결과, 지속적인 파트너가 있는 환자들의 콘돔 사용에 대한 사회적 규범과 태도는 콘돔 사용의 의도와 유의한 관련성이 있었다.

(2) **태도**: 지속적 파트너보다 불안정한 파트너를 가진 환자들이 콘돔 사용에 대해 더 긍정적인 태도를 가지고 있었다.

(3) **주관적 규범**: 여성들 중 파트너에게 콘돔을 사용하도록 요청하는 환자들은 사회적 규범에 의해 보다 큰 영향을 받고 있었다.

(4) **인지된 행동 통제**: 남녀 모두에서 이전에 콘돔을 사용해 본 경우 콘돔 사용 의향이 유의하게 높았다. 이는 콘돔 사용 경험에 의한 학습으로 콘돔 사용 기술을 익혀 인지된 행동 통제감과 자신감이 커졌기 때문으로 보인다.

(4) 계획된 행위론 18 울산, 19 경북의료기술, 20 전북보건연구사, 21 경기의료기술

① 이론의 이해

㉠ 합리적 행위론의 연장선상에 있으면서 의지적이지 않은 행동까지도 설명할 수 있는 이론

㉡ 행동 통제를 포함시켜 인간의 다양한 사회적 행동을 설명하고자 계획된 행동 이론

19) Ajzen, I., & Fishbien, M.(1980), Understanding Attitudes and Predicting Social Behavior EglewoodCliffs: NJ Prentice-Hall

㉢ 사회적 행동을 이해하고 예측하는 데 관심을 두고 행위에 영향을 주고 바람직한 방향으로 변화시키고자 하는 목적을 가지고 있다.

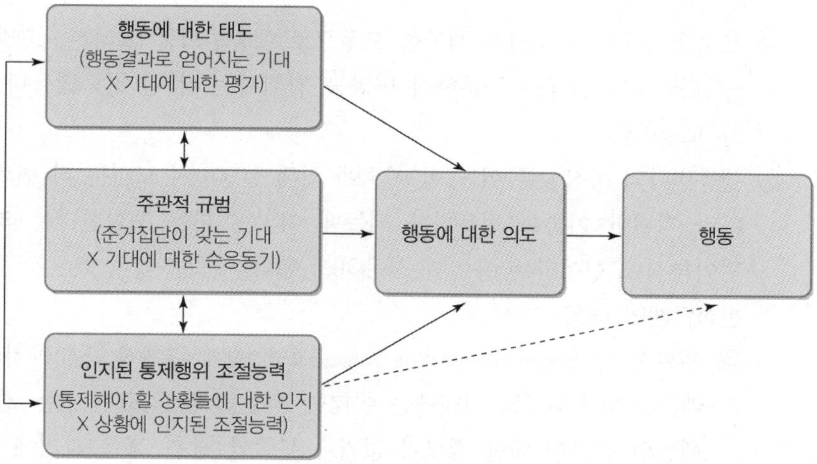

그림 8-5 계획된 행동이론의 구성요소

② **인지된 행동 통제**(Perceived Behavior Control) [20]

㉠ 행동을 수행하는 것이 자신의 의지적 통제하에 있을 때 행동의 수행이 쉽거나 어렵다고 스스로가 지각하는 수준이다.

㉡ 다시 말해서 인간이 어떤 행동을 하는 데 부딪치는 어려움이나 용이함에 대한 것으로, 어떤 행위를 하는데 필요한 자원이나 기회를 자신이 얼마나 갖고 있다고 인식하는가, 그리고 이들이 얼마다 중요하다고 생각하는가의 상호 작용에 의한 것으로 설명한다.

㉢ 어떻게 하면 행동실천을 용이하게 할 수 있는지에 대해 개인이 인식하는 것을 의미한다. 개인은 주어진 행동을 성공적으로 수행하기 위해 필요한 자원이나 기회가 주어질 것으로 믿고 그 믿음에 따라 행동을 하게 된다고 아벤(Ajzen)은 설명하고 있다.

예 직장인들이 금연을 하겠다는 의향을 가지고 있다고 하더라도, 금연 후 금단 증상이 나타날 때나 흡연에 대한 유혹이 있을 때 어떻게 대처해야 하는지를 알고 있으며 잘 대처할 수 있다는 '인지된 행동 통제감'이 있어야만 비로소 금연 실천과 성공으로 이어질 수 있다.

③ 태도가 호의적일수록, 주관적 규범이 존중받고 있을수록, 인지된 행동 통제감이 클수록 그 행동을 시행할 의도가 강해지며, 의도에 의해 결정되는 건강 행동이 실천될 가능성도 높아진다.

20) 김명 외, 보건교육 · 건강증진 이론, 계축문화사, 2014, p.34.

(5) 범이론적 모형(Trans-theoretical Model, 통합 이론, 행동 변화 단계 이론) 21)

19 경기보건연구사, 19 충남보건연구사, 20 경북보건연구사,
21 대구 · 서울보건연구사 · 경기보건연구사 · 부산보건연구사 · 충남보건연구사, 23 대전의료기술

① 프로채스카(Prochaska)가 제안한 모형으로 행동변화를 고려전－고려－준비－실천－유지단계로 구분하여 변화를 위해서는 각 단계를 밟는다고 설명한 모형이다.

② 행동변화의 복잡성은 어느 한 이론에 의해 설명하기 보다는 각 변화단계에 따라 적절한 이론을 적용하게 되는데 여러 이론을 포함한다는 의미에서 범이론적 모형이라는 용어를 사용하게 된다.

③ 변화단계의 내용

㉠ 계획전 단계(Precontemplation Stage, 고려전단계, 무관심 단계): 가까운 미래, 즉 향후 6개월 이내에는 어떠한 행동을 할 의도가 없는 경우로서, 행동의 결과에 대한 정보가 없거나 부족한 경우, 혹은 과거에 여러 번 시도해 본 결과 포기하게 된 상태인 경우가 많다.

㉡ 계획 단계(Contemplation Stage, 고려단계, 심사숙고 단계): 향후 6개월 이내에 어떠한 행동을 할 의도가 있는 경우로서, 행동 변화에 대해 이득요소가 있음을 알기는 하지만 동시에 손실 및 장애요소에 대해서도 의식을 하며 갈등하는 단계이다.

㉢ 준비 단계(Preparation Stage): 가까운 미래 즉, 1달 이내에 어떠한 행동을 할 의도가 있고 이미 어느 정도의 행동변화가 나타난 단계(최근 1년 이내에 시도를 한 경험이 있는 경우)로서, 보건교육의 참여, 상담, 의사 방문, 도서구입 등을 통해 구체적인 계획을 세우는 단계이다.

㉣ 행동 단계(Action Stage, 실천단계): 최근 6개월 이내에 특정 행동의 명백한 변화가 일어난 경우로서, 단순한 행동 변화가 아닌 건강 위험 감소를 위한 충분한 행동변화가 있어야 한다.

㉤ 유지 단계(Maintenance Stage): 행동이 6개월 이상 5년까지 유지되는 단계로서, 재발에 대한 유혹이 적고 행동을 유지할 수 있다는 확신감이 점차 증가한다. 즉, 어떤 행동변화가 성공하였다고 할 때는 최소한 6개월 이상 그 행동이 유지되어야 한다.

㉥ 종결단계(Termination Stage): 유혹의 가능성이 없고 높은 자신감을 갖는 단계이다. 이론적인 단계로서 실제로는 오랜 세월 이후에도 재발의 가능성이 있으므로 이 단계를 제외하기도 한다.

21) 대한예방의학회, 예방의학과 공중보건학(제4판), 계축문화사, 2021, p.985~986.

표 8-2 범이론적 모형을 적용한 단계별 금연상담의 예

변화단계	정의	개입방법 및 내용
고려전 단계	• 흡연의 문제에 대한 인식이 없거나 변화에 대한 생각이 없는 단계 • 향후 6개월 이내 시도할 의도가 없음	• 금연의 필요성에 대한 인식 높이기 • 흡연의 위험과 이득에 대한 정보 개인화 하기
고려 단계	• 가까운 미래에 금연에 대해 생각 • 향후 6개월 이내 시도할 의도가 있음	금연에 대한 구체적인 계획을 세우도록 격려하기
준비 단계	• 금연을 위한 계획을 세우는 단계 • 향후 1개월 이내 금연을 시도할 의도가 있음	• 금연을 위한 구체적인 계획을 세우도록 돕기 • 단계별 목적 설정 돕기
행동 단계	금연을 시도하여 실천 지속 기간이 6개월 미만인 경우	• 금단증상의 문제해결 돕기 • 사회적지지 및 강화 제공
유지 단계	금연이 6개월 이상 실천이 지속되는 경우	• 대처방안 돕기 • 추후관리(reminder)

④ **변화 과정**: 변화 과정은 변화 단계를 계속 유지하기 위하여 사람들이 사용하는 암묵적이거나 명백한 활동들로 크게 정서적(경험적) 과정과 행동적 과정으로 나눌 수 있다.

구성요소		정의
정서적 (경험적) 과정	인식제고 (consciousness raising)	특정 문제행동의 원인, 결과, 관리에 대한 인식 → 흡연의 원인, 결과, 금연법에 대한 새로운 정보와 이해력을 얻기 위한 노력
	극적 안도 (dramatic relief)	문제행동의 결과에 대한 두려움, 경험, 이후 바람직한 행동조치 후의 안도감 경험 등 행동에 대한 정서적 경험 → 흡연으로 인한 결과의 두려움 증가, 금연 실천으로 인한 안도감에 대한 예상
	환경 재평가 (environmental reevaluation)	문제행동이 물리적, 사회적 환경에 미치는 영향에 대한 고려 → 자신의 흡연 습관이 환경에 미치는 영향에 대해 인지적, 정서적으로 평가
	자아 재평가 (self-reevaluation)	문제행동이 자신에게 미치는 영향에 대한 정서적, 인지적 재평가 → 나쁜 습관(흡연습관)을 가진 자신의 모습에 대해 인지적, 정서적으로 평가
	사회적 해방 (social liberation)	사회가 건강행동을 지지하는 방향으로 변하고 있음을 인식 → 우리사회가 금연을 위해 많은 기회를 제공한다는 인식

행동적 과정	대체행동 형성 (counter conditioning)	문제행동을 대안적인 건강행동으로 대치 → 흡연 습관을 운동 등 대안적 행동으로 대치
	지원관계형성 (helping relationship)	문제행동 변화를 위한 노력 과정에서 타인으로부터 받은 신뢰와 지원 → 금연을 위한 노력 과정에서 타인으로부터 받은 지원
	강화관리 (reinforcement management)	문제행동 변화로 인하여 얻게 된 보상 → 금연으로 인해 얻게 된 보상
	자아해방 (self-liberation)	문제행동 변화를 위한 자신의 선택과 노력 → 금연을 할 수 있다는 믿음과 이를 실천하고자 하는 헌신적 노력
	자극조절 (stimulus control)	문제행동의 촉진 또는 방해 요인에 대한 통제, 건강행동의 촉진 또는 방해 요인에 대한 통제 → 금연을 촉진 또는 방해하는 요인에 대한 통제

⑤ **자기효능감**: 구체적 상황에서 목표 달성을 위해 수행에 필요한 행동을 조직하고 수행하는 것에 대한 개인 능력의 판단 또는 기대로 개인이 긍정적인 행위를 지속시키고자 하거나 또는 문제 행위에서 벗어나고자 하는 것에 대한 신념에 영향을 미친다.

⑥ **의사결정 균형**: 어떤 행위를 변화시킬 때 자신과 중요한 타인에게 생기는 이득 및 손실에 대한 균형과 자신과 다른 사람으로부터 인정을 받게 되는지 유무에 대해서 비교평가하게 되는 것이다.

⑦ **활용방안**

㉠ 변화단계 중 계획전이나 계획단계와 같이 행동에 대한 의도가 미흡한 단계에서는 의식을 고양하고 자신과 자신을 둘러싼 주변 환경을 다시 평가해 보는 의식의 전환에 변화의 노력을 기울인다.

㉡ 준비단계와 행동 및 유지단계에서는 더 적극적인 행동을 강화하고 방해요인을 통제할 수 있도록 도와주는 것이 적절하다.

(6) 귀인이론

① 사람들이 자신 또는 타인의 행동의 원인을 설명하는 방식에 대한 이론으로 외적귀인과 내적귀인이 있다.

② 어떤 원인이 사건을 발생시켰다는 믿음은 동기를 유발하여 어떻게 행동할 것인지 방향을 제시한다.

③ 개인의 향후 건강행동 실천은 그 행동과 관련된 과거 경험에 대한 평가와 관계있다.

④ 행동의 결과 평가: 성공의 원인이 자신의 능력이라고 평가하거나 실패의 원인이 능력부족 또는 통제 불능 상황 때문이라고 평가한다.

⑤ 원인귀속이 교육을 통해 변화될 수 있다면 매우 유용하게 교육에 적용할 수 있다.

⑥ 건강관련 행동들이 올바르지 못한 귀인에 의해 행해지는 경우가 많다.

예 금연시도 실패 후 원인을 성격, 상황, 운 등으로 돌리는 것

(7) 예방채택과정모형(PAPM, Precaution Adoption Process Model) 22)

① 사람들이 위험 커뮤니케이션에 대하여 어떻게 반응하고 처리하는지를 설명하는 모형이다.

② 기존에 알지 못하던 새로운 예방행동에 대하여 이를 채택하고 실천하는 것은 의도적인 노력과 행동을 필요로 한다.

③ 이 예방채택과정모형에서는 개인의 심리과정에 초점을 둔 모형으로 문제를 전혀 인식하지 못하는 단계부터 예방적 행동에 이르기까지 7단계를 설명하고 있는데, 다른 모형과 달리 '문제를 인식하지 못하는 상태'(1단계)와 '행동에 관해서 생각조차 하지 않는 것'(2단계)을 소개하고 있다.

④ 새로운 예방법일수록 전문가들에게는 익숙하게 여겨지는 것이라도 일반인들에게는 전혀 모르거나 생소한 개념일 수 있는 점을 시사해줌으로써 인식과 관여 수준을 높이는 대중매체 확산 노력이 필요함을 뒷받침해준다.

⑤ **주요 특성 및 구성 개념**: 인식부족으로부터 행동까지 이르는 7가지 단계를 구분한다.

㉠ 단계1: 사람들은 위험을 인식하지 못한다.

㉡ 단계2: 건강문제를 인식하기는 하지만 건강문제에 별로 관여하지 않는다.

㉢ 단계3: 건강문제에 관여하고 의사결정에 대한 행동을 내린다.

㉣ 단계4: 아무 행동을 하지 않겠다고 결정하는 단계이다.

㉤ 단계5: 사람들이 예방책을 채택하기로 결정하는 단계이다.

㉥ 단계6: 행동을 시작하는 단계이다.

㉦ 단계7: 채택한 행동을 한동안 유지한다.

⑥ 예방채택과정모형은 이전에 잘 알려지지 않았다가 새롭게 알려진 예방행위, 즉 골다공증 예방이나 유방암 검사, 간염 백신, 자궁암 백신 등의 예방행위 채택과정의 단계를 설명하고 향상시키는데 응용된다. 특히 단계1에서 단계2로, 그리고 단계2에서 단계3으로 가는 과정의 경우 인식과 관여의 확산을 위한 미디어 역할이 크게 작용한다.

---

22) 대한예방의학회, 예방의학과 공중보건(제4판), 계축문화사, 2021, p.987~989.

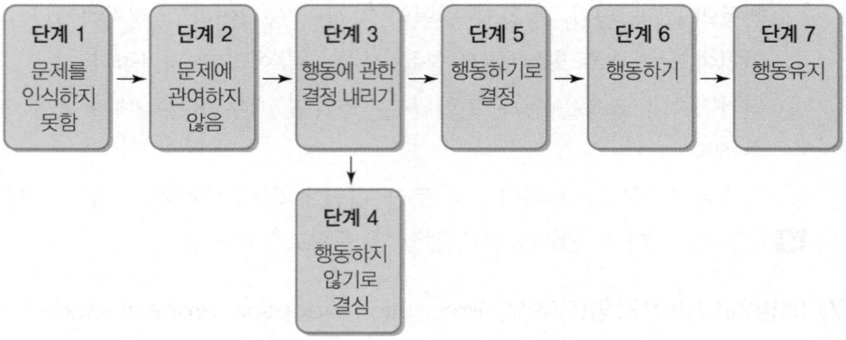

(8) 사회인지이론(SCT, Social Cognitive Theory) [23]

15 서울보건연구사, 19 대구 · 대구보건연구사, 21 제주의료기술 · 경기7급

① 개념

㉠ 반두라(Bandura)에 의해 제시된 이론으로 개인의 특성, 행동, 행동이 일어나는 환경 간의 지속적이고 역동적인 상호작용을 설명한다.

㉡ 행동을 개인의 결과로 보거나 환경을 행동들의 결과로만 보기보다는 세 가지 구성 요소들이 끊임없이 서로 상호작용하며 영향을 주는 역동적 관계를 강조한다.

㉢ 인간의 행동이 보상이나 처벌에 의해서 결정된다는 기존 학설을 부정하고 자신 이외의 다른 사람의 행동이나 주어진 상황을 관찰하고 학습함으로써 변화 가능하다는 점을 강조한다.

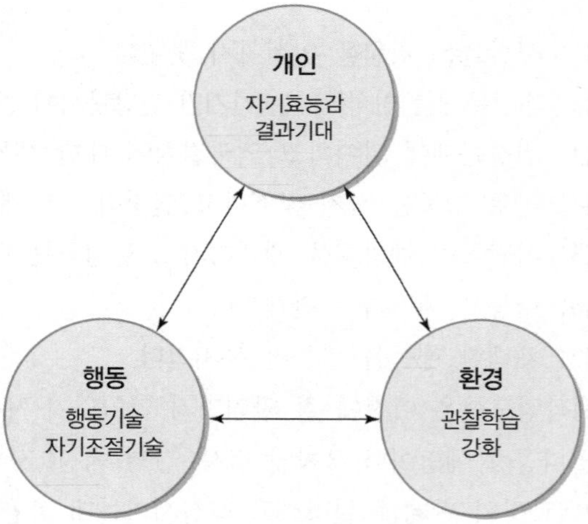

그림 8-6 사회인지론에서 개인-환경-행동의 관계와 상호결정론

23) 대한예방의학회, 예방의학과 공중보건학(제4판), 계축문화사, 2021, p.988~989.

② 구성요소

㉠ 상호결정론(Reciprocal Causation)

- 사람의 건강행태는 개인적 특성, 행동, 환경 간의 지속적인 반응의 결과로 나타난다는 이론
- 행동은 단순히 환경과 사람에 의한 결과가 아니고, 환경 역시 단순히 사람이나 행동의 결과가 아니며 세 요소가 지속적으로 역동적인 작용을 한다는 것
- 이것은 사회인지이론의 가설 혹은 기본원리가 됨

㉡ 환경(environment)과 상황(situation)

- 환경은 사람의 외부에 물리적으로 존재하여 행동에 영향을 줄 수 있는 사회적 환경이나 물리적 요소를 말함
- 상황은 행동에 영향을 줄 수 있는 환경에 대한 인식 혹은 정신적 해석(실제 그대로, 왜곡, 상상 등)을 말하는 것으로서 환경에 대한 지각은 장소, 시간, 물리적 특성, 활동, 참여자, 자신의 역할 등에 따라 달라짐

㉢ 강화(reinforcement)

- 강화는 바람직한 행동을 유지 혹은 더욱 잘 하도록 하는 것
- 적극적 강화(보상)는 행동이 반복될 가능성을 증가시킬 수 있는 조건(예 칭찬)을 추가하는 것을 말하고, 부정적 강화는 바람직한 행동을 할 때 원래의 불이익을 제거함으로써 행동의 가능성을 높이는 것을 말함(예 목표 기간 내에 체중감량에 성공할 경우 헬스장 사용료 감면)
- 처벌은 항상 어떠한 행동을 하지 못하도록 하기 위한 것이고, 처벌이 예상되는 특정 상황에서만 효과가 있다는 측면에서 강화와 구분됨

㉣ 관찰학습(observational learning): 다른 사람의 행동 및 그 사람이 받는 강화를 관찰한 후 행동이 변화하는 것으로서(즉 대리보상, 대리경험) 복잡한 행동의 경우 조작적 혹은 자발적인 학습보다 효과적일 수 있다.

㉤ 행동역량(behavioral expectations): 어떤 행동을 수행하기 위해서는 그 행동이 무엇인지, 그것을 수행할 수 있는지(기술) 알아야 한다. 이는 훈련, 지적 능력, 학습 방법의 결과로 나타난다.

㉥ 결과예상(outcome expectancies)

- 행동의 선행 결정인자가 될 수 있는 것으로서 특정 상황에서 자기의 행동에 반응하여 어떤 일이 일어날지 학습하는 것
- 습관적인 행동이 아닌 경우 행동을 수행할 상황의 여러 가지 측면을 예상하고, 그 상황을 다루기 위한 전략을 개발하고 테스트 하며, 그 상황에서 자신의 행동 결과로서 어떤 일이 발생할지 예상할 수 있음

ⓢ 결과기대(outcome expectancies)
- 행동의 동기가 되는 것으로서 특정한 결과에 부여하는 가치관에 의해 결정됨
- 모든 조건이 같은 상황이라면 긍정적인 결과가 최대한 혹은 부정적인 결과가 최소화되는 행동을 수행하는 것을 선택하게 됨
- 이 경우 장기적인 이익(손실)보다는 단기적인 이익(손실)을 강조하는 것이 더욱 효과적

ⓞ 자기효능감(self-efficacy)
- 행동 수행의 장애물 극복을 포함하여 특정 행동을 수행할 수 있음에 대한 확신감을 말하는 것
- 자신의 노력을 투자하는 데 따른 목표 성취의 가능성에 대한 믿음에 영향을 주므로 행동변화의 중요한 전제 조건이 될 수 있음
- 자기효능감을 향상시키는 방법으로서 같은 행동의 반복, 작은 단계로 나누어 각 단계별로 연습하는 것 등을 들 수 있음

ⓩ 수행의 자기통제(self-control of performance)
- 보건교육의 중요한 목표 중의 하나는 건강행동의 수행을 자기 스스로의 통제하에 성취하도록 하는 것
- 이를 위해 자신이 행동을 스스로 모니터하고 그러한 행동의 요인과 영향을 생각하도록 하며, 행동과 그 결과를 자신이 세운 목표치와 비교를 하도록 하며, 자신에 대한 스스로의 보상을 찾도록 하는 것 등을 시도할 수 있음

ⓒ 정서적 자극의 관리(managing emotional arousal): 행동변화를 시도하는 과정에서 두려움, 불안, 스트레스 등의 정서적 자극이 장애요인이 될 수 있다. 이를 해결하기 위해 교육과정에 스트레스 관리 기법, 문제해결 기법 등이 내용을 포함할 필요가 있다.

2 보건프로그램 기획 모형

(1) PRECEDE-PROCEED 모형

17 서울의료기술, 19 인천 · 경기의료기술, 20 서울, 21 세종보건연구사, 22 서울보건연구사 · 대전보건연구사, 23 대구보건연구사

① 이론의 이해

㉠ 그린(Green) 등이 개발한 대표적인 건강증진 기획 모형

㉡ 1970년대 PRECEDE 부분이 개발되었으며 1980년대에 PROCEED에 해당하는 구성개념을 추가해서 PRECEDE-PROCEED 모형으로 발전하였다.

㉢ 추구해야 할 목적을 파악한 뒤 이를 저해하는 원인을 찾고, 이러한 요인을 바꿀 수 있는 개입 지점을 파악하며, 개입 전략을 세워 실행, 평가하는 순서로 진행된다.

② 단계

㉠ 1단계: 사회적 사정(Social Assessment)

- 인구 집단을 대상으로 상황 분석, 삶의 질 정의, 우선순위 설정 · 시행
- 삶의 질을 판단하는 사회적 지표로 성취, 소외, 편안함, 범죄, 불법성, 차별, 행복, 자부심, 실업, 복지, 빈곤, 안정 등이 포함
  - 객관적 지표: 고용률, 실업률, 교육 수준, 주택보급률, 인구밀도, 사회복지 수준, 범죄 등
  - 주관적 해석: 대상 집단에게 그들의 삶의 질을 방해하는 주요 장애물이 무엇인지를 물어보는 것

㉡ 2단계: 역학적 사정(Epidemiological Assessment)

- 1단계에서 선정된 문제를 해결하기 위한 목적 설정을 위해 건강 문제나 건강 지표 자료를 분석함
- 2단계에서는 사회적 진단에서 밝혀진 문제점과 관련된 건강 문제를 알아내야 함
- 유전 행동, 환경요인을 포함하며, 전통적인 보건지표인 사망, 이환, 장애, 질환 발생, 유병, 기능적 수준 등 활용
- 행동요인 진단은 사회적, 역학적 진단에서 밝혀진 문제와 관련된 건강 행동에 대한 진단

  예 개인의 흡연 행동을 파악함에 있어서, 청소년이나 환자 등 고위험군의 흡연을 인지하고, 가족이나 직장 동료의 도움을 얻을 수 있는지 알아보며, 금연 학교와 같은 환경을 만들거나, 제도적 · 법적으로 규제할 수 있는지 파악하는 등 여러 차원에 걸쳐 조사할 수 있다.

- 환경요인 진단에서는 개인의 행동 변화로는 바꿀 수 없는 환경적 요인을 파악함
- 2005년 이후 기존 2단계 역학적 진단과 기존 3단계 행동 및 환경적 진단이 합해지고, 유전요인이 추가되어 유전–행동–환경이 건강에 영향을 주는 모형으로 변경되었으며, 이에 따라 한 개 단계가 축소되어 기존 9단계에서 8단계로 단계가 줄어들었음

㉢ 3단계: 교육 · 생태학적 사정(Educational & Ecological Assessment)

- 건강 행동에 영향을 줄 수 있는 요인 중 변화시킬 수 있는 요인들을 파악하고 분류
- 앞 단계에서 건강과 삶의 질에 영향을 미치는 것으로 파악된 요인들을 변화시킬 수 있는 교육적 방법 개발
- 건강 행태 및 환경 변화의 결정요인 범주

소인성 요인 (Predisposing Factors)	건강 행태 변화의 동기 형성에 영향을 주는 요인, 개인 수준에서의 건강 행태 결정요인 중 태도, 가치, 지식, 믿음, 의견, 행동의지, 주관적으로 느끼는 요구, 두려움, 주관적으로 판단하는 자신의 기술 습득 정도, 행위 실천 능력에 관한 자아효능감 및 관리·통제 능력에 대한 주관적 믿음
가능요인 (Enabling Factors)	건강 행태 및 환경 변화에 대한 실천을 가능하게 하거나 방해가 되는 결정요인, 건강 행태 변화에 필요한 새로운 기술 습득 및 의료보험 혜택 가능성, 보건의료기관이나 건강 관련 프로그램 등 보건의료 자원과 지역사회 자원의 접근성 및 이용가능성과 지역사회와 정부의 법규, 건강지향적인 정책 방향 및 방침 등이 속함
강화요인 (Reinforcing Factors)	건강 행태 및 변화를 시도한 후 다른 사람들로부터 받게 되는 되먹임 또는 보상으로 변화의 지속에 긍정적·부정적 영향을 줌. 사회적 지지, 친구나 동료의 반응 및 영향, 의료제공자의 조언이나 반응 등 사회적인 이득과 또 스스로 느끼는 신체적·정신적 편안함 등의 이득 및 경제적 이득, 존경하거나 동경하는 사람들과 비슷한 그룹에 속한다는 느낌과 처벌 등이 이에 속함

㉣ 4단계: 행정적·정책적 사정 및 개입 조정(Administrative and Policy Assessment, Intervention Alignment)

- 프로그램 실행 전 행정적 정책적 요인 파악
- 자원 활용 가능성, 예산 확보와 배분 조직상 장애요인 파악, 다른 부서, 조직, 지역사회의 조정 시행
- 행정적 진단: 정책, 자원, 환경, 조직 상황 판단
- 정책적 진단: 프로그램의 목적과 목표가 조직의 목적, 목표와 일치하는지 확인
- 개입: 목적 달성을 위해 적절한 개입과 전략 배치

㉤ 5단계: 실행(Implementation)

㉥ 6단계: 과정 평가(Process Evaluation)

프로그램을 실행하는 과정에서 평가함으로써 문제를 발견하여 수정할 수 있음

㉦ 7단계: 영향 평가(Impact Evaluation)

프로그램 실행의 즉각적, 단기적 효과를 평가함

㉧ 8단계: 결과 평가(Outcome Evaluation)

프로그램 실행의 궁극적, 장기적인 결과인 건강지표와 삶의 질을 평가함

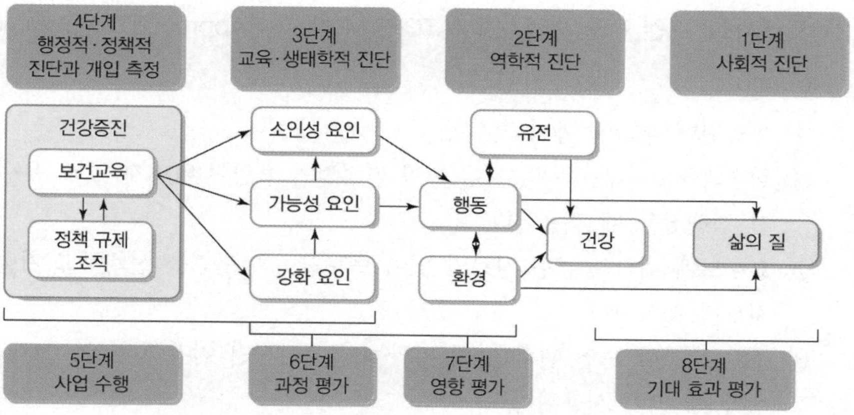

그림 8-7 PRECEDE-PROCEED 8단계

(2) 사회적 마케팅 이론(Social Marketing Theory) 19 광주보건연구사

① 코틀러와 잘트먼(Kotler & Zaltman, 1971)이 처음으로 사회 문제나 건강 문제에 마케팅의 개념을 적용한 것이다.

② 사회적 마케팅은 개인은 물론 정책 입안자 또는 이익단체 관련 집단에게도 영향을 줄 수 있어야 하며, 사회적 마케터들은 대중매체, 조직, 정책 및 규정 입안자 등을 대상으로 활동할 수 있어야 한다.

③ 일반 마케팅과의 차이

㉠ 이것은 일반 마케팅과 같이 그 자체가 이론이 아니며 인간 행위를 이해하는 데 도움이 되는 심리학, 사회학, 의사소통이론 등 다양한 학문과 이론에서 얻어진 하나의 개념이라 할 수 있다.

㉡ 사회적 마케팅은 일반 마케팅의 원리가 작용되지만 매우 제한된 자원에서 경제적, 사회적, 정치적 특성에 따라 인간의 행위가 결정됨을 고려할 때 일반 마케팅보다는 더욱 복잡하고 어렵다.

④ 사회적 마케팅의 3요소

㉠ 대상자(소비자) 중심: 단순 판매와 구분되는 가장 중요한 요소

㉡ 교환−물품: 금전교환, 교육−교육비, 예방접종−질병 예방

㉢ 장기적 전망: 일회성 캠페인보다 장기간 지속되는 프로그램에 근거한 장기적 전망

⑤ 사회적 마케팅 과정(4P)

㉠ 적절한 물품(Product)

㉡ 적절한 판촉(Promotion)

㉢ 적절한 가격(Price)

㉣ 장소(Place)

(3) 지역사회 보건 다단계 접근(MATCH, Multilevel Approach To Community Health)

① 1980년대 후반에 개발되었다.
② 질병과 사고 예방을 위한 행동 및 환경적인 요인이 알려져 있고, 우선순위가 정해졌을 때 적용된다.
③ 요구도에 대한 충분한 자료가 있어 프로그램의 목적을 선택하고 기술하는 것부터 시작한다.
④ 주로 정부나 보건 관련 정책 기관들이 포괄적인 건강증진 프로그램을 시행할 때 많이 사용된다.
⑤ 개인의 행동과 환경에 영향을 주는 요인들을 개인부터 조직, 지역사회, 정부, 공공 정책 등 여러 수준으로 나누어 프로그램을 기획한다.
⑥ MATCH 기획 단계(5단계)
　㉠ 목적 설정(Goal Selection)
　㉡ 중재 계획(Intervention Planning)
　㉢ 프로그램 개발(Program Development)
　㉣ 실행 준비(Implementation Preparation)
　㉤ 평가(Evaluation)

(4) PATCH(Planned Approach to Community Health)

① 내용
　㉠ PATCH란 "지역사회에서 건강증진 및 질병예방 사업을 기획, 수행, 평가하는 하나의 과정"을 지칭하는 지역사회 보건 기획 모형
　㉡ 1980년대 중반 미국의 질병관리예방본부(CDC)가 주와 지역사회 보건소 및 지역단체들과의 협력으로 개발한 건강증진사업 기획 모형
　㉢ PATCH 과정은 보건당국이 지역사회 건강증진 팀을 구축하고 자료를 수집·활용하며, 보건문제의 우선순위를 설정하고 정책을 시행하는 과정 전반을 기획 평가하도록 과정 전반에 대한 상세한 방법과 자료를 제공하는 방식으로 진행
② 목적: 지역사회가 우선순위의 건강문제 해결을 목표로 포괄적인 지역사회 건강증진 프로그램을 기획하고, 수행하며, 평가하는 능력을 향상하도록 하는 것

③ PATCH 과정(5단계)(기출)

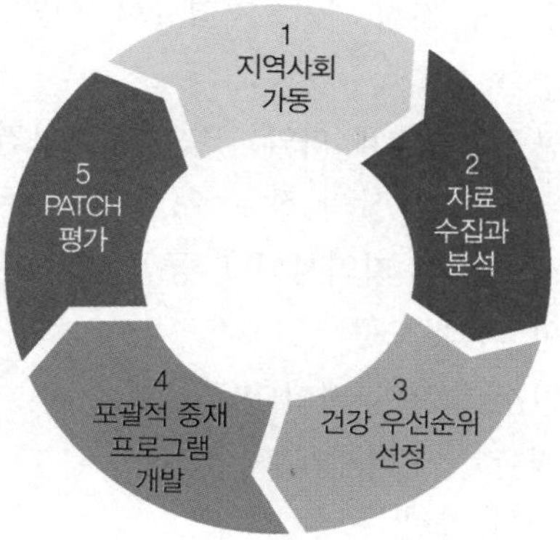

그림 8-8 PATCH

㉠ 1단계: 지역사회 자원 가동(Mobilizing the Community)
- 사업의 대상이 되는 지역사회를 규정
- 해당 지역사회에서 사업 참여자 모집 및 인구학적 특성 분석
- 지역사회 단체, 운영단체, 활동단체 등을 조직

㉡ 2단계: 자료 수집과 분석(Collecting and Organizing Data)
사망률, 유병률, 건강관련 행동, 지역사회의 다양한 의견들에 대한 자료 수집 및 분석 → 지역사회의 주요 건강문제 파악

㉢ 3단계: 건강 우선순위 선정(Choosing Health Priorities)

㉣ 4단계: 포괄적인 중재 프로그램 개발(중재 프로그램 선정, 설계, 수행)

㉤ 5단계: PATCH 평가(Evaluating PATCH)

(5) MAPP 모형(Mobilizing for Action through Planning & Partnerships)

① 내용

㉠ 전략기획과 공공-민간 협력을 통한 건강증진 전략(MAPP)이다.

㉡ 미국의 NACCHO와 CDC가 공동 개발한 지역사회 보건사업의 기획 지침서이다.

㉢ 보건소 중심의 공공-민간 협력이 아닌 지역사회 중심의 공공-민간 협력방식을 도입한 지역사회 중심의 접근법으로 지역사회의 요구와 역량을 중요시하여 지역사회 역량 강화를 제시한 모형이다.

② MAPP의 주요 특징

㉠ 지역사회 중심의 접근법 사용: 지역사회가 주인의식을 갖도록

㉡ 전략적 기획 개념 활용: 자원 확보, 요구와 자원의 매칭, 장기적 접근법 수립 등에 효과적

㉢ 지역사회 공공보건체계의 형성, 창의성 및 강화에 초점

㉣ 공공보건 행정의 지도력 증진

㉤ 지역사회 전략기획 방안 개발을 위한 4가지 평가 도구 사용

③ 지역현황 평가의 4가지 평가 도구
㉠ 지역사회 특성 및 강점 파악: 지역사회 역량, 주민 의식, 지역사회에 대한 관심 등
㉡ 지역사회 공공보건체계 파악: 지역 공공보건체계의 역량 파악
㉢ 지역건강수준 파악: 삶의 질 수준, 건강 수준, 지역사회의 건강문제 등
㉣ 변화 가능성 파악: 지역사회나 공공보건체계에 영향을 미칠 수 있는 역량에 대한 파악 도구

④ MAPP 공공-민간 협력의 기획 과정
㉠ 1단계: 조직화와 협력체계 개발
㉡ 2단계: 비전의 확립
㉢ 3단계: 지역현황 평가(4 MAPP 실시 순서는 상황에 맞게 조절할 수 있다.)
- 지역의 건강 수준 평가
- 지역보건체계 평가
- 지역사회 관심과 장점
- 건강 문제와 해결 능력에 영향을 미치는 환경의 변화 평가

㉣ 4단계: 전략적 과제의 확립
㉤ 5단계: 목표와 전략의 개발
㉥ 6단계: 실행

3 건강행태모형 분류

15 서울, 18 경기의료기술, 19 서울·대전·전북의료기술, 20 충북보건연구사, 21 경기의료기술·제주의료기술·서울보건연구사, 23 경북의료기술·경기보건연구사

(1) 개인적 차원의 이론과 모형

개인의 심리사회적 과정을 이해하고 이에 대한 교육과 행태 개선에 초점을 둔다.

예 인지조화론, 건강믿음모형(HBM), 합리적 행위론, 계획된 행위론, 범이론적 모형, 귀인이론, 예방채택 과정모형 등

(2) 개인 간 차원의 이론과 모형

행태 변화를 개인과 개인을 포함하는 주변 환경, 사회적 인식, 의사-환자 간의 관계 개선으로 이해하고 접근하는 데 초점을 둔다.

예 사회인지이론, 자기효능이론, 사회적 관계망과 사회적 지지이론, 정보처리와 설득적 커뮤니케이션, 동기화 면담

(3) 집단 및 지역사회 차원의 이론과 모형

지역사회 확산을 통한 개선에 초점을 둔다.

예 MATCH, PRECEDE-PROCEED 모형, 의사소통이론, 혁신의 확산 모형, 조직변화이론, 지역사회 조직화 등

❖ 동기화 면담
환자 스스로가 자발적으로 행동 변화의 중요성과 자신감을 가질 수 있도록 유도함으로써 행태 변화를 촉진하고 변화에 대한 이중 감정을 해결하는 데 기여하는 환자 중심의 상담기법이다.

❖ 의사소통이론
기호와 상징을 사용하여 정보와 의미를 생산하고 교환하는 과정으로, 건강분야 의사소통 시 주체와 대상, 기대효과를 고려하여 메시지 내용과 전달경로를 선택하는 것이 필요하다.

❖ 혁신의 확산
새롭다고 인식되는 아이디어 산물, 행동을 사회 구성원들 사이에서 최대한 알리고 프로그램의 범위를 확대하기 위한 목적에서 의사소통하는 과정이다.

OX QUIZ

Check

01 브레드쇼(Bradshaw)의 보건교육 요구 중 보건의료 전문가의 판단에 의한 요구는 준거적 요구이다. O X

02 보건교육을 계획할 때에는 교육의 목적을 구체적으로 설정하고 교육자 입장에서 계획하여야 한다. O X

03 개인 접촉 교육은 가장 효과적이지만 시간과 경비가 많이 소요되어 비경제적인 단점이 있다. O X

04 배심토의는 대립되거나 상반된 의견을 가진 전문가들이 사회자의 진행에 따라 토의하는 방식이며, 청중과의 토론은 이루어지지 않는다. O X

05 형성평가는 교육방법이나 내용을 수정 · 보완하는 데 필요한 정보를 수집하여 교육내용을 향상시키기 위해 실시하는 평가이다. O X

06 건강신념 모형은 행위를 결정하는 것이 개인의 주관적인 지각세계와 외부환경과의 상호작용에 의해 이루어진다고 가정한다. O X

07 PRECEDE – PROCEED 모형의 2단계는 역학적 사정 단계로, 삶의 질에 영향을 주는 건강문제와 건강문제에 영향을 주는 행동요인 및 환경요인을 진단한다. O X

OX Answer

01 X [준거적 요구 → 규범적 요구]　02 X [교육자 입장 → 대상자 입장]　03 O

04 X [배심토의는 청중과의 질의 · 응답을 통해 청중의 참여를 촉진시킨다.]　05 O

06 X [개인의 주관적인 지각세계에 의존한다고 가정한다.]　07 O

Part 8

합|격|예|감 기출문제

01

다음에서 설명하는 교육기법은 무엇인가?

경기 의료기술(2월), 2021

- 3~5명의 전문가가 각각 10~15분씩 발표 후 청중과 질의응답을 진행한다.
- 청중은 어느 정도 관련 지식이 있어야 한다.

① 분단토의 ② 패널토의
③ 심포지엄 ④ 버즈세션

02

건강행위 모형 중 개인의 심리사회적 과정을 이해하고 이에 대한 교육과 행태개선에 초점을 두는 개인적 차원의 이론에 해당하는 것은? 경기 의료기술(2월), 2021

① 계획된 행동이론 ② 사회인지이론
③ 혁신의 확산모형 ④ 커뮤니케이션

03

많은 수의 참가자가 있는 경우 전체를 몇 개의 소집단으로 나누어 토의하고 다시 전체회의에서 종합하는 방법의 교육기법은 무엇인가? 경기, 2021

① 분단토의(buzz session)
② 심포지엄(symposium)
③ 역할극연기(role playing)
④ 패널토의(panel discussion)

04

다음 중 보건교육 평가원칙으로 옳지 않은 것은?

전북 의료기술, 2021

① 평가의 결과는 다음 번 계획에 반영되어야 한다.
② 장점과 단점을 지적하여야 한다.
③ 계획에 관련된 사람, 사업에 참여한 사람, 평가에 의하여 영향을 받게 될 사람들은 배제하여야 한다.
④ 계획 평가, 진행 평가, 결과 평가가 수행되어야 한다.

05

범이론적 모형에서 계획전단계에 있는 사람에게 비만관리를 위한 가장 효과적인 중재방법은 무엇인가?

경기 보건연구사, 2021

① 비만관리 계획을 세우도록 격려한다.
② 비만의 위험성을 인식시킨다.
③ 구체적인 비만관리 계획을 세우도록 도와준다.
④ 긍정적인 비만관리 행위를 강화시킨다.

06

〈보기〉에서 집단 및 지역사회 수준의 건강행태 모형을 모두 고른 것은? 서울 보건연구사, 2021

〈보기〉

㉠ 지식, 태도 및 실천모형(KAP, Knowledge, Attitude and Practice)
㉡ 의사소통이론(Communication Theory)
㉢ 건강믿음모형(Health Belief Model, HBM)
㉣ 혁신의 확산(Diffusion of Innovation)

① ㉠, ㉡ ② ㉠, ㉢
③ ㉡, ㉢ ④ ㉡, ㉣

07

범이론적 행위변화 단계 이론을 적용하여 금연상담을 실시하고자 할 때, 가장 옳지 않은 것은? 서울 보건연구사, 2021

① 금연에 대한 고려가 없을 때는 금연을 위한 구체적인 계획을 세우도록 돕는다.
② 향후 1개월 내 금연을 시도할 의도가 있는 경우 단계별 목적 설정을 돕는다.
③ 금연을 시도하여 실천 지속 기간이 6개월 미만인 경우 사회적 지지 및 강화를 제공한다.
④ 금연이 6개월 이상 실천이 지속되는 경우는 추후관리를 실시한다.

08

〈보기〉에서 설명하는 교육기법은? 서울, 2022

〈보기〉

지역사회 노인들의 치매 예방 및 관리를 위해 건강증진 전문가, 신경과 전문의, 정신과 전문의 등 3명의 전문가가 발표를 한 후, 청중이 공개토론 형식으로 참여하였다.

① 집단토론 ② 심포지엄
③ 버즈세션 ④ 패널토의

09

보건교육을 계획하는 과정에서 고려해야 할 사항으로 옳지 않은 것은? 경북 의료기술, 2022

① 보건교육의 목적을 구체적으로 설정해야 한다.
② 대상자 입장에서 계획하여야 한다.
③ 보건교육의 평가방법이나 측정기준에 대한 내용은 넣지 않아도 된다.
④ 보건교육에 참여하는 인원과 예산을 정확하게 파악하고 계획하여야 한다.

10

건강행동을 예측하기 위한 건강신념모형(Health Belief Model)에 대한 내용으로 옳지 않은 것은? 보건직, 2022

① 조절요인에는 연령, 성별, 성격, 지식과 같은 집단 또는 개인의 특성이 해당된다.
② 인지된 장애(perceived barriers)란 특정 질병에 걸릴 위험이 있다고 지각하는 것이다.
③ 인지된 민감성(perceived susceptibility)은 개인의 경험에 영향을 받을 수 있다.
④ 인지된 이익(perceived benefit)이란 금연할 경우 가족이 좋아하는 모습을 떠올리는 것이다.

11

교육환경을 보호하기 위해 법률로 규정하는 보호구역의 내용으로 옳은 것은? 경기 의료기술, 2023

① 절대보호구역은 학교출입문으로부터 50m까지의 지역이다.
② 절대보호구역은 학교출입문으로부터 30m까지의 지역이다.
③ 상대보호구역은 학교출입문으로부터 200m까지의 지역이다.
④ 상대보호구역은 학교출입문으로부터 300m까지의 지역이다.

12

건강행동 모형 중 집단 및 지역사회 차원의 이론에 해당하는 것은? 경북 의료기술, 2023

① 범이론적 모형
② 건강신념 모형
③ 혁신의 확산 모형
④ 사회인지이론

13

다음 중 학교의 환경위생 기준으로 적절하지 않은 것은? 경북 의료기술, 2023

① 조도는 책상면을 기준으로 200lux 이상이 되도록 할 것
② 비교습도는 30~80%로 유지할 것
③ 1인당 환기량은 시간당 21.6m^3 이상 되도록 할 것
④ 교사 내 소음은 55dB(A) 이하로 할 것

14

심폐소생술을 시행할 때 가슴압박의 횟수와 인공호흡의 횟수로 옳은 것은? 경북 의료기술, 2023

① 20회, 1회　② 20회, 2회
③ 30회, 1회　④ 30회, 2회

15

목격자 심폐소생술 시행 시 가장 먼저 해야 할 단계는 무엇인가? 전북 경력경쟁, 2023

① 119 신고　② 반응 확인
③ 호흡 확인　④ 인공호흡

16

「학교보건법 시행령」상 보건교사의 직무가 아닌 것은? 보건직, 2023

① 학교보건계획의 수립
② 보건교육자료의 수집 · 관리
③ 각종 질병의 예방처치 및 보건지도
④ 학생 및 교직원의 건강진단과 건강평가

17

학생이 건강하고 쾌적한 환경에서 교육받을 수 있도록 하기 위하여 학교 내부뿐만 아니라 학교 외부에 대한 규정을 법으로 정하여 관리하고 있다. 이에 대한 내용으로 옳은 것은? 경기 의료기술, 2024

① 관련법은 「학교보건법」이다.
② 교육감이 보호구역을 설정 · 고시한다.
③ 절대보호구역은 학교출입문으로부터 100미터까지의 지역이다.
④ 상대보호구역은 학교출입문으로부터 200미터까지의 지역이다.

18

다음 설명에 해당하는 보건교육 기법은 무엇인가?

경기 의료기술, 2024

- 사전에 주제에 대한 지식이 풍부한 4~7명의 대표자들이 여러 청중 앞에서 공개토의를 진행하는 방식이다.
- 발표자는 주어진 시간에 의견을 발표하거나 상대방 배심원과 상호 의견을 교환한다.
- 사회자는 토론내용을 설명하고 청중을 토의에 참여시킨다.
- 장점은 청중이 비교적 높은 수준의 토론을 경험하는 것이다.
- 단점은 청중이 지식이 없을 때 토론의 이해 속도를 따르지 못하는 것이다.

① 워크샵(Workshop)
② 버즈세션(Buzz Session)
③ 심포지엄(Symposium)
④ 패널토의(Panel Discussion)

19

최근 들어 사회적 문제가 되고 있는 마약중독과 관련하여 전문가들이 모인 자리에서 몇 명의 연사가 준비해온 내용을 발표하고 난 뒤 청중과 질의응답을 통해 토론을 진행하였다. 어떤 교육기법에 해당하는가?

경북 의료기술, 2024

① 강의 ② 프로젝트
③ 세미나 ④ 팀티칭

20

「학교보건법」에서 지정하고 있는 내용으로 옳지 않은 것은?

서울 의료기술, 2024

① 교육환경보호구역의 설정
② 대기오염대응매뉴얼의 작성
③ 학생건강증진 기본계획의 수립
④ 감염된 것으로 의심되는 교직원에 대한 등교 중지

합격예감 기출문제 정답 및 해설

Answer

01 ③	02 ①	03 ①	04 ③	05 ②
06 ④	07 ①	08 ②	09 ③	10 ②
11 ①	12 ③	13 ①	14 ④	15 ②
16 ④	17 ②	18 ④	19 ③	20 ①

01

심포지엄(Symposium)

동일한 주제에 대한 전문적인 지식을 가진 몇 사람을 초청하여 주제에 대하여 의견을 발표하도록 한 후 발표된 내용을 중심으로 사회자는 마지막 토의시간을 마련하여 문제해결에 임하는 방법이다. 2~5명의 전문가가 각자의 의견을 각각 10~15분 정도 발표하고 사회자는 청중을 공개토론 형식으로 참여시킨다.

02

개인적, 개인 간, 집단 및 지역사회의 건강행태 모형

(1) 개인적 차원의 이론과 모형: 개인의 심리사회적 과정을 이해하고 이에 대한 교육과 행태 개선에 초점을 둔다.-인지조화론, 건강믿음모형(HBM), 합리적 행위론, 계획된 행위론, 범이론적 모형, 귀인이론, 예방채택 과정모형 등

(2) 개인 간 차원의 이론과 모형: 행태 변화를 개인과 개인을 포함하는 주변 환경, 사회적 인식, 의사-환자 간의 관계 개선으로 이해하고 접근하는 데 초점을 둔다.-사회인지이론, 자기효능이론, 사회적 관계망과 사회적 지지이론, 정보처리와 설득적 커뮤니케이션, 동기화 면담

(3) 집단 및 지역사회 차원의 이론과 모형: 지역사회 확산을 통한 개선에 초점을 둔다. - MATCH, PRECEDE-PROCEED 모형, 의사소통이론, 혁신의 확산 모형, 조직변화 이론, 지역사회 조직화 등

03

분단토의(버즈세션, Buzz Session)은 전체를 몇 개의 소집단으로 나누어 토의시키고 다시 전체 회의에서 종합하는 방법이다. 분단은 6~8명이 가장 알맞으며 각 분단에는 사회자와 서기를 두고 회의를 진행시키는 것이 효과적이다.

04

보건교육의 평가 원칙

(1) 평가는 계속하여 시행되어야 하며 측정하는 기준이 명시되어야 한다.

(2) 평가는 가능한 객관적이어야 하며 장점과 단점을 지적하여야 한다.

(3) 평가는 계획 평가, 진행 평가, 결과 평가가 수행되어야 한다.

(4) 평가는 습득의 경험 자료로 사용되어야 하고, 평가 결과 보고서는 누구든지 알 수 있게 쉽게 사용되도록 마련되어야 한다.

(5) 평가는 명확한 목적하에 시행되어야 한다.

(6) 평가는 기획에 관련된 사람, 사업에 참여한 사람, 평가에 의하여 영향을 받게 될 사람들에 의해 행해져야 한다.

(7) 평가는 그 결과들이 사업의 진보와 성장을 위하여 반영되어야 한다.

05

범이론적 모형 단계별 개입방법의 예(금연상담)

정의	개입방법 및 내용
계획전단계	
• 흡연의 문제에 대한 인식이 없거나 변화에 대한 생각이 없는 단계 • 향후 6개월 이내 시도할 의도가 없음	• 금연의 필요성에 대한 인식 높이기 • 흡연의 위험과 이득에 대한 정보 개인화 하기
계획단계	
• 가까운 미래에 금연에 대해 생각 • 향후 6개월 이내 시도할 의도가 있음	• 금연에 대한 구체적인 계획을 세우도록 격려하기
준비단계	
• 금연을 위한 계획을 세우는 단계 • 향후 1개월 이내 금연을 시도할 의도가 있음	• 금연을 위한 구체적인 계획을 세우도록 돕기 • 단계별 목적 설정 돕기
행동단계	
• 금연을 시도하여 실천 지속기간이 6개월 미만인 경우	• 금단증상의 문제해결 돕기 • 사회적 지지 및 강화 제공
유지단계	
• 금연이 6개월 이상 실천이 지속되는 경우	• 대처방안 돕기 • 추후관리(reminder)

06

개인적, 개인 간, 집단 및 지역사회의 건강행태 모형

(1) 개인적 차원의 이론과 모형: 개인의 심리사회적 과정을 이해하고 이에 대한 교육과 행태 개선에 초점을 둔다. – 인지조화론, 건강믿음모형(HBM), 합리적 행위론, 계획된 행위론, 범이론적 모형, 귀인이론, 예방채택 과정모형 등

(2) 개인 간 차원의 이론과 모형: 행태 변화를 개인과 개인을 포함하는 주변 환경, 사회적 인식, 의사–환자 간의 관계 개선으로 이해하고 접근하는 데 초점을 둔다. – 사회인지이론, 자기효능이론, 사회적 관계망과 사회적 지지이론, 정보처리와 설득적 커뮤니케이션, 동기화 면담

(3) 집단 및 지역사회 차원의 이론과 모형: 지역사회 확산을 통한 개선에 초점을 둔다. – MATCH, PRECEDE–PROCEED 모형, 의사소통이론, 혁신의 확산 모형, 조직변화 이론, 지역사회 조직화 등

07

① <u>가까운 미래에 금연에 대한 생각이 있을 때</u> 금연을 위한 구체적인 계획을 세우도록 돕는다. – 계획단계

② 향후 1개월 내 금연을 시도할 의도가 있는 경우 단계별 목적 설정을 돕는다. – 준비단계

③ 금연을 시도하여 실천 지속 기간이 6개월 미만인 경우 사회적 지지 및 강화를 제공한다. – 행동단계

④ 금연이 6개월 이상 실천이 지속되는 경우는 추후관리를 실시한다. – 유지단계

08

심포지엄(Symposium)

동일한 주제에 대한 전문적인 지식을 가진 몇 사람을 초청하여 주제에 대하여 의견을 발표하도록 한 후 발표된 내용을 중심으로 사회자는 마지막 토의시간을 마련하여 문제해결에 임하는 방법이다. 2~5명의 전문가가 각자의 의견을 각각 10~15분 정도 발표하고 사회자는 청중을 공개토론 형식으로 참여시킨다.

09

보건교육 계획 과정에서 고려할 사항

(1) 보건교육의 목적을 구체적으로 설정해서 계획하여야 한다.

(2) 대상자의 입장에서 계획하여야 한다.

(3) 지역사회의 일반 공중보건 사업계획과 병행해서 계획하여야 한다.

(4) 보건교육에 참여할 수 있는 모든 보건요원들의 팀워크가 잘 이루어지도록 계획하여야 한다.

(5) 보건교육의 전달매체를 잘 활용할 수 있도록 계획하여야 한다.

(6) 실제적이고 구체적인 계획을 세워야 한다. 누가, 언제, 어디서, 어떻게, 어떤 방법으로 누구를 대상으로 교육할 것인가 등 구체적으로 계획하여야 한다.

(7) 일방적인 교육이 아니고 토론, 상의, 협력 등의 방법을 잘 활용하고 대상에 따라서 교육방법이나 교육내용이 적절하도록 계획하여야 한다.

(8) 보건교육에 참여하는 인원과 예산을 정확하게 파악하고 계획하여야 한다.

(9) 보건교육의 성패 판정의 평가 방법이나 사업의 진도를 측정할 수 있는 척도를 마련하여 계획하여야 한다.

10

건강신념모형

(1) 건강신념모형의 주요개념

① 지각된 민감성: 자신이 어떤 질병에 걸릴 위험이 있다고 지각하는 것을 의미

② 지각된 심각성: 질병에 걸릴 것을 심각하게 느끼거나 질병으로 인해 문제가 생길 것이라고 심각하게 생각하는 것을 뜻함

③ 지각된 유익성: 건강행동이 질병에 위협을 감소시키는 데 유용하다고 믿을 때 행동을 하게 됨

④ 지각된 장애요인: 어떤 건강행위를 하려고 할 때 그 건강행위의 잠재적인 부정적 측면이 건강행동을 방해함

⑤ 행동의 계기: 교육대상자들의 인식 속에 적절한 신념을 불러일으킴으로써 건강에 대한 의사결정 시 도움을 줌(우연, 교육, 권고, 캠페인 등)

(2) 이 모형에서는 위의 과정에 작용하는 수정변수(modifying factor, 조절요인)를 제시하고 있는데 이는 의사결정 과정에 일정한 영향을 주어 행동 변화를 줄 수 있는 요인들이다.

① 인구학적 변수, 사회심리학적 변수, 사회경제학적 변수 및 지식수준 등

② 행동의 계기

11

교육환경보호구역

- 절대보호구역: 학교출입문으로부터 직선거리로 50미터까지인 지역(학교설립 예정지의 경우 학교경계로부터 직선거리 50미터까지인 지역)
- 상대보호구역: 학교경계선으로부터 직선거리로 200미터까지인 지역 중 절대보호구역을 제외한 지역

12

개인적, 개인 간, 집단 및 지역사회의 건강행태모형

(1) 개인적 차원의 이론과 모형: 개인의 심리사회적 과정을 이해하고 이에 대한 교육과 행태 개선에 초점을 둔다.
[인지조화론, 건강믿음모형(HBM), 합리적 행위론, 계획된 행위론, 범이론적 모형, 귀인이론, 예방채택 과정모형 등]
(2) 개인 간 차원의 이론과 모형: 행태 변화를 개인과 개인을 포함하는 주변 환경, 사회적 인식, 의사-환자 간의 관계 개선으로 이해하고 접근하는 데 초점을 둔다.
[사회인지이론, 자기효능이론, 사회적 관계망과 사회적 지지이론, 정보처리와 설득적 커뮤니케이션, 동기화 면담 등]
(3) 집단 및 지역사회 차원의 이론과 모형: 지역사회 확산을 통한 개선에 초점을 둔다.
[MATCH, PRECEDE-PROCEED 모형, 의사소통이론, 혁신의 확산 모형, 조직변화 이론, 지역사회 조직화 모형 등]

13

교사 내 환경	실내온도	• 실내온도: 18~28℃ • 난방온도: 18~20℃ • 냉방온도: 26~28℃
	습도	비교습도 30~80%
	환기량	1인당 환기량이 시간당 21.6m^3 이상 되도록 할 것
	채광 (자연조명)	최대조도와 최소조도의 비율이 10 : 1이 넘지 아니하도록 할 것
	조도 (인공조명)	• 책상면을 기준으로 300Lux 이상 되도록 할 것 • 최대조도와 최소조도의 비율은 3 : 1이 넘지 아니하도록 할 것(300~600Lux)
화장실	화장실	4월~9월 주 3회 이상, 10월~3월 주 1회 이상 소독 실시
소음	소음	교사 내 소음은 55dB(A) 이하로 할 것

14

목격자 심폐소생술의 시행방법

(1) 반응의 확인
(2) 119 신고
(3) 호흡 확인
(4) 가슴압박 30회 시행
(5) 인공호흡 2회 시행
(6) 가슴압박과 인공호흡의 반복
(7) 회복자세

15

목격자 심폐소생술의 시행방법

(1) 반응의 확인
(2) 119 신고
(3) 호흡 확인
(4) 가슴압박 30회 시행
(5) 인공호흡 2회 시행
(6) 가슴압박과 인공호흡의 반복
(7) 회복자세

16

보건교사의 직무(「학교보건법 시행령」 제23조)

가. 학교보건계획의 수립
나. 학교 환경위생의 유지 · 관리 및 개선에 관한 사항
다. 학생과 교직원에 대한 건강진단의 준비와 실시에 관한 협조
라. 각종 질병의 예방처치 및 보건지도
마. 학생과 교직원의 건강관찰과 학교의사의 건강상담, 건강평가 등의 실시에 관한 협조
바. 신체가 허약한 학생에 대한 보건지도
사. 보건지도를 위한 학생가정 방문
아. 교사의 보건교육 협조와 필요시의 보건교육
자. 보건실의 시설 · 설비 및 약품 등의 관리
차. 보건교육자료의 수집 · 관리
카. 학생건강기록부의 관리
타. 다음의 의료행위(간호사 면허를 가진 사람만 해당한다)
 1) 외상 등 흔히 볼 수 있는 환자의 치료
 2) 응급을 요하는 자에 대한 응급처치
 3) 부상과 질병의 악화를 방지하기 위한 처치
 4) 건강진단결과 발견된 질병자의 요양지도 및 관리
 5) 1)부터 4)까지의 의료행위에 따르는 의약품 투여
파. 그 밖에 학교의 보건관리

17

「교육환경보호구역에 관한 법률」

(1) 목적: 이 법은 학교의 교육환경 보호에 필요한 사항을 규정하여 학생이 건강하고 쾌적한 환경에서 교육받을 수 있게 하는 것을 목적으로 한다.
(2) 교육환경보호구역 설정
 ① 교육감은 학교경계 또는 학교설립예정지 경계(이하 "학교경계등"이라 한다)로부터 직선거리 200미터의 범위 안의 지역을 다음의 구분에 따라 교육환경보호구역으로 설정 · 고시하여야 한다.
 ② 절대보호구역: 학교출입문으로부터 직선거리로 50미터까지인 지역(학교설립예정지의 경우 학교경계로부터 직선거리 50미터까지인 지역)
 ③ 상대보호구역: 학교경계 등으로부터 직선거리로 200미터까지인 지역 중 절대보호구역을 제외한 지역

(3) 보호구역의 관리(「교육환경보호에 관한 법률 시행령」 제24조)
① 학교의 장은 해당 학교의 보호구역 내 교육환경에 대한 현황 조사 및 보호구역 내 금지행위의 방지 등을 위한 계도 등을 한다. 다만, 학교가 개교하기 전까지의 관리는 보호구역을 설정한 자가 한다.
② 학교 간에 보호구역이 서로 중복되는 경우 그 중복된 보호구역에 대한 관리는 다음 각 호에 해당하는 학교의 장이 한다.
㉠ 상·하급 학교 간에 보호구역이 서로 중복되는 경우에는 하급학교. 다만, 하급학교가 유치원인 경우에는 그 상급학교로 한다.
㉡ 같은 급의 학교 간에 보호구역이 서로 중복될 경우에는 학생 수가 많은 학교
③ ②에도 불구하고 학교 간에 절대보호구역과 상대보호구역이 서로 중복되는 경우 그 중복된 보호구역에 대한 관리는 절대보호구역이 설정된 학교의 장이 한다.

18

배심토의(Panel Discussion, 패널토의)

단상토의는 어떤 주제에 대해 대립되거나 다양한 견해를 가진 전문가 4~7명이 사회자의 진행에 따라 토의를 진행하는 방법으로 전문가는 정해진 시간 안에 발표를 한 후 청중과의 질의·응답을 통해 청중의 참여를 촉진시킨다. 장점은 연사나 청중이 서로 친밀히 토의함으로써 문제의 해결을 제시할 수 있으며, 청중은 비교적 높은 수준의 토론을 경험하고 타인의 의견을 듣고 비판하는 능력을 배양할 수 있다. 그리고 어떤 주제에 대해 다각도로 분석하고 미래를 예측할 수 있다.

19

세미나(Seminar)는 참가자들이 주제에 관해 전문적인 지식을 가지고 있고, 세미나를 주도해 갈 주제 발표자의 공식적인 발표에 대해 사전에 준비된 의견을 개진하거나 질의하는 형태로 진행된다. 참가자들은 보고서 형식의 간단한 자료들을 서로 교환할 수 있고, 토의 주제와 관련된 지식이나 정보가 사전에 철저하게 준비되어야 한다.

20

「학교보건법」

(1) 학생건강증진 기본계획의 수립·시행(제2조의3): 교육부장관은 5년마다 학생의 신체 및 정신건강 증진을 위한 기본계획을 수립·시행하여야 한다.
(2) 대기오염대응매뉴얼의 작성 등(제5조): 교육부장관은 대기오염에 효과적으로 대응하기 위하여 환경부장관과의 협의를 거쳐 대기오염도 예측결과에 따른 대응 매뉴얼을 작성·배포하여야 한다.
(3) 등교 중지(제8조): 학교의 장은 제7조에 따른 건강검사의 결과나 의사의 진단 결과 감염병에 감염되었거나 감염된 것으로 의심되거나 감염될 우려가 있는 학생 또는 교직원에 대하여 대통령령으로 정하는 바에 따라 등교를 중지시킬 수 있다.

「교육환경보호구역에 관한 법률」

교육환경보호구역의 설정 등(제8조): 교육감은 학교경계 또는 학교설립예정지 경계로부터 직선거리 200미터의 범위 안의 지역을 다음 각 호의 구분에 따라 교육환경보호구역으로 설정·고시하여야 한다.
① 절대보호구역: 학교출입문으로부터 직선거리로 50미터까지인 지역(학교설립예정지의 경우 학교경계로부터 직선거리 50미터까지인 지역)
② 상대보호구역: 학교경계등으로부터 직선거리로 200미터까지인 지역 중 절대보호구역을 제외한 지역

Part 8 만|점|예|감 예상문제

01

다음 중 보건교사의 직무에 해당하지 않는 것은?

① 학교보건계획의 수립
② 각종 질병의 예방처치 및 보건지도
③ 보건지도를 위한 학생가정의 방문
④ 학생 및 교직원의 건강진단 실시

02

다음 중 교육환경 보호구역에 대한 설명으로 옳은 것은?

① 절대보호구역은 학교경계선으로부터 직선거리 200미터 지역이다.
② 보호구역 안에 당구장이나 복합영상물제공업의 시설은 절대 있어서는 안 된다.
③ 화장시설이나 봉안시설은 설치할 수 없다.
④ 학교의 학습환경을 보호하기 위해서 학교장 권한으로 설정·고시할 수 있다.

03

학교보건관리를 총괄하고 학생보건관리의 적절한 실천과 교직원 보건에 관하여 필요한 배려와 학교위생을 개선할 책임이 있는 자는?

① 보건교사 ② 담임교사
③ 학교장 ④ 학부모

04

학교 내 환경위생에 대한 기준으로 적절하지 않은 것은?

① 실내온도 – 18~28℃
② 습도 – 30~80%
③ 교실조도 – 200Lux
④ 이산화탄소 – 0.1%

05

「학교보건법」에서 초등학교장은 입학생의 예방접종의 완료 여부를 언제까지 검사하여야 하는가?

① 입학한 날로부터 1주일 이내
② 입학한 날로부터 30일 이내
③ 입학한 날로부터 60일 이내
④ 입학한 날로부터 90일 이내

06

「학교보건법」에 의한 건강검사에 대한 설명으로 옳지 않은 것은?

① 건강검사란 신체의 발달 상황 및 능력, 정신건강 상태, 생활습관, 질병의 유무 등에 대하여 조사하거나 검사하는 것을 말한다.
② 신체의 발달 상황으로 키, 몸무게, 비만도 등을 검사한다.
③ 정신건강 상태 조사를 위하여 적성검사를 실시한다.
④ 신체의 능력 조사를 위해 심폐지구력, 유연성, 근력 등을 조사한다.

07

학교급식의 교육적 목적에 해당하는 것은?

가. 학습효율 상승
나. 바람직한 식습관 형성
다. 식사예절
라. 건강증진

① 가, 나, 다 ② 가, 다
③ 나, 라 ④ 가, 나, 다, 라

08

다음 중 「학교보건법」과 「학교보건법 시행령」에 관한 내용으로 옳은 것은?

가. 보건교사는 부상과 질병의 악화를 방지하기 위한 처치를 한다.
나. 학교에는 의료인과 약사를 둘 수 있다.
다. 학교의 장은 전염병 환자에게 등교중지를 명할 수 있다.
라. 학교의 장은 학생과 교직원에 대하여 건강검사를 하여야 한다.

① 가, 나, 다 ② 가, 다
③ 나, 라 ④ 가, 나, 다, 라

09

학교 건강증진사업 영역으로 WHO에서 제시한 학교 보건사업 평가 시 평가지표에 해당하지 않는 것은?

① 학교보건 정책
② 학교보건 물리적 환경
③ 학교 시설의 지역사회 개방
④ 학교건강서비스

10

보건교육 계획 시 유의사항으로 알맞은 것은?

① 보건교육 계획의 내용이 함축적이어야 한다.
② 보건교육사업과 다른 보건사업을 병행해야 한다.
③ 보건교육 목표는 달성하고자 하는 수준보다 높게 정하고 이상적인 기준으로 제시하는 것이 좋다.
④ 보건교육사업은 처음부터 대규모 사업이 진행되도록 계획되어야 한다.

11

다음 중 보건교육을 실시할 때 가장 우선 실시되어야 하는 것은?

① 보건교육 기준 및 지침을 확인한다.
② 보건교육사업의 목표를 설정한다.
③ 지역사회주민의 교육 요구를 사정한다.
④ 우선순위를 결정한다.

12

보건교육의 방법 중 가장 효과적인 것은?

① 강연회 ② 역할극
③ 가정방문 ④ 교육책자보호

13

한 가지 주제에 대해서 전문가가 각자 의견을 발표하고 발표된 의견에 대해 청중과 함께 토론하는 방법은?

① 패널토의 ② 심포지엄
③ 브레인스토밍 ④ 버즈세션

14

다음 내용과 관련된 집단교육 기법의 종류는?

- 참가자가 비교적 높은 수준의 토론을 경험하게 된다.
- 토의의 주제에 대해 각기 다른 의견을 발표해 문제를 다각도로 다룬다.
- 연사나 청중의 토의를 통해 문제 해결이 제시될 수 있다.
- 사회자 외에 상반된 의견을 가진 3~6명의 전문가로 구성하면 좋다.
- 훌륭한 전문가를 위촉하기 힘들며 연사의 토의로 그칠 가능성이 많다.

① 패널토의 ② 심포지엄
③ 브레인스토밍 ④ 버즈세션

15

고등학생들을 대상으로 학교환경위생 문제를 해결하기 위한 각자의 아이디어를 내놓아 최선책을 결정하는 토의를 진행하려고 한다. 가능한 모든 면의 검토를 통하여 창조적으로 문제를 해결하는 자질을 향상시키는 데 가장 적합한 교육 방법은?

① 시범 ② 역할극
③ 브레인스토밍 ④ 버즈세션

16

개인의 건강행동 이론 중 건강행동의 실천 여부가 특정 행동이 특정한 결과를 가져올 것이라는 가능성에 대한 인식과 특정한 결과에 부여한 개인의 주관적 가치에 의해 해결된다는 모형은?

① 건강신념 모형 ② 합리적 행동이론
③ 범이론적 모형 ④ 사회인지이론

17

건강신념 모형(Health Belief Model)의 구성 요소가 아닌 것은?

① 질병에 걸릴 가능성에 대한 감수성
② 질병결과에 대한 인지된 심각성
③ 질병에 대한 객관적 위협
④ 건강행위로부터 얻는 이익

18

행동변화 단계이론의 변화 단계에 대한 설명으로 옳지 않은 것은?

① 계획 전 단계 – 변화 계획이 없는 단계로 자신의 현 행동 문제에 대한 인식이 부족한 상태
② 계획 단계 – 문제를 인식하고 언젠가는 행동 변화를 하겠다는 생각을 하는 단계
③ 준비 단계 – 행동 변화를 준비하지만 구체적인 계획이 잡혀져 있지 않은 단계
④ 행동 단계 – 건강한 생활습관을 갖기 위해 노력하는 단계

19

개인적 요인, 환경의 영향 및 행동 간의 역동적 상호작용의 결과로 설명되는 보건교육 이론은?

① 건강신념 모형 ② 합리적 행동론
③ 범이론적 모형 ④ 사회인지이론

20

보건교육의 평가에 대한 설명으로 옳지 않은 것은?

① 명확한 목표와 기준이 명시되어야 한다.

② 장점과 단점이 명확히 지적되어야 한다.

③ 교육에 관계된 사람, 평가 받을 사람은 평가자에 포함하지 않는다.

④ 교육 전, 교육 중, 교육 후 평가가 지속적으로 수행되어야 한다.

21

교육 과정에서 구성, 전개 방법을 수정·보완하는 데 필요한 정보를 수집하기 위하여 실시하는 평가는 무엇인가?

① 사전 평가　　② 형성 평가

③ 영향 평가　　④ 효율 평가

만점예감 예상문제 정답 및 해설

[Answer]

01 ④	02 ③	03 ③	04 ③	05 ④
06 ③	07 ①	08 ④	09 ③	10 ②
11 ③	12 ③	13 ②	14 ①	15 ③
16 ①	17 ③	18 ③	19 ④	20 ③
21 ②				

01

보건교사는 건강 관찰, 건강검진실시 준비와 실시에 관한 협조와 관련된 직무를 담당한다.

02

③ 화장시설이나 봉안시설은 설치할 수 없다.
① 절대보호구역은 학교출입문으로부터 직선거리 50미터까지인 지역이다.
② 당구장이나 복합영상물제공업의 시설은 상대보호구역에서 심의를 거쳐 설치할 수 있다.
④ 학교의 학습환경을 보호하기 위해 교육감 권한으로 설정 · 고시할 수 있다.

03

「학교보건법」 제14조 【학교의 환경위생 및 식품위생】

학교의 장은 교사 안에서의 환기 · 채광 · 조명 · 온도 · 습도의 조절, 상하수도 · 화장실의 설치 및 관리, 오염공기 · 석면 · 폐기물 · 소음 · 휘발성유기화합물 · 세균 · 먼지 등의 예방 및 처리등 환경위생과 식기 · 식품 · 먹는 물의 관리 등의 식품위생을 적절히 유지 · 관리하여야 한다.

04

교실조도 300~600Lux

05

초등학교와 중학교의 장은 학생이 새로 입학한 날로부터 90일 이내에 시장 · 군수 또는 구청장에게 예방접종증명서를 발급받아 예방접종을 모두 받았는지를 검사한 후 이를 교육정보시스템에 기록하여야 한다.

06

「학교보건법」 제2조

"건강검사"란 신체의 발달 상황 및 능력, 정신건강 상태, 생활습관, 질병의 유무 등에 대하여 조사하거나 검사하는 것을 말한다.

1. 신체의 발달 상황: 키, 몸무게, 비만도
2. 신체의 능력: 심폐지구력, 유연성, 근력 · 지구력, 순발력, 비만
3. 건강조사: 예방접종 및 병력, 식생활 및 비만, 위생관리, 신체 활동, 학교생활 및 가정생활, 텔레비전 · 인터넷 및 음란물의 이용, 안전의식, 학교폭력, 흡연 · 음주 및 약물의 사용, 성 의식, 사회성 및 정신건강, 건강상담 등
4. 건강검진(「학교보건법」 제7조)
   - 학교의 장은 학생과 교직원에 대하여 건강검사를 하여야 한다. 다만, 교직원에 대한 건강검사는 「국민건강보험법」 제52에 따른 건강검진으로 갈음할 수 있다.
   - 초등학교의 1학년 및 4학년, 중 · 고등학교 1학년 학생 실시
   - 구강검진은 전 학년에 대하여 실시

07

학교급식의 목적

(1) 건강적 측면: 합리적인 영양 섭취, 연령에 알맞은 영양 공급, 건강증진 및 체위 향상
(2) 교육적 측면: 질서의식과 예절교육, 생활 규칙과 습득, 바람직한 식습관 형성 및 개선, 학습 효율 상승
(3) 경제적 측면: 효율적인 급식(최소의 경비로 영양식 공급)
(4) 사회적 측면: 농수산물의 구조 개선 촉진, 국민 식생활의 개선, 사회적 지원

08

가. 보건교사는 외상 등 흔히 볼 수 있는 환자의 치료, 응급을 요하는 자에 대한 응급 처치, 부상과 질병의 악화 방지를 위한 처치, 건강진단 결과 발견된 질병자의 요양지도 및 관리, 위의 의료 행위에 따르는 의약품 투여에 대한 의료 행위를 할 수 있다.
나. 학교에는 학생과 교직원의 건강관리를 지원하는 의료인과 약사를 둘 수 있다. 학교에 두는 의료인 · 약사는 학교장이 위촉하거나 채용한다.
다. 학교의 장은 건강검사의 결과나 의사의 진단 결과 감염병에 감염되었거나 감염된 것으로 의심되거나 감염될 우려가 있는 학생 또는 교직원에 대하여 대통령령으로 정하는 바에 따라 등교를 중지시킬 수 있다.
라. 학교의 장은 학생과 교직원에 대하여 건강검사를 하여야 한다. 다만, 교직원에 대한 건강검사는 「국민건강보험법」에 따른 건강검진으로 갈음할 수 있다.

09

WHO 학교건강증진지표

(1) 학교보건정책
(2) 학교의 물리적 환경
(3) 학교의 사회적 환경
(4) 지역사회 연계
(5) 건강한 생활을 위한 활동능력
(6) 학교건강증진 및 보건서비스

10

① 내용이 명확해야 한다.
③ 보건교육 목표는 달성 가능한 수준이어야 하며 평가가 가능하도록 명확하고 구체적이어야 한다.
④ 내용에 맞게 계획되어야 한다.

11

보건교육을 계획할 때는 가장 먼저 교육 대상자의 요구를 사정하여야 한다.

12

가장 효과적인 교육 방법은 개별 접촉 방법이다.

13

심포지엄은 2~5명의 전문가가 동일한 주제 또는 상호 관련된 소주제에 대해서 각자의 전문적 견해를 제시하는 방식으로 발표자는 해당 분야의 권위 있는 전문가로 구성되며 사회자의 진행에 따라 부여된 시간 동안 자신의 의견을 개진한다.

14

제시된 보기의 내용은 패널토의에 관한 것이다.

15

브레인스토밍은 특별한 문제를 해결하기 위한 단체의 협동적인 토의로 어떤 문제의 여러 면을 검토하는 방법이다.

16

건강신념모형은 행위를 결정하는 것은 개인의 주관적인 지각세계에 의존한다고 본다. 질병을 예방하고 건강을 얻고자 하는 행위에 대하여 얼마만큼의 가치(value)를 두느냐 하는 것과, 실천하고자 하는 특정 건강행동의 결과를 기대하는(expectancy) 수준에 따라 실천 유무를 예측할 수 있다는 개념이다. 주요개념은 인지된 감수성, 인지된 심각성, 인지된 이익, 인지된 장애요인이다. 특정 건강행동이 자신에게 이익이 된다고 판단되면 그 행위를 한다. 이러한 특성으로 보아 건강민음모형은 일종의 심리적인 비용-편익 비교 모형이라 할 수 있다.

17

건강신념 모형의 구성 요소

인지된 감수성, 인지된 심각성, 인지된 유익성, 인지된 장애요인, 행동의 계기

18

행동변화단계모형(범이론적 모형)

행동변화과정과 행동변화단계를 핵심으로 행동변화를 설명하는 개념이다. 건강행동은 단기간 내에 일어나기 어렵고, 갑자기 행동으로 나타날 것으로 예상하기 어려우며, 장기간에 걸쳐 중간단계를 하나씩 거쳐 나타난다는 것이다.

- 계획 전 단계(Precontemplation Stage): 무관심 단계로, 6개월 이내에 행동변화의 의지가 없으면서 자신의 문제를 인지하지 못한다.
- 계획단계(Contemplation Stage): 심사숙고단계로, 6개월 이내에 특정 건강행동을 할 것을 고려하는 단계이다. 문제의 장단점과 해결책의 장단점을 고려한다.
- 준비단계(Preparation Stage): 1개월 이내에 건강행동을 하려고 고려하는 단계로 구체적인 행동변화 계획이 잡혀있는 단계이다.
- 행동단계(Action Stage): 행동시작기간이 6개월 이내인 단계이며 행동변화가 실행되는 단계이다.
- 유지단계(Maintenance Stage): 행동변화 후 6개월 이상 지속되는 단계이며 이전 단계로 돌아갈 수도 있다.

19

사회인지이론

반두라(Bandura)에 의해 제시된 이론으로 인간의 사회적 행위를 이해하기 위한 틀을 제안한 이론이다. 일반적인 학습 모형에서는 사람이 학습한다는 것을 환경의 영향을 수동적으로 받아들이는 것으로 이해한다. 이러한 접근은 사람은 주로 다른 사람과 상호작용을 하는 환경 속에서 배우고 행동한다는 사실을 반영하지 못하고 있다. 사회학습이론은 이러한 일반적 학습 모형의 결함을 극복하기 위해 제안되었다.

20

교육에 관계된 사람, 평가 받을 사람도 평가자에 포함되어야 한다.

21

형성평가

교수-학습 활동이 진행되는 동안 주기적으로 학습의 진행 정도를 파악하여 교육방법이나 내용을 수정, 보완하는 데 필요한 정보를 수집하여 내용을 향상시키기 위해 실시한다.

〈최근 10개년 영역별 평균출제빈도〉

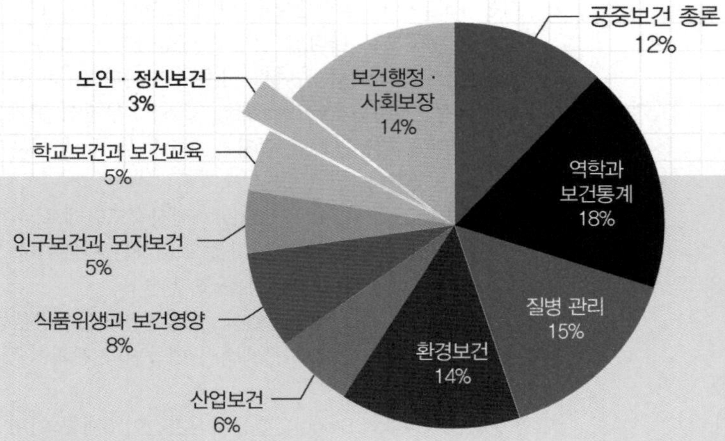

〈최근 10개년 서울시(지방직) 영역별 출제빈도분석(2015~2024)〉

구분	2015	2016	2017	2018	2019	2020	2021	2022	2023	2024	합계
공중보건 총론	1	2	3	1	2	3	4	3	2	2	23
역학과 보건통계	3	3	3	2	4	4	5	3	3	5	35
질병 관리	5	1	3	6	3	0	1	4	3	3	29
환경보건	3	2	3	2	3	2	3	4	4	2	28
산업보건	1	2	2	0	1	2	1	1	1	2	13
식품위생과 보건영양	2	1	2	2	2	3	1	0	1	2	16
인구보건과 모자보건	3	2	0	1	0	2	2	1	0	0	11
학교보건과 보건교육	1	3	1	1	1	2	0	1	1	0	11
노인 · 정신보건	0	0	1	0	1	0	1	1	1	1	6
보건행정 · 사회보장	1	4	2	5	3	2	2	2	4	3	28
합계	20	20	20	20	20	20	20	20	20	20	200

PART 09

노인 · 정신보건

Chapter 01 노인보건

Chapter 02 정신보건

단원 길잡이

노인의 개념과 노년기의 건강 특성에 대해 이해하고 우리나라 「노인장기요양보험법」에 대해 학습한다. 「정신건강증진 및 정신질환자 복지서비스 지원에 관한 법률」에 의한 이념을 기본으로 지역사회 정신보건사업의 원칙에 대해 학습한다.

핵심 키워드

노인 | 노인건강 | 노인장기요양보험 | 재가급여 | 정신보건이념 | 정신질환 | 정신보건사업

Chapter 01

노인보건

관계법규

- 노인복지법(1981)
- 노인장기요양보험법(2007)

학습 길라잡이

- 노년기 건강의 특성
- 노인장기요양보험법

제1절 노인보건의 이해

1 노인보건의 개념

(1) 노인의 정의(국제노인학회, 1951)

노인은 노령화 과정에서 나타난 생리적, 심리적, 정서적, 환경적 및 행동의 변화가 상호작용되는 복합 형태의 과정이다.

(2) 노인보건사업의 대상

「노인복지법」에서 노인복지사업의 대상을 65세 이상 인구로 정하고 있다.

(3) WHO 노인보건의 목표 23 대구보건연구사

① **건강노화**(healthy aging): 노인보건의 목표는 인생의 후반기를 건강하게 지내는 것, 즉 건강노화에 있다. 세계보건기구는 건강노화를 노년기 안녕(well-being)을 가능토록 하는 기능상태를 향상하고 유지하는 과정이라고 정의했다.

② **성공적 노화**(successful aging): 성공적 노화를 달성하기 위해서는 질병·장애예방, 신체·정신적 기능상태 유지, 적극적 사회활동의 세 가지 조건이 충족되어야 한다.

③ **활동적 노화**(active aging): 세계보건기구에서 활동적 노화를 국가보건정책 기조로 정할 것을 제창한 바 있다. 노년기 삶의 질 향상을 위해 건강, 사회참여, 안전보장의 세 영역에서 국가적 대응의 필요성을 강조하고 있다.

④ **생산적 노화**(productive aging): 노년기에 일, 자원봉사, 돌봄 등과 같은 생산적 활동에 참여할 수 있도록 생산적 노화를 위한 복지정책이 중요하다.

(4) 노인보건의 접근 원칙 [24]

① 노인은 노화와 만성질환의 복합이환으로 인한 기능상태 저하로 의존적인 상태가 될 위험이 큰 집단이다. 노인건강관리는 특정 질병에 국한하지 않은 독립적 생활능력 향상과 유지에 초점을 맞춘 기능 중심(function-oriented)의 접근이 바람직하다.

24) 대한예방의학회, 예방의학과 공중보건학 제4판, 계축문화사, p.1298~1299.

② 인구집단의 다양성을 고려해야 한다. 노인은 평생 축적된 다양한 개인 및 환경요인의 영향으로 건강상태의 개인차가 크다. 개인마다 다양한 가치관과 선호도를 갖고 있으므로 이를 반영한 사람 중심(person-centerde)의 접근이 필요하다.

③ 노인의 건강상태는 개인의 건강행위뿐 아니라 사회적, 물리적 환경과 보건의료체계 등 여러 요인이 삶의 전반에 걸쳐 영향을 끼친 결과이다. 따라서 생애주기별 건강 결정요인을 파악하고 관리하기 위한 생애과정(life-course) 접근이 중요하다.

④ 노인은 건강상태에 따라 매우 다양한 서비스가 필요하다. 일차, 이차, 삼차 예방의료와 장기요양 및 복지를 포괄하는(comprehensive) 서비스가 서로 유기적으로 연계된 통합적(integrated) 방식으로 제공되어야 한다.

⑤ 대다수 노인은 기능상태가 저하되어도 자신의 집과 지역사회에서 거주하기를 선호한다. 사회적 입원에 따른 비용 절감과 가족의 돌봄 부담 경감 차원의 지역사회 기반(community-based)의 서비스 제공체계를 구축하는 것이 중요하다.

(5) 노인 문제: 일반적 노인 문제 4고(苦) - 빈곤, 질병, 무위, 고독

21 전남보건연구사

① 소득 감소로 인한 빈곤 문제

② 노화로 인한 활동 저하 및 질병의 증가

㉠ 활동 상태

- 일상생활을 스스로 해결하지 못해서 누군가의 도움을 필요로 하는 경우가 많음
- 활동 상태 평가 방법: 일상생활 수행 능력(ADL, Activities of Daily Living), 수단적 일상생활 수행 능력(IADL, Instrumental ADL)

㉡ 질병 상태: 노인들은 질병에 걸리기 쉽고, 여러 가지 질병을 함께 갖기 쉬우며, 완전히 치료되지 않는 만성 질병을 가지는 경우가 많아, 이로 인하여 요양에 장기간이 소요되는 등의 신체적 특징을 가지고 있음

③ 가족 부양 기능의 약화

④ 역할 상실과 소외감

⑤ 노인부양비의 증가와 지역 간 차이 심화

⑥ 의료비의 증가

2 노년기와 건강

(1) 노화 현상 18 경기의료기술 · 경북의료기술, 20 전북보건연구사

노화란 신체의 구조와 기능이 점진적으로 저하되어 신체 내의 평형을 잃게 됨으로써 내부 및 외부 환경에 대한 적응을 어렵게 하는 현상이라 할 수 있다. 가장 뚜렷하게 나타나는 노화 현상은 전신 위축, 색소 침착, 혈관의 탄력성 감퇴, 체격 및 체표면의 노화 현상이 있으며, 특히 순환기능, 소화기능, 호흡기능, 내분비기능, 신경기능, 감각기능 등의 감퇴 현상이 나타난다.

① 순환기능 저하
  ㉠ 혈관벽의 경화성 변화 및 혈관 전반에 탄력성 저하
  ㉡ 혈압이 연령 증가와 더불어 상승
  ㉢ 혈액순환 지연

② 호흡기능 저하
  ㉠ 환기량의 감소
  ㉡ 잔기량의 증가

③ 소화기능 저하
  ㉠ 소화기능 전반적으로 저하
  ㉡ 소화효소인 펩신(Pepsin), 트립신(Trypsin) 분비 감소
  ㉢ 타액선 위축되어 프티알린(Ptyalin)량 감소
  ㉣ 위의 운동 능력과 위산분비량 저하

④ 신경기능 저하: 피부감각이나 후각 등 퇴화, 시력 저하와 건망증 증가, 비정상적 반응, 과민성 증가

⑤ 정신기능 저하
  ㉠ 인식력, 시각적 파악 등이 저하되며 비판력이나 모순의 발견력 저하
  ㉡ 해야 할 일이 적기 때문에 삶의 가치관에 정신적 갈등이 있을 수 있음

⑥ 근골격계의 변화
  ㉠ 골실질과 골밀도의 감소로 골절이 잘됨
  ㉡ 흉곽의 후굴과 추간판의 두께가 얇아지면 신장이 줄어듦

⑦ 비뇨생식기계의 변화
  ㉠ 신장기능 저하, 신사구체여과력 저하
  ㉡ 방광기능과 괄약근 퇴화로 요실금, 소변정체, 방광염 유발
  ㉢ 남자는 전립선 비대로 배뇨곤란, 여자는 폐경이후 난소와 자궁위축

⑧ 체구성분 변화
  ㉠ 골조직, 세포내 수분 양, 실질조직 등은 감소하나 세포외 수분 양은 변동없음

㉡ 지방조직의 양은 증가(절대량으로서는 변화가 없어도 전체량에 대한 비율은 역으로 증대)

㉢ 근육질량은 감소하고 지방조직의 양은 증가하기 때문에 기초대사량이 감소

⑨ 피부계의 변화

㉠ 체구성 성분 중 지방조직 양은 전체적으로 증가하지만, 피부계에서 피하지방은 감소

㉡ 기온에 민감해지고 탄력성이 감소하며 주름살이 생김

㉢ 발톱이나 손톱이 견고하고 두꺼워지며 검버섯, 노인성반점 생김

㉣ 머리카락은 가늘어짐

⑩ 내분비계의 변화

㉠ 포도당 대사능력 감소, 인슐린에 대한 민감성 감소로 쉽게 고혈당이 됨

㉡ 갑상선 크기가 줄어들고 갑상선 호르몬의 분비량도 약간 감소

(2) 노인의 질환 특징 23 전남의료기술

① 병인과 발병 시기가 불분명할 때가 많다.

② 서서히 가벼운 병상으로부터 만성으로 진행되며, 점차 중병의 기능장애로 발전된다.

③ 동시에 여러 질병을 갖고 있다.

④ 증상이 없거나 비전형적이다.

⑤ 개인차가 크다.

⑥ 노화 현상인지 질병인지 모호하다.

⑦ 약물에 대한 부작용이 크다.

⑧ 의사의 지식과 경험만으로 치료가 어렵고, 물리치료사, 재활의학 전문가 등의 팀워크 치료가 필요하다.

⑨ 일반 인구보다 만성 질환 유병률이 높고 급성 질환 발생률도 높다.

⑩ 의료 이용에 대한 욕구가 높고 만족도는 낮다.

⑪ 근골격계 질환이 가장 많고 다음으로 순환기계 질환의 발생이 높다.

⑫ 의식과 정신 장해가 많다.

(3) 노인건강 관리

① 정기적인 건강진단

② 식사 조절

③ 강한 육체 노동과 감정적 자극의 감소

④ 적당한 운동, 취미생활, 여행, 휴식 등의 활동

3 노인의 건강상태 평가

(1) 일상생활 수행 능력(ADL) 19 경남, 21 부산, 22 충북보건연구사 · 강원보건연구사

노인의 건강을 기능수준에 기초하여 건강상태를 평가하는 데 적합하다. 3점 척도(1: 완전자립, 2: 부분의존, 3: 완전의존)로 구성되어 있으며, 점수가 높을수록 의존성이 높음을 의미한다.

① 목욕
② 옷 입기
③ 화장실 사용
④ 이동
⑤ 대소변 조절
⑥ 식사
⑦ 세수

(2) 수단적 일상생활 수행 능력(IADL)

지역사회 환경에서 독립적인 생활을 하는 데 필요한 ADL보다 높은 차원의 기능 상태를 평가한다. 또한, 입원 후 퇴원하려는 환자의 사회 복귀 가능성을 확인하는 데에도 사용된다. ①의 7항목은 3점 척도(1: 완전 자립, 2: 부분 의존, 3: 완전 의존)로 이루어져 있고 ②의 3문항은 4점 척도(1: 완전 자립, 2, 3: 부분 의존, 4: 완전 의존)로 구성되어 있으며 점수가 높을수록 의존성이 높음을 의미한다.

① 몸단장, 집안일, 식사준비, 빨래하기, 근거리 외출, 금전관리, 약 챙겨먹기
② 교통수단 이용, 물건사기, 전화사용

제2절 노인보건사업

1 노인장기요양보험제도

17 울산, 19 경북의료기술, 20 경북의료기술 · 경기의료기술 · 경북보건연구사, 21 대구의료기술, 23 충북보건연구사

(1) 개요

우리나라 노인장기요양보험제도는 건강보험제도와는 별개의 제도로 도입 · 운영되고 있는 한편으로, 제도운영의 효율성을 도모하기 위하여 보험자 및 관리운영기관을 국민건강보험공단으로 일원화하고 있다. 또한 국고지원이 가미된 사회보험방식을 채택하고 있고 수급대상자에는 65세 미만의 장애인이 제외되어 노인을 중심으로 운영되고 있다.

(2) 제도의 특징

① 건강보험제도와 별도 운영

장기요양보험제도를 건강보험제도와 분리 운영하는 경우 노인 등에 대한 요양 필요성 부각이 비교적 용이하여 새로운 제도 도입에 유리하며, 건강보험 재정에 구속되지 않을 수 있다. 장기요양급여 운영, 장기요양제도의 특성을 살릴 수 있도록 「국민건강보험법」과는 별도로 「노인장기요양보험법」을 제정하였다.

② 사회보험방식을 기본으로 한 국고지원 부가방식

우리나라 장기요양보장제도는 사회보험방식을 근간으로 일부는 공적부조방식을 가미한 형태로 설계 · 운영되고 있다.

③ 보험자 및 관리운영기관의 일원화

우리나라 장기요양보험제도는 이를 관리 · 운영할 기관을 별도로 설치하지 않고 「국민건강보험법」에 의하여 설립된 기존의 국민건강보험공단을 관리운영기관으로 하고 있다. 이는 도입과 정착을 원활하기 위하여 건강보험과 독립적인 형태로 설계하되, 그 운영에 있어서는 효율성 제고를 위하여 별도로 관리운영기관을 설치하지 않고 국민건강보험공단이 이를 함께 수행하도록 한 것이다.

④ 노인중심의 급여

우리나라 장기요양보험제도는 65세 이상의 노인 또는 65세 미만의 자로서 치매 · 뇌혈관성 질환 등 노인성 질병을 가진 자 중 6개월 이상 동안 혼자서 일상생활을 수행하기 어렵다고 인정되는 자를 그 수급대상자로 하고 있다. 다만, 65세 미만자의 노인성 질병이 없는 일반적인 장애인은 제외되고 있다.

2 「노인장기요양보험법」

18 울산, 17 경기의료기술, 19 부산보건연구사 · 충북보건연구사, 21 경기보건연구사

(1) 목적(법 제1조)

이 법은 고령이나 노인성 질병 등의 사유로 일상생활을 혼자서 수행하기 어려운 노인등에게 제공하는 신체 활동 또는 가사 활동 지원 등의 장기요양급여에 관한 사항을 규정하여 노후의 건강증진 및 생활안정을 도모하고 그 가족의 부담을 덜어줌으로써 국민의 삶의 질을 향상하도록 함을 목적으로 한다.

(2) 용어 정의(법 제2조) 15 경북, 18 군무원

① "노인등"이란 65세 이상의 노인 또는 65세 미만의 자로서 치매 · 뇌혈관성 질환 등 대통령령으로 정하는 노인성 질병을 가진 자를 말한다.

② "장기요양급여"란 제15조 제2항에 따라 6개월 이상 동안 혼자서 일상생활을 수행하기 어렵다고 인정되는 자에게 신체 활동 · 가사 활동의 지원 또는 간병 등의 서비스나 이에 갈음하여 지급하는 현금 등을 말한다.

③ "장기요양사업"이란 장기요양보험료, 국가 및 지방자치단체의 부담금 등을 재원으로 하여 노인등에게 장기요양급여를 제공하는 사업을 말한다.

④ "장기요양기관"이란 제31조에 따라 지정을 받은 기관으로서 장기요양급여를 제공하는 기관을 말한다.

⑤ "장기요양요원"이란 장기요양기관에 소속되어 노인 등의 신체 활동 또는 가사 활동 지원 등의 업무를 수행하는 자를 말한다.

(3) 장기요양급여 제공의 기본원칙(법 제3조)

① 장기요양급여는 노인 등의 심신 상태 · 생활 환경과 노인 등 및 그 가족의 욕구 · 선택을 종합적으로 고려하여 필요한 범위 안에서 이를 적정하게 제공하여야 한다.

② 장기요양급여는 노인 등이 가족과 함께 생활하면서 가정에서 장기요양을 받는 재가급여를 우선적으로 제공하여야 한다.

③ 장기요양급여는 노인 등의 심신 상태나 건강 등이 악화되지 아니하도록 의료서비스와 연계하여 이를 제공하여야 한다.

(4) 장기요양보험(법 제7조)

① 장기요양보험사업은 보건복지부장관이 관장한다.

② 장기요양보험사업의 보험자는 공단으로 한다.

③ 장기요양보험의 가입자(이하 "장기요양보험가입자"라 한다)는 「국민건강보험법」 제5조 및 제109조에 따른 가입자로 한다.

④ 공단은 제3항에도 불구하고 「외국인 근로자의 고용 등에 관한 법률」에 따른 외국인근로자 등 대통령령으로 정하는 외국인이 신청하는 경우 보건복지부령으로 정하는 바에 따라 장기요양보험가입자에서 제외할 수 있다.

(5) 장기요양보험료의 징수(법 제8조)

① 공단은 장기요양사업에 사용되는 비용에 충당하기 위하여 장기요양보험료를 징수한다.

② 장기요양보험료는 「국민건강보험법」 보험료와 통합하여 징수한다. 이 경우 공단은 장기요양보험료와 건강보험료를 구분하여 고지하여야 한다.

③ 공단은 통합 징수한 장기요양보험료와 건강보험료를 각각의 독립회계로 관리하여야 한다.

(6) 장기요양보험료 산정(법 제9조)

① 장기요양보험료는 보험료액에서 경감 또는 면제되는 비용을 공제한 금액에 건강보험료율 대비 장기요양보험료율의 비율을 곱하여 산정한 금액으로 한다.

② 장기요양보험료율 장기요양위원회의 심의를 거쳐 대통령령으로 정한다.

(7) 장기요양인정의 신청 자격(법 제12조)

장기요양 인정을 신청할 수 있는 자는 노인등으로서 다음의 어느 하나에 해당하는 자격을 갖추어야 한다.

① 장기요양보험가입자 또는 그 피부양자

② 「의료급여법」 수급권자

(8) 장기요양 인정의 신청(법 제13조) 21 울산보건연구사

① 장기요양 인정을 신청하는 자는 공단에 보건복지부령으로 정하는 바에 따라 장기요양인정신청서에 의사 또는 한의사가 발급하는 소견서를 첨부하여 제출하여야 한다. 다만, 의사소견서는 공단이 등급판정위원회에 자료를 제출하기 전까지 제출할 수 있다.

② 거동이 현저하게 불편하거나 도서 · 벽지 지역에 거주하여 의료기관을 방문하기 어려운 자 등 대통령령으로 정하는 자는 의사소견서를 제출하지 아니할 수 있다.

③ 의사소견서의 발급비용 · 비용부담방법 · 발급자의 범위, 그 밖에 필요한 사항은 보건복지부령으로 정한다.

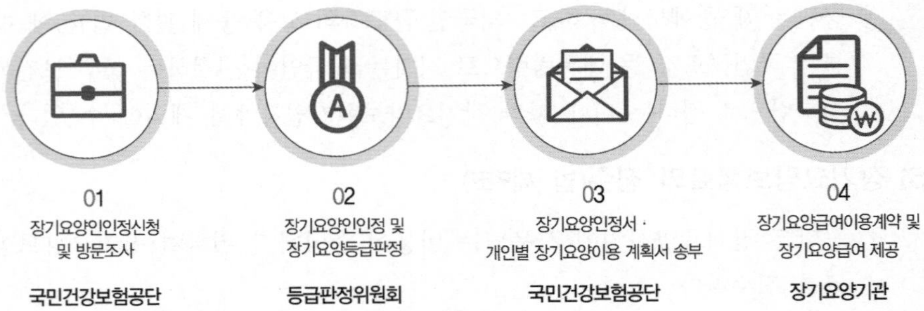

그림 9-1 장기요양인정 이용절차

(9) 등급판정(법 제15조) 22 인천보건연구사

① 공단은 조사가 완료된 때 조사결과서, 신청서, 의사소견서, 그 밖에 심의에 필요한 자료를 등급판정위원회에 제출하여야 한다.

② 등급판정위원회는 신청인이 신청자격요건을 충족하고 6개월 이상 동안 혼자서 일상생활을 수행하기 어렵다고 인정하는 경우 심신상태 및 장기요양이 필요한 정도 등 대통령령으로 정하는 등급판정기준에 따라 수급자로 판정한다.

> 등급판정기준(법 시행령 제7조)
> 1. 장기요양 1등급: 심신의 기능상태 장애로 일상생활에서 전적으로 다른 사람의 도움이 필요한 자로서 장기요양인정 점수가 95점 이상인 자
> 2. 장기요양 2등급: 심신의 기능상태 장애로 일상생활에서 상당 부분 다른 사람의 도움이 필요한 자로서 장기요양인정 점수가 75점 이상 95점 미만인 자
> 3. 장기요양 3등급: 심신의 기능상태 장애로 일상생활에서 부분적으로 다른 사람의 도움이 필요한 자로서 장기요양인정 점수가 60점 이상 75점 미만인 자
> 4. 장기요양 4등급: 심신의 기능상태 장애로 일상생활에서 일정부분 다른 사람의 도움이 필요한 자로서 장기요양인정 점수가 51점 이상 60점 미만인 자
> 5. 장기요양 5등급: 치매(제2조에 따른 노인성 질병에 해당하는 치매로 한정한다) 환자로서 장기요양인정 점수가 45점 이상 51점 미만인 자
> 6. 장기요양 인지지원등급: 치매(제2조에 따른 노인성 질병에 해당하는 치매로 한정한다)환자로서 장기요양인정 점수가 45점 미만인 자

(10) 장기요양급여의 종류(법 제23조)

16 충북보건연구사, 18 경기의료기술 · 강원, 19 강원 · 대구 · 서울7급, 21 경기 · 호남권 · 경북의료기술, 22 전북의료기술 · 충남의료기술 · 울산의료기술 · 대전보건연구사, 24 경북의료기술

① 재가급여

㉠ 방문요양: 장기요양요원이 수급자의 가정 등을 방문하여 신체활동 및 가사활동 등을 지원하는 장기요양급여

㉡ 방문목욕: 장기요양요원이 목욕설비를 갖춘 장비를 이용하여 수급자의 가정 등을 방문하여 목욕을 제공하는 장기요양급여

㉢ 방문간호: 장기요양요원인 간호사 등이 의사, 한의사 또는 치과의사의 지시서(이하 "방문간호지시서"라 한다)에 따라 수급자의 가정 등을 방문하여 간호, 진료의 보조, 요양에 관한 상담 또는 구강위생 등을 제공하는 장기요양급여

㉣ 주·야간보호: 수급자를 하루 중 일정한 시간 동안 장기요양기관에 보호하여 신체활동 지원 및 심신기능의 유지·향상을 위한 교육·훈련 등을 제공하는 장기요양급여

㉤ 단기보호: 수급자를 보건복지부령으로 정하는 범위 안에서 일정 기간 동안 장기요양기관에 보호하여 신체활동 지원 및 심신기능의 유지·향상을 위한 교육·훈련 등을 제공하는 장기요양급여

㉥ 기타재가급여: 수급자의 일상생활·신체활동 지원 및 인지기능의 유지·향상에 필요한 용구를 제공하거나 가정을 방문하여 재활에 관한 지원 등을 제공하는 장기요양급여로서 대통령령으로 정하는 것

② **시설급여**: 장기요양기관에 장기간 입소한 수급자에게 신체활동 지원 및 심신기능의 유지·향상을 위한 교육·훈련 등을 제공하는 장기요양급여 (노인요양시설, 노인요양공동생활가정)

③ **특별현금급여**: 가족요양비, 특례요양비, 요양병원간병비

(11) 본인부담금(법 제40조) 24 전북의료기술

① 장기요양급여(특별현금급여는 제외한다. 이하 이 조에서 같다)를 받는 자는 대통령령으로 정하는 바에 따라 비용의 일부를 본인이 부담한다. 이 경우 장기요양급여를 받는 수급자의 장기요양등급, 이용하는 장기요양급여의 종류 및 수준 등에 따라 본인부담의 수준을 달리 정할 수 있다.

㉠ 재가급여: 해당 장기요양급여비용의 100분의 15

㉡ 시설급여: 해당 장기요양급여비용의 100분의 20

② 제1항에도 불구하고 수급자 중 「의료급여법」 수급자 중 기초생활보장법에 따른 수급자는 본인부담금을 부담하지 아니한다.

③ 다음에 해당하는 자에 대해서는 본인부담금의 100분의 60의 범위에서 보건복지부장관이 정하는 바에 따라 차등하여 감경할 수 있다.

㉠ 의료급여 수급자(기초생활보장법에 따른 수급자 제외)

㉡ 소득·재산 등이 보건복지부장관이 정하여 고시하는 일정금액 이하인 자

㉢ 천재지변 등 보건복지부령으로 정하는 사유로 인하여 생계가 곤란한 자

3 노인복지시설 20 경북의료기술

(1) 노인복지시설의 종류(「노인복지법」 제31조)

① 노인주거복지시설: 양로시설, 노인공동생활가정, 노인복지주택
② 노인의료복지시설: 노인요양시설, 노인요양공동생활가정
③ 노인여가복지시설: 노인복지관, 경로당, 노인교실
④ 재가노인복지시설: 방문요양서비스, 주·야간보호서비스, 단기보호서비스, 방문목욕서비스 등을 제공함을 목적으로 하는 시설
⑤ 노인보호전문기관
⑥ 노인일자리지원기관
⑦ 학대피해노인 전용쉼터

(2) 노인의료복지시설(동법 제34조)

① 노인요양시설: 치매·중풍 등 노인성 질환 등으로 심신에 상당한 장애가 발생하여 도움을 필요로 하는 노인을 입소시켜 급식·요양과 그 밖에 일상생활에 필요한 편의를 제공함을 목적으로 하는 시설
② 노인요양공동생활가정: 치매·중풍 등 노인성 질환 등으로 심신에 상당한 장애가 발생하여 도움을 필요로 하는 노인에게 가정과 같은 주거 여건과 급식·요양, 그 밖에 일상생활에 필요한 편의를 제공함을 목적으로 하는 시설

4 치매(dementia) 25) 20 세종보건연구사

(1) 정의

① 치매는 후천적 뇌질환으로 기억장애를 포함한 다영역에 걸친 인지기능장애로 일상생활이나 사회생활에 장애를 겪는 상태를 말한다.
② ICD-10, DSM-Ⅳ, NINCDS-ADRDA등의 진단 기준을 적용하여 진단한다.
③ 여러 원인질환이 있으나 알츠하이머병이 전체 원인의 60~70%를 차지한다. 혈관성 치매는 인구집단에 따라 차이가 있으나 30% 수준이며 두 질환이 혼합된 경우도 많다. 치매의 원인을 규명하는 것은 예방 및 치료가능한 치매를 조기에 찾아내는 측면에서 질병예방 및 관리에 도움이 된다.

25) 대한예방의학회, 예방의학과 공중보건학(제4판), 계축문화사, 2021, p.533.

(2) 역학적 특성

① 치매는 신경퇴행성질환 중 가장 흔한 질환으로 65세 이상 인구에서 2.2~8.4%의 유병률을 보이는데 미주 및 유럽지역이 아시아지역에 비해 더 높다. 유병률은 65세 이후 매 5세마다 2배씩 증가한다. 국내 유병률은 65세 이상 6.8~12.8%로 지역, 시기 및 조사방법에 따라 차이가 있으나 최근 전국 조사 결과 8.4%이었다.

② 국내 유병률은 국제적으로 높은 편이며 인근 아시아 국가들과 달리 알츠하이머병의 분율이 높고 여성에서 유병률이 높다. 고령자의 경우 무학 및 문맹인 경우가 많아 치매 진단과 관리상의 어려움이 있다.

③ 경도인지장애(MCI, Mild Cognitive Impairment)는 정상에서 치매로 이행되는 중간단계인데 인지기능장애는 있으나 일상생활 수행능력의 장애는 없는 상태이나 연간 10~15%가 치매로 이행한다. 잘 관리할 경우 치매의 평균 생존기간은 10년 이상으로 알츠하이머형에서 더 길다.

(3) 위험요인

① 위험인자는 나이, 여성, 유전적 요인 이외에 우울증, 두부손상 등 요인들이 있다.

② 고혈압, 뇌졸중, 흡연, 음주, 비만, 고콜레스테롤혈증, 고호모시스테인혈증 등 심혈관질환 위험요인 조절은 혈관성 치매뿐 아니라 알츠하이머병 예방에도 중요하다.

③ 규칙적 운동, 교육, 지적 자극 등은 중요한 예방인자이며 NSAID 복용, 항산화제, 항우울요법, 지질강하제, 호르몬 대체요법 등도 예방효과가 보고되고 있다.

(4) 관리

① 치매는 생애초기부터 시작하여 전생애에 걸쳐 진행되므로 조기예방이 매우 중요하다.

② 많은 위험인자가 심혈관질환의 위험인자와 중복되므로 생활습관병 예방프로그램과 연계한 예방프로그램의 수립도 중요하다.

③ 국가적으로 치매의 발병을 5년 늦출 경우 유병률을 절반으로 줄일 수 있으며 조기발견과 치료는 치매의 호전 혹은 경과 조절에 중요한 역할을 한다.

(5) 치매검진사업(「치매관리법」 제11조) 22 부산의료기술

① 보건복지부장관은 종합계획에 따라 치매를 조기에 발견하는 검진사업(이하 "치매검진사업"이라 한다)을 시행하여야 한다.

② 치매검진사업의 범위, 대상자, 검진주기 등에 필요한 사항은 대통령령으로 정한다.

③ 치매의 검진 방법 및 절차 등에 필요한 사항은 보건복지부령으로 정한다.
④ 국가는 치매검진을 받는 사람 중 「의료급여법」에 따른 의료급여수급자 및 대통령령으로 정하는 건강보험가입자에 대하여 그 비용의 전부 또는 일부를 지원할 수 있다.
⑤ 치매검진사업의 검진주기는 2년 이내로 한다.

OX QUIZ

Check

01 「노인복지법」에서 노인복지사업의 대상은 65세 이상 인구로 정하고 있다. O X

02 노화현상에 의해 노인은 위의 운동능력이 저하되어 소화효소인 펩신, 트립신의 분비가 증가한다. O X

03 노인성 질병은 병인과 발병시기가 불분명하며, 질병의 전형적인 증상이 두드러지게 나타난다. O X

04 노인은 근골격계 질환이 가장 많고 그다음으로 순환기계 질환의 발생이 높다. O X

05 「노인장기요양보험법」의 장기요양급여는 1개월 이상 동안 혼자서 일상생활을 수행하기 어렵다고 인정되는 자에게 신체 활동 및 가사 활동의 지원 또는 간병 등의 서비스나 이에 갈음하여 지급하는 현금 등을 말한다. O X

06 단기보호는 수급자를 일정 기간 동안 가정에서 보호하며 신체활동 및 심신기능의 유지 · 향상을 위한 교육 · 훈련 등을 제공하는 것이다. O X

07 「노인복지법」에 의한 노인의료복지시설에는 노인요양시설과 노인요양공동생활가정이 있다. O X

OX Answer

01 O **02** X [증가한다 → 감소한다] **03** X [질병의 증상이 없거나 비전형적이다.] **04** O
05 X [1개월 → 6개월] **06** X [가정에서 보호하며 → 장기요양기관에서 보호하며] **07** O

9 노인 · 정신보건

Chapter 02

정신보건

관계법규

- 정신건강증진 및 정신질환자 복지서비스 지원에 관한 법률 (2016, 정신보건법 1995 제정)

학습 길라잡이

- 정신보건의 이념
- 정신보건사업의 원칙

제1절 정신보건의 이해

1 정신보건의 개념

(1) 정의

① 정신보건은 정신건강에 관한 보건을 포괄하며 정신건강의 회복, 유지, 증진에 필요한 모든 지식과 기술, 실천을 포함한다.

② 마가렛(E. Margaret)은 "정신보건이란 인간이 본능적 욕구를 충족시킴으로써 얻어지는 질적으로 양호한 마음의 상태를 말한다."라고 하였다.

(2) 정신보건의 목적 20 경북보건연구사, 22 보건직

① 「정신건강증진 및 정신질환자 복지서비스 지원에 관한 법률」 제1조: 이 법은 정신질환의 예방·치료, 정신질환자의 재활·복지·권리보장과 정신건강 친화적인 환경 조성에 필요한 사항을 규정함으로써 국민의 정신건강증진 및 정신질환자의 인간다운 삶을 영위하는 데 이바지함을 목적으로 한다.

② 지역사회 전체 주민의 정신건강 유지, 증진, 회복, 예방을 위하여 필요한 지식과 기술을 탐구하고, 국민의 정신적 효율을 증진시켜 건강한 사회를 이룩하는 데 목표를 둔다.

(3) 정신보건의 이념(동법 제2조) 19 서울, 22 전북의료기술

① 모든 국민은 정신질환으로부터 보호받을 권리를 가진다.

② 모든 정신질환자는 인간으로서의 존엄과 가치를 보장받고, 최적의 치료를 받을 권리를 가진다.

③ 모든 정신질환자는 정신질환이 있다는 이유로 부당한 차별대우를 받지 아니한다.

④ 미성년자인 정신질환자는 특별히 치료, 보호 및 교육을 받을 권리를 가진다.

⑤ 정신질환자에 대해서는 입원 또는 입소(이하 "입원등"이라 한다)가 최소화되도록 지역 사회 중심의 치료가 우선적으로 고려되어야 하며, 정신건강증진시설에 자신의 의지에 따른 입원 또는 입소(이하 "자의입원등"이라 한다)가 권장되어야 한다.

⑥ 정신건강증진시설에 입원등을 하고 있는 모든 사람은 가능한 한 자유로운 환경을 누릴 권리와 다른 사람들과 자유로이 의견교환을 할 수 있는 권리를 가진다.

⑦ 정신질환자는 원칙적으로 자신의 신체와 재산에 관한 사항에 대하여 스스로 판단하고 결정할 권리를 가진다. 특히 주거지, 의료행위에 대한 동의나 거부, 타인과의 교류, 복지서비스의 이용 여부와 복지서비스 종류의 선택 등을 스스로 결정할 수 있도록 자기결정권을 존중받는다.

⑧ 정신질환자는 자신에게 법률적 · 사실적 영향을 미치는 사안에 대하여 스스로 이해하여 자신의 자유로운 의사를 표현할 수 있도록 필요한 도움을 받을 권리를 가진다.

⑨ 정신질환자는 자신과 관련된 정책의 결정과정에 참여할 권리를 가진다.

(4) 용어 정의(동법 제3조) 17 교육청, 20 대구보건연구사, 21 서울고졸, 23 보건직 · 인천의료기술

① "정신질환자"란 망상, 환각, 사고(思考)나 기분의 장애 등으로 인하여 독립적으로 일상생활을 영위하는 데 중대한 제약이 있는 사람을 말한다.

② "정신건강증진사업"이란 정신건강 관련 교육 · 상담, 정신질환의 예방 · 치료, 정신질환자의 재활, 정신건강에 영향을 미치는 사회복지 · 교육 · 주거 · 근로 환경의 개선 등을 통하여 국민의 정신건강을 증진시키는 사업을 말한다.

③ "정신건강복지센터"란 정신건강증진시설, 「사회복지사업법」에 따른 사회복지시설, 학교 및 사업장과 연계체계를 구축하여 지역사회에서의 정신건강증진사업 및 정신질환자 복지서비스 지원사업을 하는 다음의 기관 또는 단체를 말한다.

㉠ 제15조 제1항부터 제3항까지의 규정에 따라 국가 또는 지방자치단체가 설치 · 운영하는 기관

㉡ 제15조 제6항에 따라 국가 또는 지방자치단체로부터 위탁받아 정신건강증진사업등을 수행하는 기관 또는 단체

④ "정신건강증진시설"이란 정신의료기관, 정신요양시설 및 정신재활시설을 말한다.

⑤ "정신의료기관"이란 주로 정신질환자를 치료할 목적으로 설치된 다음 각 목의 어느 하나에 해당하는 기관을 말한다.

㉠ 「의료법」에 따른 정신병원

㉡ 「의료법」에 따른 의료기관중 제19조 제1항 후단에 따른 기준에 적합하게 설치된 의원

㉢ 「의료법」에 따른 병원급 의료기관에 설치된 정신건강의학과로서 제19조 제1항 후단에 따른 기준에 적합한 기관

⑥ "정신요양시설"이란 제22조에 따라 설치된 시설로서 정신질환자를 입소시켜 요양 서비스를 제공하는 시설을 말한다.
⑦ "정신재활시설"이란 제26조에 따라 설치된 시설로서 정신질환자 또는 정신건강상 문제가 있는 사람 중 대통령령으로 정하는 사람(이하 "정신질환자등"이라 한다)의 사회적응을 위한 각종 훈련과 생활지도를 하는 시설을 말한다.

(5) 정신건강전문요원(동법 제17조)

① 보건복지부장관은 정신건강 분야에 관한 전문지식과 기술을 갖추고 보건복지부령으로 정하는 수련기관에서 수련을 받은 사람에게 정신건강전문요원의 자격을 줄 수 있다.
② ①에 따른 정신건강전문요원은 그 전문분야에 따라 정신건강임상심리사, 정신건강간호사, 정신건강사회복지사 및 정신건강작업치료사로 구분한다.
③ 보건복지부장관은 정신건강전문요원의 자질을 향상시키기 위하여 보수교육을 실시할 수 있다.

2 정신보건의 역사

(1) 16세기 이전

① 히포크라테스(Hippocrates)
  ㉠ 기질은 체액에 따라 다르다고 하면서 최초로 정신질환을 분류하려고 노력하였다.
  ㉡ 처음으로 정신신체(Psychosomatic)라는 용어가 등장하였다.
② 중세기
  ㉠ 정신질환은 신의 저주나 악령에 의한 것 혹은 죄에 대한 벌로 인식하였다.
  ㉡ 치료법이 격리적, 형벌적 차원에서 잔혹하게 이루어졌다.

(2) 16세기~19세기

① 웨이어(J. Weyer, 1515~1588)에 의해 최초로 인도주의적 치료 시작
② 필립 피넬(Philippe Pinel, 1745~1826) 19 서울7급, 20 울산의료기술 · 서울고졸, 23 부산보건연구사
  ㉠ 프랑스 정신병원의 의사
  ㉡ 실증적 의학관과 그리스도교적 박애관에 입각하여 그때까지 죄수처럼 다루었던 정신질환자들을 쇠사슬로부터 해방시키고 의학적 치료에 따르는 길을 열어 놓았다.
  ㉢ 정신보건의 1차 혁명

Tip

정신보건의 혁명 21 충남 · 충북
(1) **1차혁명**: 필립피넬. 정신질환자를 쇠사슬로부터 해방
(2) **2차혁명**: 지그문트 프로이트(Sigmund Freud)의 정신분석학
(3) **3차혁명**: 향정신성 약물 개발로 치료방법을 혁명적으로 개선(Henri Labriot, 1952)
(4) **4차혁명**: 지역사회 정신보건사업

③ **튜크**(W. E. Tuke, 1732~1822): 기독교 정신과 합리적인 원칙에 입각해서 새로운 환경의 정신병원 요양소와 정신병 치료법을 도입하였다.

(3) 20세기 이후

① **툴로즈**(Toulous): 프랑스에서 정신보건연맹을 조직하여 정신보건의 선구자로 공헌하였다.

② **클리퍼드**(Clifford Beers, 1876~1943)

㉠ 미국의 코네티컷(Connecticut) 주 주정신위생협의회를 조직하고 정신건강 운동에 매진하였다.

㉡ 정신건강 유지, 정신질환의 예방, 정신질환에 대한 계몽 및 조기 발견, 치료를 주장하여 현대적 정신보건사업의 발전에 크게 기여하였다.

③ **메이어**(Adolf Meyer, 1866~1950)

㉠ 환자를 한 사람의 인간으로 이해할 것을 강조하였다.

㉡ 환자의 가정, 학교, 지역사회에서 조기에 중재하고 회복기에서는 작업요법과 오락 요법 등의 사후 지도(after care)의 기본 원리를 시도하였다.

④ 1960년에 이르러 정신병원, 수용소를 격리 입원 차원에서 행해진 종래의 정신보건 관리와 정책이 지역사회 중심의 정신보건 체계로 전환되었다.

⑤ 최근에는 세계보건기구(WHO), 유네스코(UNESCO), 국제적십자사 등이 중심이 되어 정신보건 문제를 중요한 항목으로 지정하고 이에 대한 각종 지원 및 연구사업을 진행하고 있다.

보충 **정신병원 탈시설화운동** 23 부산보건연구사

(1) 환자를 정신병원이 아닌 지역에서 치료하려고 하는 운동이다. 영국에서 국가시책으로서 실행되어 커다란 성과를 거두었고 미국의 정신의료에 영향을 주었다.

(2) 특히 유명한 것은 케네디 대통령 시대인 1963년에 나온 '정신병 및 정신박약에 관한 대통령 교서'(이른바 '케네디 교서')이다. 여기에서는 정신병 및 정신박약자에 대한 국민의 관심을 강하게 환기시키고 아울러 대 정신병원시대에서 지역정신의료시대로 크게 변천하는 계기를 만들었다. 입원환자가 수천 명이 넘는 주립정신병원은 폐지되고 지역정신의료의 중심적 역할을 하는 정신보건센터로 모양을 바꾸게 되었다.

※ 출처: 이무식 외, 보건학, 계축문화사, 2015년, p.634.

3 정신보건사업

(1) 정신건강증진사업의 정의(동법 제3조)

① 정신건강 관련 교육 · 상담
② 정신질환의 예방 · 치료
③ 정신질환자의 재활
④ 정신건강에 영향을 미치는 사회복지 · 교육 · 주거 · 근로 환경의 개선

(2) 지역사회 정신보건사업의 원칙(G. Caplan, 1967)

19 호남권, 21 충남보건연구사

① **지역 주민에 대한 책임**: 지역정신보건센터가 진료권 내에 있는 전체 인구를 책임진다.

② **환자의 가정과 가까운 곳에서 치료**: 환자 및 그 가족의 정신보건서비스 이용을 촉진하기 위하여 정신보건서비스가 환자의 가정과 가까운 곳에 있어야 한다.

③ **포괄적인 서비스**: 정신보건서비스는 일반적인 신체 질환과는 달리 입원 및 외래서비스만으로 환자의 요구를 충족시킬 수 없다. 지역정신보건센터는 입원, 응급, 부분입원, 외래, 자문 및 교육 등 포괄적인 서비스를 제공하여야 한다.

④ **여러 전문인력 간의 팀적 접근**: 정신질환을 치료하는 데는 정신건강의학과 의사, 간호사 이외에 사회사업가, 임상심리사, 작업요법사 등의 다양한 정신보건인력이 참여하여야 하며, 이들 정신보건인력들 간의 팀 접근이 요구된다.

⑤ **진료의 지속성**: 조현병 등 대부분의 중증 정신질환은 만성화 과정을 겪게 되는데, 긴 치료 과정에서 치료자가 바뀌지 않는 것이 중요하다. 이를 진료의 지속성이라 한다.

⑥ **지역 주민의 참여**: 지역 주민의 참여를 통하여 정신보건인력들이 주민들의 신뢰를 받을 수 있고, 주민들의 요구를 반영함으로써 그에 부응하는 정신보건서비스를 제공할 수 있으며, 지역 주민들이 정신보건의 개념을 더 잘 이해하고 받아들일 수 있게 된다.

⑦ **정신보건사업의 평가와 연구**: 지역 정신보건사업에 대한 평가는 과학적이고도 효과적인 지역 정신보건프로그램과 지역 정신보건사업의 모형을 개발하는 데 매우 중요하다.

⑧ **예방**: 일반 신체 질환 영역과 마찬가지로 정신보건서비스 영역에서도 1차 예방, 2차 예방, 3차 예방으로 구분할 수 있다. 1차 예방은 위험요인의 제거, 방어요인의 증진, 정신건강의 증진 등, 2차 예방은 조기 진단 및 조기 치료, 3차 예방은 재발 방지, 재활 등을 포함한다.

⑨ **정신보건자문**: 정신보건사업과 관련된 문제에 대하여 같은 또는 다른 분야의 전문가가 자신의 전문적인 지식과 경험을 바탕으로 이에 대한 논의, 조언 등을 해주는 과정을 말한다.

⑩ **보건의료서비스와 사회복지서비스와의 연계**: 정신질환자는 흔히 직업 능력을 상실하여 빈곤해지는 경향이 많으므로, 정신질환자의 사회 복귀 및 사회 통합을 위하여 보건의료서비스와 사회복지서비스의 연계가 필요하다.

제2절 정신건강 및 질환

1 정신건강

(1) 정신건강의 기준(Johada, 1958) [26]

① 자기 자신에 대한 태도: 자기 자신에 대한 건전한 태도는 자기에 대한 의식적인 근접성, 정확한 자기개념, 자기 자신과 정체감과의 관계 및 자기 자신에 대한 수용성을 포함한다.

② **자기실현**: 현실적인 생활과 미래에 자기 자신의 잠재적 능력을 발휘하고 활용할 수 있는 정도를 의미한다.

③ **통합**: 인생을 전체적으로 조망하고 스트레스에 적절하게 대응하면서 심리적인 균형을 유지할 수 있는 정도를 의미한다.

④ **자율성**: 자신의 요구를 적정수준으로 만족시키기 위하여 비교적 쉽고 빠르게 의사결정을 내릴 수 있다는 자기 신뢰감을 의미한다.

⑤ **현실지각**: 어떤 동정심이나 욕구 때문에 현실을 왜곡하지 않고 정확하게 현실을 판단할 수 있는 능력을 말한다.

⑥ **환경에 대한 숙달**: 사랑하고 일할 수 있는 능력, 놀이를 즐길 수 있는 능력, 원활한 대인 관계, 상황적 요구에 적절히 대처할 수 있는 적응력 및 효율적으로 문제를 해결할 수 있는 능력 등을 포함한다.

26) 남철현 외, 공중보건학(제9판), 계축문화사, 2020, p.449.

(2) 인간의 기본 욕구 [27)]

① Freud는 인간의 기본적 본능을 성과 공격성이라고 가정하고 많은 동기는 이러한 본능에서 파생되는 것으로 개념화 하였다. 이는 생존 및 안전과 관련되어 있으며 긴장해소의 원리가 적용되는 동기이다.

② Krech(1969)는 동기를 결핍동기와 풍족동기로 구분하고 있다. 풍족 자체에 목적이 있으나 때때로 긴장을 증가시키는 자극을 추구하는 동기이다.

③ Maslow(1962)

㉠ 자기실현욕구를 정점으로 해서 인간의 동기를 위계적으로 설명하고 있다.

㉡ 인간은 욕구의 순서에 따라 그 욕구를 충족시키려고 행동하게 되며 인간생존의 기본 욕구가 충족되어야 상위계층의 욕구가 생기고, 또 그것이 행동을 일으키는 원동력이 된다는 것이다.

㉢ 욕구단계: 생리적 욕구－안전의 욕구－소속감과 사랑의 욕구－자존감의 욕구－자아실현의 욕구

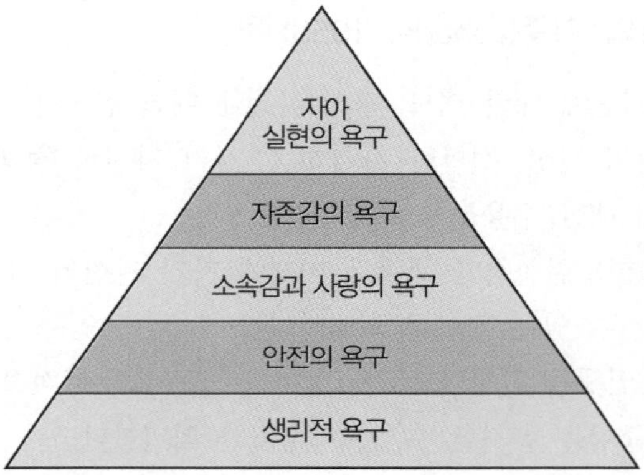

그림 9-2 Maslow의 욕구단계설

(3) 인간의 발달단계 19 세종

① 영유아기

㉠ 모친의 영향을 받아 장래의 인격 형성을 좌우하는 기초가 성립되는 시기이므로 정신보건관리상 중요한 시기이다.

㉡ 욕구불만을 스스로 해결할 수 없는 시기이기 때문에 생리적 욕구나 신체적 활동의 제한 등을 사전에 제거해주는 노력이 필요하다.

㉢ 시력장애자, 지체부자유자, 정신허약이나 박약아 등은 특별한 계획을 가지고 지도하여야 하며 영아원, 보육원, 유치원을 운영하는 당국이나 그 종사자는 정신보건 관리에 관한 충분한 지식을 가지고 아이들을 지도하여야 한다.

---

27) 남철현 외, 공중보건학(제9판), 계축문화사, 2020, p.450~451.

② 학령기

㉠ 입학과 동시에 가정과는 다른 환경 속에서 새로운 영향을 받게 되는 시기로서, 인격 형성에 큰 영향을 받는 시기이다.

㉡ 학령기 정신관리를 위해서는 ⓐ 학생과 학생, 학생과 교사 간의 인간관계의 불만 문제, ⓑ 교과과정에 대한 부적응 문제, ⓒ 경쟁과 규범에 대한 갈등 문제, ⓓ 학생의 학교생활 분위기와 수업 분위기에 대한 부적응 문제, ⓔ 학부모의 학업에 대한 지나친 간섭의 문제 등을 해결하기 위한 노력이 필요하다.

③ 청년기

㉠ 정신적 격동기로서 인생의 전환기라고도 할 수 있다.

㉡ 반항 의식과 불의에 대한 저항의식 등이 많은 시기로서, 정신장애가 가장 빈발하는 시기이다.

㉢ 정신건강 관리를 위해서는 ⓐ 물리적이고 억압적인 접근보다는 논리적인 접근으로 이해를 돕도록 하여야 하며, ⓑ 사실에 입각하여 정확한 비판과 판단을 할 수 있도록 도와주고 협력하는 것이 필요하다.

④ 중년 및 노년기

㉠ 육체적으로는 퇴행성 변화가 있는 시기로서 정신적으로 변혁이 일어나기 쉬운 시기이다.

㉡ 정신적으로 소극적 자세를 갖기 쉽고, 삶의 가치에 대한 갈등이 있을 수 있으며, 삶에 대한 불안이 싹틀 수 있어서 우울증, 신경증이 생길 수 있다.

㉢ 노년기에는 ⓐ 경제생활의 위축 문제, ⓑ 건강장애 문제, ⓒ 사회나 가정으로부터 소외 문제 등이 심리적 장애요인으로 작용하기 때문에 노년의 심리적 약화를 이해와 협력으로 대하고, 늘 격려하고, 생활 참여의 기회 부여 등 세심한 관심을 필요로 하며, 어린시기와 같은 배려도 필요한 시기이다.

(4) 정신 적응기전(대응기제) [28] 19 서울고졸

다양한 위험과 욕구불만이나 갈등으로부터 자신을 보호하고자 하는 방어 및 적응기전 중 주로 많이 이용하는 몇 가지는 다음과 같다.

① 억압(repression): 자아가 의식하지 못하는 사이에 고통스럽고, 위협을 주며, 괴로운 사고, 감정, 욕망 등을 무의식계로 밀어내는 기제이다.

28) 남철현 외, 공중보건학(제9판), 계축문화사, 2020, p.455~456.

② **투시, 투영**(projection): 용납될 수 없는 사고나 감정을 자신의 속성이 아닌 타인의 것으로 돌려버림으로써 부정하는 무의식적인 정신 과정이다. 투영하는 사람이 타인을 보는 관점은 바로 그 자신의 심상인 것이다.

③ **보상**(compensation): 현실적인 또는 상상적인 결함을 부정하고 상징적이고 직접적인 방법으로 그 결함을 보충하려고 시도하는 무의식적 방어기전이다. 체구가 작은 사람이 목소리가 크고 공격적인 성격을 가지게 되는 것이 그 예이다.

④ **승화**(sublimation): 어느 한 곳에 집중되어 있는 정신적 에너지를 다른 곳으로 전환시키는 것을 뜻하며, 본래 성적 에너지를 비성적인 방향으로 전환, 예를 들면 공부, 예술, 취미에 집중하도록 하는 것이다.

⑤ **퇴행**(regression): 공격적인 행동과는 반대로, 도저히 이루어지지 않을 것으로 생각하고 뒤로 물러서는 태도로서, 내향적인 성격으로 공격의 화살을 자기 자신에게 돌려서 극단의 경우, 죽고 싶다는 자살동기에까지 이르게 된다.

⑥ **합리화**(rationalization): 개인의 용납될 수 없는 소망이나 동기를 의식계로부터 배제하는 방법으로, 무의식적으로 항상 원하고 있던 것을 행한 후 의식적으로 받아들일 수 있는 그럴듯한 이유를 붙이는 것이다.

⑦ **전치**(displacement): 내적인 갈등이 외면화되는 기제로 내적 갈등에서 오는 고통으로부터 해방될 수 있는 손쉬운 방법의 하나로서 갈등의 근원을 마치 외부 어떤 사람이나 환경으로 돌려버리는 것이다.

⑧ **공격자에 대한 동일시**(identification with aggressor): Freud는 이 방어기제를 아동기에 있어서 정상적인 동일시의 변형으로 보았다. 이 기제는 자신에게 위협적인 인물을 동일시 함으로써 그 사람으로부터의 위협을 감소시키려는 방법이다.

⑨ **반동형성**(reation formation): 반동형성은 받아들일 수 없는 욕구 혹은 감정과 상반된 행동을 하는 것을 말한다. 예컨대, 적대적인 사람이 극히 친절하고 동정적인 것처럼 행동할 수 있다.

⑩ **고립, 격리**(isolation): 고립이란, 정상적으로는 단일 경험에 속하는 것이나 욕구 및 감정과 사고를 분리시키는 기제이다. 고립은 정서적 요소를 최소화하고 지적 및 논리적 활동을 지나치게 강조하는 주지화(intellectualization)와 관련되어 있다.

2 정신질환의 원인

(1) 유전적 요인

① 혈통조사, 가족 연구, 쌍생아 연구 등에서 높은 정신장애 발생률을 나타내고 있다.

② 하지만 유전적 요인이 증명된 질환은 극소수에 불과하다.

(2) 신체적 요인

① 뇌 조직의 실질적인 손상에 의한 영구적 조직 손상이 선행하는 경우: 노인성 정신병이나 뇌혈관 장애, 두부외상, 종양, 독극물의 중독, 진행 마비 등

② 일시적이고 회복이 가능한 가역적 조직 변화에 의해 일으킬 수 있는 경우: 임신에 의한 장애, 만성적인 피로, 감염, 내분비의 장애 등

(3) 심리 · 사회적 요인

① 대인관계: 유아와 부모와의 관계, 특히 어머니와의 관계에서 형성된다.

② 공격심, 압력과 불안 등과 관련이 깊다.

③ 도시화에 따른 사고 경향의 증가, 공해, 극단적인 자극 등은 사회적 관계를 위축시키고 내적 갈등을 높이는 유발인자로서 잠재한다.

(4) 생물 · 물리 · 화학적 요인

① 각종 전염성 유기체 및 바이러스, 영양 결핍, 생활환경 또는 산업장 내의 물리 · 화학적 인자 등도 정신장애와 밀접한 관련을 맺고 있다.

② 매독, 풍진, 뇌염, 홍역, 뇌막염 등에 이환될 경우 태아기, 유년기 혹은 성년기 정신장애를 일으킬 수 있다.

③ 납, 수은, 일산화탄소, 이황화탄소, 비소 등은 중추신경계에 심각한 장애를 일으킨다.

④ 모르핀, 헤로인, 코카인 등의 마약과 알코올 등도 중추신경계에 유독한 작용을 한다.

3 정신 장애

(1) 정신질환의 범위

① 협의의 정신질환
　㉠ 내인성 정신병: 정신분열증(조현병), 조울병, 우울증
　㉡ 외인성 정신병
　　• 신체적 원인: 마비성 치매, 뇌매독, 중독성 감염병
　　• 심인성 원인: 반응성 조울병, 정신분열증 반응, 구금성 정신병 등
② 광의의 정신질환
　㉠ 신경증: 히스테리, 강박신경증, 정신쇠약 등
　㉡ 정신결함증: 정신박약, 이상성격, 인격결함 등
③ 「정신건강증진 및 정신질환자 복지서비스 지원에 관한 법률」상 "정신질환자"란 망상, 환각, 사고(思考)나 기분의 장애 등으로 인하여 독립적으로 일상생활을 영위하는 데 중대한 제약이 있는 사람을 말한다.

(2) 정신분열증(조현병) 17 서울, 19 인천, 22 부산의료기술

① 감정, 사고, 행동 등에 장애가 있는 정신질환으로서 특히 감정과 사고를 조절하고 통합하는 뇌기능장애가 심한 질병이다.
② 발병 원인: 사회환경적, 심리적, 생리적 원인 및 유전적 원인이 있는 것으로 보고 있으나 확실한 기전은 밝혀지지 않았으며 유전성이 인정되고 있다.
　㉠ 한쪽 부모 정신분열증: 자녀의 10%에서 발현
　㉡ 양쪽 부모 정신분열증: 자녀의 50% 이상에서 발현
③ 종류로는 단순형(simple type), 파괴형(hebephrenic type), 긴장형(catatonic type), 편집형(paranoid type)이 있다.
④ 주요 증상: 무반응, 함구, 환각 등의 증세와 과대망상이나 피해망상, 비합리적인 언행 등의 증상이 있다. 생활과정에서 직면하는 어려움을 적응하지 못하고, 비현실적 망상 속에서 자신의 소망을 실현하려 하거나 자신의 실패를 남의 탓으로 전가하려 하고, 다른 사람들과 어울리는 것을 기피하려고 한다.

(3) 조울병과 우울증

① 조울병: 극심하게 침울하거나 슬픈 기분에서부터 기분이 지나치게 고양되거나 쾌활한 양상까지 극단적인 기분의 변화가 주기적으로 나타나는 병(양극성 장애)
② 우울증: 우울한 감정이 몇 주일 지속되어 일상생활에 지장을 받을 정도가 되는 경우

(4) 신경증

① 노이로제증, 불안신경증, 우울신경증이라고도 하는데, 히스테리, 강박신경증, 신경쇠약증 등을 총칭하는 증후군으로, 최근에는 불안장애 증후군으로 분류하기도 한다.

② 현실 판단이나 행동이 사회적으로 이해되는 범위이지만, 공포증, 강박증, 건강염려증 등이 심한 증후군이다.

(5) 인격장애와 사이코패스 16 서울보건연구사, 21 울산보건연구사, 22 부산의료기술

① **인격장애**(Personality Disorder): 사회적으로 문제되는 정도는 아니지만 타인에 대해 불신과 의심이 강하고, 책임전가를 잘하지만 양심의 가책은 느끼지 못하며, 지나친 우월감이나 이기심이 강하지만 자신의 의무나 책임은 충실하지 못하는 경우이다.

② **사이코패스**(Psychopath)

㉠ 극단적인 반사회적 인격장애이다.

㉡ 표면상 정상적인 사회생활을 하는 것으로 보이지만 사회관습이나 법질서에 역행하는 비이성적 행동이나 반인륜적 행동을 하면서도 죄책감을 느끼지 못한다.

㉢ 남의 입장을 이해하려 하지 않고 자기만의 세계에 갇혀버린 상태의 정신병이다.

㉣ 자신의 출세나 이득을 위해서 타인을 무자비하게 가해하고도 양심의 가책을 느끼지 못하는 인격장애다.

㉤ 특히 반인륜적 흉악범죄에 대해 죄책감을 느끼지 않지만 잘못임을 알고 있는 반사회적 정신질환을 소시오패스(Sociopath)라 한다.

(6) 기질적 정신질환 23 전남의료기술

① 뇌손상 또는 뇌질환으로 인하여 뇌의 기능에 장애가 생겨 지남력 · 기억력 · 계산력 · 지식 · 학습력 · 판단력이 없어 억누를 수 없는 따위의 뇌증상이 함께 나타나는 정신질환을 말한다.

② 노인성 치매, 뇌매독, 만성 알코올 중독 등이 있다.

OX QUIZ

Check

01 정신질환자의 입원 또는 입소는 반드시 전문가의 판단에 의해 이루어져야 한다. O X

02 프랑스 정신병원의 의사 필립 피넬(Philippe Pinel)은 정신질환자들을 쇠사슬로부터 해방시키고 의학적 치료의 길을 열어 정신보건의 1차 혁명을 이끌었다. O X

03 학령기는 정신적 격동기로서 반항의식과 불의에 대한 저항의식 등이 많은 시기로, 정신장애가 가장 빈발하는 시기이다. O X

04 혈통조사, 가족연구, 쌍둥이 연구 등을 통해 대부분의 정신질환에서 유전적 요인이 증명되었다. O X

05 인격장애(Personality Disorder)란 사회적으로 문제되는 정도는 아니지만 타인에 대해 불신과 의심이 강하고, 책임전가를 잘하지만 양심의 가책은 느끼지 못하며, 지나친 우월감이나 이기심이 강하지만 자신의 의무나 책임은 충실하지 못하는 경우이다. O X

OX Answer

01 X [항상 자의적 입원이 권장되어야 한다.] **02** O **03** X [학령기 → 청년기]

04 X [유전적 요인이 증명된 질환은 극소수에 불과하다.] **05** O

Part 9 합|격|예|감 기출문제

01

정신건강과 관련된 내용에 대한 설명으로 가장 옳지 않은 것은? 서울, 2021

① 세계보건기구는 정신건강증진을 긍정적 정서를 함양하고 질병을 예방하며 역경을 이겨내는 회복력(resilience)을 향상시키는 것이라고 정의하였다.
② 「정신건강증진 및 정신질환자 복지서비스 지원에 관한 법률」에서 정신건강증진사업을 규정하고 있다.
③ 정부는 정신건강을 위한 다양한 정책, 제도, 법률 서비스 개발을 강화하고 실행하여야 한다.
④ 지역사회 기반의 정신건강 서비스는 입원을 강화하도록 하고, 병원이 중심이 되어야 한다.

02

「노인장기요양보험법」에 따른 급여의 내용에 해당하지 않는 것은? 경기, 2021

① 야간보호
② 단기보호
③ 노인성 질환 치료비
④ 요양병원 간병비

03

우리나라의 사회보장제도 중 고령이나 노인성 질병 등의 사유로 일상생활을 혼자서 수행하기 두려운 노인들을 대상으로 하여 급여를 제공함으로서 노후의 건강증진 및 생활안정을 도모하고 가족의 부담을 덜어줌으로써 국민의 삶의 질을 향상하도록 함을 목적으로 하는 제도는 무엇인가? 복지부, 2021

① 국민연금제도
② 국민건강보험제도
③ 노인장기요양보험제도
④ 고용보험제도

04

지역사회주민을 대상으로 한 정신보건 예방관리사업에서 3차 예방 수준의 사업 내용은? 서울, 2022

① 우울증 예방에 대한 홍보 책자 배포
② 우울증 위험군을 대상으로 정기적 선별검사 시행
③ 지역 내 사업장의 직무 스트레스 관리 프로그램 운영 · 지원
④ 정신병원 퇴원 예정자를 대상으로 사회생활 적응 프로그램 운영

05

노인장기요양보험의 급여내용 중 재가급여에 포함되지 않는 것은? 전북 의료기술, 2022

① 방문목욕
② 단기보호
③ 주야간보호
④ 노인요양공동생활가정

06

「정신건강증진 및 정신질환자 복지서비스 지원에 관한 법률」에 따른 기본이념에 대한 내용으로 옳지 않은 것은? 전북 의료기술, 2022

① 모든 국민은 정신질환으로부터 보호와 적절한 치료를 받을 권리가 있다.
② 모든 정신질환자는 질병으로 인한 부당한 차별대우를 받지 아니 한다.
③ 모든 정신질환자는 스스로 자유를 가지며 직접 선택할 권리를 가진다.
④ 정신질환자는 지역사회를 중심으로 통원 치료보다는 입원과 정신병동 입소를 최대화 하는 것이 원칙으로 한다.

07

정신보건사업의 목적으로 옳지 않은 것은? 보건직, 2022

① 정신질환자의 격리
② 건전한 정신기능의 유지증진
③ 정신장애의 예방
④ 치료자의 사회복귀

08

「정신건강증진 및 정신질환자 복지서비스 지원에 관한 법률」상 '정신건강증진시설'에 해당하는 것만을 모두 고르면? 보건직, 2023

ㄱ. 정신건강복지센터	ㄴ. 정신요양시설
ㄷ. 정신재활시설	ㄹ. 정신의료기관

① ㄱ, ㄴ
② ㄱ, ㄷ, ㄹ
③ ㄴ, ㄷ, ㄹ
④ ㄱ, ㄴ, ㄷ, ㄹ

09

노인장기요양보험제도의 급여 중 재가급여에 해당하지 않는 것은? 경북 의료기술, 2024

① 방문요양
② 방문간호
③ 주야간보호
④ 노인요양공동생활가정

10

노인장기요양보험의 보험급여 중 재가급여 본인부담 비율로 옳은 것은? 전북 의료기술, 2024

① 10/100
② 15/100
③ 20/100
④ 30/100

11

노인보건사업을 수행할 때 고려해야 하는 접근원칙에 대한 설명으로 가장 옳지 않은 것은? 서울 의료기술, 2024

① 질병 중심의 접근
② 사람 중심의 접근
③ 포괄적, 통합적 접근
④ 지역사회기반 서비스 접근

12

「정신건강증진 및 정신질환자 복지서비스 지원에 관한 법률」상 정신건강전문요원에 해당하지 않는 것은?

보건직, 2024

① 정신건강임상심리사
② 정신건강사회복지사
③ 정신건강작업치료사
④ 정신건강보건교육사

합격예감 기출문제 정답 및 해설

[Answer]

01 ④	02 ③	03 ③	04 ④	05 ④
06 ④	07 ①	08 ③	09 ④	10 ②
11 ①	12 ④			

01

세계보건기구는 '정신건강 증진'에 대해서 질병의 관리를 훨씬 넘어서며 '적극적인 관점에서 행복을 포함한 긍정적 정서 상태를 함양하고 질병을 예방하며 회복력을 증진하는 것'으로 정의하였다.

지역사회 정신보건사업의 원칙으로 환자의 가정과 가까운 곳에서 치료할 것을 제시하고 있다. 환자 및 그 가족의 정신보건서비스 이용을 촉진하기 위하여 정신보건서비스가 환자의 가정과 가까운 곳에 있어야 한다.

02

노인장기요양보험 장기요양급여의 종류

(1) 재가급여: 방문요양, 방문목욕, 방문간호, 주야간보호, 단기보호, 기타재가급여

(2) 시설급여: 장기요양기관이 운영하는 「노인복지법」 제34조에 따른 노인의료복지시설 등에 장기간 동안 입소하여 신체활동 지원 및 심신기능의 유지·향상을 위한 교육·훈련 등을 제공하는 장기요양급여

(3) 특별현금급여: 가족요양비, 특례요양비, 요양병원 간병비

03

「노인장기요양보험법」 제1조(목적)

이 법은 고령이나 노인성 질병 등의 사유로 일상생활을 혼자서 수행하기 어려운 노인등에게 제공하는 신체 활동 또는 가사 활동 지원 등의 장기요양급여에 관한 사항을 규정하여 노후의 건강증진 및 생활안정을 도모하고 그 가족의 부담을 덜어줌으로써 국민의 삶의 질을 향상하도록 함을 목적으로 한다.

04

① 우울증 예방에 대한 홍보 책자 배포 – 1차 예방

② 우울증 위험군을 대상으로 정기적 선별검사 시행 – 2차 예방

③ 지역 내 사업장의 직무 스트레스 관리 프로그램 운영·지원 – 1차 예방

④ 정신병원 퇴원 예정자를 대상으로 사회생활 적응 프로그램 운영 – 3차 예방

05

노인장기요양보험 급여의 종류

(1) 재가급여

① 방문요양: 장기요양요원이 수급자의 가정 등을 방문하여 신체활동 및 가사활동 등을 지원하는 장기요양급여

② 방문목욕: 장기요양요원이 목욕설비를 갖춘 장비를 이용하여 수급자의 가정 등을 방문하여 목욕을 제공하는 장기요양급여

③ 방문간호: 장기요양요원인 간호사 등이 의사, 한의사 또는 치과의사의 지시서(이하 "방문간호지시서"라 한다)에 따라 수급자의 가정 등을 방문하여 간호, 진료의 보조, 요양에 관한 상담 또는 구강위생 등을 제공하는 장기요양급여

④ 주·야간보호: 수급자를 하루 중 일정한 시간 동안 장기요양기관에 보호하여 신체활동 지원 및 심신기능의 유지·향상을 위한 교육·훈련 등을 제공하는 장기요양급여

⑤ 단기보호: 수급자를 보건복지부령으로 정하는 범위 안에서 일정 기간 동안 장기요양기관에 보호하여 신체활동 지원 및 심신기능의 유지·향상을 위한 교육·훈련 등을 제공하는 장기요양급여

⑥ 기타재가급여: 수급자의 일상생활·신체활동 지원 및 인지기능의 유지·향상에 필요한 용구를 제공하거나 가정을 방문하여 재활에 관한 지원 등을 제공하는 장기요양급여로서 대통령령으로 정하는 것

(2) 시설급여: 장기요양기관에 장기간 입소한 수급자에게 신체활동 지원 및 심신기능의 유지、향상을 위한 교육、훈련 등을 제공하는 장기요양급여

(3) 특별현금급여: 가족요양비, 특례요양비, 요양병원간병비

06

정신보건의 이념(정신건강복지법 제2조)

(1) 모든 국민은 정신질환으로부터 보호받을 권리를 가진다.

(2) 모든 정신질환자는 인간으로서의 존엄과 가치를 보장받고, 최적의 치료를 받을 권리를 가진다.

(3) 모든 정신질환자는 정신질환이 있다는 이유로 부당한 차별대우를 받지 아니한다.

(4) 미성년자인 정신질환자는 특별히 치료, 보호 및 교육을 받을 권리를 가진다.

(5) 정신질환자에 대해서는 입원 또는 입소(이하 "입원등"이라 한다)가 최소화되도록 지역 사회 중심의 치료가 우선적으로 고려되어야 하며, 정신건강증진시설에 자신의 의지에 따른 입원 또는 입소(이하 "자의입원등"이라 한다)가 권장되어야 한다.
(6) 정신건강증진시설에 입원등을 하고 있는 모든 사람은 가능한 한 자유로운 환경을 누릴 권리와 다른 사람들과 자유로이 의견교환을 할 수 있는 권리를 가진다.
(7) 정신질환자는 원칙적으로 자신의 신체와 재산에 관한 사항에 대하여 스스로 판단하고 결정할 권리를 가진다. 특히 주거지, 의료행위에 대한 동의나 거부, 타인과의 교류, 복지서비스의 이용 여부와 복지서비스 종류의 선택 등을 스스로 결정할 수 있도록 자기결정권을 존중받는다.
(8) 정신질환자는 자신에게 법률적 · 사실적 영향을 미치는 사안에 대하여 스스로 이해하여 자신의 자유로운 의사를 표현할 수 있도록 필요한 도움을 받을 권리를 가진다.
(9) 정신질환자는 자신과 관련된 정책의 결정과정에 참여할 권리를 가진다.

07

정신보건의 목적

(1) 「정신건강증진 및 정신질환자 복지서비스 지원에 관한 법률」 제1조 목적: 이 법은 정신질환의 예방 · 치료, 정신질환자의 재활 · 복지 · 권리보장과 정신건강 친화적인 환경 조성에 필요한 사항을 규정함으로써 국민의 정신건강증진 및 정신질환자의 인간다운 삶을 영위하는 데 이바지함을 목적으로 한다.
(2) 지역사회 전체 주민의 정신건강 유지, 증진, 회복, 예방을 위하여 필요한 지식과 기술을 탐구하고, 국민의 정신적 효율을 증진시켜 건강한 사회를 이룩하는 데 목표를 둔다.

08

「정신건강증진 및 정신질환자 복지서비스 지원에 관한 법률」 제3조에 따른 "정신건강증진시설"이란 정신의료기관, 정신요양시설 및 정신재활시설을 말한다.

09

노인장기요양보험 급여의 종류

(1) 재가급여
① 방문요양: 장기요양요원이 수급자의 가정 등을 방문하여 신체활동 및 가사활동 등을 지원하는 장기요양급여
② 방문목욕: 장기요양요원이 목욕설비를 갖춘 장비를 이용하여 수급자의 가정 등을 방문하여 목욕을 제공하는 장기요양급여
③ 방문간호: 장기요양요원인 간호사 등이 의사, 한의사 또는 치과의사의 지시서(이하 "방문간호지시서"라 한다)에 따라 수급자의 가정 등을 방문하여 간호, 진료의 보조, 요양에 관한 상담 또는 구강위생 등을 제공하는 장기요양급여
④ 주 · 야간보호: 수급자를 하루 중 일정한 시간 동안 장기요양기관에 보호하여 신체활동 지원 및 심신기능의 유지 · 향상을 위한 교육 · 훈련 등을 제공하는 장기요양급여
⑤ 단기보호: 수급자를 보건복지부령으로 정하는 범위 안에서 일정 기간 동안 장기요양기관에 보호하여 신체활동 지원 및 심신기능의 유지 · 향상을 위한 교육 · 훈련 등을 제공하는 장기요양급여
⑥ 기타재가급여: 수급자의 일상생활 · 신체활동 지원 및 인지기능의 유지 · 향상에 필요한 용구를 제공하거나 가정을 방문하여 재활에 관한 지원 등을 제공하는 장기요양급여로서 대통령령으로 정하는 것
(2) 시설급여: 장기요양기관에 장기간 입소한 수급자에게 신체활동 지원 및 심신기능의 유지 · 향상을 위한 교육 · 훈련 등을 제공하는 장기요양급여(노인요양시설, 노인요양공동생활가정)
(3) 특별현금급여: 가족요양비, 특례요양비, 요양병원간병비

10

본인부담금(「노인장기요양법」 제40조)

(1) 장기요양급여(특별현금급여는 제외한다. 이하 이 조에서 같다)를 받는 자는 대통령령으로 정하는 바에 따라 비용의 일부를 본인이 부담한다. 이 경우 장기요양급여를 받는 수급자의 장기요양등급, 이용하는 장기요양급여의 종류 및 수준 등에 따라 본인부담의 수준을 달리 정할 수 있다.
① 재가급여: 해당 장기요양급여비용의 100분의 15
② 시설급여: 해당 장기요양급여비용의 100분의 20
(2) 제1항에도 불구하고 수급자 중 「의료급여법」 수급자 중 기초생활보장법에 따른 수급자는 본인부담금을 부담하지 아니한다.

11

노인보건의 접근 원칙

(1) 기능중심의 접근: 특정 질병에 국한하지 않고 독립적 생활 능력 향상과 유지에 초점
(2) 사람 중심의 접근: 노인은 특히 다양한 가치관과 선호도를 갖고 있기 때문
(3) 생애과정 접근: 노인의 건강상태는 여러 요인이 삶의 전반에 걸쳐 영향을 기친 결과이므로
(4) 포괄적 · 통합적 접근: 일차, 이차, 삼차 예방 의료와 장기요양 및 복지를 포괄하는 서비스가 필요
(5) 지역사회기반의 서비스 제공체계 구축: 노인은 집과 지역사회에서 거주하기를 선호함

12

정신건강전문요원(「정신건강복지법」 제17조)

① 보건복지부장관은 정신건강 분야에 관한 전문지식과 기술을 갖추고 보건복지부령으로 정하는 수련기관에서 수련을 받은 사람에게 정신건강전문요원의 자격을 줄 수 있다.
② ①에 따른 정신건강전문요원은 그 전문분야에 따라 정신건강임상심리사, 정신건강간호사, 정신건강사회복지사 및 정신건강작업치료사로 구분한다.
③ 보건복지부장관은 정신건강전문요원의 자질을 향상시키기 위하여 보수교육을 실시할 수 있다.

Part 9 만 | 점 | 예 | 감 예상문제

01

노인의 신체 변화에 대한 설명으로 옳지 않은 것은?

① 혈관의 탄력성이 저하된다.
② 호흡근의 근력이 저하되어 폐의 잔기량이 감소한다.
③ 소화분비액의 감소와 소화운동의 약화로 소화기능이 감소한다.
④ 피하지방이 감소하고 피부의 탄력이 감소한다.

02

A 지역에 거주하는 노인의 건강 상태를 분석하고자 할 때 이용할 수 있는 자료 중 가장 의미 있는 것은?

① 사망률과 유병률
② 비례사망지수
③ ADL과 IADL
④ 노인의 의료기관 이용률

03

노인성 질환의 특징으로 알맞지 않은 것은?

① 고령에 따른 생리적 노화 현상인지 질병인지 구분하기 어렵다.
② 약물 사용 시 신장 기능 저하로 인하여 약물 부작용이 높다.
③ 의사의 지식, 경험만으로 치료가 어렵고, 물리치료사, 재활의학 전문가 등의 팀워크 치료가 필요하다.
④ 일반 인구에 비해 만성 질환의 유병률은 높고 급성 질환 발병률은 낮다.

04

노인장기요양보험에 대한 설명으로 옳지 않은 것은?

① 가족부양비 증가로 경제 성장에 기여
② 노후의 건강증진 및 생활안정을 도모
③ 사회적 연대원리에 의해 제공하는 사회보험제도
④ 가족의 부담을 덜어줌으로써 국민의 삶의 질을 향상하도록 함이 목적

05

「노인장기요양보험법」에서 규정한 장기요양급여 중 재가급여가 아닌 것은?

① 방문간호　② 주 · 야간보호
③ 단기보호　④ 시설급여

06

「노인장기요양보험법」의 급여 내용으로 옳은 것은?

① 재가급여, 시설급여, 특별현금급여
② 재가급여, 시설급여, 요양급여
③ 요양급여, 간병급여, 장해급여
④ 재가급여, 시설급여, 장해급여

07

「노인장기요양보험법」의 급여 내용에 대한 설명으로 옳은 것은?

① 재가급여에는 방문요양, 방문목욕, 방문간호, 주·야간 보호, 단기 보호 등이 있다.
② 주·야간 보호는 하루 중 일정 시간 동안 주·야간 요양보호사가 방문하여 집에서 요양서비스를 제공한다.
③ 단기 보호는 3~4일 동안 요양보호사가 방문하여 집에서 요양서비스를 제공한다.
④ 방문간호는 의사의 지시에 따라 노인을 의료기관에 입소시켜 간호서비스를 제공한다.

08

노인장기요양보험의 재원에 대한 설명으로 옳지 않은 것은?

① 건강보험료와 통합하여 징수한다.
② 지역가입자는 100% 본인 부담한다.
③ 직장가입자는 50% 본인 부담한다.
④ 건강보험료와 통합회계로 운영된다.

09

프랑스 정신병원에서 환자로부터 쇠사슬을 풀도록 하여 인도적인 치료에 공헌하였고, 사이코패스 증상에 대해 최초로 저술을 했던 사람은?

① Hippocrates
② Celsius
③ Toulous
④ Philippe Pinel

10

「정신건강증진 및 정신질환자 복지서비스 지원에 관한 법률」에 의하여 보건복지부장관은 정신질환자의 실태조사를 몇 년에 한 번씩 실시하여야 하는가?

① 1년
② 3년
③ 5년
④ 10년

11

정신질환자에 대한 보건정책을 결정할 때 적절하지 않은 것은?

① 진료의 계속성이 가장 필요한 질환이다.
② 정신질환을 위한 포괄적인 서비스를 제공해야 한다.
③ 정신박약자를 강제적으로 격리시켜 보호해야 한다.
④ 정신질환에 대한 전문 시설을 확충하는 것이 필요하다.

12

다음 설명에 해당하는 정신질환은?

- 표면상 정상적인 사회생활을 하는 것으로 보이지만 사회관습이나 법질서에 역행하는 비이성적 행동이나 반인륜적 행동을 하면서도 죄책감을 느끼지 못한다.
- 남의 입장을 이해하려 하지 않고 자기만의 세계에 갇혀버린 상태의 정신병이다.
- 자신의 출세나 이득을 위해서 타인을 무자비하게 가해하고도 양심의 가책을 느끼지 못한다.

① 인격장애
② 정신분열증
③ 신경증
④ 사이코패스

13

「정신건강증진 및 정신질환자 복지서비스 지원에 관한 법률」의 기본이념에 대한 설명으로 옳지 않은 것은?

① 모든 정신질환자는 인간으로서의 존엄과 가치를 보장받는다.

② 모든 정신질환자는 최적의 치료와 보호를 받을 권리를 보장받는다.

③ 모든 정신질환자는 정신질환이 있다는 이유로 부당한 차별대우를 받지 아니한다.

④ 입원치료가 필요한 정신질환자에 대하여는 항상 자발적 입원 및 보호의무자에 의한 입원이 권장되어야 한다.

만점예감 예상문제 정답 및 해설

[Answer]

01 ②	02 ③	03 ④	04 ①	05 ④
06 ①	07 ①	08 ④	09 ④	10 ③
11 ③	12 ④	13 ④		

01

② 폐활량이 감소하여 잔기량이 증가한다.

02

OECD 국가 노인기능 지표: ADL, IADL

- ADL: 일상생활 수행 능력(옷 입기, 세수 · 양치질 · 머리감기, 목욕하기, 식사하기, 화장실 이용하기 등)
- IADL: 수단적 일상생활 수행 능력(집안일, 청소, 식사준비, 빨래, 교통수단 이용 등)
- FADL: 기능적 일상생활 수행 능력(의사소통, 사회적 인지 등)

03

노인은 만성 질환의 유병률과 급성 질환의 발병률 모두 높다.

04

가족부양비 경감 효과를 기대한다.

05

장기요양급여 중 재가급여의 내용

- 방문요양
- 방문목욕
- 방문간호
- 주 · 야간보호
- 단기보호
- 기타 재가급여

06

「노인장기요양보험법」의 급여 내용

재가급여, 시설급여, 특별현금급여

07

②, ③ 주 · 야간 보호와 단기 보호는 일정 기간 동안 요양보호시설에 입소하여 서비스를 제공받는다.

④ 방문간호는 집에서 간호서비스를 제공하는 것이다.

08

노인장기요양보험의 재원은 건강보험료와 통합 징수하고, 독립회계로 운영된다.

09

필립 피넬(Philippe Pinel)

실증적 의학관과 그리스도교적 박애관에 입각하여 그때까지 죄수처럼 다루었던 정신질환자들을 쇠사슬로부터 해방시키고 의학적 치료에 따르는 길을 열어 놓았다.

10

실태조사(「정신건강증진 및 정신질환자 복지서비스 지원에 관한 법률」 제10조)

① 보건복지부장관은 5년마다 다음 각 호의 사항에 관한 실태조사를 하여야 한다. 다만, 정신건강증진 정책을 수립하는 데 필요한 경우 수시로 실태조사를 할 수 있다.
1. 정신질환의 인구학적 분포, 유병률(有病率) 및 유병요인
2. 성별, 연령 등 인구학적 특성에 따른 정신질환의 치료 이력, 정신건강증진시설 이용 현황
3. 정신질환으로 인한 사회적 · 경제적 손실
4. 정신질환자의 취업 · 직업훈련 · 소득 · 주거 · 경제상태 및 정신질환자에 대한 복지서비스
5. 정신질환자 가족의 사회 · 경제적 상황
6. 그 밖에 정신건강증진에 필요한 사항으로서 보건복지부령으로 정하는 사항

② 실태조사와 정신건강증진 관련 지도업무를 수행하기 위하여 시 · 도에 담당 공무원을 둘 수 있다.

③ 보건복지부장관은 실태조사를 하는 데 필요한 자료를 제공하도록 정신건강증진시설 및 대통령령으로 정하는 관련 기관 · 단체 등에 요청할 수 있다. 이 경우 요청받은 정신건강증진시설 및 관련 기관 · 단체 등은 자료의 제공이 법령에 위반되거나 정상적인 업무수행에 뚜렷한 지장을 초래하는 등의 정당한 사유가 없으면 그 요청에 따라야 한다.

④ 실태조사는 필요한 경우 「장애인복지법」 제31조에 따른 장애 실태조사와 함께 실시할 수 있다.

11

정신보건사업은 강제적 격리가 아닌 환자의 가정과 가까운 곳에서 이루어져야 하며 입원이 필요할 시 자발적 입원을 원칙으로 한다.

12

사이코패스는 극단적인 인격장애로 표면상 정상적인 사회생활을 하는 것으로 보이지만 사회관습이나 법질서에 역행하는 비이성적 행동이나 반인륜적 행동을 하면서도 죄책감을 느끼지 못한다. 남의 입장을 이해하려 하지 않고 자기만의 세계에 갇혀버린 상태의 정신병이며, 자신의 출세나 이득을 위해서 타인을 무자비하게 가해하고도 양심의 가책을 느끼지 못하는 인격장애이다.

13

입원치료가 필요한 정신질환자에 대하여는 항상 자발적 입원이 권장되어야 한다.

〈최근 10개년 영역별 평균출제빈도〉

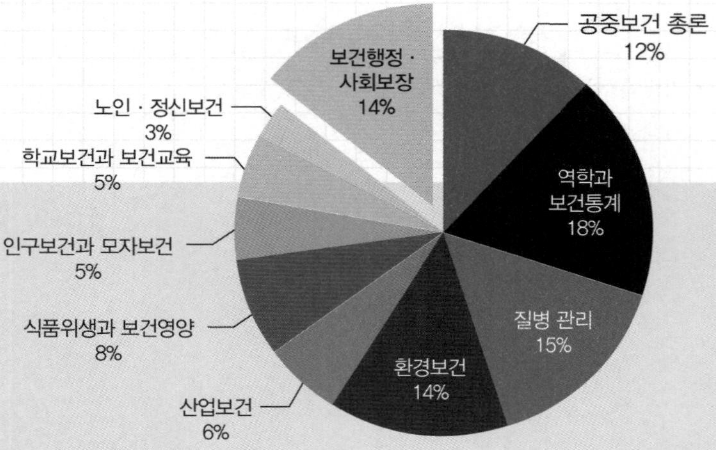

〈최근 10개년 서울시(지방직) 영역별 출제빈도분석(2015~2024)〉

구분	2015	2016	2017	2018	2019	2020	2021	2022	2023	2024	합계
공중보건 총론	1	2	3	1	2	3	4	3	2	2	23
역학과 보건통계	3	3	3	2	4	4	5	3	3	5	35
질병 관리	5	1	3	6	3	0	1	4	3	3	29
환경보건	3	2	3	2	3	2	3	4	4	2	28
산업보건	1	2	2	0	1	2	1	1	1	2	13
식품위생과 보건영양	2	1	2	2	2	3	1	0	1	2	16
인구보건과 모자보건	3	2	0	1	0	2	2	1	0	0	11
학교보건과 보건교육	1	3	1	1	1	2	0	1	1	0	11
노인 · 정신보건	0	0	1	0	1	0	1	1	1	1	6
보건행정 · 사회보장	1	4	2	5	3	2	2	2	4	3	28
합계	20	20	20	20	20	20	20	20	20	20	200

PART 10

보건행정 · 사회보장

Chapter 01 보건행정
Chapter 02 사회보장

단원 길잡이

보건행정의 의미와 범위 및 보건의료서비스의 사회경제적 특성을 이해하고 보건행정의 원리에 대해 학습한다. 사회보장에 대한 이해와 우리나라의 사회보장제도 중 의료보장에 대해 학습한다.

핵심 키워드

보건행정 범위 | 보건서비스의 경제적 특성 | 행정의 관리 과정 | 기획 | 조직 | 보건복지부 | 보건소 | 사회보장 | 사회보험 | 공공부조 | 의료보장제도 | 국민건강보험 | 보수지불제도

Chapter 01

보건행정

관계법규

- 지역보건법(1995, 보건소법 1956 제정)

학습 길라잡이

- 보건행정의 특성
- 보건의료서비스의 특성
- 우리나라의 보건 조직

제1절 보건의료서비스

1 보건의료서비스의 사회경제적 특징

16 경기의료기술, 17 울산의료기술, 18 서울·충북·울산, 19 서울, 20 광주보건연구사·전북보건연구사·세종보건연구사, 21 경기·울산·경기7급·충북보건연구사·광주보건연구사·부산보건연구사, 22 경기의료기술·서울·보건직·울산의료기술·충북보건연구사, 23 보건직·전북경력경쟁·부산의료기술

(1) 정보의 비대칭성(소비자의 지식 부족)

① 의료서비스에 대한 지식이 의사에게 집중되어 소비자들은 이것에 대한 정보를 알 수가 없다.

② 공급자에 의한 유인수요가 발생하기 때문에 3자 개입이 필요하다.

③ 세이의 법칙(Say's Law): 공급이 수요를 창출한다.

④ 로머의 법칙(Roemer's Law): 만들어진 병상은 채워지기 마련이다.

(2) 외부 효과(전염병 예방)

① 한 개인의 행동이 제3자에게 미치는 영향(감염병 예방법, 격리 등)을 말한다.

② 질병에 노출될 경우 다른 사람에게 피해를 주는 역외부 효과도 존재하며(공해, 전염병, 간접흡연), 집단면역 등을 통해 사전에 위험집단을 통제함으로써 질병을 예방할 수 있는 순외부 효과도 있다.

(3) 수요의 예측 불가능성 → 의료보험의 근거

① 의료보험 성립 배경(개인은 예측 불가능하나 다수이면 예측 가능)이 된다.

② 질병이 언제 어디서 발생할지 예측할 수 없다. 그리고 일단 수요가 생기면 필수적이고 분할이 불가능하다.

(4) 치료의 불확실성

질병발생 이후 치료절차와 결과의 예측이 명확하지 않다. 치료결과의 불확실성으로 인해 환자들에게는 의료서비스의 질적·양적 향상에 대한 욕구가 존재한다.

(5) 공급 및 수요의 비탄력성

의료서비스의 가격이 변동해도 공급 및 수요의 변화가 크지 않다.

(6) 독점성

면허자만 공급이 가능함으로 인해 발생 공급의 독점성이 발생하기 때문에 국가의 개입이 필요하다.

(7) 공급과 수요의 일치(저장 불가능성)

수요가 필요할 때 즉시 공급이 이루어져야 한다.

(8) 공급과 수요의 시간적 불일치

공급을 위한 시설 및 인력양성에 긴 시간이 소요되기 때문에 수요가 늘어나도 즉시 공급을 늘릴 수 없으며 수요가 줄었을 경우 시설 및 인력을 감소할 수 없다.

(9) 공공재적 성격: 모든 소비자에게 골고루 편익이 돌아가야 하는 재화 및 서비스의 성격을 가지고 있다(비배제성, 비경합성, 무임승차문제).

(10) 우량재(가치재)적 성격

① 민간부문에서의 생산량이 이윤극대화 논리에 따라 사회적인 최적의 수준에 미치지 못하여 정부가 직접 공급에 개입하는 재화이다(교육, 의료, 주택 등).
② 보건의료서비스의 소비를 통해 국민 개인뿐만 아니라 국가 전체에도 장기적 편익을 가져다 준다.

(11) 소비재 요소와 투자재 요소의 혼재

보건의료서비스를 생활필수품으로 인정하고 생활수준을 향상시키는 요소로 간주하여 소비재로 인식한다. 또한 보건의료는 건강한 노동력을 확보하게 되고 노동의 질과 생산력을 증가시키는 투자재로 작용한다.

2 Donabedian의 의료의 질 평가

19 경기의료기술, 20 충북보건연구사, 21 경기보건연구사 · 세종보건연구사 · 대구보건연구사 · 제주보건연구사, 22 광주의료기술, 23 부산보건연구사

구분	내용	특징	
구조 평가	• 의료서비스가 제공되는 시설이나 시술 여건, 환경, 소요되는 자원을 의미하며 인적 · 물리적 · 재정적 자원에 대한 평가이다. • 의료의 질에 대한 간접적 평가 • 의료기관 신임제도, 면허와 자격인증제도	장점	• 상대적으로 변화의 여지가 적어 측정이 용이 • 측정이 용이하며, 안정적
		단점	• 지속적인 평가지표로는 부적당함 • 대형 의료기관의 과대 평가 가능성
과정 평가	• 의료제공자가 실제로 환자를 진료하는 과정과 행위의 적절성을 평가 • 가장 직접적인 의료의 질 평가 • 의료이용도 조사(UR), 의료감사, 임상진료지침 여부, 동료심사(PRO), 보수교육, 전문가표준검토기구(PSRO)	장점	• 의료서비스의 질과 관련성이 높음 • 결과평가보다 비용, 시간이 적게 듦
		단점	• 과학적인 기준설정이 어려움 • 의과대학 부속병원의 질을 과대평가
결과 평가	• 환자에게 실제 제공된 의료서비스로 인해 현재 또는 미래의 건강상태가 어떻게 변화되었는지에 초점을 두는 접근방법 • 결과는 의료행위의 궁극적인 목표가 되며 건강 수준이 향상된 결과는 양질의 의료가 제공되었음을 보증한다는 전제 • 병원사망률, 이환율, 재발률, 기능회복률, 환자만족도	장점	• 의료의 질을 포괄적으로 보여줄 수 있는 지표 • 이상적인 지표
		단점	• 측정의 어려움 • 시간과 비용이 많이 듦

3 의료기관인증제도 17 울산 · 경기의료기술, 19 부산보건연구사, 20 대구보건연구사

(1) 목적

의료의 질과 환자안전 수준을 제고함으로서 국민건강의 유지 · 증진에 기여하기 위함이다.

(2) 인증대상

병원급 이상 의료기관

(3) 인증전담기관: 의료기관평가인증원

(4) 인증기준

① **평가영역**: 4개 영역(기본가치, 환자진료, 조직관리체계, 성과관리체계)

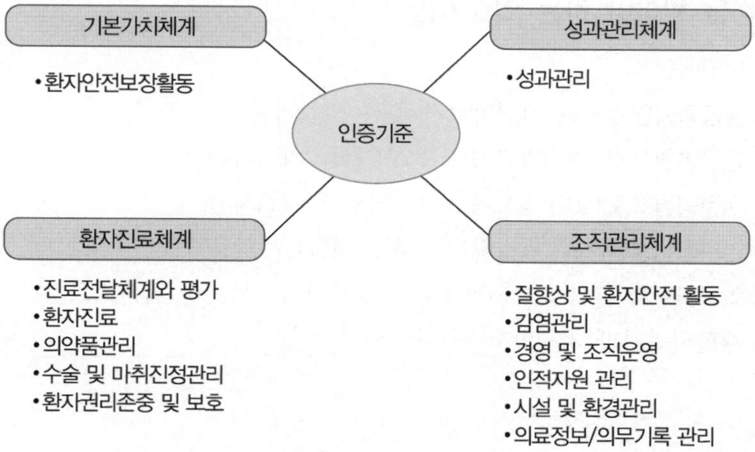

그림 10-1 기준의 틀

② **「의료법」 제58조3**(의료기관 인증기준 및 방법 등)의 **1항의 사항 포함**
- ㉠ 환자의 권리와 안전
- ㉡ 의료기관의 의료서비스 질 향상 활동
- ㉢ 의료서비스의 제공과정 및 성과
- ㉣ 의료기관의 조직인력의 관리 및 운영
- ㉤ 환자의 만족도

(5) 인증등급: 의료기관에 대한 조사 및 평가 결과에 따라 인증, 조건부 인증, 불인증의 3개 등급으로 분류된다.

① **인증**: 해당 의료기관이 모든 의료서비스제공 과정에서 환자의 안전보장과 적정수준의 질을 달성하였음을 의미(인증유효기간: 4년) – 필수항목에서 '하'가 없음.

② **조건부인증**
- ㉠ 질 향상을 위해 노력하였으나 일부 영역에서 인증수준에는 다소 못 미치는 기관으로서, 향후 부분적 노력을 통해 인증을 받을 수 있는 가능성이 있음을 의미(유효기간: 1년)
- ㉡ 필수항목에서 '하'가 없으면서, 조사항목 평균점수가 인증과 불인증에 해당하지 않는 모든 경우

③ **불인증**
- ㉠ 기준 충족률이 60% 미만인('하') 영역이 1개 이상 있는 경우
- ㉡ 필수항목에서 '하' 1개 이상

④ 인증등급에 이의가 있는 의료기관은 이를 통보받은 날로부터 30일 이내에 인증등급 이의신청을 할 수 있다

(6) 인증을 받아야 하는 의료기관

① 요양병원
② 상급종합병원으로 지정받고자 하는 의료기관
③ 전문병원으로 지정받고자 하는 병원급 의료기관
④ 수련병원으로 지정받고자 하는 병원급 의료기관
⑤ 연구중심병원으로 지정받고자 하는 병원급 의료기관
⑥ 외국인환자 유치 의료기관으로 지정받고자 하는 병원급 의료기관
⑦ 재활의료기관 지정받고자 하는 의료기관

제2절 보건행정

1 행정의 관리 과정

① 행정의 4대 요소: 조직, 인사, 예산, 법규
② 기획(Planning) − 조직(Organizing) − 지휘(Directing) − 통제(Controlling)
③ 귤릭(Gülick)의 7가지 관리 기능(POSDCoRB) 20 경기의료기술, 22 대전의료기술
㉠ 기획(Planning): 정해진 목표나 정책의 합리적 운용을 위한 사전준비활동과 집행전략
㉡ 조직(Organizing): 인적 · 물적 자원 및 구조를 편제하는 과정
㉢ 인사(Staffing): 조직 내 인력을 임용 · 배치 · 관리하는 활동
㉣ 지휘(Directing): 목표달성을 위한 지침을 내리는 과정
㉤ 조정(Coordinating): 행동통일을 이룩하도록 집단적 활력을 결집시키는 활동
㉥ 보고(Reporting): 보고하고 보고받는 과정
㉦ 예산(Budgeting): 예산을 편성 · 관리 · 통제하는 제반활동

2 보건행정의 의미

(1) 정의

① 보건행정이란 공중보건의 목적을 달성하기 위하여 국민의 생명 연장, 질병 예방 및 육체적·정신적 효율의 증진을 도모하기 위해 공공의 책임하에 수행하는 행정 활동이다.

② 1974년 보건행정 교육위원회 보고서에 의하면 "보건행정은 보건의료 욕구 및 수요에 의거하여 재원 및 절차를 기획, 조직, 지휘, 통제 및 조정함으로써 소비자, 조직 및 지역사회에 부합하는 서비스를 제공하여 건강한 환경을 조성하는 것"이라고 정의하였다.

(2) 보건행정의 특성

17 서울의료기술·충북의료기술, 19 경기의료기술·충남보건연구사·울산보건연구사, 20 대구보건연구사, 21 전북보건연구사, 22 경기의료기술

① **공공성 및 사회성**: 보건의료서비스는 사회·경제적 특성상 공공재적 성격의 서비스이다. 따라서 정부는 사회구성원인 국민의 건강 향상을 위하여 노력하게 된다.

② **봉사성**: 현대 행정은 국민의 행복과 복지를 위해 직접 개입하여 서비스를 제공하게 된다. 보건행정도 국민의 건강 향상을 위하여 적극적으로 서비스를 제공하는 봉사성을 지닌다.

③ **조장성 및 교육성**: 국민의 건강을 향상시키기 위해 무엇보다도 중요한 것은 건강한 환경 조성 및 건강 행위를 실천하도록 하는 것이다. 이를 위하여 부단히 교육하고, 자발적인 참여를 하도록 분위기를 조장해야 한다. 또한 보건의료요원들에 대한 교육 역시 중요하다.

④ **과학성 및 기술성**: 보건의료서비스의 제공은 보건의료에 대한 지식과 기술을 갖춘 사람이 하게 된다. 따라서 과학적이고 기술행정적인 성격을 지닌다.

3 보건행정의 범위(내용)

세계보건기구 규정	에머슨(Emerson) 규정	미국보건협회(APHA) 규정
① 보건 관련 기록 보존	① 보건통계	① 보건 관련 기록과 분석
② 보건교육	② 보건교육	② 보건교육과 홍보
③ 환경위생	③ 환경위생	③ 감독과 통제
④ 감염병 관리	④ 감염병 관리	④ 직접적 환경서비스
⑤ 모자보건	⑤ 모자보건	⑤ 개인보건서비스 실시
⑥ 의료	⑥ 만성병 관리	⑥ 보건시설의 운영
⑦ 보건간호	⑦ 보건검사실 운영	⑦ 사업과 자원 간의 조정

4 정책

(1) 정책의 이해

① **정책의 특성**: 정부 주체, 목표지향성, 미래지향성, 인본주의적 가치와 행동 추구, 정치적 성격, 문제해결 지향, 합리성 강조

② **정책의 구성 3요소**: 정책목표, 정책수단, 정책대상집단

③ **정책과정의 참여자** 16 충북보건연구사, 23 부산의료기술

㉠ 공식적 참여자: 국회, 대통령과 대통령실 보좌진, 행정기관과 관료, 사법부, 지방정부 등

㉡ 비공식적 참여자: 정당, 이익집단, 시민단체, 언론매체, 정책전문가, 일반시민과 여론 등

④ **정책의 유형**: 분배정책, 규제정책, 재분배정책, 구성정책, 추출정책, 상징정책

(2) 정책 과정 16 충북의료기술, 19 강원보건연구사 · 대구보건연구사, 20 경북

① **정책의제 설정**: 사회문제 → 사회적 이슈 → 공중의제 → 공식의제

② **정책 결정**: 공적 문제해결을 위해 미래의 합리적 정책대안을 탐색하고 평가 · 선택하는 일련의 동태적 · 역동적 과정이다.

㉠ 정책문제의 인지 → 목표의 설정 → 정보의 수집 및 분석 → 대안의 작성 및 평가 → 대안의 선택

㉡ 정책결정의 제약요인: 정경유착, 미래예측의 불확실성, 자료와 정보의 불완전성, 점증주의적 결정(선례답습주의, Sunk Cost 발생, 그레샴의 법칙), 의사결정자의 독단적 · 주관적인 가치관의 작용

③ **정책 집행**: 정책집행자나 정책대상자의 순응 혹은 불응 발생

④ **정책평가의 기준**

㉠ 효과성: 의도한 정책목표가 충실히 달성되었는지 여부(비용은 고려하지 않음)

㉡ 능률성: 적은 비용으로 산출의 극대화를 달성했는지의 여부

㉢ 대응성: 정책이 특정집단의 요구나 선호 · 가치를 만족시키는 정도

㉣ 형평성: 비용과 편익이 상이한 집단 간에 공정하게 배분되고 있는가에 대한 기준. 정치적 합리성을 측정하는 중요한 기준

㉤ 적합성: 정책문제해결을 위하여 사용된 수단이나 방법들이 바람직한 수준에서 이루어졌는가를 평가하는 기준

㉥ 국민의 만족도: 정책에 대한 국민 혹은 주민(선거구민)의 지지를 얻는 것

(3) 정책결정기법 20 대전보건연구사, 22 충북보건연구사

① **합리모형**: 의사결정자의 완전한 합리성을 가정하고, 목표나 가치가 명확하게 고정되어 있다는 가정하에 목표달성의 극대화를 위해 최선의 대안 선택을 추구하는 결정모형. 경제적 합리성 강조

② **만족모형**: 인간이 완전한 합리성이 아닌 제한된 합리성을 가진 존재라는 것에 기초하여 현실적으로 만족할 만한 수준에서 결정된다는 이론

③ **점증모형**: 기존의 정책이나 결정을 일단 긍정적으로 검토하고, 그것보다 약간 향상된 대안(현존정책$\pm\alpha$)에 대해서만 부분적·순차적으로 탐색하여 의사결정하는 모형

④ **혼합모형**: 근본적인 결정과 세부적인 결정으로 나누어 '근본적 결정(숲을 보는 결정)'의 경우 합리모형을, '세부결정(나무를 보는 결정)'의 경우 점증모형을 선별적으로 적용하는 모형

⑤ **최적모형**: 경제적 합리성과 직관력·판단력·창의력과 같은 요인을 중심으로 한 초합리성을 고려한 규범적 정책결정모형으로 기존의 합리모형이 계량적 요인만을 대상으로 하여 질적 측면을 간과하고 있음을 비판하고, 점증모형의 타성적·선례답습적 행태를 비판하면서, 의사결정의 '최적화'를 실현하기 위한 규범적 모형을 제시한 모형

5 기획

(1) 기획의 의미

① 조직의 목표설정뿐만 아니라 이를 효과적으로 달성하기 위한 수단으로서의 행동 과정을 포함한다.

② 기획은 여러 대안적 행위 중에서 하나의 대안을 선택하는 행위이므로 의사결정과 밀접한 관련을 갖는다.

(2) 기획의 순서

문제 인지 → 목표 설정 → 상황 분석 → 대안 작성 및 선택 → 수행 → 평가

(3) 기획 수립의 원칙 18 충남의료기술, 20 경북보건연구사, 21 대전보건연구사

① **목적성의 원칙**: 비능률과 낭비를 피하고 그 효과성을 높이기 위하여 명확하고 구체적인 목적이 제시되어야 한다.

② **단순성의 원칙**: 기획은 간결해야 하므로 난해하거나 전문적인 용어는 피해야 한다.

③ **표준화의 원칙**: 기획의 대상이 되는 예산, 서비스, 사업방법 등의 표준화를 통하여 용이하게 기획을 수립해야 한다.

④ **신축성의 원칙**: 유동적인 행정상황에 신속히 대응할 수 있어야 한다.
⑤ **안정성의 원칙**: 불필요한 수정 · 변경을 피하고 일관성과 안정감이 있어야 한다.
⑥ **경제성의 원칙**: 물적 · 인적 자원과 시간을 절약해야 한다.
⑦ **장래예측성의 원칙**: 미래를 가능한 한 정확히 예측할 수 있어야 한다.
⑧ **계속성의 원칙**(계층성의 원칙): 조직의 계층에 따라 연결되고 계속되어야 한다. 즉 상위 · 중위 · 하위기획은 연결되어야 한다.

(4) 기획의 필요성 17 경기의료기술, 22 경기의료기술

① 각종 요구와 희소자원의 효과적인 배분
② 이해대립의 조정 및 결정
③ 새로운 지식과 기술개발
④ 합리적 의사결정

(5) 계획 기법

① **계획예산제도**(PPBS, Planning Programming Budgeting System)
17 충남 · 세종, 18 경북 · 경북의료기술, 20 부산보건연구사

㉠ 미국 국방성에서 처음 개발하여 시행한 방법
㉡ 장기적인 계획 수립과 단기적인 예산 편성을 연관시킴으로써 자원 배분에 대한 의사결정을 합리적으로 일관성 있게 하려는 제도

② **사업 평가 및 검열 기술**(PERT, Performance Evaluation Review Technique)
㉠ 불확실한 상태하에서 기획과 통제를 하는 데 사용되는 작업망 체계 모형
㉡ 프로젝트의 주요 활동을 확인하고 그 활동들을 진행도표로 순서대로 나열하고 각 활동의 소요 시간을 정함
㉢ 대규모의 복잡한 일과성 프로젝트에 사용

③ **델파이기법**(Delphi Technique) 20 경남 · 광주 · 세종보건연구사 · 광주보건연구사, 21 경남
㉠ 관련분야의 전문지식을 가진 전문가들에게 토론 없이 서면으로, 완전한 익명으로 자문을 의뢰하고, 이를 반복 · 종합하여 예측결과를 도출하는 기법이다. 전문가의 직관에 의존하는 주관적 · 질적 미래예측기법이다.
㉡ 권위자의 영향력을 배제하거나, 다수의견에 따르는 것을 피하기 위해 비공개로 이루어진다.
㉢ 최종의사결정이 이루어질 때까지 많은 시간이 소비되기 때문에 빠른 의사결정에는 적용의 한계가 있다.

④ **비용-편익 분석**(CBA, Cost-Benefit Analysis)

19 대전보건연구사, 20 경기의료기술, 21 울산의료기술, 24 경기의료기술

㉠ 서로 대안이 될 수 있는 여러 계획 중에서 가장 타당성이 있는 방법을 판단하는 데 이용하는 방법

㉡ 기대이익을 화폐액으로 표시

⑤ **비용-효과 분석**(CEA, Cost-Effect Analysis) 20 경기보건연구사, 21 경기보건연구사

㉠ 주어진 목적 달성을 위한 여러 가지 서로 다른 방법을 비교하여 그중 효과가 가장 큰 방법을 찾아냄

㉡ 기대이익이 화폐로 표시되지 않음

⑥ **비용-효용 분석**(CUA, Cost-Utility Analysis) 19 강원보건연구사, 20 경북, 21 대전보건연구사

㉠ 보건의료프로그램의 비용과 효용을 비교하는 분석방법으로 효용은 건강일수 혹은 질보정수명(QALY)으로 측정한다.

㉡ 종류 및 양이 사업대안 간에 동일할 필요가 없다.

6 조직

조직이란 인간의 집합체로서 공동의 목표를 추구하기 위하여 의식적으로 구성한 사회적 단위이다.

(1) 조직의 유형

① **계선 조직**(Line Organization)

㉠ 목표 달성에 직접 기여하기 위하여 상하 명령 복종의 수직적인 계층 구조를 가진 조직

㉡ 권한과 책임을 등급화시킨 피라미드 형태를 띰

㉢ 국민과 직접 접촉하고 봉사함

② **막료 조직**(참모 조직, Staff Organization) 21 복지부

㉠ 계선 조직이 목표 달성을 원활하게 할 수 있도록 지원하는 조직으로 부차적 · 측면적 조직

㉡ 자문 · 권고 · 협의 조정, 정보의 수집 · 분석, 기획 · 통제, 연구 등의 기능 수행

㉢ 직접적인 명령 · 집행 · 결정권을 가지고 있지 않음

㉣ 국민과 직접 접촉하거나 봉사하지 않음

③ **복합구조**[매트릭스(Matrix) 조직, 행렬조직] 18 울산보건연구사, 22 강원보건연구사

㉠ 조직의 기능에 따라 수직선으로 편성된 기능조직(전통적인 조직)에 수평적 · 측면적인 프로젝트 조직의 모형을 부가시켜 조직의 효율성과 유연성을 동시에 높이고자 운영하는 조직모형

㉡ 명령통일 일원화의 원칙에 위배: 한 사람의 부하가 두 명의 상위자로부터 명령을 수령함 → 구성원들의 역할과 관련된 갈등 발생

㉢ 계선조직보다 계층 수가 적고 의사결정이 분권화되어, 공식적 절차와 규칙에 얽매이지 않음

④ **프로젝트 조직**(project organization) 20 울산보건연구사, 21 전북보건연구사

㉠ 관련부서 직원들이 어떤 목적달성을 위해 파견되어 구성되는 임시조직으로 프로젝트 팀(project team), 태스크포스(TF, task force)로 불림

㉡ 프로젝트 조직은 해산을 전제로 하여 임시로 편성된 일시적 조직이며, 신규 · 혁신적 · 비일상적인 과제의 해결을 위하여 형성되는 동태적 조직

㉢ 당초 계획한 사업목적이 이루어지면 그 구성원들이 다시 본래 소속되어 있던 부서로 돌아가게 됨

(2) 조직의 원리 17 경기 · 울산의료기술, 19 강원보건연구사, 20 경기의료기술, 23 보건직 · 대전의료기술

① **계층제의 원리**: 권한과 책임의 정도에 따라 직무를 등급화함으로써 상하계층 간의 직무상의 지휘, 복종관계가 이루어지도록 하는 것으로 역할의 수직적 분담 체계이다.

② **통솔 범위의 원리**: 한 사람의 관리자가 효과적으로 직접 감독 · 관리할 수 있는 하급자의 수를 적절하게 정하는 원리이다.

③ **명령 통일의 원리**: 한 사람의 하위자는 오직 한 사람의 상관에 의해서만 지시나 명령을 받아야 한다는 원칙으로 명령일원화의 원칙이라 한다.

④ **분업의 원리**(전문화의 원리): 특정인이 담당하는 업무를 전문화하여 분업화시킴으로써 업무의 전문성과 정확 · 신속성을 기할 수 있다는 원칙이다.

⑤ **조정의 원리**(통합의 원리): 업무 수행에서의 중복성과 낭비를 배제하고 혼선을 방지하여 공동목표를 달성할 수 있도록 특정인에게 업무를 조정하는 역할을 부여하여야 한다는 원칙이다. 효과적인 조정을 하기 위해서는 의사소통이 촉진되어야 한다.

(3) 조직혁신 기법: SWOT분석(SWOT Analysis)

16 서울, 19 경기보건연구사, 20 서울 · 경북의료기술 · 대구보건연구사, 22 전북의료기술 · 광주의료기술

① 조직의 환경분석을 통해 강점과 약점, 기회와 위협 요인을 규정하고 이를 토대로 마케팅 전략을 수립하는 기법이다.

② 어떤 조직의 내부환경을 분석하여 강점과 약점을 발견하고, 외부환경을 분석하여 기회와 위협을 찾아내어 이를 토대로 강점은 살리고 약점은 죽이고, 기회는 활용하고 위협은 억제하는 마케팅을 수립하는 전략이다.

③ SWOT 분석을 통한 전략의 도출

	강점(내부, 긍정적)	약점(내부, 부정적)
기회(외부, 긍정적)	강점-기회전략(SO) Maxi-Maxi • 조직의 어떤 강점이 기회를 극대화하기 위해 사용될 수 있는가? • 공격적 전략: 사업구조, 영역, 시장의 확대	약점-기회 전략(WO) Mini-Maxi • 조직의 약점을 최소화하기 위해 확인된 기회를 활용하여 어떤 행동을 취할 수 있는가? • 국면전환 전략: 구조조정, 혁신운동
위협(외부, 부정적)	강점-위협 전략(ST) Maxi-Mini • 확인된 위협을 최소화하기 위해 조직의 강점을 어떻게 사용할 것인가? • 다각화 전략: 새로운 사업 진출, 새로운 시장, 새로운 기술, 새로운 고객	약점-위협 전략(WT) Mini-Mini • 위협을 회피하기 위해 조직의 약점을 어떻게 최소화할 것인가? • 방어적 전략: 사업의 축소나 폐기

④ 보건의료분야 SWOT의 예

강점(Strength)	약점(Weakness)
• 첨단의료시설 • 병원의 명성 • 최고의 의료진 • 지리적 접근의 용이성 • 외부 전문인력의 높은 활용도	• 조직구성원의 다양한 직종 및 직렬 간 갈등 • 직원들의 높은 이직률 • 경영진에 대한 불만 • 복리, 후생, 임금상승으로 수익률 악화 • 직원들의 불친절
기회(Opportunities)	**위협(Threat)**
• 국민소득의 증가 • 평균수명의 증가 • 의료수요의 증가 • 경기회복에 따른 소비심리 회복 • 민간건강보험의 도입 • 대단위 주거단지의 조성	• 국민의식수준 향상에 따른 불만 • 경기침체 • 낮은 보험수가 • 의료시장 개방 • 정부의 통제 및 규제 • 병원 노사분규 확산

제3절 보건행정 조직 18 서울

1 중앙 보건행정 조직

(1) 보건복지부 16 경기의료기술, 17 전북, 20 서울보건연구사

① 4실 5국
 ㉠ 4실: 기획조정실, 보건의료정책실, 사회복지정책실, 인구정책실
 ㉡ 5국: 건강보험정책국, 건강정책국, 보건산업정책국, 장애인정책국, 사회보장위원회사무국

② 보건의료정책실: 보건 정책에 관한 종합계획의 수립 및 조정 등 그 밖에 관련 업무 수행
 ㉠ 보건의료정책과: 보건행정, 보건정책 담당
 ㉡ 의료자원정책과: 의료인력, 의료시설 담당

③ 건강정책국: 보건소 업무 담당 → 기술 지원 및 사업 감독

④ 사회복지정책실: 기초생활보장, 의료급여 담당

⑤ 보건복지부 소관 기금: 국민연금기금, 국민건강증진기금, 응급의료기금

⑥ 보건복지부 소속 · 산하기관 17 충북, 19 경남, 22 울산의료기술

소속기관	• 국립정신건강센터, 국립나주병원, 국립부곡병원, 국립춘천병원, 국립공주병원, 국립소록도병원, 국립재활원 • 국립장기조직혈액관리원, 오송생명과학단지지원센터, 국립망향의동산관리원, 건강보험분쟁조정위원회사무국, 첨단재생의료 및 첨단바이오의약품심의위원회
산하 공공기관	국민건강보험공단, 국민연금공단, 건강보험심사평가원, 한국보건산업진흥원, 한국노인인력개발원, 한국사회보장정보원, 한국보건복지인재원, 국립암센터, 대한적십자사, 한국보건의료인국가시험원, 한국장애인개발원, 한국국제보건의료재단, 한국사회복지협의회, 국립중앙의료원, 한국보육진흥원, 한국건강증진개발원, 한국의료분쟁조정중재원, 한국보건의료연구원, 오송첨단의료산업진흥재단, 대구경북첨단의료산업진흥재단, 한국장기조직기증원, 한국한의약진흥원, 의료기관평가인증원, 국가생명윤리정책원, 한국공공조직은행, 아동권리보장원, 한국자활복지개발원, (재)한국보건의료정보원

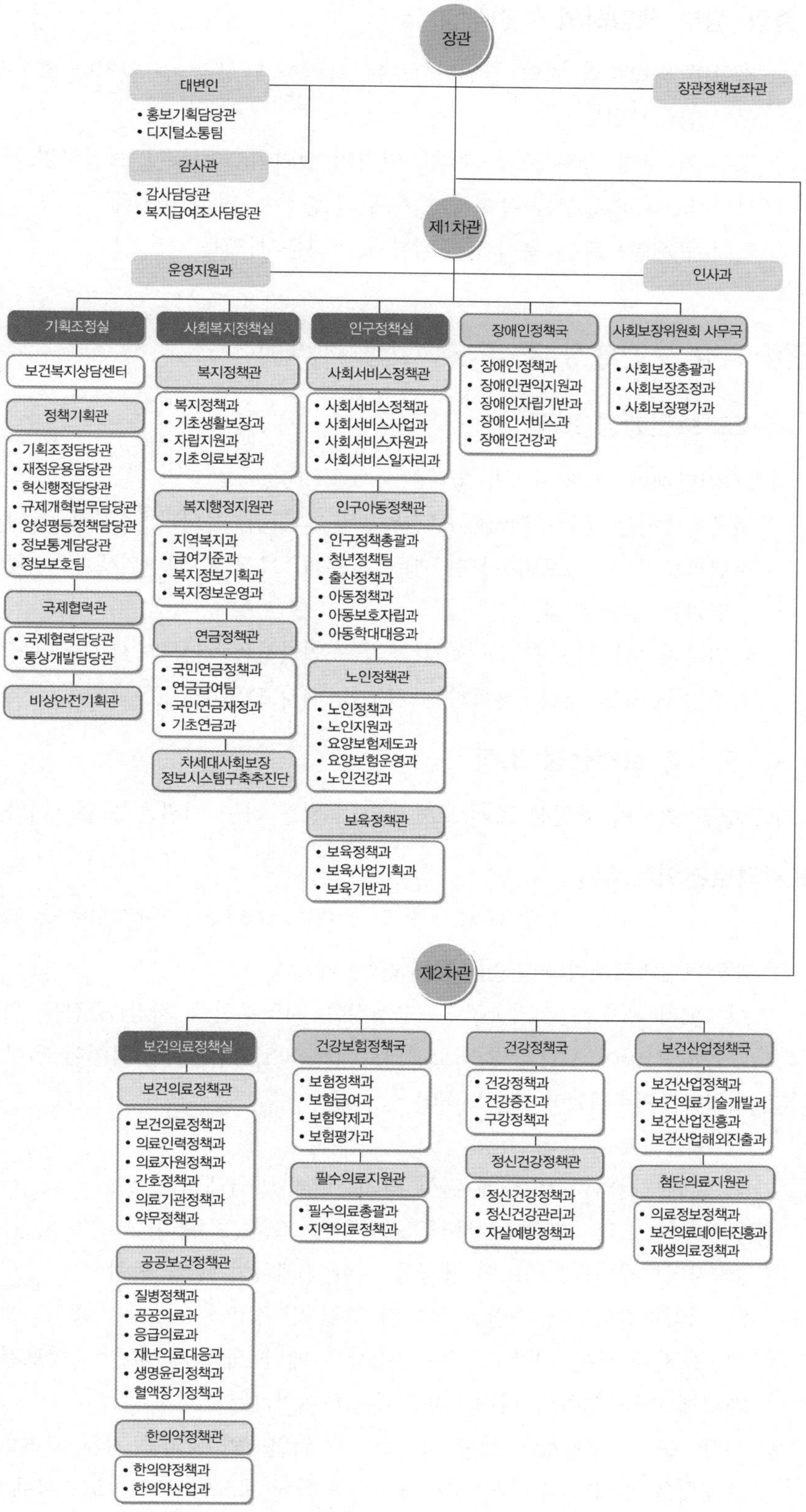

그림 10-2 보건복지부 조직도(2024년 5월 1일)

(2) 중앙 정부 책임하의 보건사업

① 전염병 관리처럼 지역 단위만으로는 목적을 달성할 수 없거나 효율성이 떨어지는 사업들
② 정부 각 부처 간의 조직 · 기술 · 인력의 협력이 요구되는 보건사업들
③ 보건사업의 일관성을 유지하며, 업무의 중복을 피하기 위해
④ 법적 규제만으로는 목적을 달성하기 어려운 사업들

2 지방 보건행정 조직 18 서울, 21 서울, 22 서울보건연구사

(1) 시 · 도 보건행정 조직

지방자치단체에 따라 차이가 있다.

① 서울특별시는 보건사회국에 보건위생과, 의약과, 사회과, 복지과, 부녀 · 청소년과를 두고 있으며 광역시에는 사회과, 보건과, 환경위생과, 부녀 · 청소년과를 두고 있다.
② 보건복지부와 시 · 군 · 구 보건 조직을 연결하는 기능과 시 · 군 · 구의 보건행정 조직을 지휘 · 감독하는 기능을 가지고 있다.

(2) 시 · 군 · 구 보건행정 조직

보건행정 조직의 최일선 조직으로 사업 수행을 하는 기관은 보건소이다.

(3) 지역보건의료계획

15 경기의료기술, 17 광주 · 경북의료기술, 19 경기 · 부산보건연구사, 20 경기의료기술, 23 보건직

① 지역보건의료계획의 수립(「지역보건법」 제7조)
시 · 도지사 또는 시장 · 군수 · 구청장은 지역주민의 건강 증진을 위하여 다음의 사항이 포함된 지역보건의료계획을 4년마다 수립하여야 한다.
② 지역보건의료계획에 포함되어야 할 사항
㉠ 보건의료 수요의 측정
㉡ 지역보건의료서비스에 관한 장기 · 단기 공급대책
㉢ 인력 · 조직 · 재정 등 보건의료자원의 조달 및 관리
㉣ 지역보건의료서비스의 제공을 위한 전달체계 구성 방안
㉤ 지역보건의료에 관련된 통계의 수집 및 정리
③ 시 · 도지사 또는 시장 · 군수 · 구청장은 매년 제1항에 따른 지역보건의료계획에 따라 연차별 시행계획을 수립하여야 한다.
④ 시장 · 군수 · 구청장은 해당 시 · 군 · 구 위원회의 심의를 거쳐 지역보건의료계획을 수립한 후 해당 시 · 군 · 구의회에 보고하고 시 · 도지사에게 제출하여야 한다.

⑤ 특별자치시장 · 특별자치도지사 및 제3항에 따라 관할 시 · 군 · 구의 지역보건의료계획을 받은 시 · 도지사는 해당 위원회의 심의를 거쳐 시 · 도의 지역보건의료계획을 수립한 후 해당 시 · 도의회에 보고하고 보건복지부장관에게 제출하여야 한다.

표 10-1 지역보건의료계획의 세부내용(법 시행령 4조)

시 · 군 · 구	세부내용	시 · 도
시장 · 군수 · 구청장은 지역보건의료계획에 다음 각 호의 내용을 포함시켜야 한다.	① 지역보건의료계획의 달성 목표 ② 지역현황과 전망 ③ 지역보건의료기관과 보건의료 관련기관 · 단체 간의 기능 분담 및 발전 방향 ④ 법 제11조에 따른 보건소의 기능 및 업무의 추진계획과 추진현황 ⑤ 지역보건의료기관의 인력 · 시설 등 자원 확충 및 정비 계획 ⑥ 취약계층의 건강관리 및 지역주민의 건강 상태 격차 해소를 위한 추진계획 ⑦ 지역보건의료와 사회복지사업 사이의 연계성 확보 계획	시 · 도지사 및 특별자치시장 · 특별자치도지사는 지역보건의료계획에 다음 각 호의 내용을 포함시켜야 한다.
	⑧ 의료기관의 병상(病床)의 수요 · 공급 ⑨ 정신질환 등의 치료를 위한 전문치료시설의 수요 · 공급 ⑩ 특별자치시 · 특별자치도 · 시 · 군 · 구(구는 자치구를 말하며, 이하 "시 · 군 · 구"라 한다) 지역보건의료기관의 설치 · 운영 지원 ⑪ 시 · 군 · 구 지역보건의료기관 인력의 교육훈련 ⑫ 지역보건의료기관과 보건의료 관련기관 · 단체 간의 협력 · 연계 ⑬ 그 밖에 시 · 도지사 및 특별자치시장 · 특별자치도지사가 지역보건의료계획을 수립함에 있어서 필요하다고 인정하는 사항	

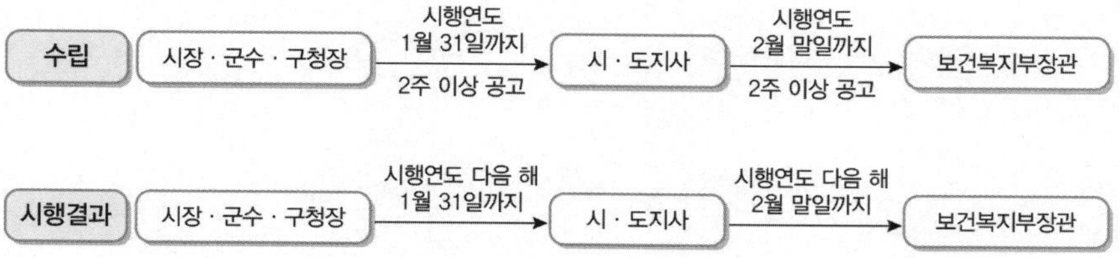

그림 10-3 지역보건의료계획 및 연차별 시행계획의 수립 · 시행결과 제출시기

(4) 지역사회건강실태조사(「지역보건법」 제4조 및 법 시행령 제2조)

19 광주보건연구사, 23 전북경력경쟁

① 질병관리청장과 특별자치시장·특별자치도지사·시장·군수·구청장은 지역주민의 건강 상태 및 건강 문제의 원인 등을 파악하기 위하여 매년 지역사회 건강실태조사를 실시하여야 한다.

② 질병관리청장은 ①에 따라 지역사회 건강실태조사를 실시할 때에는 미리 보건복지부장관과 협의하여야 한다.

③ ①에 따른 지역사회 건강실태조사의 방법, 내용 등에 관하여 필요한 사항은 대통령령으로 정한다.

④ 질병관리청장은 보건복지부장관과 협의하여 「지역보건법」 ①(제4조제1항)에 따른 지역사회 건강실태조사를 매년 지방자치단체의 장에게 협조를 요청하여 실시한다.

⑤ ④에 따라 협조 요청을 받은 지방자치단체의 장은 매년 보건소(보건의료원을 포함)를 통하여 지역 주민을 대상으로 지역사회 건강실태조사를 실시하여야 한다. 이 경우 지방자치단체의 장은 지역사회 건강실태조사의 결과를 질병관리청장에게 통보하여야 한다.

⑥ 지역사회 건강실태조사는 표본조사를 원칙으로 하되, 필요한 경우에는 전수조사를 할 수 있다.

⑦ 지역사회 건강실태조사의 내용에는 다음 각 호의 사항이 포함되어야 한다.

㉠ 흡연, 음주 등 건강 관련 생활습관에 관한 사항

㉡ 건강검진 및 예방접종 등 질병 예방에 관한 사항

㉢ 질병 및 보건의료서비스 이용 실태에 관한 사항

㉣ 사고 및 중독에 관한 사항

㉤ 활동의 제한 및 삶의 질에 관한 사항

㉥ 그 밖에 지역사회 건강실태조사에 포함되어야 한다고 질병관리청장이 정하는 사항

3 지역보건의료기관의 설치 17 경기, 21 서울 · 인천의료기술 · 경기경력경쟁, 23 보건직

(1) 보건소의 설치(「지역보건법」 제10조) 20 서울보건연구사

① 지역주민의 건강을 증진하고 질병을 예방 · 관리하기 위하여 시 · 군 · 구에 1개소의 보건소(보건의료원을 포함한다. 이하 같다)를 설치한다. 다만, 시 · 군 · 구의 인구가 30만 명을 초과하는 등 지역주민의 보건의료를 위하여 특별히 필요하다고 인정되는 경우에는 대통령령으로 정하는 기준에 따라 해당 지방자치단체의 조례로 보건소를 추가로 설치할 수 있다.

② 동일한 시 · 군 · 구에 2개 이상의 보건소가 설치되어 있는 경우 해당 지방자치단체의 조례로 정하는 바에 따라 업무를 총괄하는 보건소를 지정하여 운영할 수 있다.

> **보건소의 추가 설치(법 시행령 제8조)**
>
> ① 법 제10조제1항 단서에 따라 보건소를 추가로 설치할 수 있는 경우는 다음 각 호의 어느 하나에 해당하는 경우로 한다.
> 1. 해당 시 · 군 · 구의 인구가 30만 명을 초과하는 경우
> 2. 해당 시 · 군 · 구의 「보건의료기본법」에 따른 보건의료기관 현황 등 보건의료 여건과 아동 · 여성 · 노인 · 장애인 등 보건의료 취약계층의 보건의료 수요 등을 고려하여 보건소를 추가로 설치할 필요가 있다고 인정되는 경우
>
> ② 법 제10조제1항 단서 및 이 조 제1항에 따라 보건소를 추가로 설치하려는 경우에는 「지방자치법 시행령」 제73조에 따른다. 이 경우 해당 지방자치단체의 장은 보건복지부장관과 미리 협의해야 한다.

(2) 보건의료원(「지역보건법」 제12조)

보건소 중 「의료법」에 따른 병원의 요건을 갖춘 보건소는 보건의료원이라는 명칭을 사용할 수 있다.

(3) 보건지소의 설치(「지역보건법」 제13조) 21 강원 · 대전보건연구사

지방자치단체는 보건소의 업무수행을 위하여 필요하다고 인정하는 경우에는 대통령령으로 정하는 기준에 따라 해당 지방자치단체의 조례로 보건소의 지소를 설치할 수 있다.

> **보건지소의 설치(법 시행령 제10조)**
>
> 보건지소는 읍 · 면(보건소가 설치된 읍 · 면은 제외한다)마다 1개씩 설치할 수 있다. 다만, 지역주민의 보건의료를 위하여 특별히 필요하다고 인정되는 경우에는 필요한 지역에 보건지소를 설치 · 운영하거나 여러 개의 보건지소를 통합하여 설치 · 운영할 수 있다.

(4) 건강생활지원센터의 설치(「지역보건법」 제14조)

17 경북의료기술, 23 부산보건연구사 · 인천보건연구사

보건소의 업무 중에서 특별히 지역주민의 만성질환 예방 및 건강한 생활습관 형성을 지원하는 건강생활지원센터를 대통령령으로 정하는 기준에 따라 해당 지방자치단체의 조례로 설치할 수 있다.

> **건강생활지원센터의 설치(법 시행령 제11조)**
> 건강생활지원센터는 읍 · 면 · 동(보건소가 설치된 읍 · 면 · 동은 제외한다)마다 1개씩 설치할 수 있다.

(5) 보건진료소의 설치 · 운영(「농어촌 등 보건의료를 위한 특별조치법」 제15조)

20 인천보건연구사

① 시장 · 군수는 의료취약지역의 주민에 대한 보건의료를 행하게 하기 위하여 보건진료소를 설치 · 운영한다. 다만, 시 · 구의 관할구역안의 도서지역에는 당해 시장 · 구청장이 보건진료소를 설치 · 운영할 수 있으며, 군지역안에 있는 보건진료소의 행정구역이 행정구역의 변경등에 의하여 시 또는 구지역으로 편입된 때에는 보건복지부장관이 정하는 바에 의하여 당해 시장 또는 구청장이 보건진료소를 계속 운영할 수 있다.
② 보건진료소에 보건진료원과 필요한 직원을 둔다.
③ 보건진료소의 설치기준은 보건복지부령으로 정한다.

> **보건진료소의 설치(법 시행규칙 제17조)**
> ① 법 제15조에 따른 보건진료소는 의료 취약지역을 인구 5천명 미만을 기준으로 구분한 하나 또는 여러 개의 리 · 동을 관할구역으로 하여 주민이 편리하게 이용할 수 있는 장소에 설치한다.
> ② 보건진료소의 시설 및 의료장비기준은 별표와 같다.
> ③ 군수는 보건진료소를 설치한 때에는 지체 없이 별지 제15호 서식에 따라 관할 시 · 도지사를 거쳐 보건복지부장관에게 보고하여야 한다.

4 보건소

(1) 보건소의 역사 20 경북보건연구사, 23 충남의료기술

① 보건소의 효시

1859년 영국 리버풀 시에서 윌리엄 래스본(William Rathbone)이 보건간호사업과 가정방문사업을 위해 18개로 각 구를 나누어 방문간호사를 배치하고 모자보건상담과 보건지도를 시작하였다.

② 우리나라 보건소

㉠ 최초의 보건소 조직은 1946년 10월에 서울 및 각 도의 대도시에 모범 보건소가 설립된 것이다.

㉡ 1956년 12월 13일 처음으로 「보건소법」이 제정되어 도지사 또는 서울 시장이 보건소를 설치할 수 있도록 하였으나. 명실상부한 보건소 조직이 이루어지지 못하고 폐지되었다.

㉢ 실질적인 의미의 보건소 설치는 1962년 9월 24일에 구「보건소법」을 전면 개정하여 현재에 볼 수 있는 시·군에 보건소를 두도록 하였다.

㉣ 1995년 12월 29일 「지역보건법」으로 전면 개정되었다

(2) 조직 구성

보건소는 행정안전부 소속이며 보건복지부는 보건소에 대해 사업감독 및 기술지원의 권한을 갖는다.

(3) 보건소의 기능 및 업무(「지역보건법」 제11조)

16 서울·충북보건연구사, 17 경북의료기술·충남·서울, 19 서울·경기의료기술·경남보건연구사, 20 경기·충남·경북의료기술, 21 부산·경북의료기술, 22 경북의료기술·전북의료기술·광주의료기술·전남경력경쟁·경기의료기술, 23 전북경력경쟁

① 보건소는 해당 지방자치단체의 관할 구역에서 다음의 기능 및 업무를 수행한다.

> 1. 건강 친화적인 지역사회 여건의 조성
> 2. 지역보건의료정책의 기획, 조사·연구 및 평가
>   가. 지역보건의료계획 등 보건의료 및 건강증진에 관한 중장기 계획 및 실행계획의 수립·시행 및 평가에 관한 사항
>   나. 지역사회 건강실태조사 등 보건의료 및 건강증진에 관한 조사·연구에 관한 사항
>   다 보건에 관한 실험 또는 검사에 관한 사항
> 3. 보건의료인 및 「보건의료기본법」 제3조 제4호에 따른 보건의료기관 등에 대한 지도·관리·육성과 국민보건 향상을 위한 지도·관리
>   가. 의료인 및 의료기관에 대한 지도 등에 관한 사항
>   나. 의료기사·보건의료정보관리사 및 안경사에 대한 지도 등에 관한 사항
>   다. 응급의료에 관한 사항

라. 「농어촌 등 보건의료를 위한 특별조치법」에 따른 공중보건의사, 보건진료 전담공무원 및 보건진료소에 대한 지도 등에 관한 사항
마. 약사에 관한 사항과 마약 · 향정신성의약품의 관리에 관한 사항
바. 공중위생 및 식품위생에 관한 사항
4. 보건의료 관련기관 · 단체, 학교, 직장 등과의 협력체계 구축
5. 지역주민의 건강증진 및 질병예방 · 관리를 위한 지역보건의료서비스의 제공
가. 국민건강증진 · 구강건강 · 영양관리사업 및 보건교육
나. 감염병의 예방 및 관리
다. 모성과 영유아의 건강유지 · 증진
라. 여성 · 노인 · 장애인 등 보건의료 취약계층의 건강유지 · 증진
마. 정신건강증진 및 생명존중에 관한 사항
바. 지역주민에 대한 진료, 건강검진 및 만성 질환 등의 질병관리에 관한 사항
사. 가정 및 사회복지시설 등을 방문하여 행하는 보건의료 및 건강관리사업
아. 난임의 예방 및 관리

② 보건복지부장관이 지정하여 고시하는 의료취약지의 보건소는 제1항제5호 아목 중 대통령령으로 정하는 업무를 수행할 수 있다. "대통령령으로 정하는 업무"란 난임시술 주사제 투약에 관한 지원 및 정보 제공을 말한다.

OX QUIZ

Check

01 보건의료서비스의 사회경제적 특징 중 수요의 예측불가능성은 의료보험 성립의 근거가 된다. O X

02 도나베디안(Donabedian)의 의료의 질 평가에서 의료감사, 동료심사 등은 구조평가에 해당한다. O X

03 계획예산제도는 장기적인 예산과 단기적인 계획을 연관시킴으로써 자원배분에 대한 의사결정의 합리성을 추구하는 제도이다. O X

04 비용-편익 분석은 서로 다른 대안이 될 수 있는 여러 계획 중 타당성 있는 방법을 판단하는 기법으로, 비용과 편익이 모두 화폐가치로 표시된다. O X

05 조정의 원리는 상하 계층 간 직무상의 지휘, 복종관계가 이루어지도록 하는 것이다. O X

06 보건소는 행정안전부 소속이며 보건복지부는 보건소에 대해 사업감독 및 기술지원의 권한을 갖는다. O X

07 보건복지부 조직은 4실 5국의 직제로, 4실에는 기획조정실, 보건의료정책실, 사회복지정책실, 인구정책실이 있다. O X

OX Answer

01 O　02 X [구조평가 → 과정평가]　03 X [계획예산제도는 장기적인 계획과 단기적인 예산을 연관시킨다.]
04 O　05 X [조정의 원리 → 계층제의 원리]　06 O　07 O

Chapter 02 사회보장

관계법규

- 사회보장기본법(1995)
- 국민건강보험법(1999, 의료보험법 1963 제정)
- 의료급여법(2001, 의료보호법 1977 제정)
- 노인장기요양보험법(2007)

학습 길라잡이

- 사회보장제도의 기능
- 사회보장제도의 종류
- 의료보장제도의 유형
- 국민건강보험제도의 특성 및 급여 종류

제1절 사회보장의 이해

1 사회보장의 정의

(1) 세계노동기구(ILO)

사람들이 살아가다가 직면하는 여러 가지 위험요인들, 즉 질병, 노령, 실업, 장애, 사망, 출산, 빈곤 등으로 인해 소득이 일시적으로 중단되거나, 소득이 장기적(영원히)으로 없어지거나 지출이 크게 증가하여 사람들이 이전의 생활을 하지 못할 경우 이전의 사회생활을 할 수 있도록 하는 국가의 모든 프로그램이다.

(2) 우리나라의 사회보장(「사회보장기본법」 제3조) 21 강원보건연구사

① "사회보장"이란 출산, 양육, 실업, 노령, 장애, 질병, 빈곤 및 사망 등의 사회적 위험으로부터 모든 국민을 보호하고 국민 삶의 질을 향상시키는 데 필요한 소득·서비스를 보장하는 사회보험, 공공부조, 사회서비스를 말한다.

② "사회보험"이란 국민에게 발생하는 사회적 위험을 보험의 방식으로 대처함으로써 국민의 건강과 소득을 보장하는 제도를 말한다.

③ "공공부조"(公共扶助)란 국가와 지방자치단체의 책임하에 생활 유지 능력이 없거나 생활이 어려운 국민의 최저생활을 보장하고 자립을 지원하는 제도를 말한다.

④ "사회서비스"란 국가·지방자치단체 및 민간 부문의 도움이 필요한 모든 국민에게 복지, 보건의료, 교육, 고용, 주거, 문화, 환경 등의 분야에서 인간다운 생활을 보장하고 상담, 재활, 돌봄, 정보의 제공, 관련 시설의 이용, 역량 개발, 사회참여 지원 등을 통하여 국민의 삶의 질이 향상되도록 지원하는 제도를 말한다.

⑤ "평생사회안전망"이란 생애주기에 걸쳐 보편적으로 충족되어야 하는 기본욕구와 특정한 사회 위험에 의하여 발생하는 특수 욕구를 동시에 고려하여 소득·서비스를 보장하는 맞춤형 사회보장제도를 말한다.

2 사회보장의 특징

(1) 사회보장의 목적

① 생활의 보장과 생활의 안정
② 개인의 자립 지원
③ 가정기능 지원

(2) 사회보장의 기능

① 순기능: 최저생활보장기능, 소득재분배기능, 사회적 연대기능, 경제적 기능, 정치적 기능
② 역기능: 사회보장의 비용 증가, 근로의욕 감소, 빈곤의 함정, 도덕적 해이

(3) 사회보장의 원칙

① 베버리지의 원칙
㉠ 정액급여의 원칙: 근로소득 수준에 상관없이 동일한 액수의 보험급여를 지급. 국민최저선은 모든 국민에게 동일하다는 원칙
㉡ 정액기여의 원칙: 기여금은 소득수준에 관계없이 동일액. 급여가 동일하기 때문에 갹출도 동일해야 한다는 원칙
㉢ 행정책임통합의 원칙: 운영기관을 통일해야 한다는 원칙
㉣ 급여 적절성의 원칙: 최저생계를 보장하기에 적절해야 하며, 급여가 지속적으로 지급되어야 한다는 원칙
㉤ 포괄성의 원칙: 적용인구와 적용사고가 포괄적이어야 한다는 원칙
㉥ 피보험자분류의 원칙: 단일화되고 포괄적인 사회보험이지만 지역사회 내의 다양한 삶의 형태를 고려해야 한다는 원칙

② ILO 원칙
㉠ 대상의 보편주의 원칙: 사회보장의 근간이 사회보험으로 되면서 근로자를 위하여 시작되었으나 사회보장의 적용을 전 국민으로 확대해야 한다.
㉡ 비용부담의 공평성의 원칙: 비용부담은 기여금 또는 조세로 충당하되 재산수준이 낮은 자에게 지나치게 과중한 부담을 주지 말도록 한다.
㉢ 급여수준의 적절성의 원칙: 급여수준은 각 개인의 생활수준에 상응해야 하며, 최저수준까지는 누구에게나 동액급여를 제공하고 최저생활이 보장되도록 해야 한다.

3 사회보장의 역사

(1) 영국

① 엘리자베스 구빈법(Elizabethan Poor Law, 1601)

② 신구빈법(1834)

③ 베버리지 보고서 「사회보험관련 서비스」(1942): 보고서를 기초로 국민보건성을 신설하여 사회보험전담 부서로 하였으며, 가족수당법(1945), 국민산업재해보험법(1946), 국민보험법(1946), 국가보건서비스법(1946), 국가부조법(1947), 아동법(1948) 등 체계적인 사회보험제도가 출범하였다.

(2) 독일

① 세계 최초의 사회보험이 제도화된 나라

② 비스마르크(Bismarck)의 3대 사회보험

㉠ 1883년 공장 및 광산노동자를 위한 질병보호법

㉡ 1884년 근로자재해보험법

㉢ 1889년 폐질 · 노령보험법

(3) 미국

① 1935년 「사회보장법」 제정: 최초의 사회보장에 관한 단독 법

② 1929년 10월에 시작된 대공황으로 인한 대량 실업과 빈곤이 사회 문제화되자 루즈벨트 행정부는 뉴딜 정책의 일환으로 1935년 사회보장법을 제정하였다.

③ 사회보장 용어를 최초로 사용하였다.

(4) 우리나라 사회보장의 역사

① 생활보호법: 1962년 시행 → 2000년 「국민기초생활보장법」

② 산업재해보상보험법: 1964년 시행

③ 사회보장에 관한 법률: 1963년 시행

④ 의료보험법: 1977년 시행 → 2000년 「국민건강보험법」

⑤ 의료보호법: 1977년 시행 → 2001년 「의료급여법」

⑥ 국민연금법: 1988년 시행

⑦ 고용보험법: 1995년 시행

⑧ 기초노령연금법: 2008년 시행 → 2014년 「기초연금법」

⑨ 노인장기요양보험제도: 2008년 시행

제2절 사회보장의 종류

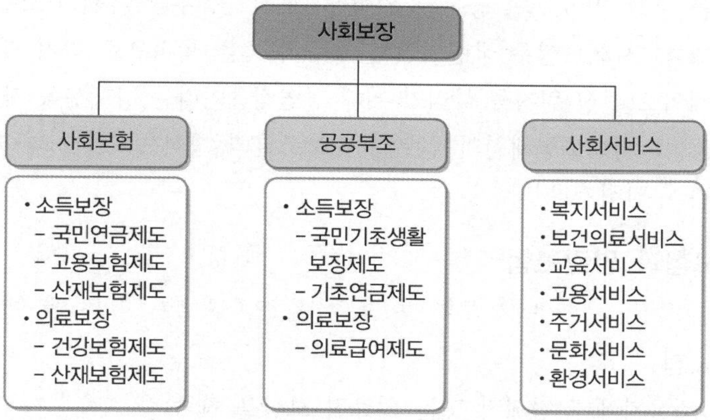

그림 10-4 우리나라 사회보장 체계

1 사회보험 20 서울 · 경기의료기술

(1) 개념

사회보험은 보험의 기전을 이용하여 일반 주민들을 질병, 상해, 폐질, 실업, 분만 등으로 인한 생활의 위협으로부터 보호하기 위하여 국가가 법에 의하여 보험가입을 의무화하여 기여금을 부과하거나 보험료를 갹출하고 급여 내용을 규정하여 실시하는 제도를 말한다.

(2) 사회보험의 원리

① 최저생활보장의 원리
② 소득재분배의 원리
③ 보편주의의 원리
④ 보험료분담의 원리
⑤ 강제가입의 원리
⑥ 국가관리의 원리
⑦ 국고부담의 원리

(3) 사회보험의 특성

① 사회성: 사회보험은 사회평등, 사회정의, 사회평화 등의 사회성을 띠므로 개인이나 어떤 집단의 개별적 이익을 추구하기보다는 사회 전체의 공익을 추구하는 사회적 제도이다.

② 보험성: 사회보험은 사회구성원의 우발적 사고에 기인하여 발생하는 경제적 불안에 대비하기 위한 경제 준비의 사회적 한 형태인 보험의 원리에 근거를 두고 있다. 즉, 공통된 위험에 대한 공동부담을 원칙으로 한다.

③ 강제성: 사회보험은 국민의 기본욕구 충족을 목적으로 하기 때문에 보험수혜의 보편성 원칙을 살리기 위해 당연적용이라는 강제성을 가지고 있다.

④ 부양성: 사회보험재원의 일부분은 보조금의 형식으로 국가나 지방자치단체가 부담하게 된다.

(4) 사회보험과 민간보험

16 서울, 17 울산의료기술, 19 대전, 20 경북의료기술 · 경기의료기술, 21 복지부 · 경기7급

① 유사점

㉠ 적용자에게 경제적 또는 의료적 보상을 해줌

㉡ 위험 분산을 통한 보험기능 수행

㉢ 보험료 산정과 보험급여의 결정이 엄격한 확률 계산의 기초위에 이루어짐

㉣ 적용 대상이 자산조사의 결과와 같은 자격조건에 의하여 제한되지 않으며 상호보완적 기능을 수행

② 차이점

구분	사회보험	민간보험(사보험)
제도의 목적	최저생계보장 또는 기본적 의료보장	개인적 필요에 따른 보장
보험가입	강제가입	임의가입
부양성	국가 또는 사회부양성	없음
보험보호대상	질병, 분만, 산재, 노령, 실업, 폐질에 국한	발생 위험률을 알 수 있는 모든 위험
수급권	법적 수급권	계약적 수급권
독점/경쟁	정부 및 공공기관 독점	자유경쟁
공동부담 여부	공동 부담의 원칙	본인 부담 위주
재원 부담	능력비례 부담(차등부과)	능력 무관
보험료 부담 방식	주로 정률제	주로 정액제
보험료 수준	위험률 상당 이하 요율	위험률 비례요율(경험률)
보험자의 위험 선택	할 수 없음	할 수 있음
급여 수준	균등 급여	차등 급여(기여비례 보상)
인플레이션 대책	가능	취약함
보험사고 대상	주로 대인보험	주로 대물보험
성격	집단보험	개별보험

(5) 5대 사회보험 15 경남, 16 인천의료기술, 17 강원, 19 서울고졸 · 인천의료기술, 20 경북

① 산업재해보상보험(1964년 시행): 「산업재해보상보험법」(1963)
② 의료보험(1977년 시행): 「의료보험법」(1963), 「국민건강보험법」(1999)
③ 국민연금(1988년 시행): 「국민연금법」(1986)
④ 고용보험(1995년 시행): 「고용보험법」(1993)
⑤ 노인요양보험(2008년 시행): 「노인장기요양보험법」(2007)

표 10-2 우리나라 5대 사회보험의 종류와 특성 23 울산의료기술

구분	산업재해보상보험	건강보험	국민연금	고용보험	노인요양보험
도입 연도	1964년	1977년	1988년	1995년	2008년
적용 대상	근로자를 고용하는 모든 사업장	국내에 거주하는 국민	18세 이상 60세 미만인 자	근로자를 고용하는 모든 사업장	65세 이상 64세 이하 노인성 질환자
급여 내용	요양급여, 휴업급여, 장해급여, 간병급여, 유족급여, 상병보상연금, 장례비, 직업재활급여	요양급여, 요양비, 건강검진, 부가급여 (임신 · 출산 진료비, 장제비, 상병수당)	노령연금, 장애연금, 유족연금, 반환일시금	고용안정 사업, 직업능력 개발사업, 실업급여	시설급여, 재가급여, 특별현금 급여
관리 운영	근로복지공단	국민건강 보험공단	국민연금 관리공단	고용노동부	국민건강 보험공단
주무 부서	고용노동부	보건복지부	보건복지부	고용노동부	보건복지부

2 공공부조

(1) 개념

① 공공부조는 자력으로 생계를 영위할 수 없는 사람들의 생활을 그들이 자력으로 생활할 수 있을 때까지 국가가 재정자금으로 보호하여 주는 일종의 구빈제도로 공적부조, 사회부조, 국가부조 등으로 불린다.
② 「사회보장법」에서의 정의: '공공부조'(公共扶助)란 국가와 지방자치단체의 책임하에 생활 유지 능력이 없거나 생활이 어려운 국민의 최저생활을 보장하고 자립을 지원하는 제도를 말한다.

(2) 공공부조의 특징 19 강원보건연구사, 21 인천보건연구사

① 국가의 공적인 최저생활보장의 경제부조이다.

② 선별적 프로그램: 엄격한 자산 조사와 상황 조사를 거쳐 선별하는 선별적 프로그램이다.

③ 보충적 제도: 사회보험은 제1차적 사회안전망 역할을 하며, 공적부조는 제2차적 사회안전망 역할을 한다.

④ 최저생활을 유지할 수 있도록 보호해 주는 제도이다.

⑤ 재원은 일반 조세수입이다.

⑥ 구분 처우: 근로 능력이 있는 자와 없는 자를 구분해서 각기 다른 혜택을 준다.

⑦ 사회불안의 통제 역할: 사회적 불안기에 수혜 대상자를 증가시켜 불만 계층의 욕구를 해소시켜 주어 사회적 불안을 통제한다.

⑧ 빈곤의 함정: 대상자에서 제외될 때 수입이 증가되지 않는다. 즉, 낭떠러지 효과(소득 증가로 급여가 감소되는 현상)가 나타난다.

(3) 공공부조의 기본 원리

① 국가책임의 원리

② 자립보장의 원리(자활조성의 원리): 대상자들이 자력으로 사회생활에 적응하도록 조력한다.

③ 최저생활 보장의 원리: 최소한의 욕구가 충족되도록 보호해야 한다.

④ 생존권 보장의 원리: 건강하고 문화적인 최소한의 생활을 보호해야 한다.

⑤ 보충성의 원리: 1차적으로는 개인이 책임지고 국가는 이를 보충해 주는 정도에 그쳐야 한다.

⑥ 무차별(평등)의 원리: 빈곤의 원인, 성별, 인종, 종교 등에 관계없이 평등하게 지원하여야 한다.

⑦ 국가 부담의 원리

⑧ 보장청구권의 원리

(4) 우리나라 공공부조의 종류 18 충남의료기술, 19 경기의료기술, 21 인천의료기술, 23 대전의료기술

① 국민기초생활보장(1962년 시행): 「생활보호법」(1961), 「기초생활보장법」(1999)

② 의료급여(1977년 시행): 「의료보호법」(1977), 「의료급여법」(2001)

표 10-3 사회보험과 공공부조의 비교 17 광주, 20 대전

구분	사회보험	공공부조
기원	공제조합에 기원	빈민법
목적	빈곤을 예방하고 모든 계층의 경제적 비보장을 경감	빈곤의 완화
재정 예측성	용이	곤란
자산조사	불필요	반드시 필요
지불능력	보험료 지불능력 있는 국민 대상	보험료 지불능력 없는 계층
개별성	의료, 질병, 실업, 노동재해, 폐질 등을 개별적으로 제도화	의료, 질병, 실업, 노동재해, 폐질 등을 종합하여 하나의 제도로 행함
재원	가입자의 보험료	조세로 재정 확보
대상	모든 참여자	일정기준 해당자
급여수준	자격 갖춘 사람에게 급여 지급	필요한 사람에게 지급하되 최저 필요범위로 한정
사회보장에서의 위치	사회보장의 핵심 제1사회안전망	사회보장의 보완장치 제2사회안전망

제 3 절 의료보장

1 의료보장의 이해

(1) 의료보장의 개념

① 개인의 능력으로 할 수 없는 의료문제를 국가가 개입하여 사회적 연대책임으로 해결하고자 하는 것이다.

② 의료보장은 국민의 건강권을 보호하기 위하여 필요한 보건의료서비스를 국가나 사회가 제도적으로 제공하는 것을 말한다.

(2) 의료보장의 목적

예기치 못한 의료비 부담으로부터 사회구성원들을 재정적으로 보호하고 필요에 따른 의료이용의 형평성을 높이며, 국민의료비를 적절한 수준으로 유지하고, 의료수급의 효율성을 제고하는 데 있다.

① 예기치 못한 의료비의 부담으로부터 국민을 경제적으로 보장한다.

② 국민 간 보건의료서비스를 균등하게 분배한다.

③ 보건의료사업의 극대화를 추구한다.
④ 보건의료비의 적정 수준을 유지한다.
⑤ 국민건강의 유지 및 증진을 목적으로 한다.

(3) 의료보장의 필요성

① 질병과 사고에 대해 사회 전체가 집단적으로 해결하는 것이 효과적이다. 의료 욕구의 원인인 질병이나 사고가 개인의 과실이나 태만과 같이 개인적일 수도 있지만 오히려 개인이 통제할 수 없는 또는 아직 규명되지 않은 원인에 기인하는 경우가 많다. 이러한 경우 질병과 사고에 대한 책임을 개인에게 지우기보다는 사회 전체가 집단적으로 해결하는 것이 훨씬 더 효과적이다.
② 의료비의 급증으로 개인이 부담하기에는 과도하다.
③ 건강은 인간의 기본권에 해당한다.
④ 질병 발생의 예측불가능성으로 인해 사회적 대책이 필요하다.
⑤ 의료보장은 생산과 투자라고 보아야 한다.

(4) 의료보장의 기능 12 경기의료기술

① 1차적 기능: 국민이 경제적 어려움을 느끼지 않는 범위 내에서 필수의료를 확보해 주는 기능
② 2차적 기능
㉠ 사회적 연대성 제고 기능: 국민 계층 간의 유무상통의 원리를 동원하여 사회적 연대를 통한 사회 통합을 도모하는 기능
㉡ 소득재분배 기능: 부담과 관계없는 균등한 급여를 통해 질병발생 시 가계에 지워지는 경제적 부담을 경감하는 소득재분배 기능
㉢ 비용의 형평성 기능: 필요한 비용을 개인별 부담 능력과 형편에 따라 공평하게 부담하는 기능
㉣ 급여의 적정성 기능: 피보험자 모두에게 필요한 기본적 의료를 적정한 수준까지 보장함으로써 그들의 의료 문제를 해결하고 누구에게나 균등한 적정 수준의 급여를 제공하는 기능
㉤ 위험분산의 기능: 많은 인원을 집단화하여 위험분산 기능의 수행

2 의료보장제도의 유형

주요국의 공적의료보장제도는 크게 두 가지로 구분할 수 있다. 독일, 프랑스, 일본 등과 같은 사회보험 방식(NHI)과 영국, 스웨덴, 이탈리아와 같은 국가보건서비스 방식(NHS)이다.

의료보장제도의 유형은 그 나라의 보건의료체계의 성격을 결정짓는 가장 중요한 요소이다. 이는 의료보장의 유형에 따라 국가, 국민, 의료공급자 간의 역학 관계가 달라지며 국가 개입 정도, 시장기능의 정도 등이 달라지기 때문이다.

(1) 사회보험 방식(NHI, National Health Insurance)

① 각 보험집단별로 보험료를 갹출하여 재원을 마련하고 이에 따라 피보험자에게 직접 또는 계약을 체결하는 의료기관을 통해 보험급여를 실시한다.

② 의료비에 대한 국민의 자기 책임의식을 견지하되 이를 사회화하여 정부기관이 아닌 보험자가 보험료로 재원을 마련하여 의료를 보장하는 방식이다.

③ 국민의 1차적 부담 의무가 전제된 비용의식적 제도이며 국민의 정부에 대한 의존심을 최소화할 수 있다.

④ 독일, 일본, 프랑스, 한국 등이 대표적 국가이다.

(2) 국가보건서비스 방식(NHS, National Health Services) 15 전남, 20 경북의료기술

① '국민의 의료 문제는 국가가 책임져야 한다'는 관점에서 정부가 일반 조세로 재원을 마련하여 모든 국민에게 무상으로 의료를 제공하는 방식이다.

② 재원의 대부분이 국세 및 지방세로 조달되고 의료공급 체계도 국가의 책임하에 조직화되어 있다.

③ 영국, 스웨덴, 이탈리아 등이 대표적인 국가이다.

표 10-4 사회보험 방식(NHI)과 국가보건서비스(NHS) 방식의 비교

15 전남, 17 경기의료기술, 19 울산보건연구사·대전보건연구사, 20 경기·충남·인천의료기술, 21 대구의료기술·충남보건연구사, 22 경북·전북의료기술·전남경력경쟁, 23 대전의료기술, 24 경기의료기술

구분	사회보험 방식(NHI)	국가보건서비스 방식(NHS)
기본이념	의료에 대한 국민의 1차적 자기 책임의식 견지(국민의 정부의존 최소화)	국민의료비에 대한 국가책임 견지
적용대상 관리	국민을 임금소득자, 공무원, 자영자 등으로 구분 관리(극빈자는 별도 구분) 보험료 납부자만 적용 대상	전 국민을 일괄 적용(집단 구분 없음)
재원조달	보험료, 일부 국고	정부 일반 조세
진료보수 산정방법	행위별수가제 또는 총액계약제 등	• 일반 개원의는 인두제 • 병원급은 의사 봉급제
관리기구	보험자	정부기관(사회보장청 등)
채택국가	독일, 프랑스, 네덜란드, 일본, 대만, 한국 등	영국, 스웨덴, 이탈리아, 호주, 뉴질랜드 등

국민 의료비	의료비 억제 기능 취약	의료비 통제 효과가 강함
보험료 형평성	• 보험자 내 보험료 부과의 구체적 형평성 확보 가능 • 보험자가 다수일 경우 보험자 간 재정불균형 발생 우려	조세에 의한 재원 조달로 소득재분배 효과 강함
의료 서비스	• 상대적으로 양질의 의료 제공 • 첨단의료기술 발전에 긍정적 영향	• 의료의 질 저하 초래 • 입원대기환자 증가(개원의의 입원 의뢰 남발)
연대의식	가입자 간 연대의식 강함	가입자 간 연대의식 희박
관리운영	• 보험자 중심 자율 운영(대표기구를 통한 가입자의 조합운영 참여 보장) • 직접 관리운영비 소요(보험료 징수 등)	• 정부기관 직접 관리 • 직접 관리운영비 부분적 축소

(3) 민간보험 방식

① 의료보장에 있어서 민간의료보험의 역할이 크다.

② 미국에서는 대부분이 의료보장을 민간의료보험에 의존하고 있어, 생명보험회사나 손해보험회사 등 영리보험회사와 지역 주민의 의료보장을 목적으로 하는 Blue Cross, Blue Shield 등 비영리단체, 그리고 HMO, PPO 등의 체제가 있다.

보충 **미국의 공적의료보장제도** 18 울산

(1) Medicare: 65세 이상의 노인과 신체장애자, 특수질환의 중증질환자 등을 대상으로 하는 의료보험. 연방정부 시행

(2) Medicaid: 저소득층을 대상으로 하는 의료부조제도로 빈곤층 일부의 의료비를 일반 조세수입으로 정부가 부담하는 제도. 주정부 시행

3 의료제공 형태 22 보건직

의료보장제도에서 가장 중요한 것은 의료서비스 급여이다. 따라서 어떤 방법으로 제공하느냐에 따라 의료서비스의 질이나 접근성이 달라진다.

(1) 직접 제공 방법(변이형)

① NHS 또는 지방보건서비스제도를 시행하고 있는 국가에서 재정으로 국민들에게 의료를 보장하는 형태(뉴질랜드, 영국, 스웨덴, 덴마크 등)

② 사회보험형 국가로 보험공단이 보험료를 징수함과 동시에 직접의료시설을 건립하여 적용자에게 보험공단이 직영하는 병원(국민건강보험공단 일산병원)이나 진료소를 통하여 서비스를 제공하는 형태

③ 사회보장제도에 속하지는 않지만 미국의 건강유지조직(HMO) 가운데 일부가 의료기관을 소유하여 적용자에게 의료서비스를 제공하는 형태

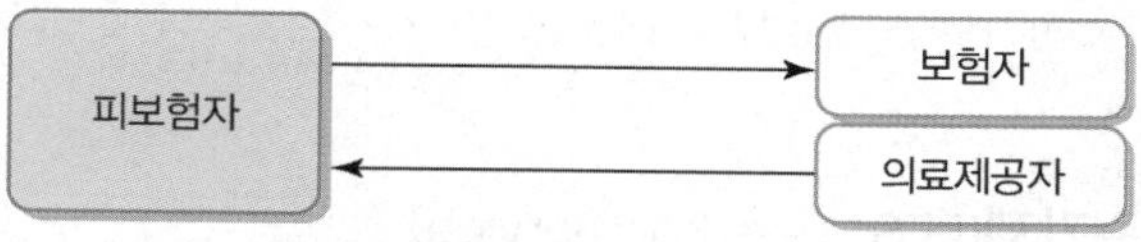

그림 10-5 직접제공형 진료비 지불 및 서비스 모형

(2) 현물급여형(제3자 지불제도, 의료서비스 급여형, 직접서비스형)

① 의료보험 적용자는 필요시 의료서비스를 이용하고 의료공급자가 제3자인 보험공단이나 질병금고에 환자를 진료한 진료비를 청구하며, 제3의 지불자인 보험공단이나 질병금고는 청구된 진료비를 심사하여 의료공급자에게 직접 지불함

② 한국, 일본, 독일 등 대부분의 사회보험제도를 채택하는 국가에서 제3자 지불제도 서비스 방법을 택하고 있음

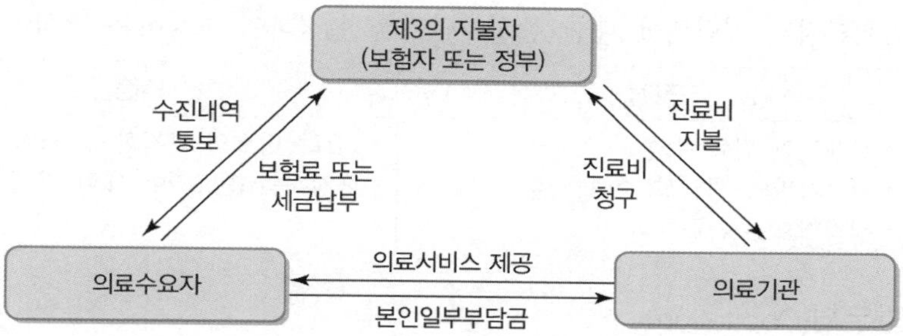

그림 10-6 제3자 지불제도 모형

(3) 상환제(현금배상형, 현금급여형)

① 의료보장의 적용자가 의료기관에 가서 진료를 받을 때 진료비 전액을 의료기관에 먼저 지불하고 난 후에 보험공단이나 질병금고에 청구하여 진료비를 환불받는 제도이다.

② 미국의 민영보험회사에서 흔히 사용하는 제도이다.

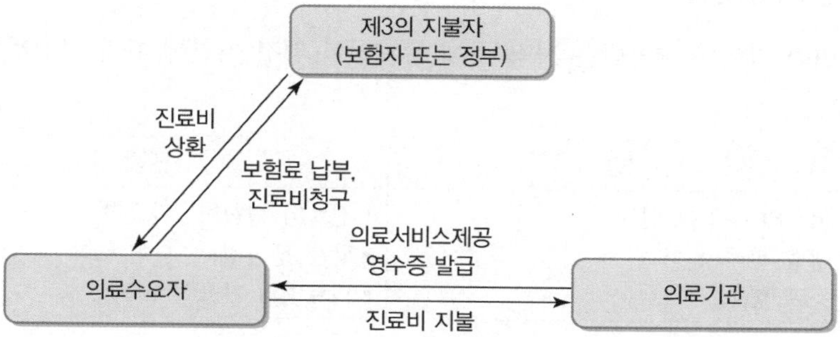

그림 10-7 상환제 모형

4 보수지불제도

15 경기의료기술, 17 경기·서울의료기술, 18 서울, 19 강원의료기술·대전·충남보건연구사·대구보건연구사,
20 부산·인천의료기술·경기보건연구사·광주보건연구사·울산보건연구사,
21 충남·경기경력·울산의료기술·대구보건연구사·부산보건연구사, 22 서울·경기의료기술·경북의료기술·강원보건연구사,
23 경기의료기술·인천보건연구사, 24 경기의료기술·경북의료기술

(1) 행위별 수가제(FFS, Fee For Service)

제공된 의료서비스의 단위당 가격에 서비스의 양을 곱한 만큼 보상하는 방식이다.

장점	단점
• 의료서비스의 양과 질 확대 • 의료인의 재량권 확대 • 첨단 의·과학기술의 발달 유도	• 과잉 진료 • 의료 남용의 우려 • 행정적으로 복잡 • 의료비 상승 유도 요인이 됨

(2) 포괄수가제(Case Payment)

입원환자의 진단명에 대한 총보수단가를 설정하여 보상하는 방식이다.

장점	단점
• 경제적인 진료 수행 • 의료기관의 생산성 증대 • 행정적으로 간편	• 의료서비스의 규격화·최소화 • 행정직의 진료진에 대한 간섭 증대

(3) 인두제(Capitation)

등록된 환자 또는 주민 수에 따라 일정액을 보상받는 방식이다.

장점	단점
• 의료의 계속성 증대 • 예방에 많은 관심 • 행정적 업무 절차 간편 • 비용이 상대적으로 저렴함	• 환자의 선택권 제한 • 서비스 양이 최소화 • 환자 후송 및 의뢰의 증가

(4) 봉급제(Salary)

서비스 양이나 제공받는 사람 수에 상관없이 일정 기간에 따라 보상하는 방식이다.

장점	단점
• 의사의 수입이 안정 • 행정 관리 용이 • 동료 협조	• 진료의 형식화·관료화 • 낮은 생산성 • 의료인의 자율성 저하

(5) 총액계약제(Negotiation System)

지불자 측과 진료자 측이 진료보수 총액의 계약을 사전에 체결하는 방식이다.

장점	단점
• 의료비 지출의 사전예측 가능 • 과잉 진료에 대한 자율적 억제 가능	• 매년 교섭의 어려움 • 새로운 의료기술 도입의 어려움

5 본인일부부담제

18 경기의료기술 · 경기보건연구사, 19 강원보건연구사, 20 대전보건연구사 · 전북보건연구사, 21 서울보건연구사 · 경기보건연구사 · 광주보건연구사, 23 경기보건연구사

의료남용을 방지하기 위해 수진 시 일정액을 환자가 부담하는 방법이다.

(1) 정률부담제(정률제)

보험자가 의료비의 일정 비율만을 지불하고 본인이 나머지 부분을 부담하는 방식이다.

장점	단점
• 불필요한 의료이용 억제 • 의료서비스를 이용하는 사람은 가격이 상대적으로 저렴한 의료기관을 선택함으로써 의료비를 줄이려고 함	• 의료이용의 접근도를 제한할 수 있음 즉 필요한 의료서비스마저 이용하지 못하게 될 수 있음 • 본인부담분에 대해 추가적인 보험을 구입하게 될 수 있음

(2) 일정금액공제제

의료비가 일정 수준에 이르기까지는 전혀 보험급여를 해 주지 않아 일정액까지는 피보험자가 그 비용을 지불하고, 그 이상의 비용만 보험급여로 인정하는 것이다.

장점	단점
• 환자의 비용의식을 높임으로써 의료서비스 이용 억제 • 소액 청구서가 감소하면서 심사 및 지불을 위한 행정비용이 절감될 수 있음 • 가벼운 질환으로 인한 의료이용을 억제할 수 있음	비용의 한도가 소득수준과 무관하게 정해져 있을 경우 저소득층에 경제적 부담을 줌으로써 의료서비스에 대한 접근성을 떨어뜨릴 수 있음

(3) 급여상한제

보험급여의 최고액을 정하여 그 이하의 의료비에 대해서는 보험급여를 적용해 주고 초과하는 의료비에 대해서는 의료서비스 이용자가 부담하는 방식이다.

장점	단점
의료서비스가 고액이면서 치료의 효과가 불분명한 서비스의 경우 수요를 억제시키는 데 효과적	최고액을 넘어서는 서비스에 대해서는 보험급여를 제공하지 않기 때문에 고액이면서도 필요한 서비스에 대한 접근성이 제한될 수 있음

(4) 정액부담제

① 의료이용의 내용과 관계없이 이용하는 의료서비스 건당 일정액만 의료서비스 이용자가 부담하고 나머지는 보험자가 부담하는 방식이다.

② 소액의 의료서비스를 과다하게 이용하는 것을 억제하는 데 효과가 있다.

(5) 정액수혜제

① 의료서비스 건당 일정액만 보험자가 부담하고 나머지는 환자가 지불하는 방식이다.

② 보험자가 일정액만을 부담하기 때문에 수요억제효과가 클 것이다.

③ 보험자의 부담액이 적을 경우 환자의 부담이 클 것이며, 의료서비스에 대한 접근성을 떨어뜨릴 것이다.

제 4 절 우리나라 의료보장제도

1 국민건강보험제도

15 서울보건연구사, 17 충북, 18 울산·서울, 19 강원, 20 광주보건연구사, 21 울산보건연구사

(1) 목적(「국민건강보험법」 제1조)

국민의 질병·부상에 대한 예방·진단·치료·재활과 출산·사망 및 건강증진에 대하여 보험급여를 실시함으로써 국민보건 향상과 사회보장 증진에 이바지함을 목적으로 한다.

(2) 연혁 18 울산보건연구사, 23 전북경력경쟁

1963. 12.	「의료보험법」 제정(300인 이상 사업장 조합 임의 설립)
1977. 7.	500인 이상 사업장 근로자 의료보험 실시
1979. 1.	공무원 및 사립학교교직원 의료보험 실시
1988. 1.	농어촌지역 의료보험 실시
1989. 7.	도시지역 의료보험 실시, 전국민 의료보험으로 확대
1989. 10.	약국 의료보험 실시
1999. 2.	「국민건강보험법」 제정
2000. 7.	• 의료보험조직 통합(국민의료보험공단 및 직장조합 통합 → 국민건강보험공단 및 건강보험심사평가원 업무 개시) • 「국민건강보험법」 시행
2003. 7.	직장·지역가입자 재정통합 운영
2007. 7.	「노인장기요양보험법」 제정

(3) 건강보험제도의 특성

17 서울·충북의료기술, 19 충북보건연구사·인천보건연구사, 20 경기·대전, 21 서울·경기·경기7급, 22 보건직·충북의료기술, 23 경기의료기술·충남의료기술·강원의료기술

① **강제성**: 건강보험은 정부가 법에 의하여 국민복지를 증진시키고자 실시하는 제도이기 때문에 법률이 정하는 일정한 요건에 해당하는 사람은 누구나 의무적으로 가입하여야 한다는 강제성이 있다.

② **형평성**: 건강보험급여는 그 대상자의 성, 연령, 직업, 거주지 등 개인적 여건에 관계없이 수요에 따라 급여가 제공되는 것을 원칙으로 하고 있다.

③ **예산의 균형성**: 건강보험은 단기보험이기 때문에 회계연도를 기준으로 수입과 지출을 예정하여 보험료를 계산하며 지급 조건과 지급액도 보험료 납입 기간과는 상관이 없고 지급 기간이 단기이다.

④ **수익자부담 원칙**: 건강보험의 경우 그 비용은 수익자가 부담하고 이익도 수익자에게 환원되는 수익자부담 원칙에 입각한다.

⑤ **부담의 재산·소득 비례의 원칙**: 재원조달은 수익자의 재산, 소득에 따라 정률제를 택하고 있다.

⑥ **급여우선의 원칙**: 건강보험급여는 인간의 생명과 고통에 직결되므로 그 발생 과정이나 요인이 어떠하든 간에 급여 시행을 우선적으로 하여야 한다. 즉, 중대한 자기귀책사유가 있다 하여도 의료의 필연, 필수성에 따라 적시에 적정 급여를 시행하고 사후에 그 책임을 분명히 하게 된다.

⑦ **적정 급여의 원칙**: 의료는 인체의 생명과 직결되므로 가장 필요하고 적정한 급여가 제공되어야 한다.

⑧ **사후 치료의 원칙**: 건강보험은 적극적 의미의 건강관리, 즉 질병예방이 아닌 사후 치료적 영역에 속한다.

⑨ 3자 지불의 원칙: 현행 건강보험제도하에서는 급여시행자, 급여수령자, 비용지급자가 상이한데, 이러한 3자관계의 성립에 따라 급여비용심사제도가 나타나게 된다.

⑩ 발생주의 원칙: 건강보험대상자의 자격 취득과 상실은 현실적으로 사후 확인에 의해 그 권리 행사가 가능하지만 근본적으로 확인 행위 이전에 자격을 취득하였다고 보아야 한다.

(4) 국민건강보험공단의 업무(법 제14조) 20 경기, 22 광주의료기술·세종보건연구사, 23 보건직

① 가입자 및 피부양자의 자격 관리
② 보험료와 그 밖에 이 법에 따른 징수금의 부과·징수
③ 보험급여의 관리
④ 가입자 및 피부양자의 질병의 조기발견·예방 및 건강관리를 위하여 요양급여 실시 현황과 건강검진 결과 등을 활용하여 실시하는 예방사업으로서 대통령령으로 정하는 사업
⑤ 보험급여 비용의 지급
⑥ 자산의 관리·운영 및 증식사업
⑦ 의료시설의 운영
⑧ 건강보험에 관한 교육훈련 및 홍보
⑨ 건강보험에 관한 조사연구 및 국제협력
⑩ 이 법에서 공단의 업무로 정하고 있는 사항
⑪ "징수위탁근거법"에 따라 위탁받은 업무
⑫ 그 밖에 이 법 또는 다른 법령에 따라 위탁받은 업무
⑬ 그 밖에 건강보험과 관련하여 보건복지부장관이 필요하다고 인정한 업무

(5) 건강보험심사평가원의 업무(법 제63조)

17 충북의료기술, 19 울산보건연구사, 21 경기보건연구사, 22 대전의료기술, 22 전남경력경쟁, 23 충북보건연구사

① 요양급여비용의 심사
② 요양급여의 적정성 평가
③ 심사기준 및 평가기준의 개발
④ 제1호부터 제3호까지의 규정에 따른 업무와 관련된 조사연구 및 국제협력
⑤ 다른 법률에 따라 지급되는 급여비용의 심사 또는 의료의 적정성 평가에 관하여 위탁받은 업무
⑥ 그 밖에 이 법 또는 다른 법령에 따라 위탁받은 업무
⑦ 건강보험과 관련하여 보건복지부장관이 필요하다고 인정한 업무
⑧ 그 밖에 보험급여 비용의 심사와 보험급여의 적정성 평가와 관련하여 대통령령으로 정하는 업무
  ㉠ 요양급여비용의 심사청구와 관련된 소프트웨어의 개발·공급·검사 등 전산 관리

㉡ 요양급여의 적정성 평가 결과의 공개
㉢ 법에 따라 지급되는 요양비 중 보건복지부령으로 정하는 기관에서 받은 요양비에 대한 심사
㉣ 업무를 수행하기 위한 환자 분류체계의 개발 · 관리
㉤ 업무와 관련된 교육 · 홍보

(6) 의료서비스의 급여 범위

급여의 범위와 내용은 바라보는 사각에 따라 다르다. 급여의 기능에 따른 분류, 급여의 형태, 법의 규정 여부에 따른 분류 등이 있다.

① 급여의 형태에 따른 분류

㉠ 현물급여
- 요양기관 등으로부터 본인이 직접 제공받는 의료서비스 일체
- 요양급여, 건강진단

㉡ 현금급여
- 가입자 및 피부양자의 신청에 의하여 공단에서 현금으로 지급하는 것
- 상병수당, 요양비, 장제비 등

② 법적인 분류

㉠ 법정급여
- 법률에 의해서 급여의 지급이 의무화되어 있는 급여
- 요양급여, 건강진단, 요양비, 장애인보조기기급여비, 본인부담상한제

㉡ 임의급여(부가급여)
- 법률에 정한 급여 이외의 급여로, 공단이 대통령령이 정하는 바에 의하여 지급
- 장제비, 상병수당, 임신 · 출산 진료비(「국민건강보험법」에는 임신 · 출산 진료비, 장제비, 상병수당 등을 부가급여로 실시할 수 있는 근거만 제시하고 있다. 현재는 임신 · 출산 진료비를 부가급여로 실시하고 있다.)

(7) 가입 및 보험료 부담

① **가입자의 종류**: 가입자는 직장가입자와 지역가입자로 구분
㉠ 직장가입자: 모든 사업장의 근로자 및 사용자와 공무원 및 교직원
㉡ 지역가입자: 직장가입자 및 그 피부양자를 제외한 농어촌 주민, 도시 자영업자 등

② **피부양자**: 직장가입자에게 주로 생계를 의존하는 사람으로서 소득 및 재산이 보건복지부령으로 정하는 기준 이하에 해당하는 사람을 말한다.
㉠ 직장가입자의 배우자
㉡ 직장가입자 및 배우자의 직계존속
㉢ 직장가입자 및 배우자의 직계비속과 그 배우자
㉣ 직장가입자의 형제 · 자매

③ 보험료 부과

구분		가입자	사용자	국가	계
직장 가입자	근로자	50%	50%	–	100%
	사립학교 교원	50%	30%	20%	100%
	공무원	50%	–	50%	100%
지역가입자		100%	–	–	100%

④ 국민건강보험 재원 조달

구분		직장가입자	지역가입자
재원 조달	보험료	• 보수월액에 보험료율을 곱하여 얻은 금액 • 사용자와 근로자 각 50%씩 부담 • 사용자가 원천징수하여 공단에 납부 • 교원은 본인, 학교경영자, 정부가 각 50%, 30%, 20%씩 부담 • 공무원은 본인, 정부가 각 50%씩 부담	• 소득 · 재산(자동차 포함)의 등급별 적용 점수를 합산한 후 보험료 부과점수에 점수당 단가를 곱한 금액 • 세대주가 자진납부 또는 보험자가 방문징수
	정부지원	매년 해당연도 보험료 예상수입의 14% 지원	
	국민건강증진기금	매년 보험료 예상수입의 6%	

(8) 보험급여(「국민건강보험법」)

17 강원의료기술, 18 울산보건연구사, 19 경기보건연구사 · 전북보건연구사, 23 부산보건연구사

① **요양급여**(법 제41조): 가입자와 피부양자의 질병, 부상, 출산 등에 대하여 다음의 요양급여를 실시한다.

㉠ 진찰 · 검사
㉡ 약제(藥劑) · 치료재료의 지급
㉢ 처치 · 수술 및 그 밖의 치료
㉣ 예방 · 재활
㉤ 입원
㉥ 간호
㉦ 이송(移送)

② **요양비**(법 제49조): 공단은 가입자나 피부양자가 보건복지부령으로 정하는 긴급하거나 그 밖의 부득이한 사유로 요양기관과 비슷한 기능을 하는 기관으로서 보건복지부령으로 정하는 기관(제98조제1항에 따라 업무정지기간 중인 요양기관을 포함한다. 이하 "준요양기관"이라 한다)에서 질병 · 부상 · 출산 등에 대하여 요양을 받거나 요양기관이 아닌 장소에서 출산한 경우에는

그 요양급여에 상당하는 금액을 보건복지부령으로 정하는 바에 따라 가입자나 피부양자에게 요양비로 지급한다.

③ **부가급여**(법 제50조): 공단은 이 법에서 정한 요양급여 외에 대통령령으로 정하는 바에 따라 임신·출산진료비, 장제비, 상병수당, 그 밖의 급여를 실시할 수 있다.

④ **장애인에 대한 특례**(법 제51조): 「장애인복지법」에 따라 등록한 장애인인 가입자 및 피부양자에게는 보조기기에 대하여 보험급여를 할 수 있다(장애인보조기기급여비).

⑤ **건강검진**(법 제52조): 공단은 가입자와 피부양자에 대하여 질병의 조기발견과 그에 따른 요양급여를 하기 위하여 건강검진을 실시한다. 일반건강검진, 암검진 및 영유아건강검진으로 구분한다.

㉠ 검진대상

- 일반건강검진: 직장가입자, 세대주인 지역가입자, 20세 이상인 지역가입자 및 20세 이상인 피부양자
- 암검진: 「암관리법」에 따른 암의 종류별 검진주기와 연령기준 등에 해당하는 사람
- 영유아건강검진: 6세 미만의 가입자 및 피부양자

㉡ 실시횟수

- 건강검진은 2년마다 1회 이상 실시하되, 사무직에 종사하지 아니하는 직장가입자에 대해서는 1년에 1회 실시한다.
- 다만, 암검진은 「암관리법 시행령」에서 정한 바에 따르며, 영유아건강검진은 영유아의 나이 등을 고려하여 보건복지부장관이 정하여 고시하는 바에 따라 검진주기와 검진횟수를 다르게 할 수 있다.

㉢ 검진기관: 건강검진은 「건강검진기본법」 제14조에 따라 지정된 건강검진기관에서 실시하여야 한다.

⑥ **비용의 일부부담**(법 제44조, 본인부담금상한제)

㉠ 요양급여를 받는 자는 대통령령으로 정하는 바에 따라 비용의 일부(이하 "본인일부부담금"이라 한다)를 본인이 부담한다. 이 경우 선별급여에 대해서는 다른 요양급여에 비하여 본인일부부담금을 상향 조정할 수 있다.

㉡ 본인이 연간 부담하는 다음 각 호의 금액의 합계액이 대통령령으로 정하는 금액(본인부담상한액)을 초과한 경우에는 공단이 그 초과 금액을 부담하여야 한다. 이 경우 공단은 당사자에게 그 초과 금액을 통보하고, 이를 지급하여야 한다.

1. 본인일부부담금의 총액
2. 요양이나 출산의 비용으로 부담한 금액에서 같은 항에 따라 요양비로 지급받은 금액을 제외한 금액

㉢ 제2항에 따른 본인부담상한액은 가입자의 소득수준 등에 따라 정한다.

(9) 급여의 제한 및 정지

① 급여의 제한(법 제53조): 공단은 보험급여를 받을 수 있는 사람이 다음의 어느 하나에 해당하면 보험급여를 하지 아니한다.

㉠ 고의 또는 중대한 과실로 인한 범죄 행위에 그 원인이 있거나 고의로 사고를 일으킨 경우

㉡ 고의 또는 중대한 과실로 공단이나 요양기관의 요양에 관한 지시에 따르지 아니한 경우

㉢ 고의 또는 중대한 과실로 제55조에 따른 문서와 그 밖의 물건의 제출을 거부하거나 질문 또는 진단을 기피한 경우

㉣ 업무 또는 공무로 생긴 질병 · 부상 · 재해로 다른 법령에 따른 보험급여나 보상(報償) 또는 보상(補償)을 받게 되는 경우

② 급여의 정지(법 제54조): 보험급여를 받을 수 있는 사람이 다음의 어느 하나에 해당하면 그 기간에는 보험급여를 하지 아니한다. 다만, ㉡ 및 ㉢의 경우에는 제60조에 따른 요양급여를 실시한다.

㉠ 국외에 체류하는 경우

㉡ 「병역법」에 따른 현역병(지원에 의하지 아니하고 임용된 하사를 포함한다), 전환복무된 사람 및 무관후보생

㉢ 교도소, 그 밖에 이에 준하는 시설에 수용되어 있는 경우

③ 비급여

㉠ 이중급여(의료급여, 자동차보험, 산재보험)

㉡ 자살, 자해, 범죄 연루 등의 고의사고

㉢ 본인 희망의 건강검진, 예방접종(치료 목적 제외)

㉣ 치과보철, 성형수술, 의안

㉤ 교통사고(타인잘못)

㉥ 상급병실료 차액

㉦ 2단계 요양기관 직접 방문 시

(10) 요양급여의 절차(국민건강보험 요양급여의 기준에 관한 규칙 제2조)

19 울산보건연구사, 21 광주보건연구사 · 제주보건연구사

① 1단계 요양급여: 2단계 진료인 상급종합병원을 제외한 곳에서 급여를 받는 것(의원, 병원, 종합병원)

② 2단계 요양급여: 상급종합병원에서 요양급여를 받는 것

③ 요양급여 절차 예외: 상급종합병원에서 1단계 요양급여를 받을 수 있는 경우

㉠ 응급환자인 경우

㉡ 분만의 경우

㉢ 치과 요양급여를 받는 경우
㉣ 장애인 또는 단순 물리치료가 아닌 작업치료 · 운동치료 등의 재활치료가 필요하다고 인정되는 자가 재활의학과에서 요양급여를 받는 경우
㉤ 가정의학과에서 요양급여를 받는 경우
㉥ 당해 요양기관에서 근무하는 가입자가 요양급여를 받는 경우
㉦ 혈우병 환자가 요양급여를 받는 경우

(11) 의료전달 체계

① 1989년 전 국민 의료보험과 동시에 의료전달 체계 수립
② 목적
㉠ 의료자원의 효율적 활용 도모
㉡ 국민의료비 지출 경감
㉢ 보험재정 안정 도모
㉣ 의료기관의 지역 간 균형 발전 유도

(12) 진료비 지불 및 수가체계 21 전북의료기술, 22 대전보건연구사 · 서울보건연구사, 24 전북의료기술

① 진료비 지불
㉠ 행위별 수가제(FFS, Fee For Services)를 원칙으로 하고 있다(상대가치수가제).
㉡ 일부 질환의 입원진료에 대해서는 포괄수가제를 적용하고 있다.
㉢ 요양병원, 보건기관은 정액수가제를 실시하고 있다.
② 7개 질병군 포괄수가제 17 경기의료기술, 19 인천의료기술, 20 전남의료기술
㉠ 환자가 입원해서 퇴원할 때까지 발생하는 진료에 대하여 질병마다 미리 정해진 금액을 내는 제도(같은 질병이라도 환자의 합병증이나 타상병 동반 여부에 따라 가격은 달라질 수 있음)
㉡ 적용대상 질병군: 현재 4개 진료과 7개 질병군을 대상으로 한다.
- 안과: 백내장수술(수정체 수술)
- 이비인후과: 편도수술 및 아데노이드 수술
- 외과: 항문수술(치질 등), 탈장수술(서혜 및 대퇴부), 맹장수술(충수절제술)
- 산부인과: 제왕절개분만, 자궁 및 자궁부속기(난소, 난관 등) 수술(악성 종양 제외)

2 의료급여제도 15 경기의료기술, 20 경기의료기술, 21 울산보건연구사, 22 충남의료기술, 23 인천의료기술

(1) 의료급여제도

자력으로 생활하기가 곤란하거나 특수한 상황에 처해 있는 자에게 의료를 무상으로 제공하거나 일정한 금액만을 본인이 부담하게 하여 그들의 생활에 도움이 되도록 하는 공공부조제도이다.

(2) 의료급여대상 23 강원의료기술

① 「국민기초생활 보장법」에 의한 수급권자와 이재민, 의상자, 국가유공자 및 중요무형문화재 보유자 등을 의료급여 수급권자로 선정한다.

② 의료급여 수급권자는 1종 및 2종 수급권자로 구분한다. 1종과 2종을 구분하는 근거는 근로능력의 유무이다(이재민과 노숙인은 1종).

③ 「의료급여법」 제3조에 의한 수급권자는 다음과 같다.

㉠ 국민기초생활 보장법에 따른 수급자
㉡ 이재민
㉢ 의상자 및 의사자 유족
㉣ 국내에 입양된 18세 미만의 아동
㉤ 독립유공자, 국가유공자, 보훈보상대상자와 그 가족
㉥ 국가무형문화재의 보유자(명예보유자 포함)와 그 가족
㉦ 북한 이탈주민과 그 가족
㉧ 5 · 18 민주화운동 관련자 보상을 받는 사람과 그 가족
㉨ 노숙인
㉩ 그 밖에 생활유지 능력이 없거나 생활이 어려운 사람으로서 대통령령으로 정하는 사람
㉪ 「난민법」에 따른 난민인정자로서 「국민기초생활 보장법」에 따른 의료급여 수급권자의 범위에 해당하는 사람

(3) 의료급여내용

① 의료급여: 질병, 부상, 출산에 대한 진찰 · 검사, 약제 · 치료재료의 지급, 처치 · 수술과 그 밖의 치료, 예방 · 재활, 입원, 간호, 이송과 그 밖의 의료목적 달성을 위한 조치

② 본인부담제도

㉠ 1종 수급권자: 1차 의료기관 방문당 1,000원, 2차 의료기관 방문당 1,500원, 3차 의료기관 방문당 2,000원, 입원 전액지원
㉡ 2종 수급권자: 1차 의료기관 방문당 1,000원, 2차 · 3차 의료기관 15% 본인부담, 입원 10% 본인부담

③ **의료급여단계**(3단계): 1차 의료급여기관(의원, 보건소 등) → 2차 의료급여기관(병원급 이상) → 3차 의료급여기관(상급종합병원)

제5절 보건의료체계

1 보건의료체계 하부구성 요소

15 서울 · 경남, 17 전북, 18 부산, 19 서울 · 강원의료기술 · 전북보건연구사 · 대구보건연구사, 20 경북의료기술 · 울산의료기술, 21 경북의료기술 · 대전 · 울산 · 경기7급 · 부산보건연구사, 24 경북의료기술

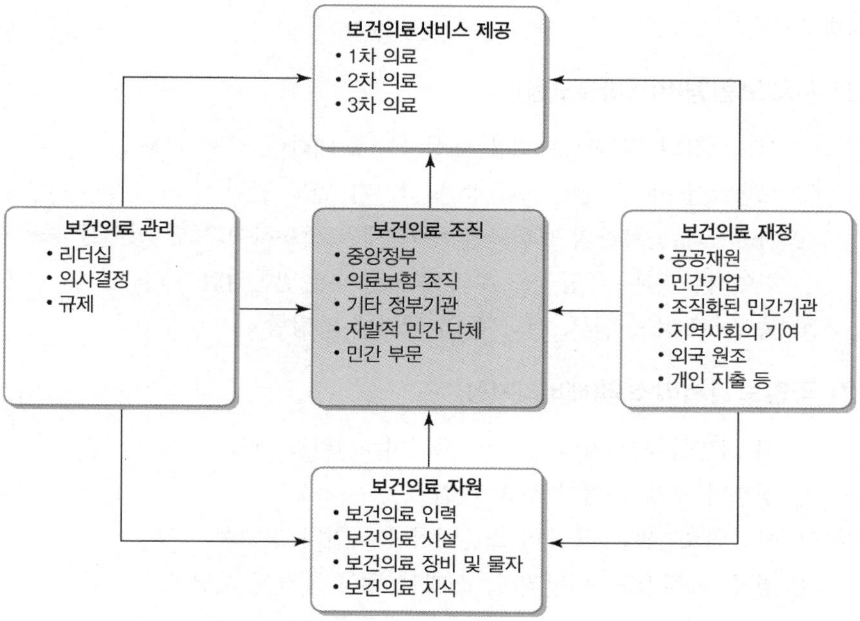

그림 10-8 국가보건의료체계 하부구조의 주요 구성요소들

① **보건의료자원**: 보건의료인력, 시설, 장비 및 물자, 지식 및 기술

② **보건의료조직**: 중앙정부, 의료보험조직, 기타 정부기관, 자발적 민간단체, 민간부문

③ **보건의료서비스 제공**: 1차, 2차, 3차 보건의료 / 1차, 2차, 3차 예방

④ **보건의료재원**

㉠ 공공재원: 중앙정부, 지방자치단체, 의료보험기구

㉡ 민간기업: 기업주의 일부 부담 및 근로자에 대한 서비스 제공

㉢ 조직화된 민간기관: 자선단체, 민간보험

㉣ 지역사회에 의한 지원: 기부나 자원봉사 활동
㉤ 외국의 원조: 정부나 자선단체 차원의 원조(종교단체)
㉥ 개인 지출: 의료 이용 시 국민에 의한 직접 부담
㉦ 기타 재원: 복권판매 수익금, 기부금

⑤ 보건의료관리: 지도, 의사결정(기획, 실행 및 실천, 감시 및 평가, 정보 지원), 규제

2 OECD 보건의료체계 유형 19 전북보건연구사

보건의료체계는 그 나라의 전체적인 사회제도의 범주 안에 속하는 하나의 하위 시스템으로 정치 · 경제 · 사회적 성격에 의해 달라진다. 한 나라의 보건의료체계의 궁극적인 목적은 국민 모두에게 건강을 유지하도록 하는 것이다(OECD 국가보건의료체계).

(1) 사회보험형(비스마르크형)

① 사회보장의 일환으로 적용 대상자들에 대하여 강제 적용
② 보험료를 낼 수 없는 빈곤층은 국가가 별도 관리
③ 사용자와 근로자의 보험료를 주요 재원으로 하며 보험 낭비를 줄이기 위하여 본인일부 부담금을 부과하는 형식이 일반적임
④ 독일, 프랑스, 일본, 한국 등의 국가에 해당함

(2) 국민보건서비스형(베버리지형)

① 전 국민들에게 거의 무료로 보건의료서비스 제공
② 정부의 조세 수입이 주요 재원
③ 보건의료기관은 국가의 소유이거나 국가가 장악함
④ 영국, 뉴질랜드, 이탈리아, 스페인 등의 국가에 해당함

(3) 소비자주권형

① 민간의료보험이 주축을 이루어 소비자가 민간의료보험에 가입하면 약정된 의료기관을 이용하게 되는 상업보험 방식
② 소비자의 의료기관 및 의료보험 선택을 최대 보장하는 반면, 보험에 가입할 수 없는 사람들은 의료수혜의 대상에서 제외되는 문제 발생

3 Roemer의 보건의료체계 유형(1976년) 22 경기의료기술

경제개발의 정도와 보건의료행정체계와의 관계를 기준으로 자유기업형, 복지국가형, 저개발국형, 개발도상국형, 사회주의국가형으로 분류하였다.

(1) 자유기업형

고도로 산업화되어 있는 나라에서 주로 볼 수 있는 유형으로 보건의료비는 개인의 책임고 정부의 개입은 최소화된다. 민간의료보험의 역할이 크고 의료시설의 대부분이 민간이 주도한다.

(2) 복지국가형

보건의료서비스의 보편적 수혜를 기본요건으로 하며 보건의료서비스는 사회보험이나 조세에 의해 제공된다. 많은 부분 민간에 의한 보건의료서비스 제공되지만 질과 비용의 통제에 관해 정부가 개입하여 보건의료서비스의 형평적인 배분을 유지하고자 한다.

(3) 저개발국형

경제적 낙후로 인해 인구의 대부분이 보건의료비의 지출능력이 없는 아시아 및 아프리카 저개발국가의 보건의료체계이다. 국민의 낮은 소득수준으로 전통의료나 민간의료에 의존하는 경향이 크고 보건의료는 공적부조의 차원에서 다루어진다.

(4) 개발도상국형

경제개발이 성공적으로 이루어져 국민의 소득증가와 더불어 의료에 대한 관심이 높아지고 있는 국가의 보건의료체계이다. 보건의료에 대한 우선순위는 경제개발논리에 밀려 낮지만 경제개발이 진행되면서 보건의료자원에 대한 개발이 활발하고 투자도 증가한다.

(5) 사회주의국가형

보건의료서비스를 국가가 모든 책임을 지고 제공하는 보건의료체계이다. 모든 보건의료인은 국가에 고용되고 보건의료시설은 국유화되어 있다.

4 Roemer의 보건의료체계 유형(1991년) 20 울산보건연구사

로머는 보건의료체계를 구성하는 두 개의 차원, 즉 경제적 요소와 정치적 요소를 기준으로 매트릭스모형의 분류를 하였다.

(1) 자유기업형

고도로 산업화되어 있는 나라의 유형으로 보건의료비는 개인의 책임이며 정부의 개입은 최소화된다. 민간의료보험에 의존하며 의료시설의 대부분을 민간이 주도한다. 미국

(2) 복지지향형

정부나 제3자 지불자들이 다양한 방법으로 민간보건의료시장에 개입하는 유형이다. 독일, 캐나다, 일본, 노르웨이

(3) 포괄적보장형

복지지향형보다 시장개입의 정도가 심하고 전국민에게 완전한 보건의료서비스를 무상으로 받게 하는 유형이다. 영국, 뉴질랜드, 이스라엘 등

(4) 사회주의형

국가가 전면적으로 개입 및 통제하는 유형. 구소련, 구동구권 등

표 10-5 로머(Roemer)의 보건의료체계 분류

경제수준* (국민 1인당 GNP)	정치적 요소(보건의료체계 정책, 시장개입정도)			
	시장지향형 (Entrepreneurial & Permissive)	복지지향형 (Welfare Oriented)	전 국민 포괄형 (Comprehensive)	중앙계획형 (Socialist & Centrally Planned)
선진국	미국	독일, 캐나다, 일본, 노르웨이	영국, 뉴질랜드	구소련, 구동구권
개발 도상국	태국, 필리핀, 남아프리카공화국	브라질, 이집트, 말레이시아	이스라엘, 니카라과	쿠바, 북한
극빈국	가나, 방글라데시, 네팔	인도, 미얀마	스리랑카, 탄자니아	중국(개혁 · 개방 전), 베트남
자원이 풍부한 나라		리비아, 가봉	쿠웨이트, 사우디아라비아	

* 1980년대 중반을 기준으로 선진국은 5,000달러 이상, 개발도상국은 500~5,000달러, 극빈국은 500달러 이하, 자원이 풍부한 나라는 5,000달러 또는 10,000달러 이상의 나라들로 구분한다. 자원이 풍부한 나라는 매우 부유하나 선진국처럼 산업화되어 있지 않고, 단지 석유 등의 천연자원 때문에 부자가 된 나라들로 빈부격차가 심하고 보건의료는 기본적으로 국가가 포괄적으로 보장해 주는 국가이다.

5 의료이용행태

(1) 기본개념 19 경기의료기술

의료 이용이란 실제 소모한 의료, 의료수요와 의료공급이 만나는 지점을 말한다. 의료에 대한 필요, 욕구, 수요는 상당 부분 일치하지만 완전히 일치하는 것은 아니다.

① **욕구**(Want): 소비자가 신체적 이상을 감지하고 의료서비스에 대해 소비의 필요를 느끼는 상태

② **필요**(Need): 의료지식에 근거하여 전문의료인이 소비자가 의료서비스를 이용할 필요가 있다고 판단하는 상태

③ **수요**(Demand): 특정 가격에 소비자가 구매의사를 가진 의료서비스의 양

표 10-6 의료 이용과 의학적 필요

<table>
<tr><th colspan="2" rowspan="3">구분</th><th colspan="4">의학적 필요</th></tr>
<tr><th colspan="2">없음</th><th colspan="2">있음</th></tr>
<tr><th colspan="2">욕구(인지된 필요)</th><th colspan="2">욕구(인지된 필요)</th></tr>
<tr><th colspan="2"></th><th>없음</th><th>있음</th><th>없음</th><th>있음</th></tr>
<tr><td rowspan="2">의료이용</td><td>없음</td><td>[A]
건강한 상태로 의료 이용을 하지 않는 경우</td><td>[B]
건강염려증이 있지만 의료 이용을 하지 않는 경우</td><td>[C]
무증상의 질병 초기단계에 아직 의료 이용을 하지 않은 경우</td><td>[D]
경제적 사정에 의해 치료를 받지 못하는 유질환자의 경우</td></tr>
<tr><td>있음</td><td>[E]
의사 유인수요</td><td>[F]
미용을 위해 자의로 성형외과시술을 받은 경우</td><td>[G]
무증상의 질병초기단계에 조기검진으로 질병 발견 후 가족의 권유에 못이겨 치료를 받은 경우</td><td>[H]
질병에 이환되어 본인의 요구에 의해 치료를 받는 경우</td></tr>
</table>

▶ [A]와 [H]: 의료 이용이 적절한 상태

▶ [C]와 [D]: 의학적 필요는 있으나 의료 이용은 하지 못하는 상태(미충족 필요)

(2) 앤더슨(Anderson)모형 16 경기, 21 부산 · 충북보건연구사 · 전남보건연구사, 22 경남보건연구사

앤더슨모형은 개인의 의료서비스 이용이 소인성 요인, 가능성 요인, 필요 요인에 의해 결정되는 것으로 설명하였다.

① 소인성 요인

㉠ 의료서비스 이용에 관련되는 개인적 특성들

㉡ 성, 연령, 결혼상태, 가족구조 등 인구학적인 변수

㉢ 직업, 교육수준, 인종 등 사회구조적 변수

㉣ 개인의 건강 및 의료에 대한 믿음

② 가능성 요인

㉠ 소득, 건강보험, 주치의의 유무 등 개인과 가족의 자원

㉡ 의료인력과 시설의 분포, 의료전달체계의 특성, 의료비 등 지역사회의 자원

③ 필요 요인

㉠ 환자가 느끼는 필요(욕구)

㉡ 전문가가 판단한 의학적 필요

㉢ 의료 이용을 가장 직접적으로 결정하는 요인

(3) 캐슬과 콥(Kasl & Cobb)의 건강 관련 행태

① 건강행태(Health Behaviour)

㉠ 아무런 증상이 없을 때, 질병을 예방하고 찾아내기 위한 행위

㉡ 건강행태와 생활양식은 중복되기도 하고 불건강 현상의 원인 또는 위해 요소로도 작용

② 질병행태(Illness Behaviour): 증상이 있을 때, 진단을 받고 적절한 치료책을 찾기 위한 행위

③ 환자역할 행태(Sick Role Behaviour): 이미 진단 내려진 질병이 있을 때, 건강을 되찾고 질병의 진행을 중지시키기 위해 치료받는 행위

(4) 서치만(Suchman)모형

① 증상경험(Symptom Experience)

㉠ 신체적 이상을 감지하는 단계

㉡ 민속요법이나 자가투약을 하는 단계

㉢ 증상의 부정, 더 분명해질 때까지 결정 유보 혹은 건강장애로 수용할지 여부 결정

② 환자역할 담당

㉠ 환자의 증세와 대처과정에 조언을 해 주는 비전문가적 의뢰

㉡ 정상적 역할수행이 어렵다는 점을 인정받는 단계

③ 의료인과의 접촉

㉠ 환자역할의 정당성을 부여받고 치료과정에 대한 협상 시도

㉡ 의사에 의한 확인 또는 부정

㉢ 치료자 고르기 현상 발생의 가능성

④ 의존적 환자역할: 본격적인 의료전문가의 치료를 받음

⑤ 회복 또는 재활: 치료를 마치고 회복하여 정상적인 역할을 다시 수행하는 단계

(5) 잘못된 의료행태

① 역선택(Adverse Selection)

㉠ 정보의 비대칭성 혹은 불완전성으로 인하여 보험시장에 바람직하지 못한 결과가 초래되는 현상을 의미한다. 거래당사자 중에서 일방이 상대방의 특성에 대하여 잘 모르고 있는 상황에서 거래당사자들 사이에 정보수준의 차이가 있는 경우 발생한다.

㉡ 억제방안: 강제집행, 정보정책

② 도덕적 해이(Moral Hazard)

㉠ 의료보험급여와 함께 발생하는 소비자의 소비행태를 의미한다. 보험에 들고 나서 사고에 대비한 주의를 덜하거나 의사가 의료보험금을 많이 타내기 위해 과잉진료를 하게 된다.

㉡ 억제방안

- 의료공급자: 적정성 평가, UR(이용도 검사), PRO(동료심사기구), PSRO(전문가표준검토기관), QA(질 보증), 임상진료 지침, 의료윤리 등 강화
- 의료이용자: 본인부담금 강화

4 국민의료비

(1) 국민의료비의 개념 16 서울

① 국내에 거주하는 개인 및 기관이 이용한 최종재로서의 보건의료재화 및 서비스에 대한 지출과 보건의료 공급자들의 총 고정자본 형성의 합이다(OECD).

② 일정 기간 중 국민이 건강의 회복·유지 및 증진을 위하여 국내에서 보건의료 분야의 서비스 및 재화를 구입하는 데 지출한 직접비용과 미래의 의료서비스 공급능력 확대를 위한 투자지출의 합계이다.

③ 국민의료비 = 경상의료비 + 자본형성

㉠ 경상의료비 = 총 개인보건의료비 + 예방 및 공중보건 + 보건사업행정 및 건강보험

㉡ 자본형성: 요양기관 시설에 대한 공공부문 투자와 민간부문의 병원 신·증축 및 장비구입을 위한 투자 등

(2) 국민의료비의 의의

① 국민의료의 규모를 나타내는 지표가 된다.

② 의료경영의 대세를 추측할 수 있는 기준이 된다.

③ 의료기관의 생산과 판매액의 측정이 가능하게 된다.

(3) 국민의료비의 내용

① 직접비용

㉠ 처방전, 약제비, 검사비, 처치, 수술비, 의료시설 수용비(입원비), 간호비, 이송비, 상병예비비(정기건강진단비), 정상분만비 등으로 구분한다.

㉡ 비용의 대부분이 병원, 의원, 진료소, 보건소 등의 보건의료기관과 의사, 치과의사, 한의사, 조산사, 간호사 등 상병의 진찰과 간호를 담당하는 의료인에게 직접 또는 간접적으로 제공된다.

㉢ 정부와 지방자치단체 부담의 경비도 모두 포함된다.

② 간접비용(국민의료비에 직접 포함 안 됨)

㉠ 질병에 이환된 유효기간 중에 발생한 소득상의 손실

㉡ 이환과 사망에 뒤따르는 소득상 손실과 각종 사회적 비용

㉢ 질병에 이환됨으로써 근로자 휴업 · 휴직으로 발생하는 소득손실과 환자 간병에 의한 가족구성원의 소득손실 등을 계산하는 데 어려움이 있다.

(4) 경상의료비(Current Health Expenditure)

① 보건의료서비스와 재화의 소비를 위한 국민 전체의 1년간의 지출 총액을 지칭한다.

② 경상의료비 = 개인의료비 + 집합보건의료비

③ 개인(personal)의료비: 개인에게 직접 주어지는 서비스 내지 재화에 대한 지출을 의미한다.

④ 집합(collective)의료비: 공중을 대상으로 하는 보건의료 관련 지출로, 크게 예방 및 공중 보건사업이나 보건행정관리비로 구분된다.

⑤ 경상의료비는 국제적 비교 가능성 및 시계열적 일관성의 관점에서 판단하여 적절한 대상을 형성해가는 작업으로, 국제적 비교를 위한 국가 간의 약속이다.

(5) 국민의료비 증가 요인 17 전북, 18 서울

의료수요 측면	공급자 측면
• 인구고령화 • 소득의 증가 • 의료보장의 확대(건강보험 실시) • 인구증가 및 노령화로 인해 의료서비스 유형 증대 • 질적인 삶을 추구하는 국민의 의식 변화	• 첨단의료장비, 의료기술의 발달 • 인건비, 생산에 투입되는 재료비 상승 • 진료보수지불방법(행위별 수가제) • 정보의 비대칭성 • 전문화, 전문의 증가

(6) 국민의료비 증가 억제방안 17 강원의료기술, 18 서울, 19 부산

① 수요 억제
　㉠ 본인일부부담제도
　㉡ 1단계 의료이용 및 공공의료 이용 강화
　㉢ 의료전달체계 강화
② 공급 억제
　㉠ 건강관리기구(HMO): 조직의 가입자에게 포괄적인 의료서비스 제공
　㉡ 의료수가제 개편 및 통제: 인두제, 포괄수가제
　㉢ 이용도 검사(UR)
　㉣ 의사 수 규제
③ 국가의 통제
　㉠ 진료시설의 표준화
　㉡ 의료인력의 통제
　㉢ 의료장비 구입의 통제
　㉣ CON(Certificate of Need): 시설의 중복투자를 막고 고가장비 도입의 확산을 방지하기 위해 병원의 자본투자에 대해서는 필요증명서(CON)를 발부받도록 하는 제도

심화 의료비 증가 원인과 관리

1. 의료비 증가 원인
(1) 의료수요 증가 요인
① 소득이 증가할 때 의료에 대한 수요가 증가한다.
② 의료보험의 확대가 의료에 대한 수요를 증가시킨다.
③ 인구의 고령화로 의료에 대한 수요가 증가한다.
④ 의료공급자에 의한 수요 증가가 있다. 의료서비스에 대한 정보의 비대칭성 및 의료공급자에 대한 환자의 높은 의존성을 감안할 때 의료공급자는 환자의 수요에 많은 영향을 미칠 수 있다.
(2) 의료서비스 생산비용 상승 요인
① 의료서비스를 생산하는 비용은 재료비, 인건비, 시설 및 장비비 등을 포함하는 데 생산비용의 상승은 의료수가 상승에 반영되어 결국 의료비를 증가시키게 된다.
② 우리나라에는 MRI, TC 등 고가의료장비가 과도하게 도입되어 사용되고 있는데, 고가장비의 도입은 그 자체로 비용증가로 이어져 수가상승의 원인이 되며, 또한 고가장비가 필요시상으로 이용될 경우 건강진료비가 증가하는 결과를 초래한다.

(3) 제도적 요인

① 진료비보상방식이 의료비 증가에 영향을 미친다. 진료비 보상방식은 봉급제, 인두제, 총액계약제와 같은 사전보상방식과 행위별수가제와 같은 사후보상방식으로 구분되는데 의료비 증가에 더 많은 영향을 미치는 것은 행위별수가제이다.

② 행위별 수가제에 의한 의료비 증가 경로

㉠ 정보의 비대칭성은 공급자에 의한 수요증가가 발생할 개연성을 제공한다. 공급자에 의한 수요증가는 진료비 보상방식에 따라 실제 발생하는 정도가 다르다. 공급자에 의한 수요증가가 사전보상방식 하에서는 거의 나타나지 않는 반면, 행위별수가제와 같은 사후보상방식 하에서는 쉽게 나타나 의료비의 증가로 이어지게 된다.

㉡ 행위별수가제 하에서는 최신 의료기술이나 고가의료장비의 도입이 신속하게 이루어지는 경향이 있는데, 이것은 의료서비스 생산비용의 상승을 가져오고 나아가 의료비를 증가시키게 된다.

2. 의료비 관리방안

(1) 수요측 관리방안

① 진료비에 대한 본인부담의 설정을 통해 의료보험하에서 나타나는 도덕적 해이를 줄일 수 있다.

② 본인부담수준이 과도하게 높을 경우 의료이용의 재정적 장벽을 낮추어 주는 의료보험의 보장성이 약화되므로 적정 수준의 본인부담 설정이 매우 중요하다.

(2) 공급측 관리방안

① 고가의료장비의 과도한 도입을 억제한다. 이를 위해 연령, 성별 등을 감안한 지역별 의료요구도를 근거로 고가장비의 균형 분포를 유도하는 것도 대안이 될 수 있다.

② 입원이나 치료의 적정성을 검토하는 등 진료 내용에 대한 실사를 강화하면 불필요한 의료제공을 감소시킬 수 있다.

③ 노인인구 증가에 대응하기 위해 적절한 서비스 제공체계를 갖출 필요가 있다. 노인요양홈이나 노인전문요양시설에서 노인전문 간호인력을 활용한 장기요양서비스를 제공하는 것은 노인의 요구에 부합되면서도 의료비를 절감할 수 있는 비용-효과적인 방법이다.

(3) 진료비 보상방식 개편

행위별 수가제는 공급자에 의한 수요 증가 혹은 의료서비스 생산비용 증가 등을 초래하는 경향이 있다. 그러므로 의료비 증가를 예방할 수 있는 진료비 보상방식의 도입이 필요하다.

OX QUIZ

Check

01 최초의 사회보험제도는 1935년 미국에서 시작되었다. O X

02 사회보험과 민간보험의 공통점은 보험료 산정과 보험급여 결정이 엄격한 확률계산의 기초 위에 이루어진다는 것이다. O X

03 우리나라에서 최초로 시행된 사회보험제도는 의료보험이다. O X

04 공공부조제도는 엄격한 자산조사와 상황조사를 거쳐 선별하는 선별적 프로그램인 반면, 사회보험은 보편적인 제도이다. O X

05 공공부조는 제1사회안전망이고 사회보험은 제2사회안전망이라 할 수 있다. O X

06 의료보장제도 중 사회보험방식은 국가보건서비스 방식에 비해 의료비 통제효과가 강하다. O X

07 우리나라 건강보험제도에서 가입자의 종류는 직장가입자와 지역가입자로 구분된다. O X

08 우리나라의 진료비 지불체계는 포괄수가제를 원칙으로 적용하고 있다. O X

09 보건의료체계의 하부구성요소는 보건의료자원, 보건의료조직, 보건의료인력, 보건의료시설, 보건의료서비스 제공으로 이루어진다. O X

10 국민의료비 중 경상의료비에는 개인 보건의료비뿐만 아니라 예방 및 공중보건사업, 보건행정 및 건강보험 관련 비용도 포함된다. O X

OX Answer

01 X [1935년 미국 → 1883년 독일] **02** O **03** X [의료보험 → 산업재해보상보험] **04** O

05 X [사회보험은 제1사회안전망이고, 공공부조는 제2사회안전망이다.]

06 X [의료비 통제효과가 강하다 → 의료비 통제효과가 취약하다] **07** O **08** X [포괄수가제 → 행위별 수가제]

09 X [보건의료인력, 보건의료시설 → 보건의료관리, 보건의료재정] **10** O

Part 10 합|격|예|감 기출문제

01

인두제에 대한 설명으로 가장 옳은 것은?

서울, 2022

① 의료진의 과잉진료가 증가한다.
② 진료의 지속성이 증대된다.
③ 신의료기술 및 신약개발 등에 집중한다.
④ 의료진의 재량권이 확대되어 의료의 질적 수준이 높다.

02

「국민건강보험법」상 요양급여비용의 산정에서 요양급여비용을 계약하는 사람을 옳게 짝지은 것은?

서울, 2022

① 보건복지부장관과 시 · 도지사
② 대통령과 의약계를 대표하는 사람들
③ 보건복지부장관과 국민건강보험공단의 이사장
④ 국민건강보험공단의 이사장과 의약계를 대표하는 사람이다.

03

다음 중 포괄수가제에 대한 설명으로 옳은 것은?

경기 의료기술, 2022

① 의사들의 서비스가 최소화된다.
② 일정기간의 진료비를 정부나 보험조합이 미리 가격을 책정하여 실시한다.
③ 의료인이 자율적으로 서비스를 제공한다.
④ 진료의 계속성이 증대된다.

04

〈보기〉의 내용 중 보건기획의 목적 옳은 것은?

경기 의료기술, 2022

〈보기〉
ㄱ. 합리적인 의사결정
ㄴ. 이해대립의 조정
ㄷ. 새로운 지식과 기술개발
ㄹ. 희소자원의 효과적인 배분

① ㄱ, ㄴ, ㄷ　　② ㄱ, ㄷ
③ ㄴ, ㄹ　　④ ㄱ, ㄴ, ㄷ, ㄹ

05

다음 중 보건의료서비스의 사회경제특성으로 옳은 것은?

경기 의료기술, 2022

① 개인의 행동이 사회에 미치는 외부효과가 크다
② 수요가 불확실해서 국가적 차원에서 관리할 수 없다.
③ 정부가 개입하면 반드시 시장실패가 있다.
④ 의료수요는 비탄력적이라 수요가 일정하다.

06

NHI(국민건강보험)와 NHS(국가보건서비스)에 대한 설명으로 옳은 것은? 경북 의료기술, 2022

① 국민건강보험의 재원은 세금이 90% 차지한다.
② 국민건강보험을 행하는 국가로는 영국, 스웨덴, 이탈리아 등이 있다.
③ 국민건강보험제도는 국가보건서비스보다 국민의료비에 대한 통제효과가 낮다.
④ 국민건강보험제도에서는 의료의 질 저하 문제가 크다.

07

진료보수 지불제도 중 의료비 억제효과가 가장 낮은 것은? 경북 의료기술, 2022

① 행위별 수가제 ② 포괄수가제
③ 인두제 ④ 총액계약제

08

보건소의 기능 및 업무 중 지역주민의 건강증진 및 질병예방 · 관리를 위해 제공되는 지역보건의료 서비스에 포함되지 않는 것은? 전북 의료기술, 2022

① 감염병 예방에 관한 사항
② 모성과 난임에 관한 사항
③ 정신건강증진에 관한 사항
④ 근로자의 건강검진과 건강증진에 관한 사항

09

의료보장제도에 대한 설명으로 옳지 않은 것은? 전북 의료기술, 2022

① 국가보건서비스방식은 베버리지형이다
② 사회보험방식은 비스마르크형이다
③ 국가보건서비스방식과 같은 방식이지만 지방재정을 중심으로 운영하는 제도는 지방보건서비스라 한다.
④ 사회보험방식은 모든 국민이 본인부담 없이 의료를 이용하여 소득재분배 효과가 크다.

10

보건사업의 기획에 사용되는 기법으로 조직의 내부환경과 외부환경을 분석하여 이를 토대로 하는 마케팅전략은 무엇인가? 전북 의료기술, 2022

① POSDCoRB ② SWOT
③ CEA ④ CBA

11

국민의 70%가 코로나19 예방접종으로 집단면역이 형성된다면 나머지 30%는 접종하지 않아도 코로나19 감염으로부터 안전할 수 있다는 보건의료서비스의 특성으로 옳은 것은? 보건직, 2022

① 정보의 비대칭성
② 수요의 불확실성
③ 치료의 불확실성
④ 외부효과성

12

우리나라 국민건강보험제도의 유형으로 옳은 것은? 보건직, 2022

① 변이형 ② 현금배상형
③ 관리의료형 ④ 제3자 지불제형

13

〈보기〉의 설명에 해당하는 진료비 지불제도는 무엇인가? 경기 의료기술, 2023

〈보기〉
- 주민이 진료받고자 하는 의사를 지정한다. 지정된 의사에게 주민이 환자로서 의료서비스를 받든지 받지 않든지 보험자 혹은 국가가 의사에게 주민 수에 따라 산정된 수입을 지급한다.
- 기본적인 의료인 1차보건의료에 적합하며 의료전달체계가 확립되어 있어야 한다.
- 영국에서 지역의 주치의에게 적용한다.

① 행위별수가제 ② 포괄수가제
③ 총액계약제 ④ 인두제

14

사회보험제도로 시행되는 건강보험에 대한 설명으로 옳지 않은 것은? 경기 의료기술, 2023

① 법률에 의해 강제가입 된다.
② 장기보험의 형태로 운영된다.
③ 피보험자는 보험료 납부의무가 있다.
④ 가입자에게 동일한 보험급여를 적용한다.

15

다음 중 국민건강보험제도의 연혁을 순서대로 바르게 나열한 것은? 전북 경력경쟁, 2023

ㄱ. 의료보험법 제정
ㄴ. 공무원 및 사립학교교직원 의료보험 시행
ㄷ. 전국민 의료보험 시행
ㄹ. 국민건강 보험법 제정

① ㄱ－ㄴ－ㄷ－ㄹ ② ㄴ－ㄱ－ㄹ－ㅁ
③ ㄱ－ㄴ－ㄹ－ㄷ ④ ㄷ－ㄱ－ㄴ－ㄹ

16

「지역보건법」에 따른 보건소의 기능 및 업무 중 지역보건의료정책에 대한 세부내용으로 옳지 않은 것은? 전북 경력경쟁, 2023

① 조사 · 연구 ② 평가
③ 기획 ④ 실험 또는 연구

17

〈보기〉의 내용에 해당하는 보건의료서비스의 특징은 무엇인가? 전북 경력경쟁, 2023

〈보기〉
의료기관의 개설권한은 의료인이나 국가 지방자치단체 등에게만 부여되기 때문에 나타나는 특성으로 이는 공급자가 이익단체를 결성하여 국민건강을 위협하는 독소적인 역할이 발생되는 원인이 되기도 한다.

① 외부효과 ② 소비자의 무지
③ 생산의 독점 ④ 우량재

18

「지역보건법」에 따라 실시하는 지역사회의 건강실태조사 주기로 옳은 것은? 전북 경력경쟁, 2023

① 매년(1년마다) ② 2년
③ 3년 ④ 5년

19

다음에서 설명하는 조직의 원리는? 보건직, 2023

조직의 공동목적을 달성하기 위하여 행동통일 및 업무수행을 조화롭게 배열하는 집단적 노력

① 조정의 원리 ② 계층제의 원리
③ 명령통일의 원리 ④ 통솔범위의 원리

20

다음에서 설명하는 보건의료서비스의 사회경제적 특성은? 보건직, 2023

- 일반인들은 의료전문가에 비해 보건의료에 대한 전문지식이 적다.
- 공급자에 의해 수요가 창출된다.

① 가치재
② 정보의 비대칭성
③ 노동집약적
④ 소비재인 동시에 투자재

21

보건 관련 지방행정조직에 대한 설명으로 옳지 않은 것은? 보건직, 2023

① 보건진료소의 설치 근거 법령은 「농어촌 등 보건의료를 위한 특별조치법」이다.
② 보건소 중 「의료법」상 병원의 요건을 갖춘 보건소는 보건의료원이라는 명칭을 사용할 수 있다.
③ 보건지소에 보건지소장 1명을 두되, 지방의무직 공무원 또는 임기제공무원을 보건지소장으로 임용한다.
④ 시·도지사 또는 시장·군수·구청장은 지역보건의료시행계획을 4년마다 수립하여야 한다.

22

「국민건강보험법」상 국민건강보험공단의 업무 범위에 해당하지 않는 것은? 보건직, 2023

① 보험료의 부과·징수
② 보험급여 비용의 지급
③ 가입자 및 피부양자의 자격관리
④ 요양급여의 적정성 평가

23

의료이용의 내용과 관계없이 이용하는 의료서비스 건당 일정액만 의료서비스 이용자가 부담하고 나머지는 보험자가 부담하는 방식의 본인일부부담제도는 무엇인가? 경기 보건연구사, 2023

① 정액부담제 ② 정액수혜제
③ 일정액공제제 ④ 정률부담제

24

우리나라 사회보장제도 중 사회보험의 방식으로 의료를 보장하는 제도는 무엇인가? 경북 보건연구사, 2023

① 건강보험 ② 의료급여
③ 국민연금 ④ 고용보험

25

진료보수지불제도는 진료행위에 대한 대가를 지불하는 것이다. 다음에 해당하는 제도는 무엇인가? 경기 의료기술, 2024

- 우리나라에서도 시행하는 제도이다.
- 의료제공자의 재량권과 자율성이 확보된다.
- 제공된 의료행위가 타당하다면 모든 행위에 보상을 받을 수 있어서 소비자가 원하는 서비스를 받을 수 있다.
- 의료비를 증가시킨다.
- 예방보다 수가를 받을 수 있는 치료에 집중하여 보험자와 의료제공자 사이에 갈등이 발생한다.

① 인두제 ② 총액계약제
③ 행위별수가제 ④ 포괄수가제

26

사회보험방식의 의료보장제도인 건강보험에 대한 설명으로 옳은 것은? 경기 의료기술, 2024

① 개인의 의사에 따른 임의가입
② 보험료 납부 수준에 비례한 보험급여
③ 보험료는 계약에 따른 차등부과
④ 보험료는 노사가 함께 부담하며 정부가 일부 부담

27

다음 설명에 해당하는 보건사업의 평가기법은 무엇인가? 경기 의료기술, 2024

- 비용과 결과를 모두 화폐가치로 환산하여 평가한다.
- 모두 화폐가치로 계산하므로 단일사업의 경제성 평가도 가능하다.
- 사람의 생명을 화폐로 환산하는 것에 대해 윤리적 비판이 있다.

① 비용－편익분석
② 비용－효과분석
③ 비용－효용분석
④ 비용－최소화분석

28

다음 중 보건의료체계의 하부구성요소 연결로 옳지 않은 것은? 경북 의료기술, 2024

① 관리: 법률제정, 정책결정
② 조직: 중앙정부, 기타 정부기관,
③ 자원: 건강보험공단, 민간단체
④ 재원: 외국원조, 민간기업

29

뢰머(Roemer)의 보건의료체계 분류 중 〈보기〉가 설명하는 유형으로 가장 옳은 것은?

서울 의료기술, 2024

〈보기〉

사회보험이나 조세로 보건의료서비스를 제공한다. 의사들은 개원할 수 있고 진료비는 제3자 지불기구로부터 지급받는다. 의료공급이 민간 중심으로 되어 있지만, 사회보험을 통해 의료제공자에 대한 정부의 개입이 비교적 강한 편이다. 사회보험이 중심이지만 민간의료보험이 보완적으로 발달해 있고, 의료의 질은 높은 편이지만 국민의료비의 증가 추이가 높은 편이다. 정부 세출에서 보건의료비가 차지하는 비중이 크다는 것이 특징이다.

① 보편적 포괄형　② 복지지향형
③ 사회주의형　④ 자유기업형

30

의료비 상승의 억제효과가 큰 진료비 지불방식부터 순서대로 바르게 나열한 것은? 서울 의료기술, 2024

① 인두제 > 행위별수가제 > 포괄수가제
② 인두제 > 포괄수가제 > 행위별수가제
③ 포괄수가제 > 인두제 > 행위별수가제
④ 포괄수가제 > 행위별수가제 > 인두제

31

민간보험과 구별되는 우리나라 국민건강보험의 특징은? 보건직, 2024

① 임의 가입　② 균등한 급여수준
③ 보험료의 정액제　④ 자유경쟁의 원리 적용

합격예감 기출문제 정답 및 해설

[Answer]

01 ②	02 ④	03 ①	04 ④	05 ①
06 ③	07 ①	08 ④	09 ④	10 ②
11 ④	12 ④	13 ④	14 ②	15 ①
16 ④	17 ③	18 ①	19 ①	20 ②
21 ④	22 ④	23 ①	24 ①	25 ③
26 ④	27 ①	28 ③	29 ②	30 ②
31 ②				

01

인두제(Capitation)는 등록된 환자 또는 주민 수에 따라 일정액을 보상받는 방식이다.

- 장점: 의료의 계속성 증대, 예방에 많은 관심, 행정적 업무절차 간편, 비용이 상대적으로 저렴함
- 단점: 환자의 선택권 제한, 서비스 양이 최소화, 환자 후송 및 의뢰의 증가

[오답해설]

① 의료진의 과잉진료가 증가한다. – 행위별수가제

③ 신의료기술 및 신약개발 등에 집중한다. – 행위별수가제

④ 의료진의 재량권이 확대되어 의료의 질적 수준이 높다. – 행위별수가제

02

건강보험 급여대상 수가(요양급여비용)

(1) 공단의 이사장과 대통령령이 정하는 의약계를 대표하는 자와의 계약으로 정한다. 요양급여비용의 계약으로 정한다. 계약기간은 1년으로 한다.

(2) 요양급여비용의 계약 당사자인 의약계를 대표하는 자는 ❶ 대한병원협회장, ❷ 대한의사협회장, ❸ 대한치과의사협회장, ❹ 대한한의사협회장, ❺ 대한조산협회 또는 대한간호협회의 장 중 1명, ❻ 대한약사회장, ❼ 보건소·보건의료원 및 보건지소, 보건진료소 중 보건복지부장관이 지정하는 자 등이다.

(3) 7개 유형별 요양기관과 건강보험공단이 각각 수가계약을 체결하고 있다.

(4) 유형별 계약이 체결되지 않으면 건강보험정책심의위원회의 의결에 의해 보건복지부장관이 결정한다.

03

포괄수가제(Case Payment)

(1) 입원환자의 진단명에 대한 총보수단가를 설정하여 보상하는 방식

(2) 장점: 경제적인 진료 수행, 의료기관의 생산성 증대, 행정적으로 간편

(3) 단점: 의료서비스의 규격화·최소화, 행정직의 진료진에 대한 간섭 증대

04

기획의 필요성

(1) 각종 요구와 희소자원의 효과적인 배분

(2) 이해대립의 조정 및 결정

(3) 새로운 지식과 기술개발

(4) 합리적 의사결정

05

외부효과는 자신의 이익이나 손해와 관계없이 타인에게 이익을 주거나 손해를 주는 것을 말한다. 감염성 질환에 대한 예방 및 치료는 감염병 감염경로를 차단하므로 예방접종을 받지 않은 다른 사람들에게도 큰 영향을 미친다. 총인구 중 상당비율의 사람들이 특정질환에 대한 면역력을 가지면 다른 사람들도 감염될 위험이 적기 때문이다. 공중보건사업은 대부분 외부효과를 가진다. 그러므로 생산 및 소비는 순수하게 시장기능에만 맡겨놓을 수 없고 정부의 개입이 필요하다.

[오답해설]

② 보건의료서비스는 수요의 불확실성이 있다. 이는 개인적인 수준에서 질병의 발생 여부 및 시점, 그로 인한 진료의 결과 및 진료비의 발생규모 등은 대부분 예측이 불가능한 것을 의미한다. 이러한 수요의 불확실성과 불규칙성에 집단적으로 대응하기 위한 경제적 수단으로 의료보험을 갖게 되며 보험을 통하여 미래의 불확실한 큰 소실을 현재의 확실한 적은 손실로 대체한다.

③ 보건의료서비스는 사회경제적 특성으로 인하여 민간시장에 맡겨두면 시장실패를 겪게 되며 이로 인한 문제점 극복을 위해 정부가 규제 및 촉진정책을 실시한다.

④ 의료수요는 비탄력적이기 때문에 가격의 변동에 따른 수요의 변화가 크지 않다. 하지만 수요가 항상 일정한 것은 아니다.

06

의료보장제도의 유형

(1) 사회보험방식(NHI, National Health Insurance, 국민건강보험)

① 각 보험집단별로 보험료를 갹출하여 재원을 마련하고 이에 따라 피보험자에게 직접 또는 계약을 체결하는 의료기관을 통해 보험급여를 실시한다.

② 의료비에 대한 국민의 자기 책임의식을 견지하되 이를 사회화하여 정부기관이 아닌 보험자가 보험료로 재원을 마련하여 의료를 보장하는 방식이다.

③ 국민의 1차적 부담 의무가 전제된 비용의식적 제도이며 국민의 정부에 대한 의존심을 최소화할 수 있다.

④ 독일, 일본, 프랑스, 한국 등이 대표적 국가이다.

⑤ 양질의 의료를 제공하고 첨단의료기술 발정에 긍정적이지만 국민의료비 억제기능이 취약하다.

(2) 국가보건서비스 방식(NHS, National Health Services)

① '국민의 의료 문제는 국가가 책임져야 한다'는 관점에서 정부가 일반 조세로 재원을 마련하여 모든 국민에게 무상으로 의료를 제공하는 방식이다.

② 재원의 대부분이 국세 및 지방세로 조달되고 의료공급 체계도 국가의 책임하에 조직화되어 있다.

③ 영국, 스웨덴, 이탈리아 등이 대표적인 국가이다.

⑥ 의료비에 대한 통제효과가 강하다. 의료의 질 저하를 초래할 수 있다.

07

포괄수가제, 인두제, 총액계약제는 사전지불방식으로 모두 의료비 억제효과가 있는 반면 행위별수가제는 사후지불방식으로 의료비 증가의 원인이 된다.

행위별 수가제(FFS, Fee For Service)

(1) 제공된 의료서비스의 단위당 가격에 서비스의 양을 곱한 만큼 보상하는 방식

(2) 장점: 의료서비스의 양과 질이 확대, 의료인의 재량권 확대, 첨단 의·과학기술의 발달 유도

(3) 단점: 과잉 진료, 의료 남용의 우려, 행정적으로 복잡, 의료비 상승 유도 요인이 됨

[오답해설]

② 포괄수가제: 환자의 종류당 총보수단가를 설정하여 보상하는 방식

③ 인두제: 등록된 환자 또는 주민 수에 따라 일정액을 보상받는 방식

④ 총액계약제: 지불자 측과 진료자 측이 진료보수 총액의 계약을 사전에 체결하는 방식

08

「지역보건법」상 보건소의 기능 및 업무 중 지역주민의 건강증진 및 질병예방·관리를 위한 지역보건의료서비스의 제공에 해당하는 업무는 다음과 같다.

- 국민건강증진, 구강건강, 영양관리사업, 보건교육
- 감염병의 예방 및 관리
- 모성과 영유아의 건강 유지·증진
- 여성·노인·장애인 등 보건의료 취약계층의 건강 유지·증진
- 정신건강증진 및 생명존중에 관한 사항
- 지역주민에 대한 진료, 건강검진 및 만성 질환 등의 질병관리에 관한 사항
- 가정 및 사회복지시설 등을 방문하여 행하는 보건의료 및 건강관리사업
- 난임의 예방 및 관리

09

의료보장제도 유형

(1) 사회보험형(비스마르크형)

① 사회보장의 일환으로 적용 대상자들에 대하여 강제적용

② 보험료를 낼 수 없는 빈곤층은 국가가 별도 관리

③ 사용자와 근로자의 보험료를 주요 재원으로 하며 보험 낭비를 줄이기 위하여 본인일부 부담금을 부과하는 형식이 일반적임

④ 독일, 프랑스, 일본, 한국 등의 국가에 해당함

(2) 국민보건서비스형(베버리지형)

① 전 국민들에게 거의 무료로 보건의료서비스 제공(소득재분배 효과가 큼)

② 정부의 조세 수입이 주요 재원(중앙재정과 별도로 구분된 지방재정 중심의 지방보건서비스(RHS, regional health service)라는 용어를 사용한다.)

③ 보건의료기관은 국가의 소유이거나 국가가 장악함

④ 영국, 뉴질랜드, 이탈리아, 스페인 등의 국가에 해당함

10

SWOT 분석

조직의 내부환경을 분석하여 강점과 약점을 발견하고, 외부환경을 분석하여 기회와 위협을 찾아내어 이를 토대로 강점은 살리고 약점은 죽이고, 기회는 활용하고 위협은 억제하는 마케팅을 수립하는 전략이다.

[오답해설]

① POSDCoRB: 귤릭이 제시한 관리과정(기획, 조직, 인사, 지휘, 조정, 보고, 예산)

③ CEA: 비용효과분석. 주어진 목적달성을 위한 여러 가지 서로 다른 방법을 비교하여 그중 사업성과가 가장 큰 방법을 찾아내는 분석방법이다. 비용편익과 기본논리는 동일하지만 '비용'은 금전적 가치로, '효과'는 측정가능한 '산출물 단위'로 산정하여 분석한다(투입은 화폐, 산출은 질로 표현). 비용단위당 최대의 효과를 갖거나 단위효과당 최소의 비용이 드는 대안을 선택한다.

④ CBA: 비용편익분석. 하나 또는 둘 이상의 사업대안에 대해 가장 타당성이 있는 방법을 판단하는 데 이용하는 방법이다. 계획에 대한 비용과 편익을 각각 측정하여 사회적·경제적 관점에서 가장 많은 순편익이 되는 방안을 찾아낸다. 경제적 타당성 검토기준으로 결과가 화폐가치로 표시된다.

11

외부 효과는 한 개인의 행동이 제3자에게 미치는 영향(감염병 예방법, 격리 등)을 말한다. 감염성 질환에 대한 예방 및 치료는 감염병 감염경로를 차단하므로 예방접종을 받지 않은 다른 사람들에게도 큰 영향을 미친다. 총인구 중 상당비율의 사람들이 특정질환에 대한 면역력을 가지면(집단면역) 다른 사람들도 감염될 위험이 적기 때문이다.

[오답해설]

① 정보의 비대칭성: 의료서비스에 대한 지식이 의사에게 집중되어 소비자들은 이것에 대한 정보를 알 수가 없다. 공급자에 의한 유인수요가 발생하기 때문에 3자 개입이 필요하다.

② 수요의 불확실성: 질병이 언제 어디서 발생할지 예측할 수 없다. 그리고 일단 수요가 생기면 필수적이고 분할이 불가능하다. 의료보험 성립 배경(개인은 예측 불가능하나 다수이면 예측 가능)이 된다.

③ 치료의 불확실성: 질병발생 이후 치료절차와 결과의 예측이 명확하지 않다. 치료결과의 불확실성으로 인해 환자들에게는 의료서비스의 질적·양적 향상에 대한 욕구가 존재한다.

12

의료제공형태

(1) 제3자 지불제도(현물급여형, 직접서비스형)

① 의료보험 적용자는 필요시 의료서비스를 이용하고 의료공급자가 제3자인 보험공단이나 질병금고에 환자를 진료한 진료비를 청구하며, 제3의 지불자인 보험공단이나 질병금고는 청구된 진료비를 심사하여 의료공급자에게 직접 지불함

② 한국, 일본, 독일 등 대부분의 사회보험제도를 채택하는 국가에서 제3자 지불제도 서비스 방법을 택하고 있음

(2) 변이형(직접제공방법)

① NHS 또는 지방보건서비스제도를 시행하고 있는 국가에서 재정으로 국민들에게 의료를 보장하는 형태(뉴질랜드, 영국, 스웨덴, 덴마크 등)

② 사회보험형 국가로 보험공단이 보험료를 징수함과 동시에 직접의료시설을 건립하여 적용자에게 보험공단이 직영하는 병원(국민건강보험공단 일산병원)이나 진료소를 통하여 서비스를 제공하는 형태

③ 사회보장제도에 속하지는 않지만 미국의 건강유지조직(HMO) 가운데 일부가 의료기관을 소유하여 적용자에게 의료서비스를 제공하는 형태

(3) 상환제(현금배상형, 현금급여형)

① 의료보장의 적용자가 의료기관에 가서 진료를 받을 때 진료비 전액을 의료기관에 먼저 지불하고 난 후에 보험공단이나 질병금고에 청구하여 진료비를 환불받는 제도이다.

② 미국의 민영보험회사에서 흔히 사용하는 제도이다.

13

인두제(Capitation)는 등록된 환자 또는 주민 수에 따라 일정액을 보상받는 방식이다.

- 장점: 의료의 계속성 증대, 예방에 많은 관심, 행정적 업무절차 간편, 비용이 상대적으로 저렴함
- 단점: 환자의 선택권 제한, 서비스 양이 최소화, 환자 후송 및 의뢰의 증가

14

국민건강보험제도의 특징

(1) 강제성
(2) 능력비례 차등부과, 균등급여
(3) 보험료 부과방식 이원화(직장가입자, 지역가입자)
(4) 모든 의료기관을 요양기관으로 지정
(5) 행위별수가제, 제3자지불방식
(6) 단기보험
(7) 치료중심 급여제도
(8) 보건의료제도 특징
- 의료공급방식: 민간주도형
- 관리통제방식: 자유방임형
- 사회보장형태: NHI(사회보험방식)

15

국민건강보험제도의 연혁

1963. 12.	「의료보험법」 제정(300인 이상 사업장 조합 임의설립)
1977. 7.	500인 이상 사업장 근로자 의료보험 실시
1979. 1.	공무원 및 사립학교교직원 의료보험 실시
1988. 1.	농어촌지역 의료보험 실시
1989. 7.	도시지역 의료보험 실시, 전국민 의료보험으로 확대
1989. 10.	약국 의료보험 실시
1999. 2.	「국민건강보험법」 제정
2000. 7.	• 의료보험조직 통합(국민의료보험공단 및 직장조합 통합 → 국민건강보험공단 및 건강보험심사평가원 업무 개시) • 「국민건강보험법」 시행
2003. 7.	직장 · 지역가입자 재정통합 운영

16

보건소의 기능 및 업무(「지역보건법」 제11조)

보건소는 해당 지방자치단체의 관할 구역에서 다음의 기능 및 업무를 수행한다.

① 건강 친화적인 지역사회 여건의 조성
② 지역보건의료정책의 기획, 조사 · 연구 및 평가
  ㉠ 지역보건의료계획 등 보건의료 및 건강증진에 관한 중장기 계획 및 실행계획의 수립 · 시행 및 평가에 관한 사항
  ㉡ 지역사회 건강실태조사 등 보건의료 및 건강증진에 관한 조사 · 연구에 관한 사항
  ㉢ 보건에 관한 실험 또는 검사에 관한 사항
③ 보건의료인 및 「보건의료기본법」 제3조 제4호에 따른 보건의료기관 등에 대한 지도 · 관리 · 육성과 국민보건 향상을 위한 지도 · 관리
  ㉠ 의료인 및 의료기관에 대한 지도 등에 관한 사항
  ㉡ 의료기사 · 보건의료정보관리사 및 안경사에 대한 지도 등에 관한 사항
  ㉢ 응급의료에 관한 사항
  ㉣ 「농어촌 등 보건의료를 위한 특별조치법」에 따른 공중보건의사, 보건진료 전담공무원 및 보건진료소에 대한 지도 등에 관한 사항
  ㉤ 약사에 관한 사항과 마약 · 향정신성의약품의 관리에 관한 사항
  ㉥ 공중위생 및 식품위생에 관한 사항
④ 보건의료 관련기관 · 단체, 학교, 직장 등과의 협력체계 구축
⑤ 지역주민의 건강증진 및 질병예방 · 관리를 위한 지역보건의료서비스의 제공
  ㉠ 국민건강증진 · 구강건강 · 영양관리사업 및 보건교육
  ㉡ 감염병의 예방 및 관리
  ㉢ 모성과 영유아의 건강유지 · 증진
  ㉣ 여성 · 노인 · 장애인 등 보건의료 취약계층의 건강유지 · 증진
  ㉤ 정신건강증진 및 생명존중에 관한 사항
  ㉥ 지역주민에 대한 진료, 건강검진 및 만성질환 등의 질병관리에 관한 사항
  ㉦ 가정 및 사회복지시설 등을 방문하여 행하는 보건의료 및 건강관리 사업
  ㉧ 난임의 예방 및 관리

17

공급의 독점성

보건의료서비스는 국가면허를 가진 한정된 사람에게만 주어짐으로써 생산부문의 독점이 형성된다. 공급의 독점권이 형성되기 때문에 의과대학의 신설이나 의과대학의 정원 등을 시장기능에 맡길 수 없고, 국가에 의한 공급자 자격을 규정하여 관리한다. 의사인력에 대한 법적 독점으로 인해 의료인들이 이익단체를 결성하고 막강한 권력을 가지기도 한다.

18

지역사회 건강실태조사(지역보건법 제4조 및 법 시행령 제2조)

① 질병관리청장과 특별자치시장 · 특별자치도지사 · 시장 · 군수 · 구청장은 지역주민의 건강 상태 및 건강 문제의 원인 등을 파악하기 위하여 매년 지역사회 건강실태조사를 실시하여야 한다.
② 질병관리청장은 ①에 따라 지역사회 건강실태조사를 실시할 때에는 미리 보건복지부장관과 협의하여야 한다.
③ ①에 따른 지역사회 건강실태조사의 방법, 내용 등에 관하여 필요한 사항은 대통령령으로 정한다.
④ 질병관리청장은 보건복지부장관과 협의하여 「지역보건법」 ①(제4조제1항)에 따른 지역사회 건강실태조사를 매년 지방자치단체의 장에게 협조를 요청하여 실시한다.
⑤ ④ 따라 협조 요청을 받은 지방자치단체의 장은 매년 보건소(보건의료원을 포함)를 통하여 지역 주민을 대상으로 지역사회 건강실태조사를 실시하여야 한다. 이 경우 지방자치단체의 장은 지역사회 건강실태조사의 결과를 질병관리청장에게 통보하여야 한다.
⑥ 지역사회 건강실태조사는 표본조사를 원칙으로 하되, 필요한 경우에는 전수조사를 할 수 있다.
⑦ 지역사회 건강실태조사의 내용에는 다음 각 호의 사항이 포함되어야 한다.
  1. 흡연, 음주 등 건강 관련 생활습관에 관한 사항
  2. 건강검진 및 예방접종 등 질병 예방에 관한 사항
  3. 질병 및 보건의료서비스 이용 실태에 관한 사항
  4. 사고 및 중독에 관한 사항
  5. 활동의 제한 및 삶의 질에 관한 사항
  6. 그 밖에 지역사회 건강실태조사에 포함되어야 한다고 질병관리청장이 정하는 사항

19

조직의 원리

(1) 계층제의 원리: 권한과 책임의 정도에 따라 직무를 등급화함으로써 상하 계층 간의 직무상의 지휘, 복종관계가 이루어지도록 하는 것으로 역할의 수직적 분담 체계이다.
(2) 통솔 범위의 원리: 한 사람의 관리자가 효과적으로 직접 감독·관리할 수 있는 하급자의 수를 적절하게 정하는 원리이다.
(3) 명령 통일의 원리: 한 사람의 하위자는 오직 한 사람의 상관에 의해서만 지시나 명령을 받아야 한다는 원칙으로 명령일원화의 원칙이라 한다.
(4) 분업의 원리(전문화의 원리): 특정인이 담당하는 업무를 전문화하여 분업화시킴으로써 업무의 전문성과 정확·신속성을 기할 수 있다는 원칙이다.
(5) 조정의 원리(통합의 원리): 업무 수행에서의 중복성과 낭비를 배제하고 혼선을 방지하여 공동목표를 달성할 수 있도록 특정인에게 업무를 조정하는 역할을 부여하여야 한다는 원칙이다. 효과적인 조정을 하기 위해서는 의사소통이 촉진되어야 한다.

20

정보의 비대칭성(소비자의 무지)은 의료서비스에 대한 지식이 의사에게 집중되어 소비자들은 이것에 대한 정보를 알 수가 없음으로 인해 발생하는 특성으로 그로 인해 공급자에 의한 유인수요가 발생하게 된다. 그래서 국가의 개입이 필요하다.

21

지역보건의료계획 수립(「지역보건법」)

(1) 시·도지사 또는 시장·군수·구청장은 지역보건의료계획을 4년마다 수립하여야 한다.
(2) 시·도지사 또는 시장·군수·구청장은 매년 지역보건의료계획에 따라 연차별 시행계획을 수립하여야 한다.
  ① 시장·군수·구청장은 시·군·구의 지역보건의료계획 수립 후 시·도지사에게 제출
  ② 시·도지사는 시·도의 지역보건의료계획 수립 후 보건복지부장관에게 제출

[오답해설]
④ 시·도지사 또는 시장·군수·구청장은 지역보건의료시행계획은 매년 수립하여야 한다.

22

국민건강보험공단의 업무(법 제14조)

(1) 가입자 및 피부양자의 자격 관리
(2) 보험료와 그 밖에 이 법에 따른 징수금의 부과·징수
(3) 보험급여의 관리
(4) 가입자 및 피부양자의 질병의 조기발견·예방 및 건강관리를 위하여 요양급여 실시 현황과 건강검진 결과 등을 활용하여 실시하는 예방사업으로서 대통령령으로 정하는 사업
(5) 보험급여 비용의 지급
(6) 자산의 관리·운영 및 증식사업
(7) 의료시설의 운영
(8) 건강보험에 관한 교육훈련 및 홍보
(9) 건강보험에 관한 조사연구 및 국제협력
(10) 이 법에서 공단의 업무로 정하고 있는 사항
(11) 「징수위탁근거법」에 따라 위탁받은 업무
(12) 그 밖에 이 법 또는 다른 법령에 따라 위탁받은 업무
(13) 그 밖에 건강보험과 관련하여 보건복지부장관이 필요하다고 인정한 업무

23

본인일부부담제도

건강보험제도에서 수요자(피보험자)의 도덕적 해이로 인한 불필요한 의료이용 증가를 억제하기 위한 제도이다.
(1) 정률부담제: 보험자가 의료비의 일정 비율만을 지불하고 본인이 나머지 부분을 부담
(2) 일정금액 공제제: 일정액까지는 본인이 지불하고 그 이상의 비용만 보험적용
(3) 급여상한제: 보험급여의 최고액 이하의 의료비 보험적용하고 초과하는 의료비는 본인이 부담
(4) 정액부담제: 의료서비스 건당 일정액만 의료서비스 본인부담하고 나머지는 보험적용
(5) 정액수혜제: 의료서비스 건당 일정액만 보험자가 부담하고 나머지는 본인 부담

24

	사회보험	공공부조
소득보장	산재보험 국민연금 고용보험	국민기초생활보장
건강보장	산재보험 국민건강보험 장기요양보험	의료급여

25

행위별 수가제(FFS, Fee For Service)

(1) 제공된 의료서비스의 단위당 가격에 서비스의 양을 곱한 만큼 보상하는 방식으로 우리나라에서 전면적으로 시행하고 있는 지불제도이다.
(2) 장점: 의료서비스의 양과 질이 확대, 의료인의 재량권 확대, 첨단 의·과학기술의 발달 유도
(3) 단점: 과잉 진료, 의료 남용의 우려, 행정적으로 복잡, 의료비 상승 유도 요인이 됨

26

① 건강보험은 법률에 의한 강제가입이다.
② 보험료 납부수준과 관계없이 균등한 보험급여를 제공한다.
③ 보험료는 소득 및 재산에 따라 차등부과한다.

27

보건사업의 경제학적 평가기법

(1) 비용-편익 분석(CBA, Cost-Benefit Analysis): 서로 대안이 될 수 있는 여러 계획 중에서 가장 타당성이 있는 방법을 판단하는 데 이용하는 방법으로 기대이익을 화폐액으로 표시한다.
(2) 비용-효과 분석(CEA, Cost-Effect Analysis): 주어진 목적 달성을 위한 여러 가지 서로 다른 방법을 비교하여 그중 효과가 가장 큰 방법을 찾아낸다. 기대이익이 화폐로 표시되지 않는다.
(3) 비용-효용 분석(CUA, Cost-Utility Analysis): 보건의료프로그램의 비용과 효용을 비교하는 분석방법으로 효용은 건강일수 혹은 질보정수명(QALY)으로 측정한다. 종류 및 양이 사업대안 간에 동일할 필요가 없다.

28

보건의료체계의 하부구성요소

(1) 보건의료자원: 보건의료인력, 시설, 장비 및 물자, 지식 및 기술
(2) 보건의료조직: 중앙정부, 의료보험조직, 기타 정부기관, 자발적 민간단체, 민간부문
(3) 보건의료서비스 제공: 1차, 2차, 3차 보건의료 / 1차, 2차, 3차 예방
(4) 보건의료재원: 공공재원, 민간기업, 지역사회에 의한 지원, 외국의 원조, 개인 지출, 기타 재원
(5) 보건의료관리: 지도, 의사결정(기획, 실행 및 실천, 감시 및 평가, 정보 지원), 규제

29

로머(Roemer)의 보건의료체계 유형

(1) 자유기업형: 고도로 산업화되어 있는 나라의 유형으로 보건의료비는 개인의 책임이며 정부의 개입은 최소화된다. 민간의료보험에 의존하며 의료시설의 대부분을 민간이 주도한다. 미국
(2) 복지지향형: 정부나 제3자 지불자들이 다양한 방법으로 민간보건의료시장에 개입하는 유형이다. 독일, 캐나다, 일본, 노르웨이
(3) 포괄적보장형: 복지지향형보다 시장개입의 정도가 심하고 전국민에게 완전한 보건의료서비스를 무상으로 받게 하는 유형이다. 영국, 뉴질랜드, 이스라엘 등
(4) 사회주의형: 국가가 전면적으로 개입 및 통제하는 유형. 구소련, 구동구권 등

30

인두제는 예방의료에 대한 유인이 강하며 국가가 국민의료비에 대한 통제가 수월하기 때문에 의료비 통제효과가 가장 크다.
포괄수가제는 진단명에 따른 진료비가 정해져 있기 때문에 경제적 진료를 수행하려는 유인이 강해서 의료비 상성 억제효과가 있다.
행위별수가제는 진료행위마다 보상을 받기 때문에 의료비 상승의 원인이 되는 수가제도이다.

인두제(Capitation)

(1) 의료인이 맡고 있는 일정 지역의 주민 수에 일정금액을 곱하여 이에 상응하는 보수를 의료인 측에 지급한다.
(2) 장점: 환자와 의사 간 지속적 관계 유지(진료의 계속성), 행정비용의 감소(행정업무 간편화), 예방의료에 대한 관심 증대, 비용의 상대적 저렴성
(3) 단점: 과소진료 우려, 서비스 양의 최소화 경향, 후송의뢰환자의 증가, 전문의료에 부적합, 의사의 자율성 저하, 환자의 선택권 제한

포괄수가제(Case Payment)

(1) 입원환자의 진단명에 대한 총보수단가를 설정하여 보상하는 방식
(2) 장점: 경제적인 진료 수행, 의료기관의 생산성 증대, 행정적으로 간편
(3) 단점: 의료서비스의 규격화·최소화, 행정직의 진료진에 대한 간섭 증대, 합병증 발생 시 적용 곤란

행위별 수가제(FFS, Fee For Service)

(1) 제공된 의료서비스의 단위당 가격에 서비스의 양을 곱한 만큼 보상하는 방식

(2) 장점: 의료서비스의 양과 질이 확대, 의료인의 재량권 확대, 첨단 의·과학기술의 발달 유도

(3) 단점: 과잉 진료, 의료 남용의 우려, 행정적으로 복잡, 의료비 상승 유도 요인이 됨

31

- 민간보험: 임의가입, 기여비례 차등 보상, 보험료의 정액제, 자유경쟁의 원리 적용
- 사회보험(우리나라 건강보험): 강제가입, 균등한 급여수준, 보험료의 정률제, 정부 및 공공기관 독점

만|점|예|감 예상문제

01

행정 활동의 4가지 요소에 해당하지 않는 것은?

① 조직 ② 인사
③ 예산 ④ 교육

02

보건의료서비스의 사회 · 경제적 특성에 해당하지 않는 것은?

① 외부 효과 ② 정보의 비대칭
③ 비탄력성 ④ 예측가능성

03

다음에서 말하는 의료의 경제학적인 요소는?

> 50세 남자가 감기 증세로 외래를 방문하였다. 의사는 환자가 흡연자이고 기침을 하여 폐암을 의심하였고 CT를 찍자고 권유하였다.

① 우량재 ② 외부 효과
③ 가격 비탄력성 ④ 정보의 비대칭

04

보건행정의 특성에 해당하지 않는 것은?

① 사회성 ② 봉사성
③ 조정성 ④ 과학성

05

WHO가 제시하는 보건행정의 범위가 아닌 것은?

① 모자보건 ② 환경위생
③ 보건간호 ④ 보건검사

06

조직의 원리에 대한 설명으로 옳지 않은 것은?

① 계층제의 원리 – 조직 구조의 상하관계의 행태로 직위를 서열화하여 권한과 책임을 배분하는 것
② 명령통일의 원칙 – 한 사람의 상관에게 보고하며 명령받는 것
③ 통솔범위의 원리 – 한 사람의 통솔자가 효과적으로 지휘 · 감독할 수 있는 부하의 수
④ 조정의 원리 – 명령 일원화를 통한 의사소통의 통로를 명확히 하는 것

07

장기적인 목표와 단기적인 예산을 결합함으로써 자원의 효율적인 배분을 중요시하는 기획 방법은 무엇인가?

① PPBS ② CBA
③ OR ④ PERT

08

기획의 순서로 적절한 것은?

① 문제 인지 → 상황 분석 → 목표 설정 → 대안 선택 → 수행 → 평가
② 문제 인지 → 상황 분석 → 목표 설정 → 대안 선택 → 수행 → 평가
③ 문제 인지 → 목표 설정 → 상황 분석 → 대안 선택 → 수행 → 평가
④ 상황 분석 → 문제 인지 → 목표 설정 → 대안 선택 → 수행 → 평가

09

보건복지부에 대한 설명으로 옳지 않은 것은?

① 중앙보건행정기관으로 지방자치단체나 보건소에 대하여 사업감독권 수행
② 4실 6국의 직제로 편성
③ 고령 사회 정책, 출산 정책, 보육 정책 업무 등 수행
④ 국민건강보험공단은 보건복지부의 소속기관이다.

10

우리나라에서 실질적 의미의 보건소가 처음 설치 운영된 시기는 언제인가?

① 1946년 ② 1956년
③ 1962년 ④ 1964년

11

「지역보건법」에 의한 보건소의 업무에 해당하지 않는 것은?

① 보건교육, 구강건강 및 영양관리 사업
② 모성과 영유아의 건강 유지·증진
③ 공중위생 및 식품위생
④ 환경위생 관리사업

12

「사회보장기본법」에서 정의하는 용어들에 대한 설명으로 옳은 것은?

① '사회보장'이란 출산, 양육, 실업, 노령, 장애, 질병, 빈곤 및 사망 등의 사회적 위험으로부터 모든 국민을 보호하고 국민 삶의 질을 향상시키는 데 필요한 소득·서비스를 보장하는 사회보험, 공공부조, 사회서비스를 말한다.
② '사회보험'이란 국가와 지방자치단체의 책임하에 생활 유지 능력이 없거나 생활이 어려운 국민의 최저생활을 보장하고 자립을 지원하는 제도를 말한다.
③ '공공부조'(公共扶助)란 국민에게 발생하는 사회적 위험을 보험의 방식으로 대처함으로써 국민의 건강과 소득을 보장하는 제도를 말한다.
④ '사회서비스'란 생애주기에 걸쳐 보편적으로 충족되어야 하는 기본 욕구와 특정한 사회 위험에 의하여 발생하는 특수욕구를 동시에 고려하여 소득·서비스를 보장하는 맞춤형 사회보장제도를 말한다.

13

다음 중 최초의 사회보험제도를 시행한 국가와 사회보험법으로 옳은 것은?

① 독일 – 질병보험법 ② 영국 – 공중보건법
③ 미국 – 사회보장법 ④ 영국 – 구빈법

14

독일 Bismarck의 사회보험 3가지에 해당되지 않는 것은?

① 1883년, 근로자 질병보험법
② 1884년, 근로자 재해보험법
③ 1889년, 근로자 노령폐질보험법
④ 1911년, 근로자 실업보험법

15

'요람에서 무덤까지'라는 칭호의 사회보장제도의 계기를 마련한 사람은?

① 비스마르크 ② 베버리지
③ 루즈벨트 ④ 엘리자베스

16

베버리지가 규정한 5대 사회악은 무엇인가?

① 빈곤, 질병, 무위, 범죄, 태만
② 빈곤, 질병, 무지, 범죄, 태만
③ 빈곤, 질병, 무위, 불결, 태만
④ 빈곤, 질병, 무지, 불결, 태만

17

우리나라의 5대 사회보험의 도입 시기 순서로 옳은 것은?

① 건강보험 – 산업재해보상보험 – 고용보험 – 국민연금 – 노인요양보험
② 산업재해보상보험 – 건강보험 – 고용보험 – 국민연금 – 노인요양보험
③ 산업재해보상보험 – 건강보험 – 국민연금 – 고용보험 – 노인요양보험
④ 건강보험 – 산업재해보상보험 – 노인요양보험 – 국민연금 – 고용보험

18

경제적 · 보건적 불안으로부터 국민을 보호하기 위하여 평소 각자의 능력에 맞는 부담을 부과한 후 자기부담보다 더 많은 혜택을 주도록 하는 사회보장제도는 무엇인가?

① 사회보험 ② 공공부조
③ 사회서비스 ④ 평생사회안전망

19

국가와 지방자치단체의 책임하에 생활 유지 능력이 없거나 생활이 어려운 국민의 최저생활을 보장하고 자립을 지원하는 제도는 무엇인가?

① 사회보험 ② 공공부조
③ 사회서비스 ④ 평생사회안전망

20

다음 중 사회보험에 해당하는 제도는?

가. 의료보험	나. 의료급여
다. 연금보험	라. 산재보험
마. 기초생활보장	바. 고용보험
사. 국가보건서비스	아. 노인장기요양보험

① 가, 나, 라, 마 ② 나, 마
③ 가, 다, 라, 바, 아 ④ 가, 다, 라, 바, 사, 아

21

다음 중 사회보험의 특성에 해당하지 않는 것은?

① 강제성 ② 선별성
③ 1차적 사회안전망 ④ 보험성

22

다음 중 공공부조에 대한 설명으로 옳지 않은 것은?

① 국가에 의한 공적인 최저생활보장제도이다.
② 국가 관리에 의한 생활보호 대책이다.
③ 조세 방식에 의한 사회보장제도이다.
④ 자산조사를 실시하여 대상을 선별하는 제도이다.

23

사회보험과 민간보험의 차이를 설명한 내용 중 잘못된 것은?

① 공보험인 사회보험은 국민의 기본적인 건강 문제를 사회가 공동으로 해결해야 한다는 원리를, 민간의료보험은 개인의 건강은 개인의 책임이며 개인이 해결해야 한다는 원리를 따르고 있다.
② 사회보험에서는 소득수준에 따라 부유층은 높은 보험료를, 빈곤층은 낮은 보험료를 납부하면서도 보험급여는 차별 없이 동등하게 받는 반면, 민간의료보험에서는 납부하는 보험료에 따라 천차만별의 보험급여를 받고 있다.
③ 사회보험의 기본 목적은 국민건강 보호이며 가입의 법적 강제와 국가의 부양성을 전제로 하며 보험가입자의 능력 수준과 상관없이 균등부과한다.
④ 민간보험은 개인의 경제적 능력에 따라 스스로 해결한다는 가치 체계에 기초하여 개인적인 위험요인에 따라 보험료를 차등 부과한다.

24

국가 및 사회구성원의 최소한의 생활을 보장하기 위해 국가가 주도하는 사회보험과 민간이 주도하는 민간보험의 공통점 및 차이점을 기술한 것이다. 기술 내용이 사실과 다른 것은?

① 사회보험은 주로 정액제, 민간보험은 주로 정률제의 보험료 부담 방식을 취한다.
② 사회보험은 강제로 가입하고, 민간보험은 임의로 가입한다.
③ 사회보험과 민간보험 모두 위험 분산을 통한 보험기능을 수행한다.
④ 사회보험과 민간보험 모두 보험료 산정과 보험급여의 결정이 엄격한 확률 계산의 기초 위에 이루어진다.

25

우리나라에서 건강보험은 가입자 및 피부양자에게 (　), (　), (　) 등에 대하여 요양급여를 실시한다. (　)에 들어갈 내용의 순서로 알맞은 것은?

① 질병, 부상, 출산　② 처치, 수술, 약재
③ 출산, 예방, 재활　④ 간호, 질병, 출산

26

국민건강보험의 보험급여 대상에 해당하는 것은?

① 교통사고　② 장애
③ 사망　④ 간병

27

건강보험의 요양급여에 해당하지 않는 것은?

① 진찰 · 검사　② 약제 · 치료재료 지급
③ 출산, 예방, 재활　④ 간호 · 간병

28

다음 중 현물급여에 해당하는 것은?

가. 요양급여	나. 요양비
다. 건강진단	라. 출산비

① 가, 나, 다　② 가, 다
③ 나, 다　④ 가, 다, 라

29

건강보험 요양급여 의료이용의 단계에 대한 설명으로 옳지 않은 것은?

① 1단계 요양급여는 상급종합병원을 제외한 곳에서 요양급여를 받는 것이다.
② 2단계 요양급여는 상급종합병원에서 요양급여를 받는 것이다.
③ 3단계 요양급여는 전문병원에서 요양급여를 받는 것이다.
④ 1단계 요양급여에서 진료의뢰를 받은 경우 2단계 요양급여를 받을 수 있다.

30

의료전달체계의 목적으로 옳지 않은 것은?

① 의료자원의 효율적 활용
② 국민의료비 지출 경감
③ 보험재정 안정 도모
④ 전문 과목의 균형적 배치

31

WHO 국가보건의료체계 하부구조의 주요 구성 중 ㉠, ㉡, ㉢에 순서대로 알맞은 것은?

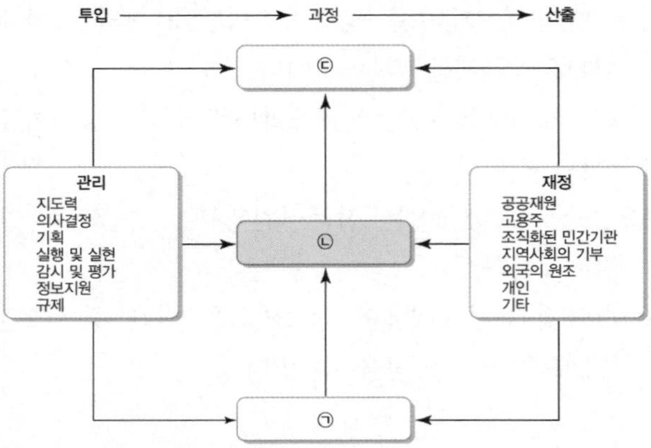

① 자원의 조직화, 보건자원 개발, 자원의 배치화
② 자원의 조직적 배치, 보건자원 개발, 보건의료의 제공
③ 보건자원 개발, 자원의 조직적 배치, 보건의료의 제공
④ 보건자원 개발, 자원의 조직적 배치, 보험급여의 제공

32

미국보험제도에 대한 설명으로 옳지 않은 것은?

① 미국 국민들은 민간보험보다 사회보험에 많이 가입되어 있다.
② 1983년부터 우리나라의 의료보험에 해당하는 노인대상의 Medicare의 의료비 상승 억제를 위해 DRG(Diagnosis Related Group)라는 입원환자의 분류 방식을 적용하였다.
③ Medicare는 노인 대상이나 시각장애인 등을 위한 제도이다.
④ Medicaid는 시장원리에서 배제된 사람들을 위한 제도로서 나이에 상관없이 빈곤한 계층의 의료비를 지원하는 의료보호제도이다.

33

의료서비스 공급자의 생산성을 크게 높일 수 있고 의료의 기술 발전을 가져올 수 있는 반면, 의료비 억제 효과는 낮고 과잉 진료의 염려와 자원 분포의 불균형을 초래할 가능성이 높은 의료서비스 지불 방법은 무엇인가?

① 행위별 수가제　② 포괄수과제
③ 인두제　④ 총액계약제

34

의료보수 지불제도 중 주로 진단명이 기준이 되며, 진료표준화와 병원의 원무행정이 간소해지는 장점이 있으나, 과소 진료와 서비스의 최소화와 질병의 합병증 발생 시 적용이 곤란할 수 있는 진료비 지불 방법은 무엇인가?

① 행위별 수가제　② 포괄수과제
③ 인두제　④ 총액계약제

만점예감 예상문제 정답 및 해설

Answer

01 ④	02 ④	03 ④	04 ③	05 ④
06 ④	07 ①	08 ③	09 ④	10 ③
11 ④	12 ①	13 ①	14 ④	15 ②
16 ④	17 ③	18 ①	19 ②	20 ③
21 ②	22 ②	23 ③	24 ①	25 ①
26 ③	27 ④	28 ②	29 ③	30 ④
31 ③	32 ①	33 ①	34 ②	

01

행정 활동의 4요소
조직, 인사, 예산, 법규

02

보건의료서비스는 질병의 예측불가능성의 특성이 있다.

03

의사에 의한 유인수요의 경우이며, 이는 정보의 비대칭성에 의해 발생한다.

04

보건행정의 특성
사회성 및 공공성, 봉사성, 교육성 및 조장성, 과학성 및 기술성

05

보건행정의 범위(WHO)
보건 관련 기록 보존, 보건교육, 환경위생, 전염병 관리, 모자보건, 의료서비스 제공, 보건간호

06

조정의 원리
조직 목표를 달성하기 위해 구성원의 행동 통일을 확보하는 구심점을 의미한다. 질서있고 바르게 배열(= 공동 목적 달성 = 행동 통일 원리 = 통합의 원리)

07

- PPBS(계획-사업-예산 체계): 계획 수립 – 프로그램 책정 – 예산 편성
- CBA(비용-편익 분석): 비용-편익. 정책 수행에 필요한 비용과 그 결과로 얻어질 편익을 비교하는 것으로 편익을 금전적 단위로 표시함
- CEA(비용-효과 분석): 정책의 비용과 사업의 성과를 비교하기 위한 분석 방법. 비용 한 단위당 최대의 효과를 갖거나 단위효과당 최소의 비용이 드는 대안을 선택하는 방법. 효과는 건강이나 회복 등으로 표시(사망자 수 감소)
- PERT(사업 평가 및 검열 기술): 작업의 순서나 진행 상태를 한눈에 파악할 수 있도록 작성하는 공사일정 같은 것. 업무 계획을 작업 순서나 작업 진행 상황으로 분석하여 관련 도표에 의하여 관계를 산출하는 공정 관리 기법
- OR(운영 연구): 의사결정을 수학적으로 하는 방법, 최적의 과학적 기법을 사용하여 의사결정

08

기획의 첫 번째 단계는 문제의 인지이다.
문제 인지 → 목표 설정 → 상황 분석 → 대안 선택 → 수행 → 평가

09

④ 국민건강보험공단은 보건복지부 소속기관이 아니고 산하 공공기관이다.

10

- 1946년 최초 시범 보건소
- 1956년 최초 보건소법
- 1962년 보건소법 개정, 보건소 설치 운영
- 1977년 의료보험

11

환경위생관리사업은 보건소의 업무에 해당하지 않는다.

12

② 공공부조
③ 사회보험
④ 평생사회안전망

13

① 독일의 사회보험 창시자인 비스마르크(Bismarck)는 노동자를 위한 질병보호법(1883), 산업재해보상보험법(1884), 폐질 및 노령보험법(1889)을 제정 · 공포하였다.

14

13번 해설 참조

15

베버리지 보고서(1942)를 계기로 마련되었다.

16

베버리지의 5대 사회악
빈곤, 질병, 무지, 불결, 태만

17

산업재해보상보험(1964년) – 건강보험(1977년) – 국민연금(1988년) – 고용보험(1995년) – 노인요양보험(2008년)

18

'사회보험'이란 국민에게 발생하는 사회적 위험을 보험의 방식으로 대처함으로써 국민의 건강과 소득을 보장하는 제도를 말한다.

19

'공공부조'(公共扶助)란 국가와 지방자치단체의 책임하에 생활 유지 능력이 없거나 생활이 어려운 국민의 최저생활을 보장하고 자립을 지원하는 제도를 말한다.

20

- 의료보호, 기초생활보장 – 공공부조
- 국가보건서비스 – 사회서비스

21

사회보험은 보편주의 사회보장제도이다.
선별성은 공공부조 제도의 특징이다.

22

- 사회보험: 국가 관리 방식
- 공공부조: 국가 책임에 의한 생활보호 대책

23

③ 사회보험은 보험료를 가입자의 능력수준에 따라 차등부과한다.

24

① 사회보험은 주로 정률제, 민간보험은 정액제의 보험료 부담 방식을 취한다.

25

「국민건강보험법」 제41조【요양급여】

① 가입자와 피부양자의 질병, 부상, 출산 등에 대하여 다음 각 호의 요양급여를 실시한다. 1. 진찰 · 검사 2. 약제(藥劑) · 치료재료의 지급 3. 처치 · 수술 및 그 밖의 치료 4. 예방 · 재활 5. 입원 6. 간호 7. 이송(移送)

26

「국민건강보험법」 제1조【목적】
이 법은 국민의 질병 · 부상에 대한 예방 · 진단 · 치료 · 재활과 출산 · 사망 및 건강증진에 대하여 보험급여를 실시함으로써 국민보건 향상과 사회보장 증진에 이바지함을 목적으로 한다.

27

「국민건강보험법」상 요양급여의 내용
- 진찰 · 검사
- 약제(藥劑) · 치료재료의 지급
- 처치 · 수술 및 그 밖의 치료
- 예방 · 재활
- 입원
- 간호
- 이송

28

요양급여, 건강검진은 현물급여이고, 요양비(출산비), 장애인보조기기급여비, 상병수당, 장제비는 현금급여에 해당한다.

29

건강보험의 요양급여 단계는 2단계이며 2단계 요양급여는 상급종합병원에서 요양급여를 받는 것이다. → 응급환자, 분만, 혈우병, 작업치료 · 운동치료, 가정의학과, 치과는 바로 2단계가 가능하다.

30

의료전달 체계의 목적

(1) 의료자원의 효율적 활용 도모

(2) 국민의료비 지출 경감

(3) 보험재정 안정 도모

(4) 의료기관의 지역 간 균형 발전 유도

31

보건의료체계의 하부구성요소는 보건자원 개발, 보건자원 조직(자원의 조직적 배치), 보건의료서비스 제공과 관리, 재정이다.

32

① 미국 국민들은 대부분 민간보험에 가입되어 있다.

- Medicaid: 저소득층, 극빈층 대상 공공부조
- Medicare: 65세 이상 노인 및 장애인 대상 의료보험

33

행위별 수가제

제공된 의료서비스의 단위당 가격에 서비스의 양을 곱한 만큼 보상하는 방식

34

포괄수가제

환자의 종류당 총보수단가를 설정하여 보상하는 방식

기출문제

- 2024 보건직 기출문제
- 2024 서울시 의료기술직 기출문제
- 2023 보건직 기출문제
- 2022 보건직 기출문제
- 2022 서울시 기출문제
- 2022 서울시 보건연구사 기출문제
- 2021 서울시 기출문제
- 2021 서울시 7급/보건연구사 기출문제
- 2020 서울시 기출문제
- 2020 서울시 보건연구사 기출문제

2024 보건직 기출문제

정답 및 해설 p. 986

01 다음 설명에 해당하는 표본추출 방법은?

> 모집단에 대한 사전지식이 있을 때 모집단을 우선 몇 개의 동질적 소집단으로 분류한 다음 각 소집단으로부터 대상자를 무작위로 추출한다.

① 단순무작위추출법(simple random sampling)
② 계통추출법(systematic sampling)
③ 층화무작위추출법(stratified random sampling)
④ 집락추출법(cluster sampling)

02 알마아타 선언에서 제시한 일차보건의료의 필수 내용이 아닌 것은?

① 예방접종
② 안전한 식수의 공급
③ 치료기술의 개발
④ 모자보건사업

03 민간보험과 구별되는 우리나라 국민건강보험의 특징은?

① 임의 가입
② 균등한 급여수준
③ 보험료의 정액제
④ 자유경쟁의 원리 적용

04 세계보건기구(WHO)에 대한 설명으로 옳지 않은 것은?

① 1948년에 발족하였다.
② 5개의 지역사무소를 두고 있다.
③ 우리나라는 서태평양 지역사무소 소속이다.
④ 우리나라는 65번째로 가입하였다.

05 특정 지역에서 단기간 내에 빠른 속도로 전파되는 감염병의 역학적 유형은?

① 세계성(pandemic)
② 산발성(sporadic)
③ 토착성(endemic)
④ 유행성(epidemic)

06 「검역법」상 '검역감염병'에 해당하는 것은?

① 콜레라
② 후천성면역결핍증(AIDS)
③ 말라리아
④ 결핵

07 다음에서 설명하는 식중독의 원인균은?

> • 어패류 섭취에 의해 많이 발생한다.
> • 70℃에서 15분간 조리하면 식중독을 예방할 수 있다.

① 클로스트리디움 퍼프린젠스(Clostridium perfringens)
② 캠필로박터(Campylobacter jejuni)
③ 장염비브리오(Vibrio parahaemolyticus)
④ 바실러스 세레우스(Bacillus cereus)

08 불쾌지수 측정에 필요한 온열요소만을 모두 고르면?

> ㄱ. 기온　　ㄴ. 기습
> ㄷ. 기류　　ㄹ. 복사열

① ㄱ, ㄴ　② ㄱ, ㄷ
③ ㄴ, ㄹ　④ ㄷ, ㄹ

09 다음 특징을 모두 가지는 공기의 조성 성분은?

> • 공기의 78%를 차지한다.
> • 이상기압일 때 발생하는 잠함병의 원인이 된다.
> • 호흡할 때 단순히 기도를 출입할 뿐 생리적으로 불활성인 기체이다.

① 산소　② 질소
③ 이산화탄소　④ 일산화탄소

10 식품의 보존방법 중 물리적 방법은?

① 방사선 처리법　② 염장법
③ 보존료 첨가법　④ 산 저장법

11 보건지표와 그 산출에 필요한 정보가 옳게 짝지어지지 않은 것은?

① 조출생률 – 당해 연도 출생아 수, 당해 연도 15~49세까지의 여자 수
② 영아사망률 – 당해 연도 1세 미만 사망아 수, 당해 연도 출생아 수
③ 비례사망지수 – 당해 연도 50세 이상 사망자 수, 당해 연도 사망자 수
④ α–index – 당해 연도 영아 사망자 수, 당해 연도 신생아 사망자 수

12 「감염병의 예방 및 관리에 관한 법률」상 감염병 병원체 확인기관이 아닌 것은?

① 보건소　② 보건지소
③ 보건환경연구원　④ 질병관리청

13 「의료법 시행규칙」상 '진료기록부 등'을 보존기간이 긴 것부터 순서대로 바르게 나열한 것은?

① 수술기록, 처방전, 환자 명부
② 환자 명부, 처방전, 검사내용 및 검사소견기록
③ 진료기록부, 조산기록부, 처방전
④ 처방전, 진료기록부, 환자 명부

14 질병통계에 사용되는 역학지표에 대한 설명으로 옳은 것은?

① 2차 발병률은 질병의 중증도를 나타낸다.
② 발생률은 어떤 시점에 특정 질병에 이환되어 있는 환자 수이다.
③ 유행기간이 매우 짧을 때에는 유병률과 발생률이 같아진다.
④ 유병률은 일정한 기간에 한 인구 집단 내에서 새로 발생한 환자 수이다.

15 산업재해보상보험에 대한 설명으로 옳은 것은?

① 상시 근로자 1인 미만인 사업장은 제외된다.
② 사업주가 보험료 전액을 부담하는 것을 원칙으로 한다.
③ 사업주의 자유의사에 따라 가입을 선택할 수 있다.
④ 근로자가 통상적인 경로와 방법으로 출퇴근 중 발생하는 사고는 업무상 재해가 아니다.

16 「정신건강증진 및 정신질환자 복지서비스 지원에 관한 법률」상 정신건강전문요원에 해당하지 않는 것은?

① 정신건강임상심리사
② 정신건강사회복지사
③ 정신건강작업치료사
④ 정신건강보건교육사

17 다음 빈칸에 들어갈 값은?

> 「산업재해보상보험법」상 장해보상일시금은 '장해등급표'에 따라 (　　)개 등급으로 나누어 지급한다.

① 5　　② 7
③ 10　　④ 14

18 다음 사례에서 신종감염병 C에 대한 여자의 2021년 치명률[%]은?

> 2021년 인구수가 100,000명(남자 60,000명, 여자 40,000명)인 지역의 사망자 수는 1,000명(남자 750명, 여자 250명)이다. 이때 유행한 신종감염병 C의 확진자 수는 총 300명(남자 200명, 여자 100명)이며, 그중 2021년도 사망자는 25명(남자 15명, 여자 10명)이다.

① 4　　② 10
③ 15　　④ 40

19 신증후군출혈열에 대한 설명으로 옳지 않은 것은?

① 등줄쥐가 매개체이다.
② 10~12월에 가장 많이 발생한다.
③ 병원체가 리케차이다.
④ 임상양상 중 이뇨기가 있다.

20 국민건강보험법령상 요양급여 대상에 해당하는 것은?

① 안경, 콘텍트렌즈 등을 대체하기 위한 시력교정술
② 멀미 예방, 금연 등을 위한 진료
③ 장애인 진단서 등 각종 증명서 발급을 목적으로 하는 진료
④ 파상풍 혈청주사 등 치료목적으로 사용하는 예방주사

2024 서울시 의료기술직 기출문제

정답 및 해설 p. 990

01 초등학생들의 신체발달 상황을 파악하기 위하여 체중을 조사한 결과 평균이 μ이고 분산이 σ^2인 정규분포(normal distribution)를 따른다고 한다. 이러한 분포를 평균이 0이고 분산이 1인 분포로 변화하고자 할 때 체중 X값의 표준화에 필요한 Z값(Z-score)의 산출식으로 옳은 것은?

① $(X-\mu)/\sigma$　② $(X-\mu)/\sigma^2$
③ $(X-\sigma)/\mu$　④ $(X-\sigma^2)/\mu$

02 방어회나 오징어회를 먹은 후 심한 복통과 오한, 구토 증상이 나타났을 경우 감염된 기생충으로 옳은 것은?

① 선모충　② 무구조충
③ 아니사키스　④ 요코가와흡충

03 생태학적 모형에 따른 보건사업 단계 중 개인 간 수준의 전략 유형에 해당하는 것은?

① 청소년 성교육
② 집단규범 변경과 사회적 지지그룹 구성
③ 보건소와 어린이집연합회가 공동으로 '건강한 어린이집 인증제' 실시
④ 실내와 공공장소에서의 금연 정책

04 전향적 코호트연구와 비교하였을 때, 환자-대조군 연구에 대한 설명으로 가장 옳은 것은?

① 질병발생률이 낮은 희귀질환은 부적절하다.
② 상대위험도 및 귀속위험도를 구할 수 있다.
③ 환자의 기억력이 정확하지 않으면 착오가 생길 수 있다.
④ 많은 연구대상자가 필요하며, 대상자가 도중에 탈락할 수 있다.

05 현재의 공기 $1m^3$에 포화될 수 있는 수증기량과 그중에 함유되어 있는 수증기량과의 차이는?

① 절대습도　② 포화습도
③ 상대습도　④ 포차

06 모자보건법령상 산후조리업에 종사하는 사람이 받아야하는 예방접종에 해당하는 것은?

① 장티푸스　② 결핵
③ 한센병　④ 인플루엔자

07 하인리히(Heinrich)의 재해 구성비율 1 : 29 : 300의 법칙에서 29가 의미하는 것으로 옳은 것은?

① 330회 사고 가운데 경상해사고 29회
② 330회 사고 가운데 중상해사고 29회
③ 300회 사고 가운데 경상해사고 29회
④ 300회 사고 가운데 무상해사고 29회

08 〈보기〉의 공중보건 역사상 발생했던 사건들을 시간 순서대로 바르게 나열한 것은?

보기

ㄱ. 제너에 의해 우두접종법이 발견되었다.
ㄴ. 라마치니가 '노동자의 질병'을 발간하였다.
ㄷ. 영국의 채드윅은 '열병보고서'를 정부에 제출하였다.
ㄹ. 페스트 예방대책으로 라구사에서 40일 간의 격리기간을 두었다.

① ㄴ－ㄹ－ㄱ－ㄷ
② ㄹ－ㄱ－ㄴ－ㄷ
③ ㄹ－ㄱ－ㄷ－ㄴ
④ ㄹ－ㄴ－ㄱ－ㄷ

09 뢰머(Roemer)의 보건의료체계 분류 중 〈보기〉가 설명하는 유형으로 가장 옳은 것은?

보기

사회보험이나 조세로 보건의료서비스를 제공한다. 의사들은 개원할 수 있고 진료비는 제3자 지불기구로부터 지급받는다. 의료공급이 민간 중심으로 되어 있지만, 사회보험을 통해 의료제공자에 대한 정부의 개입이 비교적 강한 편이다. 사회보험이 중심이지만 민간의료보험이 보완적으로 발달해 있고, 의료의 질은 높은 편이지만 국민의료비의 증가 추이가 높은 편이다. 정부 세출에서 보건의료비가 차지하는 비중이 크다는 것이 특징이다.

① 보편적 포괄형
② 복지지향형
③ 사회주의형
④ 자유기업형

10 〈보기〉의 측정값에 대한 산술평균, 중위수, 최빈수로 옳은 것은?

보기

1, 6, 7, 10, 4, 2, 3, 15, 4, 8

	산술평균	중위수	최빈수
①	4	4	1
②	5	5	1
③	6	5	4
④	6	6	4

11 가시광선의 작용으로 가장 옳은 것은?

① 혈압 강하작용을 한다.
② 명암과 색채의 구별을 가능하게 한다.
③ 피부결핵이나 피부병을 치료한다.
④ 체온을 상승시켜 혈관확장을 일으킨다.

12 「국민건강증진법」에 근거한 제5차 국민건강증진종합계획(HP2030)의 비전에 해당하는 것은?

① 온 국민이 함께하는 건강세상
② 75세의 건강장수 실현이 가능한 사회
③ 모든 사람이 평생건강을 누리는 사회
④ 온 국민이 함께 만들고 누리는 건강세상

13 기초대사량에 대한 설명으로 가장 옳은 것은?

① 최소한의 생명을 유지하고 신체활동을 위해 필요한 에너지 대사량이다.
② 체지방과 근육량이 많을수록, 체표면적이 작을수록 기초대사량이 높아진다.
③ 아침식사 후 8~10시간이 지나고 정신적으로 안정된 상태에서 측정한다.
④ 체중 60kg인 성인 남장의 1일 기초대사량은 약 1,400kcal이다.

14 노인보건사업을 수행할 때 고려해야 하는 접근원칙에 대한 설명으로 가장 옳지 않은 것은?

① 질병 중심의 접근
② 사람 중심의 접근
③ 포괄적, 통합적 접근
④ 지역사회기반 서비스 접근

15 「학교보건법」에서 지정하고 있는 내용으로 옳지 않은 것은?

① 교육환경보호구역의 설정
② 대기오염대응매뉴얼의 작성
③ 학생건강증진 기본계획의 수립
④ 감염된 것으로 의심되는 교직원에 대한 등교 중지

16 특정 지역사회 안에서 어떤 보건문제가 발생할 확률이 50%라고 할 때 오즈(odds) 값으로 옳은 것은?

① 0
② 0.5
③ 1
④ 2

17 의료비 상승의 억제효과가 큰 진료비 지불방식부터 순서대로 바르게 나열한 것은?

① 인두제 > 행위별수가제 > 포괄수가제
② 인두제 > 포괄수가제 > 행위별수가제
③ 포괄수가제 > 인두제 > 행위별수가제
④ 포괄수가제 > 행위별수가제 > 인두제

18 표준예방접종일정표에 따라 생후 6개월에 3차 예방접종이 진행되는 감염병으로 가장 옳은 것은?

① 수두, 디프테리아
② 폐렴구균감염증, b형헤모필루스인플루엔자
③ A형간염, B형간염
④ 일본뇌염, 로타바이러스 감염증

19 9~11월 추수기에 주로 농부에게서 발병하며, 들쥐의 배설물을 매개로 감염되는 급성 발열성 질환으로 가장 옳은 것은?

① 말라리아
② 일본뇌염
③ 쯔쯔가무시증
④ 렙토스피라증

20 산소중독증의 증상에 해당하지 않는 것은?

① 폐부종
② 이통(耳痛)
③ 감각둔화
④ 충혈

2023 보건직 기출문제

정답 및 해설 p. 995

01 식품의 화학적 보존법은?

① 냉장법 ② 절임법
③ 밀봉법 ④ 가열법

02 다음에 해당하는 오염물질은?

- 2차 오염물질로 산화력이 매우 강하다.
- 대기환경보전법령상 대기오염경보 대상이다.
- 질소산화물이 자외선과 광화학 반응을 일으키는 과정에서 생성된다.

① 오존 ② 스모그
③ 라돈 ④ 폼알데하이드

03 다음에서 설명하는 조직의 원리는?

조직의 공동목적을 달성하기 위하여 행동통일 및 업무수행을 조화롭게 배열하는 집단적 노력

① 조정의 원리
② 계층제의 원리
③ 명령통일의 원리
④ 통솔범위의 원리

04 다음에서 설명하는 보건의료서비스의 사회경제적 특성은?

- 일반인들은 의료전문가에 비해 보건의료에 대한 전문지식이 적다.
- 공급자에 의해 수요가 창출된다.

① 가치재
② 정보의 비대칭성
③ 노동집약적
④ 소비재인 동시에 투자재

05 「먹는물 수질기준 및 검사 등에 관한 규칙」상 건강상 유해영향 무기물질에 관한 기준으로 옳은 것은?

① 암모니아성 질소는 1.0mg/L를 넘지 아니할
② 납은 0.1mg/L를 넘지 아니할 것
③ 비소는 0.001mg/L를 넘지 아니할 것
④ 질산성 질소는 10mg/L를 넘지 아니할 것

06 다음에 해당하는 하수처리 방법은?

1차 침전지를 거친 폐수를 미생물 막으로 덮인 자갈이나 쇄석, 기타 매개층 등 여재 위에 뿌려서 폐수가 여재 사이를 흘러내리며 미생물과 접촉하면서 오염물질이 분해·처리된다.

① 살수여상법 ② 활성오니법
③ 산화지법 ④ 임호프조

07 새집증후군의 원인 물질인 휘발성유기화합물(VOCs)이 아닌 것은?

① 일산화탄소(CO)
② 벤젠(benzene)
③ 톨루엔(toluen)
㉦ 스티렌(styrene)

08 다음에서 설명하는 용어는?

> • 두 개 이상의 산포도를 비교하고자 할 때 사용한다.
> • 측정치의 크기가 매우 차이가 나거나 단위가 서로 다를 때 유용하다.
> • 표준편차를 산술평균으로 나눈 값이며 백분율로 나타내기도 한다.

① 조화평균 ② 분산
③ 평균편차 ④ 변이계수

09 다음에 해당하는 감염병의 위기경보 단계는?

> • 국내 유입된 해외 신종감염병의 제한적 전파
> • 국내 원인불명 · 재출현 감염병의 지역사회 전파

① 관심 ② 주의
③ 경계 ④ 심각

10 다음에서 설명하는 역학적 연구방법은?

> • 특정한 시점에서 유병률이나 질병과 요인 간의 연관성을 보는 연구설계이다.
> • 인과관계를 규명하기는 어렵다.
> • (예시) A연구자는 허리둘레와 당뇨병 간의 연관성을 분석하기 위해 개인별로 허리둘레를 측정하고, 현재 당뇨병이 있는지를 당뇨병 의사진단 여부와 혈액검사를 통해 판정하였다.

① 환자-대조군 연구
② 단면 연구
③ 사례 연구
④ 코호트 연구

11 태반이나 모유 수유를 통하여 모체로부터 항체를 받아 얻어지는 면역은?

① 자연능동면역
② 인공능동면역
③ 자연수동면역
④ 인공수동면역

12 「정신건강증진 및 정신질환자 복지서비스 지원에 관한 법률」상 '정신건강증진시설'에 해당하는 것만을 모두 고르면?

> ㄱ. 정신건강복지센터
> ㄴ. 정신요양시설
> ㄷ. 정신재활시설
> ㄹ. 정신의료기관

① ㄱ, ㄴ ② ㄱ, ㄷ, ㄹ
③ ㄴ, ㄷ, ㄹ ④ ㄱ, ㄴ, ㄷ, ㄹ

13 산업자재해 지표 중 연 근로시간 100만 시간당 재해의 발생 건수를 나타내는 지표는?

① 건수율　　② 사망만인율
③ 강도율　　④ 도수율

14 보건 관련 지방행정조직에 대한 설명으로 옳지 않은 것은?

① 보건진료소의 설치 근거 법령은 「농어촌 등 보건의료를 위한 특별조치법」이다.
② 보건소 중 「의료법」상 병원의 요건을 갖춘 보건소는 보건의료원이라는 명칭을 사용할 수 있다.
③ 보건지소에 보건지소장 1명을 두되, 지방의무직공무원 또는 임기제공무원을 보건지소장으로 임용한다.
④ 시·도지사 또는 시장·군수·구청장은 지역보건의료시행계획을 4년마다 수립하여야 한다.

15 「학교보건법 시행령」상 보건교사의 직무가 아닌 것은?

① 학교보건계획의 수립
② 보건교육자료의 수집·관리
③ 각종 질병의 예방처치 및 보건지도
④ 학생 및 교직원의 건강진단과 건강평가

16 「국민건강증진법령」상 '과다한 음주는 건강에 해롭다'는 경고문구를 판매용 용기에 표기해야 하는 주류의 알코올분 기준은?

① 1도 이상　　② 5도 이상
③ 10도 이상　　④ 17도 이상

17 제4차 국민건강증진종합계획(HP 2020)과 비교하여, 제5차 국민건강증진종합계획(HP 2030)의 기본틀에서 신설된 사업분야는?

① 건강생활 실전 확산
② 감염질환 관리
③ 인구집단 건강관리
④ 건강친화적 환경 구축

18 검역법령상 검역감염병 접촉자에 대한 최대 격리기간으로 옳지 않은 것은?

① 황열: 6일
② 동물인플루엔자 인체감염증: 10일
③ 에볼라바이러스병: 14일
④ 콜레라: 5일

19 「국민건강보험법」상 국민건강보험공단의 업무 범위에 해당하지 않는 것은?

① 보험료의 부과·징수
② 보험급여 비용의 지급
③ 가입자 및 피부양자의 자격관리
④ 요양급여의 적정성 평가

20 다음에 해당하는 힐(A. B. Hill)의 인과관계 판정 기준은?

> • 요인에 대한 노출은 항상 질병 발생에 앞서 있어야 한다.
> • 흡연과 폐암 간의 연관성을 파악하기 위해서 폐암에 걸린 사람들을 조사했더니 과거에 흡연을 한 사람들이 대부분이었다.

① 요인과 결과 간의 시간적 선후 관계
② 연관성의 강도
③ 양-반응 관계
④ 생물학적 설명 가능성

2022 보건직 기출문제

정답 및 해설 p. 1000

01 국민의 70%가 코로나19 예방접종으로 집단면역이 형성된다면 나머지 30%는 접종하지 않아도 코로나19 감염으로부터 안전할 수 있다는 보건의료서비스의 특성으로 옳은 것은?

① 정보의 비대칭성
② 수요의 불확실성
③ 치료의 불확실성
④ 외부효과성

02 인구집단의 건강을 결정하는 요인 중 사회적 결정요인에 해당하지 않는 것은?

① 노동과 고용조건
② 불건강한 생활습관
③ 소득불평등
④ 성과 인종차별

03 질병의 발생단계에 따른 예방 수준을 1, 2, 3차로 구분할 때, 코로나19와 같은 호흡기계 감염병에 대한 2차 예방활동에 해당하는 것은?

① 예방접종
② 올바른 손씻기와 마스크 착용
③ 접촉자 추적을 통한 질병의 조기검진
④ 방역수칙 준수 등에 대한 홍보 및 보건교육

04 「감염병의 예방 및 관리에 관한 법률」상 제1급 법정감염병에 해당하는 것은?

① 인플루엔자
② 유행성이하선염
③ 신종감염병증후군
④ 비브리오패혈증

05 지역사회보건사업평가 중 특정 보건사업을 수행하기 위해 투입된 인력, 조직, 시설, 장비, 재정 등이 적합한지를 판단하는 것은?

① 과정평가
② 구조평가
③ 결과평가
④ 영향평가

06 자연독에 의한 식중독의 원인식품과 독소의 연결이 옳지 않은 것은?

① 바지락 – venerupin
② 감자 – solanine
③ 홍합 – tetrodotoxin
④ 버섯 – muscarine

07 정신보건사업의 목적으로 옳지 않은 것은?

① 정신질환자의 격리
② 건전한 정신기능의 유지증진
③ 정신장애의 예방
④ 치료자의 사회복귀

08 감염병의 간접전파 매개체로 옳지 않은 것은?

① 개달물 ② 식품
③ 비말 ④ 공기

09 일정한 지역 내 인구의 연령과 성별 구성을 나타내는 인구피라미드에 대한 설명으로 옳지 않은 것은?

① 남자의 인구수는 왼쪽에, 여자의 인구수는 오른쪽에 표시한다.
② 종형은 출생률과 사망률이 모두 낮은 인구정지형이다.
③ 항아리형은 19세 이하 인구가 65세 이상 인구의 2배 이하인 인구구조이다.
④ 호로형은 생산연령 인구가 많이 유출되는 농촌형이다.

10 건강행동을 예측하기 위한 건강신념모형(Health Belief Model)에 대한 내용으로 옳지 않은 것은?

① 조절요인에는 연령, 성별, 성격, 지식과 같은 집단 또는 개인의 특성이 해당된다.
② 인지된 장애(perceived barriers)란 특정 질병에 걸릴 위험이 있다고 지각하는 것이다.
③ 인지된 민감성(perceived susceptibility)은 개인의 경험에 영향을 받을 수 있다.
④ 인지된 이익(perceived benefit)이란 금연할 경우 가족이 좋아하는 모습을 떠올리는 것이다.

11 역학이 추구하는 목적으로 옳지 않은 것은?

① 질병발생의 원인 규명
② 효과적인 질병치료제 개발
③ 질병예방 프로그램 계획
④ 보건사업의 영향 평가

12 역학 연구방법 중 코호트 연구의 장점으로 옳지 않은 것은?

① 질병발생의 위험도 산출이 용이하다.
② 위험요인의 노출에서부터 질병 진행 전체 과정을 관찰할 수 있다.
③ 위험요인과 질병발생 간의 인과관계 파악이 용이하다.
④ 단기간의 조사로 시간, 노력, 비용이 적게 든다.

13 리케차에 의한 인수공통감염병으로 옳은 것은?

① 탄저 ② 렙토스피라증
③ 큐열 ④ 브루셀라증

14 「감염병의 예방 및 관리에 관한 법률」상 명시된 필수예방접종 대상 감염병으로만 짝지어지지 않은 것은?

① 일본뇌염, 폐렴구균, 성홍열
② 인플루엔자, A형간염, 백일해
③ 홍역, 풍진, 결핵
④ 디프테리아, 폴리오, 파상풍

15 우리나라 국민건강보험제도의 유형으로 옳은 것은?

① 변이형
② 현금배상형
③ 관리의료형
④ 제3자 지불제형

16 캄필로박터 식중독에 대한 설명으로 옳지 않은 것은?

① 피가 섞인 설사를 할 수 있다.
② 원인균은 호기적 조건에서 잘 증식한다.
③ 닭고기에서 주로 발견된다.
④ Guillain-Barre syndrome을 일으킬 수 있다.

17 「환경정책기본법 시행령」상 환경기준의 대기 항목으로 옳지 않은 것은?

① 벤젠
② 미세먼지
③ 오존
④ 이산화탄소

18 내분비계 교란물질(환경호르몬)과 오염 경로의 연결이 옳지 않은 것은?

① 다이옥신 – 폐건전지
② 프탈레이트 – 플라스틱 가소제
③ DDT – 합성살충제
④ 비스페놀A – 합성수지 원료

19 산업재해를 나타내는 재해지표 중 강도율 4가 의미하는 것은?

① 근로자 1,000명당 4명의 재해자
② 1,000 근로시간당 4명의 재해자
③ 근로자 1,000명당 연 4일의 근로손실
④ 1,000 근로시간당 연 4일의 근로손실

20 「산업안전보건법 시행규칙」상 중대재해에 해당하지 않는 것은?

① 사망자가 1명 발생한 재해
② 3개월 이상의 요양이 필요한 부상자가 동시에 2명 발생한 재해
③ 부상자가 동시에 10명 발생한 재해
④ 직업성 질병자가 동시에 5명 발생한 재해

2022 서울시 기출문제

정답 및 해설 p. 1004

01 공중보건학의 발전사 중 시기적으로 가장 늦은 것은?

① L. Pasteur의 광견병 백신 개발
② John Snow의 「콜레라에 관한 역학조사 보고서」
③ R. Koch의 결핵균 발견
④ Bismark에 의해 세계 최초의 근로자 질병보호법 제정

02 1978년 카자흐스탄에서 열린 일차보건의료에 대한 국제회의에서 채택된 「알마아타 선언 (Declaration of Alma-Ata)」에서 정의한 일차보건의료(Primary health care)에 대한 설명으로 가장 옳지 않은 것은?

① 국가와 지역사회의 경제적, 사회문화적 정치적 특성을 반영한다.
② 지역사회 건강문제, 건강증진, 질병 예방, 치료, 재활서비스를 다룬다.
③ 농업, 축산, 식품, 산업, 교육, 주택, 공공사업 등 지역 및 국가개발과 관련된 다양한 분야가 고려된다.
④ 지역사회의 필요에 대응하고자 전문의를 중심으로 한 수준 높은 의료서비스 제공을 강조한다.

03 제5차 국민건강증진종합계획(Health Plan 2030, 2021~2030)에서 제시한 기본원칙에 해당하지 않는 것은?

① 건강친화적인 환경 구축
② 전문가와 공무원 주도의 건강 책무성 제고
③ 보편적인 건강수준 향상과 건강 형평성 제고
④ 국가와 지역사회의 모든 정책 수립에 건강을 우선적으로 반영

04 단면조사 연구(cross-sectional study) 의 장점에 대한 설명으로 가장 옳은 것은?

① 희귀한 질병의 연구에 적합하다.
② 연구시행이 쉽고 비용이 적게 든다.
③ 질병 발생 원인과 결과 해석의 선후관계가 분명하다.
④ 연구대상자의 수가 적어도 적용할 수 있는 방법이다.

05 기여위험도에 대한 설명으로 가장 옳지 않은 것은?

① 코호트 연구(cohort study)와 환자-대조군 연구(case-control study)에서 측정 가능하다.
② 귀속위험도라고도 한다.
③ 위험요인에 노출된 집단에서의 질병발생률에서 비노출된 집단에서의 질병발생률을 뺀 것이다.
④ 위험요인이 제거되면 질병이 얼마나 감소될 수 있는지를 예측할 수 있다.

06 코로나19 확진자를 발견하기 위해 1,000명을 대상으로 선별검사를 실시한 후, 〈보기〉와 같은 결과를 얻었다. 선별검사의 민감도[%]는?

보기

검사결과	코로나19 발생 여부		계
	발생(+)	미발생(−)	
양성(+)	91	50	141
음성(−)	9	850	859
계	100	900	1,000

① 64.5　② 91.0
③ 94.4　④ 98.9

07 당뇨병과 같은 만성질환 관리사업의 약품 수급에 대한 계획 시 가장 유용한 지표는?

① 유병률(prevalence rate)
② 발생률(incidence rate)
③ 발병률(attack rate)
④ 치명률(case fatality rate)

08 매개물에 의한 기생충 분류와 그 예시를 잘못 짝지은 것은?

① 토양매개성 기생충 – 회충, 편충, 십이지장충
② 어패류매개성 기생충 – 간흡충, 폐흡충, 요꼬가와흡충
③ 모기매개성 기생충 – 말라리아원충
④ 물 · 채소매개성 기생충 – 유구조충, 선모충

09 법정감염병 중 제3급 감염병으로 분류되어 있는 브루셀라증에 대한 설명으로 가장 옳지 않은 것은?

① 주요 병원소는 소, 돼지, 개, 염소 등 가축이다.
② '파상열'이라고도 하며, 인수공통감염병이다.
③ 야외에서 풀밭에 눕는 일을 삼가고 2~3년마다 백신접종을 하는 것이 좋다.
④ 감염경로는 주로 오염된 음식이며, 브루셀라균으로 오염된 먼지에 의해서도 감염이 가능하다.

10 「감염병의 예방 및 관리에 관한 법률」상 감염병의 신고규정에 대한 설명으로 가장 옳지 않은 것은?

① 제2급 감염병 및 제3급 감염병의 경우에는 24시간 이내에 신고하여야 한다.
② 감염병 발생 보고를 받은 의료기관의 장은 보건복지부장관 또는 관할 보건소장에게 신고하여야 한다.
③ 감염병 발생 보고를 받은 소속 부대장은 관할 보건소장에게 신고하여야 한다.
④ 의료기관에 소속되지 아니한 의사는 감염병 발생 사실을 관할 보건소장에게 신고하여야 한다.

11 대기오염 사건 중 병인에 아황산가스가 포함되지 않은 것은?

① Meuse Valley(벨기에) 1930년 12월
② Donora(미국), 1948년 10월
③ Poza Rica(멕시코), 1950년 11월
④ London(영국), 1952년 12월

12 〈보기〉에서 설명하는 수질오염의 지표는?

> **보기**
> 수중의 유기물질이 호기성 상태에서 미생물에 의해 분해되어 안정화되는 데 소비되는 산소량으로, 유기물질 함량을 간접적으로 측정하여 하수의 오염도를 확인할 때 사용하는 지표이다.

① 수소이온 농도(pH)
② 용존산소량(Dissolved Oxygen, DO)
③ 화학적 산소요구량(Chemical Oxygen Demand, COD)
④ 생물화학적 산소요구량(Biochemical Oxygen Demand, BOD)

13 기온에 대한 설명으로 가장 옳지 않은 것은?

① 일반적으로 기온이란 지상 1.5m 높이에서의 대기의 건구온도를 말한다.
② 인간이 의복에 의하여 체온을 조절할 수 있는 외기온도의 범위는 대략 10~26℃이다.
③ 성층권에서는 고도가 높을수록 온도가 하락한다.
④ 연교차는 저위도보다는 고위도에서 크다.

14 산업장의 작업환경관리 중 격리에 해당하는 것은?

① 개인용 위생보호구를 착용한다.
② 위험한 시설을 안전한 시설로 변경한다.
③ 유해 물질을 독성이 적은 안전한 물질로 교체한다.
④ 분진이 많을 때 국소배기장치를 통해 배출한다.

15 다이옥신에 대한 설명으로 가장 옳지 않은 것은?

① 다이옥신은 주로 불소화합물의 연소과정에서 발생된다.
② 소각장이나 화학공장에서 배출된 다이옥신으로 주변의 목초지나 토양이 오염된다.
③ 오염된 목초나 곡물을 소, 돼지, 닭 등의 사료로 이용하면 다이옥신이 가축에 2차적으로 축적된다.
④ 오염된 하천이나 바다의 어류를 먹음으로써 다이옥신이 인체 내에 3차적으로 축적된다.

16 한 여성이 가임기간 동안 몇 명의 여아를 낳는지를 나타내는 지표로 사망률까지 고려한 출산력 지표는?

① 합계출산율
② 총재생산율
③ 순재생산율
④ 일반출생률

17 〈보기〉에서 설명하는 교육기법은?

> **보기**
> 지역사회 노인들의 치매 예방 및 관리를 위해 건강증진 전문가, 신경과 전문의, 정신과 전문의 등 3명의 전문가가 발표를 한 후, 청중이 공개토론 형식으로 참여하였다.

① 집단토론
② 심포지엄
③ 버즈세션
④ 패널토의

18 **지역사회주민을 대상으로 한 정신보건 예방관리 사업에서 3차 예방 수준의 사업 내용은?**

① 우울증 예방에 대한 홍보 책자 배포
② 우울증 위험군을 대상으로 정기적 선별검사 시행
③ 지역 내 사업장의 직무 스트레스 관리 프로그램 운영·지원
④ 정신병원 퇴원 예정자를 대상으로 사회생활 적응 프로그램 운영

19 **인두제에 대한 설명으로 가장 옳은 것은?**

① 의료진의 과잉진료가 증가한다.
② 진료의 지속성이 증대된다.
③ 신의료기술 및 신약개발 등에 집중한다.
④ 의료진의 재량권이 확대되어 의료의 질적 수준이 높다.

20 **「국민건강보험법」상 요양급여비용의 산정에서 요양급여비용을 계약하는 사람을 옳게 짝지은 것은?**

① 보건복지부장관과 시·도지사
② 대통령과 의약계를 대표하는 사람들
③ 보건복지부장관과 국민건강보험공단의 이사장
④ 국민건강보험공단의 이사장과 의약계를 대표하는 사람이다.

2022 서울시 보건연구사 기출문제

정답 및 해설 p. 1007

01 **보건의료 부문에서 국제사회 달성 목표로 제시되고 있는 지속가능한 개발목표(sustatnable developrnent goals, SLGs)에 대한 설명으로 가장 옳지 않은 것은?**

① 비만 인구 비율을 15% 이하로 감소시키는 목표를 포함한다.
② 국제사회가 2030년까지 달성해야 할 목표를 담고 있다.
③ 필수 의약품 접근 등 보편적 의료보장 달성을 제시하고 있다
④ AIDS와 결핵의 유행을 종식시키기 위한 노력을 요구하고 있다

02 **〈보기〉에서 세계보건기구(WHO)의 기능을 모두 고른 것은?**

보기

ㄱ. 국제 검역대책
ㄴ. 감염병 관리
ㄷ. 식·의약품 및 생물학적 제제에 대한 국제적 표준화
ㄹ. 보건의료정보기술 분야의 국제적 표준화
ㅁ. 보건통계 자료 수집

① ㄱ, ㄴ, ㄹ
② ㄷ, ㄹ, ㅁ
③ ㄱ, ㄴ, ㄷ, ㄹ
④ ㄱ, ㄴ, ㄷ, ㄹ, ㅁ

03 **급격한 발열증상을 주된 특징으로 하는 식중독은?**

① 웰치균 식중독
② 살모넬라균 식중독
③ 포도상구균 식중독
④ 보툴리누스균 식중독

04 **〈보기〉에서 상병자료(morbidity data)에 해당하는 것은?**

보기

ㄱ. 건강보험 자료
ㄴ. 감염병 신고 자료
ㄷ. 병원 의무기록
ㄹ. 암등록 자료

① ㄱ, ㄷ
② ㄴ, ㄹ
③ ㄱ, ㄴ, ㄷ
④ ㄱ, ㄴ, ㄷ, ㄹ

05 **우리나라 보건복지부에서 발표한 코로나-19의 국내확진자 성별 현황인 〈보기〉에서 (가)에 해당하는 것으로 가장 옳은 것은?**

보기

구분	확진자(%)	사망자(%)	(가)(%)
남성	9,216,453 (46.97%)	12,171 (48.7%)	0.13
여성	10,414,064 (53.03%)	12,821 (51.30%)	0.12

① 발병률
② 유병률
③ 치명률
④ 사망률

06 「감염병의 예방 및 관리에 관한 법률」에 따른 법정감염병 중 전파가능성을 고려하여 발생 또는 유행 시 24시간 이내에 신고하여야 하고 격리가 필요한 감염병은?

① A형간염　　② B형간염
③ C형간염　　④ 유비저

07 산업보건에 대한 설명으로 가장 옳지 않은 것은?

① 산업안전보건 정책수행의 실무는 산업통상자원부에서 담당하고 있다.
② 산업보건학은 근로자의 건강을 고려한 산업위생학에서 직업병을 고려한 산업보건학으로 발전하였고 이후 산업장 안전관리를 포함한 산업안전보건학으로 변화하였다.
③ 국제노동기구(ILO)와 세계보건기구(WHO)에서 산업보건이란 "모든 산업장 근로자들의 육체적·정신적·사회적 안녕이 최고도로 증진 유지되도록 하는 데 있다"라고 규정하였다.
④ 휴식이나 수면으로 회복되지 않고 축적되는 산업장 근로자의 피로를 산업 피로(occupational fatigue)라고 한다.

08 특정 문제를 이해하기 위해 체계적 문헌고찰(systematic review)을 수행할 때 고려하는 주요 4요소에 대한 설명으로 가장 옳지 않은 것은?

① 관심 연구집단은 4요소 중 하나에 해당한다.
② 진단법(Diagnostic procedure)은 중재요인으로 고려될 수 있다,
③ 비교를 통한 상대적인 결과가 관건일 때 대체 진단 또는 치료법이 고려된다,
④ 고찰 대상 연구문헌들의 결과변수가 상이할수록 근거 강도가 높아진다.

09 〈보기〉의 특성을 보이는 감염병으로 가장 옳은 것은?

보기
• 병원소: 들쥐 및 털진드기 • 전파: 감염된 들쥐에서 털진드기가 매개하여 병원체를 사람에게 전파 • 잠복기: 약 10일

① 페스트　　② 말라리아
③ 쯔쯔가무시증　　④ 렙토스피라증

10 영유아보건과 관련된 지표에 대한 설명으로 가장 옳은 것은?

① 영아사망률은 국가나 지역사회의 보건수준을 나타내는 지표이다.
② 영아사망률 계산 시 영아사망수는 출생 후 28일 미만인 영아의 사망수를 의미한다.
③ 미숙아는 임신 38주 미만의 출생아 또는 출생 시 체중이 2,600g 미만인 영유아를 의미한다.
④ 조사망률은 영아사망률에 비해 국가의 보건수준을 나타내는 지표로서 더 의미가 크다.

11 〈보기〉에서 설명하는 보건의료 관계 법령으로 가장 옳은 것은?

보기
• 보건소 등의 설치·운영에 관한 사항을 규정한다. • 지역주민의 건강 증진에 이바지하기 위한 목적을 가진다. • 지역보건의료계획 수립에 관한 근거를 마련하고 있다.

① 의료법　　② 지역보건법
③ 보건의료기본법　　④ 국민건강증진법

12 **우리나라 보건행정체계에 대한 설명으로 가장 옳은 것은?**

① 보건소는 보건복지부장관이 설치하는 보건행정조직이다.
② 보건의료원은 시 · 도에 설치하는 병원급 보건행정조직이다.
③ 중앙행정기관인 보건복지부와 지방자치단체의 보건행정기관으로 구분한다.
④ 보건복지부장관 소속으로 질병관리청과 식품의약품안전처를 두고 있다.

13 **산업재해보상보험에 대한 설명으로 가장 옳지 않은 것은?**

① 「산업재해보상보험법」은 1963년에 제정되었으며, 시행초년도인 1964년 당시 500인 이상 사업장에만 적용되었다
② 산업재해보상보험은 2000년부터 상시근로자 1인 이상으로 확대 시행하였다.
③ 산업재해보상보험의 보험료는 근로자가 50% 부담한다.
④ 산업재해보상보험은 1884년 독일에서 처음 도입되었다.

14 **산업안전보건법령에서 규정하는 보건관리자의 역할과 관련하여 〈보기〉의 업무를 수행할 수 있는 인력으로 가장 옳은 것은?**

보기

- 자주 발생하는 가벼운 부상에 대한 치료
- 건강진단 결과 발견된 질병자의 요양 지도 및 관리

① 작업치료사
② 물리치료사
③ 산업위생관리산업기사
④ 간호사

15 **먹는물관리법령상 먹는물의 수질기준으로 옳은 것을 〈보기〉에서 모두 고른 것은?**

보기

ㄱ. 건강상 유해영향 무기물질은 불검출을 기준으로 한다.
ㄴ. 심미적 영향물질에 관한 기준을 마련하고 있다.
ㄷ. 방사능은 불검출을 기준으로 한다.
ㄹ. 미생물에 관한 기준에는 총 대장균군을 포함한다.

① ㄱ, ㄴ　　② ㄴ, ㄷ
③ ㄴ, ㄹ　　④ ㄷ, ㄹ

16 **국가별로 임상적 의사결정을 위한 근거 수준을 평가하는 방법은 서로 다르지만 일반적으로 연구설계 방법에 따라 근거 수준의 차이는 유사한 기준으로 평가할 수 있다. 〈보기〉에서 근거 수준이 강한 연구설계 방법부터 순서대로 바르게 나열한 것은?**

보기

ㄱ. 실험 연구－사례군 연구－사례 연구－단면 연구
ㄴ. 실험 연구－생태학적 연구－코호트 연구－환자대조군 연구
ㄷ. 코호트 연구－실험 연구－환자대조군 연구－사례군 연구
ㄹ. 코호트 연구－환자대조군 연구－사례군 연구－사례 연구

① ㄱ　　② ㄴ
③ ㄷ　　④ ㄹ

17 농약제조의 원료로 사용되는 이소시안화메틸 가스의 노출이 원인이었던 환경오염 사건으로 가장 옳은 것은?

① 보팔 사건 ② LA 스모그
③ 도노라 사건 ④ 가네미유 사건

18 국민건강증진종합계획(HP2030)은 국민의 건강수준 및 건강정책의 효과를 평가하고 국가 건강증진전략 도출 및 건강증진정책 개발의 근거 확보를 목표로 하는 사업이다. HP2030의 세부 성과지표 중 '정신건강 관리'에 해당하는 것은?

① 금연
② 중독
③ 손상
④ 건강정보 이해력 제고

19 건강증진기획 모형의 하나인 PRECEDE-PROCEED 모형에서 PRECEDE 단계에 대한 설명으로 가장 옳은 것은?

① 실행과 평가를 중심으로 사업모형 단계를 구성한다.
② 과정평가, 결과평가 및 영향평가의 순차적 단계를 거쳐 평가과정이 진행된다.
③ 문제진단 과정에서 논리모형을 적용한다.
④ 대상집단의 문제와 요구도를 진단하고 건강결정요인을 파악하는 과정을 거친다.

20 우리나라 노인 보건의료에 대한 설명으로 가장 옳지 않은 것은?

① 요양병원의 진료비 지불방식은 행위별수가를 기본으로 한다.
② 노인인구의 의료비 지출은 1인당 의료비 지출과 노인인구의 비중이 크게 영향을 미친다.
③ 노인 보건의료의 특수한 수요로는 호스피스 서비스 등이 있다.
④ 사회적 제도에는 재가급여가 포함된다.

2021 서울시 기출문제

정답 및 해설 p. 1011

01 공중보건학의 발전사를 고대기, 중세기, 여명기, 확립기, 발전기의 5단계로 구분할 때 중세기에 대한 업적으로 가장 옳은 것은?

① 세계 최초의 국세조사가 스웨덴에서 이루어졌다.
② 프랑스 마르세유(Marseille)에 최초의 검역소가 설치되었다.
③ 영국 런던에서 콜레라의 발생 원인에 대한 역학조사가 이루어졌다.
④ 질병의 원인으로 장기설(miasma theory)과 4체액설이 처음 제기되었다.

02 병원체와 숙주 간 상호작용 지표에 대한 설명으로 가장 옳지 않은 것은?

① 감염력은 병원체가 숙주 내에 침입·증식하여 숙주에 면역반응을 일으키게 하는 능력이다.
② 독력은 현성 감염자 중에서 매우 심각한 임상증상이나 장애가 초래된 사람의 비율로 계산한다.
③ 이차발병률은 감염된 사람들 중에서 발병자의 비율로 계산한다.
④ 병원력은 병원체가 감염된 숙주에게 현성감염을 일으키는 능력이다.

03 인체의 체온유지에 중요한 온열요소의 종합작용에 대한 설명으로 가장 옳은 것은?

① 실외에서의 불쾌지수는 기온과 기습으로부터 산출한다.
② 계절별 최적 감각온도는 겨울이 여름보다 높은 편이다.
③ 쾌감대는 기온이 높은 경우 낮은 습도 영역에서 형성된다.
④ 기온과 습도가 낮고 기류가 커지면 체열 발산이 감소한다.

04 위험요인과 질병발생의 인과관계 규명을 위하여 역학적연구를 설계하고자 할 때 인과적 연관성에 대한 근거의 수준이 가장 높은 연구방법은?

① 실험 연구
② 단면 연구
③ 코호트 연구
④ 환자-대조군 연구

05 우리나라 국민건강보험의 특성에 해당하지 않는 것은?

① 강제 적용
② 보험료 차등 부담
③ 차등 보험 급여
④ 단기 보험

06 정신건강과 관련된 내용에 대한 설명으로 가장 옳지 않은 것은?

① 세계보건기구는 정신건강증진을 긍정적 정서를 함양하고 질병을 예방하며 역경을 이겨내는 회복력(resilience)을 향상시키는 것이라고 정의하였다.
② 「정신건강증진 및 정신질환자 복지서비스 지원에 관한 법률」에서 정신건강증진사업을 규정하고 있다.
③ 정부는 정신건강을 위한 다양한 정책, 제도, 법률서비스 개발을 강화하고 실행하여야 한다.
④ 지역사회 기반의 정신건강 서비스는 입원을 강화하도록 하고, 병원이 중심이 되어야 한다.

07 Myers(1969)는 지역사회 또는 사회적 수준에서 요구되는 바람직한 보건의료의 조건으로 4가지를 제시하였는데, 이 중 치료과정에서 최소의 자원을 투입하여 건강을 빨리 회복시키는 것을 의미하는 것은?

① 형평성 ② 접근성
③ 효과성 ④ 효율성

08 다음에서 설명하는 물질로 가장 옳은 것은?

> 은백색 중금속으로 합금제조, 합성수지, 도금작업, 도료, 비료제조 등의 작업장에서 발생되어 체내로 들어가면 혈액을 거쳐 간과 신장에 축적된 후 만성중독 시 신장기능장애, 폐기종, 단백뇨 증상을 일으킨다.

① 비소 ② 수은
③ 크롬 ④ 카드뮴

09 질병예방적 관점에 따른 보건의료의 분류로 가장 옳은 것은?

① 재활치료는 이차예방에 해당한다.
② 금주사업은 일차예방에 해당한다.
③ 예방접종은 이차예방에 해당한다.
④ 폐암 조기진단은 일차예방에 해당한다.

10 다음에서 설명하는 인구구조로 가장 옳은 것은?

> 감소형 인구구조로서 출생률이 사망률보다 낮은 인구구조를 말한다. 주로 평균수명이 높은 선진국에 나타나는 모형이다.

① 종형(bell form)
② 항아리형(pot form)
③ 피라미드형(pyramid form)
④ 별형(star form)

11 수질 오염에 대한 설명으로 가장 옳은 것은?

① 물의 pH는 보통 7.0 전후이다.
② 암모니아성 질소의 검출은 유기성 물질에 오염된 후 시간이 많이 지난 것을 의미한다.
③ 물속에 녹아있는 산소량인 용존산소는 오염된 물에서 거의 포화에 가깝다.
④ 생물화학적 산소요구량이 높다는 것은 수중에 분해되기 쉬운 유기물이 적다는 것을 의미한다.

12 역학적 삼각형(epidemiologic triangle) 모형으로 설명할 수 있는 질환으로 가장 옳은 것은?

① 골절 ② 콜레라
③ 고혈압 ④ 폐암

13 다음에서 교차비(odds ratio)를 구하는 식으로 가장 옳은 것은?

위험 요인 노출	질병 발생	
	발생(+)	비발생(−)
노출(+)	a	b
비노출(−)	c	d

① $\frac{ad}{bc}$
② $\frac{a}{a+b} \div \frac{c}{c+d}$
③ $\frac{a}{a+b+c+d}$
④ $\frac{c}{c+d}$

14 우리나라 보건행정조직에 대한 설명으로 가장 옳지 않은 것은?

① 「지역보건법」에 기반하여 보건소와 보건지소가 설치되어 있다.
② 「보건소법」은 1995년 「지역보건법」으로 개정되었다.
③ 보건진료소는 보건의료 취약지역에 설치되며, 보건진료소장은 보건진료 전담공무원이 맡는다.
④ 건강생활지원센터는 시·군·구 단위로 설치되고 감염병관리 및 치료 기능을 담당하고 있다.

15 인구구조 지표에 대한 설명으로 가장 옳은 것은?

① 부양비는 경제활동연령 인구에 대한 비경제활동연령 인구의 비율로 표시된다.
② 노년부양비는 0~14세 인구에 대한 65세 이상 인구의 비율로 표시된다.
③ 노령화지수는 15~64세 인구에 대한 65세 이상 인구의 비율로 표시된다.
④ 1차 성비는 출생 시 여자 100명에 대한 남자 수로 표시된다.

16 지역주민의 건강문제에 대한 조사결과가 정규분포를 따른다고 할 때 이 곡선에 대한 설명으로 가장 옳은 것은?

① 평균 근처에서 낮고 양측으로 갈수록 높아진다.
② 평균에 따라 곡선의 높낮이가 달라진다.
③ 표준편차에 따라 곡선의 위치가 달라진다.
④ 표준편차가 작으면 곡선의 모양이 좁고 높아진다.

17 식중독에 대한 설명으로 가장 옳지 않은 것은?

① 세균성 식중독은 크게 감염형과 독소형으로 분류된다.
② 대부분의 세균성 식중독은 2차 감염이 거의 없다.
③ 노로바이러스는 온도, 습도, 영양성분 등이 적정하면 음식물에서 자체 증식이 가능하다.
④ 살모넬라, 장염비브리오는 감염형 식중독 원인균에 해당한다.

18 「환경정책기본법 시행규칙」에 의한 대기환경 기준에서 1시간 및 8시간 평균치만 설정되어 있는 대기오염물질은?

① 오존, 아황산가스
② 오존, 일산화탄소
③ 일산화탄소, 아황산가스
④ 아황산가스, 초미세먼지(PM−2.5)

19 알마아타 선언에서 제시한 일차보건의료(primary health care)의 필수적인 사업 내용에 해당하는 것은?

① 전문 의약품의 공급
② 직업병 예방을 위한 산업보건
③ 안전한 식수공급과 기본적 위생
④ 희귀질병과 외상의 적절한 치료

20 인위적으로 항체를 주사하여 얻는 면역은?

① 자연능동면역
② 자연수동면역
③ 인공능동면역
④ 인공수동면역

2021 서울시 7급/보건연구사 기출문제

정답 및 해설 p. 1014

01 공중보건학의 <보기>에서 설명하는 인구변화의 지표는?

보기
- 가임기여성(15~49세)을 기준으로 한 여성이 평생 동안 낳을 수 있는 자녀의 수
- 국가별 출산력 수준을 비교하는 주요 지표로 이용

① 총 재생산율
② 순 재생산율
③ 합계 출산율
④ 연령별 출산율

02 <보기>의 빈칸에 들어갈 말을 옳게 짝지은 것은?

보기
- (가)는 의료이용 시 이용자에게 일정액을 분담시키는 방법이다.
- (나)는 일정금액 이하에서는 이용자가 전액을 부담하는 방법이다.
- (다)는 진료비의 일정률(%)을 이용자에게 분담시키는 방법이다.

	(가)	(나)	(다)
①	정률부담제	일정액 공제제	정액부담제
②	정액부담제	일정액 공제제	정률부담제
③	정률부담제	정액부담제	일정액 공제제
④	정액부담제	정률부담제	일정액 공제제

03 보건학 연구에서의 인과성을 주장한 내용 중 <보기>에서 설명하는 것은?

보기
- 아리스토텔레스의 주장을 부정하고 모든 움직임이 사전에 계산된 운명에 의하여 창조되었으며 그 움직임에 변화가 있을 때 원인과 결과의 관계가 성립하는데 그 사이에는 시간이라는 고리가 연결되어 있다고 설명하였다.
- 흄(Hume)은 우리가 인과성이 있다고 하는 것은 심리적결정이지 논리적인 정당성은 없다는 것을 주장하면서 필연성은 전적으로 심리적 추론의 문제라고 하였다. 그리고 반복적인 상관성이 곧 인과성이라는 확률적 개념을 도입하였다.

① 뉴턴(Newton)의 필연성 개념
② 밀(Mill)의 귀납적 인과관계 추론법
③ 확률론적 인과성 개념
④ 실행적 인과성 개념

04 <보기>에서 집단 및 지역사회 수준의 건강행태 모형을 모두 고른 것은?

보기
㉠ 지식, 태도 및 실천모형(Knowledge, Attitude and Practice, KAP)
㉡ 의사소통이론(Communication Theory)
㉢ 건강믿음모형(Health Belief Model, HBM)
㉣ 혁신의 확산(Diffusion of Innovation)

① ㉠, ㉡
② ㉠, ㉢
③ ㉡, ㉢
④ ㉡, ㉣

05 「환경정책기본법 시행령」상 대기환경기준에서 초미세먼지(PM－2.5)의 기준은?

	연간 평균치	24시간 평균치
①	15㎍/m^3 이하	35㎍/m^3 이하
②	35㎍/m^3 이하	15㎍/m^3 이하
③	50㎍/m^3 이하	100㎍/m^3 이하
④	100㎍/m^3 이하	50㎍/m^3 이하

06 〈보기〉에서 세계보건기구의 3대 보건지표에 해당하는 것을 모두 고른 것은?

보기

㉠ 해당년도 출생아 천명 가운데 1년 이내에 사망한 영아의 수
㉡ 신생아 사망에 대한 영아 사망의 비
㉢ 연간 총사망자 수에 대한 50세 이상인 사망자 수의 백분율
㉣ 출생시의 평균여명

① ㉠, ㉡ ② ㉠, ㉣
③ ㉡, ㉢ ④ ㉢, ㉣

07 퀴블러－로스(Kubler－Ross)의 죽음을 수용하는 단계 중 〈보기〉의 (가)와 (나)에 해당하는 순서를 옳게 짝지은 것은?

보기

(가) 환자가 소중히 생각하는 사람과 함께 있도록 해주며 자신이 가치 있는 존재임을 알도록 해주어야 하는 단계이다.
(나) 자신의 죽음을 미루고 싶어하는 심리상태로 선한 행동을 하거나 때로는 비합리적이고 미성숙한 환상에 빠지는 경우도 있다.

	(가)	(나)		(가)	(나)
①	협상	수용	②	수용	협상
③	분노	협상	④	수용	우울

08 〈보기〉의 설명에 공통으로 해당하는 감염병은?

보기

• 생물테러감염병 또는 치명률이 높거나 집단 발생 우려가 커서 발생 또는 유행 즉시 신고하고 음압격리가 필요한 감염병이다.
• 세계보건기구가 국제공중보건의 비상사태에 대비하기 위하여 감시대상으로 정한 질환이다.

① 에볼라바이러스병, 콜레라
② 탄저, 황열
③ 두창, 신종인플루엔자
④ 마버그열, 폴리오

09 건강수명 연장과 건강형평성 제고를 목표로 하는 제5차 국민건강증진종합계획(HP2030)의 기본원칙으로 가장 옳지 않은 것은?

① 모든 생애과정과 생활터에 적용
② 누구나 참여하여 함께 만들고 누릴 기회 보장
③ 감염질환 관리
④ 관련된 모든 부문이 연계하고 협력

10 「보건복지백서(2019)」의 예방접종 관리사업 내용 중 〈보기〉에서 설명하는 사업은?

> **보기**
> - 주요 감염 경로는 임신 28주에서 생후 1주까지의 감염, 오염된 혈액이나 체액에 의한 피부 및 점막을 통한 감염등이 있다.
> - 우리나라 어린이의 해당 사업 예방접종의 완전접종률은 95% 이상을 유지하고 있으며 관리가 성공적으로 이루어지고 있다.
> - 이 결과는 WHO 해당 사업 관리 기준(5세 아동 표면항원 양성률 1% 미만)을 뛰어넘는 성과로, 2008년서태평양 지역 국가 중 최초로 세계보건기구 서태평양지역 사무처(WPRO)에서 해당 사업 관리 성과 인증을 받았다.

① 만 12세 이하 어린이 국가예방접종 지원사업 추진
② 인플루엔자 국가예방접종 지원사업
③ 어르신 폐렴구균 예방접종사업
④ B형간염 주산기감염 예방사업

11 우리나라 보건의료자원의 조직과 관리에 대한 설명으로 가장 옳지 않은 것은?

① 의사 1인당 인구수는 지속적으로 감소하고 있다.
② 의사인력이 과다하게 양산될 경우 의사유인수요 현상이 발생할 수 있다.
③ 보건의료정보관리사, 안경사 등은 「의료기사 등에 관한 법률」에 의해 자격으로 관리되고 있다.
④ 우리나라의 현재 입원진료 병원병상수는 OECD 국가의 평균에 비해 훨씬 높다.

12 측정 단위가 다른 변수의 산포도를 비교하고자 할 때 유용한 것은?

① 표준편차　② 표본오차
③ 변이계수　④ 분산

13 범이론적 행위변화 단계 이론을 적용하여 금연상담을 실시하고자 할 때, 가장 옳지 않은 것은?

① 금연에 대한 고려가 없을 때는 금연을 위한 구체적인 계획을 세우도록 돕는다.
② 향후 1개월 내 금연을 시도할 의도가 있는 경우 단계별 목적 설정을 돕는다.
③ 금연을 시도하여 실천 지속 기간이 6개월 미만인 경우 사회적 지지 및 강화를 제공한다.
④ 금연이 6개월 이상 실천이 지속되는 경우는 추후관리를 실시한다.

14 〈보기〉에서 설명하는 기후변화 대응을 위한 국제협약은?

> **보기**
> - 2020년부터 모든 국가가 참여하는 신기후체제의 근간이 된다.
> - 선진국에만 온실가스 감축 의무를 부과하던 기존 체제를 극복하였다.
> - 지구 평균기온 상승을 산업화 이전 대비 2℃보다 상당히 낮은 수준으로 목표를 설정하였다.
> - 모든 국가가 5년 주기 이행점검을 통해 점차 노력을 강화하도록 규정하고 있다.

① 교토의정서　② 비엔나협약
③ 몬트리올의정서　④ 파리협정

15 아플라톡신(Aflatoxin) 식중독에 대한 설명으로 가장 옳은 것은?

① 땅콩, 옥수수 등과 같은 곡류가 오염되어 발생한다.
② 감자의 발아 부위나 녹색으로 변색된 부분을 섭취하여 발생한다.
③ 식중독 중에 발생률이 가장 높다.
④ 오염된 햄, 통조림, 소시지 등에 의한 신경친화적 식중독이다.

16 〈보기〉의 설명에 해당하는 표본추출방법은?

> **보기**
> A 병원의 의료서비스 만족도를 측정하기 위해서 2021년 3월부터 6월까지 A 병원을 이용한 환자들을 성별, 연령별, 경제적 수준에 따라 여러 개의 부분 집단으로 나누어 각 부분 집단마다 무작위로 10명의 환자를 추출하였다.

① 단순임의추출법(simple random sampling)
② 층화임의추출법(stratified random sampling)
③ 계통추출법(systematic sampling)
④ 집락추출법(cluster sampling)

17 〈보기〉에서 설명하는 호흡기 감염병은?

> **보기**
> • 급성 발열성 감염증으로 제2급 감염병
> • 병원체: Streptococcus pyogenes
> • 병원소: 환자, 보균자
> • 전파: 비말에 의한 직접 전파, 손이나 물건을 통한 간접 전파
> • 증상: 전신 발진, 발열, 구토 등
> • 치료: 항생제 투여
> • 예방관리: 환경위생 및 개인위생 관리

① 풍진
② 홍역
③ 유행성 이하선염
④ 성홍열

18 지역사회보건사업의 우선순위를 선정할 때 활용하는 BPR(Basic Priority Rating)의 결정기준에 해당하지 않는 것은?

① 질환의 유병률
② 문제의 긴급성
③ 사업의 추정효과
④ 주민의 관심도

19 〈보기〉에서 설명하는 변수의 유형은?

> **보기**
> • 경제적 수준: 상, 중, 하
> • 교육수준: 대졸, 고졸, 중졸, 초졸

① 명목변수
② 순위변수
③ 간격변수
④ 비율변수

20 〈보기〉에서 루더(De Rudder)의 감수성 지수를 계산하는 공식은?

보기

(가) 발병자 수
(나) 사망자 수
(다) 질병에 이환된 환자 수
(라) 환자와 접촉한 감수성자 수

① (라) / (다) × 100
② (가) / (라) × 100
③ (나) / (라) × 100
④ (가) / (다) × 100

2020 서울시 기출문제

정답 및 해설 p. 1019

01 공중보건의 역사적 사건 중 가장 먼저 발생한 사건은?

① 제너(E. Jenner)가 우두 종두법을 개발하였다.
② 로버트 코흐(R. Koch)가 결핵균을 발견하였다.
③ 베니스에서는 페스트 유행지역에서 온 여행자를 격리하였다.
④ 독일의 비스마르크(Bismarck)에 의하여 세계 최초로 「질병보험법」이 제정되었다.

02 자연독에 의한 식중독의 원인이 되는 독성분이 아닌 것은?

① 테트로도톡신(tetrodotoxin)
② 엔테로톡신(enterotoxin)
③ 베네루핀(venerupin)
④ 무스카린(muscarine)

03 「교육환경 보호에 관한 법률」상 교육환경보호구역 중 절대보호구역의 기준으로 가장 옳은 것은?

① 학교 출입문으로부터 직선거리로 50미터까지인 지역
② 학교 출입문으로부터 직선거리로 100미터까지인 지역
③ 학교 출입문으로부터 직선거리로 150미터까지인 지역
④ 학교 출입문으로부터 직선거리로 200미터까지인 지역

04 카드뮴(Cd) 중독으로 인한 일본의 환경오염 문제를 사회적으로 크게 부각시킨 것으로 가장 옳은 것은?

① 욧카이치 천식
② 미나마타병
③ 후쿠시마 사건
④ 이타이이타이병

05 '(근로손실일수/연 근로시간 수)×1,000'으로 산출하는 산업재해 지표는?

① 건수율 ② 강도율
③ 도수율 ④ 평균손실일수

06 사회보험(social insurance)에 대한 설명으로 가장 옳은 것은?

① 보험료는 지불능력에 따라 부과한다.
② 주로 저소득층을 대상으로 한다.
③ 가입은 개인이 선택하는 임의가입 방식이다.
④ 급여는 보험료 부담수준에 따라 차등적으로 제공한다.

07 수질오염평가에서 오염도가 낮을수록 결과치가 커지는 지표는?

① 화학적 산소요구량(COD)
② 과망가니즈산칼륨 소비량($KMnO_4$ demand)
③ 용존산소(DO)
④ 생화학적 산소요구량(BOD)

08 식품의 보존방법 중 화학적 보존방법에 해당하는 것은?

① 절임법　　② 가열법
③ 건조법　　④ 조사살균법

09 제5차 국민건강증진종합계획(Health Plan 2030)의 주요사업 분야의 내용으로 가장 옳지 않은 것은?

① 비감염성 질환 예방관리 – 암, 비만
② 정신건강 관리 – 자살예방, 중독
③ 인구집단별 건강관리 – 영유아, 노인
④ 건강생활 실천 – 구강건강, 정신건강

10 다음에서 설명하는 표본추출 방법으로 가장 옳은 것은?

모집단에서 일련의 번호를 부여한 후 표본추출 간격을 정하고 첫 번째 표본은 단순임의추출법으로 뽑은 후 이미 정한 표본추출간격으로 표본을 뽑는 방법이다.

① 집락추출법(cluster sampling)
② 층화임의추출법(stratified random sampling)
③ 계통추출법(systematic sampling)
④ 단순임의추출법(simple random sampling)

11 기후변화(지구온난화)의 원인이 되는 온실가스 중 배출량이 가장 많은 물질은?

① 일산화탄소(CO)
② 메탄가스(CH_4)
③ 질소(N_2)
④ 이산화탄소(CO_2)

12 「모자보건법」에 따른 모자보건 대상에 대한 정의로 가장 옳지 않은 것은?

① "영유아"란 출생 후 6년 미만인 사람을 말한다.
② "모성"이란 임산부와 가임기(可姙期) 여성을 말한다.
③ "임산부"란 임신 중이거나 분만 후 8개월 미만인 여성을 말한다.
④ "신생아"란 출생 후 28일 이내의 영유아를 말한다.

13 PRECEDE-PROCEED 모델에서 유병률, 사망률, 건강문제 등을 규명하는 단계로 가장 옳은 것은?

① 사회적 진단
② 역학적 진단
③ 교육생태학적 진단
④ 행정 및 정책 진단

14 연구시작 시점에서 폐암에 이환되지 않은 사람을 대상으로 흡연자와 비흡연자를 20년간 추적 조사하여 폐암 발생 여부를 규명하는 역학조사 방법은?

① 전향적 코호트 연구
② 환자-대조군 연구
③ 단면 연구
④ 후향적 코호트 연구

15 혈압으로 인한 뇌졸중 발생의 상대위험도(relative risk)를 다음의의 표에서 구한 값은?

〈단위: 명〉

	뇌졸중 발생	뇌졸중 비발생	계
고혈압	90	110	200
정상혈압	60	140	200
계	150	250	400

① (60/200) / (90/200)
② (90/150) / (110/250)
③ (110/250) / (90/150)
④ (90/200) / (60/200)

16 어느 지역에서 코로나19(COVID-19) 환자가 1,000여 명 발생했을 때, 가장 먼저 실시해야 할 역학연구는?

① 기술역학 ② 분석역학
③ 실험역학 ④ 이론역학

17 SWOT 전략 중 외부의 위험을 피하기 위해 사업을 축소 및 폐기하는 방어적 전략은?

① SO 전략 ② WO 전략
③ ST 전략 ④ WT 전략

18 근로자의 건강을 보호하기 위한 조치로 가장 옳지 않은 것은?

① 「근로기준법」 및 동법 시행령에 따라 취직인허증을 지니지 않은 15세 미만인 자는 근로자로 사용하지 못한다.
② 「근로기준법」 및 동법 시행령에는 임산부를 위한 사용금지 직종을 규정하고 있다.
③ 근로 의욕과 생산성을 위하여 근로자를 적재적소에 배치한다.
④ 「근로기준법」상 수유시간은 보장되지 않는다.

19 레벨과 클라크(Leavell & Clark)의 질병의 자연사에서 불현성 감염기에 취해야 할 예방조치로 가장 옳은 것은?

① 재활 및 사회복귀
② 조기진단과 조기치료
③ 악화방지를 위한 적극적 치료
④ 지역사회 전체에 대한 예방접종

20 다음과 같은 인구구조를 가진 지역사회의 노년부양비는?

연령(세)	인구(명)
0~14	200
15~44	600
45~64	400
65~79	110
80 이상	40

① 11.1% ② 13.3%
③ 15% ④ 25%

2020 서울시 보건연구사 기출문제

정답 및 해설 p. 1021

01 산업재해 현황을 파악하기 위해 근로손실일수 [신체장해자등급별 손실일수+사망자 손실일수(7,500일)+부상자 · 업무상 질병 요양자의 요양일수]와 근로시간을 이용하는 지표는?

① 재해율　② 사망만인율
③ 도수율　④ 강도율

02 〈보기〉의 (가)와 (나)에 각각 해당하는 질병발생의 역학적 이론을 옳게 짝지은 것은?

보기
(가) 숙주를 중심으로 숙주의 내적 요인인 유전적 요인과 외적 요인인 생물학적 환경, 사회적 환경, 물리화학적 환경이 상호작용하여 질병이 발생한다고 보는 이론
(나) 병인, 숙주, 환경의 3대 요소의 관계에 따라 질병발생이 좌우된다고 보는 이론

	(가)	(나)
①	거미줄 모형설	삼각형 모형설
②	수레바퀴 모형설	거미줄 모형설
③	수레바퀴 모형설	삼각형 모형설
④	거미줄 모형설	수레바퀴 모형설

03 런던을 중심으로 크게 유행한 열병에 대한 조사와 노동자계층의 위생상태에 대한 보고를 통해 위생개혁, 지역공중보건 활동, 보건행정 기구 확립 등의 필요성을 제시한 사람은?

① 레벤 후크(Leeuwen Hoek)
② 존 스노우(John Snow)
③ 에드윈 채드윅(Edwin Chadwick)
④ 로버트 코흐(Robert Koch)

04 우리나라 4대 보험 중 가장 먼저 시행된 사회보험은?

① 산업재해보상보험
② 고용보험
③ 국민건강보험
④ 국민연금

05 보건복지부 소관의 법정 기금으로 운용되는 보건재정이 아닌 것은?

① 국민건강증진기금
② 국민연금기금
③ 응급의료기금
④ 공공아동기금

06 「산업안전보건법」에 규정된 근로자 안전보건교육이 아닌 것은?

① 정기교육
② 채용 시 교육
③ 작업내용 변경 시 교육
④ 휴직 및 복직 시 교육

07 수질오염의 주요 지표와 그 설명을 옳게 짝지은 것은?

① 용존산소(DO) – DO가 클수록 수질이 나쁘다.
② 화학적산소요구량(COD) – 깨끗한 물에서 생활하수로 갈수록 COD가 낮아진다.
③ 총유기탄소(TOC) – TOC가 클수록 수질이 나쁘다.
④ 생물화학적산소요구량(BOD) – BOD가 클수록 수질이 좋다.

08 요인에 대한 노출의 정도가 커질 때 질병발생의 위험도 이에 비례하여 커지는 양상을 지칭하는 개념은?

① 양–반응관계
② 연관성의 일관성
③ 연관성의 특이성
④ 시간적 선후관계

09 당뇨 환자들의 혈당 조절 노력을 개선하기 위해 A 보건소에서 당뇨병의 합병증에 관한 새로운 교육 프로그램을 개발하였다. 당뇨 환자들이 동영상 교육자료 시청을 통하여 질병에 걸릴 가능성과 심각성을 인지하고 이를 통하여 건강행동을 실천하도록 유도하는 건강관련 행태 모형은?

① 지식, 태도, 실천모형(Knowledge, Attitude and Practice, KAP)
② 계획된 행동이론(Theory of Planned Behavior, TPB)
③ 건강믿음모형(Health Belief Model, HBM)
④ 범이론적 모형(Transtheoretical Model, TTM)

10 〈보기〉에서 설명하는 인구의 변천 단계는?

보기
- 블래커(Blacker)가 제시한 인구의 변천단계 분류에 해당한다.
- 저사망률 · 저출생률의 경향을 나타낸다.
- 인구성장 둔화형이다.
- 산업의 발달과 핵가족화 경향이 있는 국가들의 인구형태이다.

① 고위 정지기
② 후기 확장기
③ 인구 감소단계
④ 과도기적 성장단계

11 질병의 자연사에 따른 각 단계별 예방대책에 대한 설명으로 가장 옳지 않은 것은?

① 일차 예방은 건강한 상태에 있는 개인 또는 인구집단의 건강을 보호 또는 증진하고, 질병 발생을 예방하는 것이다.
② 일차 예방의 방법으로는 선별검사, 건강진단 등이 대표적이다.
③ 이차 예방은 무증상기의 개인 또는 인구집단의 불건강상태를 조기에 발견하여 합병증 또는 후유증을 막아 장애기간을 줄이거나 전염병의 확산을 막는 등 효과적인 대응을 하는 것이다.
④ 삼차 예방은 증상기 또는 회복기 환자의 기능장애 또는 사망을 방지하고, 재활훈련을 통해 기능장애를 복구하거나 직장으로의 복귀를 돕는 것이다.

12 모집단의 목록이 잘 정리된 경우 일정한 간격으로 표본을 추출하는 방법은?

① 집락표본추출
② 계통표본추출
③ 단순무작위표본추출
④ 층화무작위표본추출

13 휘발성이 강한 유기 용제이며, 인조견, 셀로판, 수지와 고무 제품 등에 이용되는 것으로 중추신경장애, 말초신경장애 등을 일으킬 수 있는 물질은?

① 벤젠
② 이황화탄소
③ 노말헥산
④ 톨루엔

14 「먹는물 수질기준 및 검사 등에 관한 규칙」상 먹는물의 수질기준에 대한 설명으로 가장 옳은 것은?

① 녹농균은 300mL에서 검출되지 않아야 한다.
② 불소는 5mg/L를 넘지 않아야 한다.
③ 아황산환원혐기성포자형성균은 50mL에서 검출되지 않아야 한다.
④ 황산이온은 300mg/L를 넘지 않아야 한다.

15 대기 중으로 쉽게 증발되며, 대기 중에서 광화학반응을 일으켜 오존 등의 유해한 옥시던트(Oxidant)를 생성하는 대기오염물질은?

① 이산화황
② 납
③ 미세먼지
④ 휘발성 유기화합물

16 〈보기〉의 설명에 공통적으로 해당하는 식중독은?

보기

- 원인균으로는 장염균, 쥐티푸스균 등이 있다.
- 잠복기는 일반적으로 12~48시간이다.
- 감염증상은 복통, 설사, 구토 등의 위장염, 발열 등이 있다.
- 원인식품으로는 어패류와 그 가공식품, 우유 및 유제품, 샐러드 등이 있으며 일반적으로 동물성 식품이다.

① 살모넬라 식중독
② 장구균 식중독
③ 포도상구균 식중독
④ 웰치균 식중독

17 「지역보건법」에 대한 설명으로 가장 옳지 않은 것은?

① 보건소는 시 · 군 · 구별로 1개씩 설치하는 것이 원칙이다.
② 보건소가 설치되지 않은 읍 · 면의 경우 보건지소를 설치할 수 있다.
③ 보건소의 설치는 대통령령에 따라 당해 지방자치단체의 조례로 정한다.
④ 해당 보건소에서 보건소장으로 임용되기 이전 최근 3년간 보건 등과 관련된 근무 경험이 있는 보건 등 직렬의 공무원을 보건소장으로 임용할 수 있다.

18 **제1급 감염병에 대한 설명으로 가장 옳지 않은 것은?**

① 생물테러감염병 또는 치명률이 높거나 집단발생의 우려가 큰 감염병이다.

② 발생 또는 유행 즉시 신고하여야 한다.

③ 음압격리와 같은 높은 수준의 격리가 필요하다.

④ 세계보건기구가 국제공중보건의 비상사태에 대비하기 위하여 감시대상으로 정한 질환으로 질병관리청장이 고시하는 감염병이다.

19 **고혈압에 이환된 환자 중에서 일정 기간 동안 사망한 사람의 비율을 알고자 할 때 구해야 하는 지표는?**

① 치명률　　② 사인별 사망률

③ 주산기 사망률　　④ 비례 사망률

20 **〈보기〉의 내용에 해당하는 감염병은?**

보기

- 우리나라 제3급 감염병이다.
- 병원체는 한탄 바이러스이다.
- 병원소는 등줄쥐 및 집쥐이다.
- 바이러스 고위험군에 해당하는 사람은 백신접종 권고대상이다.

① 중증열성혈소판감소증후군

② 쯔쯔가무시병

③ 신증후군출혈열

④ 브루셀라병

2024 보건직 기출문제 정답 및 해설

[Answer]

01 ③	02 ③	03 ②	04 ②	05 ④
06 ①	07 ③	08 ①	09 ②	10 ①
11 ①	12 ②	13 ③	14 ③	15 ②
16 ④	17 ④	18 ②	19 ③	20 ④

01

확률표본추출

(1) 단순무작위추출법(simple random sampling): 모집단의 모든 구성원의 표본추출확률을 똑같게 해주는 방법으로 대상자 전체에 일련번호를 부여하고 그 중 무작위로 표본을 뽑는다. 무작위로 표본을 산출하는 방법으로 난수표나 컴퓨터가 이용된다. 난수표나 컴퓨터를 이용하여 필요한 표본 수만큼 난수를 생성한 다음, 생성된 난수에 해당하는 일련번호를 가진 사람을 표본으로 산정한다.

(2) 층화무작위추출법(stratified random sampling): 모집집단을 배타적 특성에 따라 층(집단)으로 구분한 뒤 각 층에서 무작위로 표본을 추출하는 방법이다.

(3) 계통추출법(systematic sampling): 모집단의 목록이 잘 정리된 경우 일정한 간격으로 표본을 추출하는 방법이다. 모집단 N에 일련번호를 부여하고 표본추출간격을 정한 후 단순확률추출법에 의하여 최초의 표본(A)을 뽑은 다음 여기에 추출간격(k)을 더하여 n개의 표본이 될 때까지 추출하는 방법이다.

(4) 집락추출법(cluster sampling): 표본추출단위가 개인이 아닌 집락인 표본추출법으로, 모집단을 구성하는 하부집락을 무작위 추출하여 그 전수를 표본으로 하거나 집락의 대상자 중 일부를 다시 표본추출하는 방법이다.

02

일차보건의료의 필수 요소(WHO, 1978)

(1) 주요 보건 문제의 예방 및 관리 방법에 대한 교육
(2) 식량 공급의 촉진과 적절한 영양의 증진 – 영양개선사업
(3) 안전한 식수의 공급과 기본적 위생 – 식수관리사업
(4) 가족계획을 포함한 모자보건사업
(5) 주요 감염병에 대한 예방접종
(6) 지방풍토병의 예방 및 관리
(7) 흔한 질병과 외상의 적절한 치료
(8) 필수 의약품 제공
(9) 심신장애자의 사회의학적 재활(추가된 항목) – 정신보건사업

03

- 민간보험: 임의가입, 기여비례 차등 보상, 보험료의 정액제, 자유경쟁의 원리 적용
- 사회보험(우리나라 건강보험): 강제가입, 균등한 급여수준, 보험료의 정률제, 정부 및 공공기관 독점

04

세계보건기구(WHO)

(1) 1948년 4월 7일 발족한 UN 보건전문기구
(2) 본부: 스위스 제네바
(3) 6개 지역사무소
  ① 동지중해 지역: 이집트의 카이로
  ② 동남아시아 지역: 인도의 뉴델리(1973년 북한 138번째로 가입)
  ③ 서태평양 지역: 필리핀의 마닐라(1949년 우리나라 65번째로 가입)
  ④ 범미주 지역: 미국의 워싱턴 D.C.
  ⑤ 유럽 지역: 덴마크의 코펜하겐
  ⑥ 아프리카 지역: 콩고의 브라자빌

05

유행의 지역적 특성

(1) 범발적(범세계적, 대유행성, Pandemic): 질병의 유행이 한 지역에 국한되지 않고 최소 두 국가 이상의 광범위한 지역에서 동시에 유행되는 질환이다.

(2) 유행병적(Epidemic): 어떤 지역에서 일시적으로 평상시 기대되는 발생 수준, 즉 토착적 발생(Endemicity) 이상으로 발생하는 질환을 유행성 질환이라 한다.

(3) 토착병적(편재적, 지방적, Endemic): 특정 지역에 어떤 형태이건 항상 지속적으로 존재하면서 시간적으로 비교적 오랜 기간 동안 발생 수준이 일정한 질병이다.

(4) 산발적(Sporadic): 질병의 유행이 아니고 시간이나 지역에 따라 어떠한 경향성을 보이지 않을 때를 말한다.

06

검역감염병의 검역기간

「검역법 시행규칙」 제14조의3(검역감염병의 최대 잠복기간)
1. 콜레라: 5일
2. 페스트: 6일
3. 황열: 6일
4. 중증 급성호흡기 증후군(SARS): 10일
5. 동물인플루엔자 인체감염증: 10일
6. 중동 호흡기 증후군(MERS): 14일
7. 에볼라바이러스병: 21일
8. 신종인플루엔자, 질병관리청장이 긴급 검역 조치가 필요하다고 인정하여 고시하는 감염병: 검역전문위원회에서 정하는 최대 잠복기간

07

장염비브리오(Vibrio) 식중독

(1) 원인균인 장염비브리오균(Vibrio Parahemolyticus)은 호염균으로 0.5~10% 특히 3~5%의 식염수에서 발육이 잘되며, 온대 지방의 연안 해수에 존재한다. 바닷물의 온도가 19℃ 이상 되는 시기의 바닷물 중에서 활발하게 증식하여 5~11월에 발생(기온이 30℃ 넘는 7~9월에 집중적으로 발생)한다.
(2) 원인 식품: 굴, 새우, 조개, 오징어, 낙지, 생선 등과 같은 해산 어패류 및 가공품, 생선회나 초밥 등이 주된 원인 식품, 소금에 절인 음식
(3) 잠복기: 8~24시간(평균 12시간), 최대 발병 시점은 15~20시간(예방의학: 섭취후 24시간 이내)
(4) 임상 증상: 복통, 설사, 구토를 주 증상으로 하는 급성위장염. 2~3일 내에 회복됨
(5) 예방: 해산물을 60℃에서 15분 이상(80℃에서 7~8분 이상) 가열. 담수에 의해서 사멸하므로 수돗물에 의한 세정이 효과적이다.

08

불쾌지수(DI, Discomfort Index)는 날씨에 따라 인간이 느끼는 불쾌감 정도를 기온과 습도를 조합하여 나타낸 수치이다.

불쾌지수와 불쾌감의 관계(동양인과 서양인이 다름)
- DI ≥ 70: 약 10%의 사람들이 불쾌감을 느끼는 상태
- DI ≥ 75: 약 50%의 사람들이 불쾌감을 느끼는 상태
- DI ≥ 80: 대부분의 사람들이 불쾌감을 느끼는 상태
- DI ≥ 85: 대부분의 사람들이 참을 수 없는 상태

09

질소는 공기 78%로 정상기압에서는 인체에 직접적인 피해가 없으나 고기압 환경이나 감압 시에는 영향을 받게 된다(잠함병, 감압병).

10

식품의 위생적인 보관방법

(1) 물리적 보존법: 가열법, 냉장법, 냉동법, 건조법, 밀봉법, 움저장법, 자외선 및 방사선 이용법
(2) 물리 · 화학적 보존법: 훈연법, 가스저장법, 훈증법
(3) 화학적 보존법: 염장법, 당장법, 산저장법, 보존료첨가, 천연물의 이용

11

조출생률은 인구 1,000명당 출생아 수이다.
- 필요한 정보: 당해 연도 중앙인구 수, 당해 연도 출생아 수

12

감염병병원체 확인기관(감염병예방법 제16조의 2)

① 다음 각 호의 기관(이하 "감염병병원체 확인기관"이라 한다)은 실험실 검사 등을 통하여 감염병병원체를 확인할 수 있다.
1. 질병관리청
2. 질병대응센터
3. 「보건환경연구원법」 제2조에 따른 보건환경연구원
4. 「지역보건법」 제10조에 따른 보건소
5. 「의료법」 제3조에 따른 의료기관 중 진단검사의학과 전문의가 상근(常勤)하는 기관
6. 「고등교육법」 제4조에 따라 설립된 의과대학 중 진단검사의학과가 개설된 의과대학
7. 「결핵예방법」 제21조에 따라 설립된 대한결핵협회(결핵환자의 병원체를 확인하는 경우만 해당한다)
8. 「민법」 제32조에 따라 한센병환자 등의 치료 · 재활을 지원할 목적으로 설립된 기관(한센병환자의 병원체를 확인하는 경우만 해당한다)
9. 인체에서 채취한 검사물에 대한 검사를 국가, 지방자치단체, 의료기관 등으로부터 위탁받아 처리하는 기관 중 진단검사의학과 전문의가 상근하는 기관

13

「의료법 시행규칙」 제15조(진료기록부 등의 보존)

> ① 의료인이나 의료기관 개설자는 법 제22조 제2항에 따른 진료기록부등을 다음 각 호에 정하는 기간 동안 보존하여야 한다. 다만, 계속적인 진료를 위하여 필요한 경우에는 1회에 한정하여 다음 각 호에 정하는 기간의 범위에서 그 기간을 연장하여 보존할 수 있다.
> 1. 환자 명부: 5년
> 2. 진료기록부: 10년
> 3. 처방전: 2년
> 4. 수술기록: 10년
> 5. 검사내용 및 검사소견기록: 5년
> 6. 방사선 사진(영상물을 포함한다) 및 그 소견서: 5년
> 7. 간호기록부: 5년
> 8. 조산기록부: 5년
> 9. 진단서 등의 부본(진단서 · 사망진단서 및 시체검안서 등을 따로 구분하여 보존할 것): 3년

14

발생률과 유병률의 상호 관계

(1) 유병률은 발생률과 이환 기간의 영향을 받는다.

> $P \fallingdotseq I \times D$(P: 유병률, I: 발생률, D: 이환 기간)

(2) 질병의 발생률이 오랜 기간 동안 일정하고 유병 기간이 일정한 상태이며 그 지역사회에서 해당 질병의 유병률이 낮을 경우 $P=I \times D$가 된다. 결핵, 암과 같이 질병의 이환 기간이 비교적 일정하면서 치명률이 높지 않은 만성질환에서 이런 관계를 볼 수 있다.

(3) 급성 감염병에서와 같이 질병이 이환 기간이 아주 짧을 때, 질병의 평균 이환 기간 D는 아주 짧다고 생각할 수 있으므로 $P=I$이 성립할 수 있다.

[오답해설]

① 2차 발병률은 질병의 감염력(전파력)을 나타낸다.

② 발생률은 일정한 기간에 한 인구 집단 내에서 새로 발생한 환자 수이다.

④ 유병률은 어떤 시점에 특정 질병에 이환되어 있는 환자 수이다.

15

우리나라 산업재해보상보험의 개요

(1) 자진 신고 및 자진 납부의 원칙: 산재보험 가입대상이 되는 사업주는 보험가입에 필요한 제반 절차를 자발적으로 이행하고 보험료도 스스로 납부해야 한다.

(2) 사업주 100% 부담: 보험사업에 소요되는 재원인 보험료는 사업주가 전액 부담한다. 수급자는 가입된 사업의 산재근로자이다.

(3) 사업장 중심 관리: 타 사회보험은 개별보험자 단위의 관리가 이루어지고 있으나, 산재보험은 사업장 중심의 관리가 이루어지고 있다. 산재보험은 사업장 단위로만 가입이 이루어지고 개별근로자들의 관리는 별도로 이루어지지 않고 있다.

(4) 근로자를 사용하는 모든 사업 또는 사업장에 적용: 산재보험은 1명 이상의 근로자를 고용하는 모든 사업장을 대상으로 한다.

(5) 소득보장과 의료보장의 기능을 동시에 한다.

[오답해설]

① 상시 근로자가 없어도 1명 이상의 근로자를 고용하는 모든 사업장을 대상으로 한다.

③ 산업재해보상보험은 사회보험제도로 강제가입을 원칙으로 하며 신고 및 보험료 납부를 사업주가 스스로 이행해야 한다.

④ 근로자가 통상적인 경로와 방법으로 출퇴근 중 발생하는 사고는 업무상 재해에 해당한다.

16

정신건강전문요원(「정신건강복지법」 제17조)

> ① 보건복지부장관은 정신건강 분야에 관한 전문지식과 기술을 갖추고 보건복지부령으로 정하는 수련기관에서 수련을 받은 사람에게 정신건강전문요원의 자격을 줄 수 있다.
> ② ①에 따른 정신건강전문요원은 그 전문분야에 따라 <u>정신건강임상심리사, 정신건강간호사, 정신건강사회복지사 및 정신건강작업치료사</u>로 구분한다.
> ③ 보건복지부장관은 정신건강전문요원의 자질을 향상시키기 위하여 보수교육을 실시할 수 있다.

17

장해급여(「산업재해보상보험법」 제57조)

장해급여는 근로자가 업무상의 사유로 부상을 당하거나 질병에 걸려 치유된 후 신체 등에 장해가 있는 경우에 그 근로자에게 지급한다. 장해급여는 장해보상연금 또는 장해보상일시금으로 한다.

- 장해등급 1급~7급: 장해보상연금 또는 장해보상일시금 지급
- 장해등급 8급~14급: 장해보상일시금 지급

■ 산업재해보상보험법 [별표 2]

장해급여표(제57조제2항 관련)

(평균임금기준)

장해등급	장해보상연금	장해보상일시금
제1급	329일분	1,474일분
제2급	291일분	1,309일분
제3급	257일분	1,155일분
제4급	224일분	1,012일분
제5급	193일분	869일분
제6급	164일분	737일분
제7급	138일분	616일분
제8급		495일분
제9급		385일분
제10급		297일분
제11급		220일분
제12급		154일분
제13급		99일분
제14급		55일분

18

치명률

어떤 질병에 이환된 환자 수 중에서 그 질병으로 인한 사망자 수로 질병의 심각한 정도를 나타낸다.

$$\text{치명률} = \frac{\text{그 질병에 의한 사망자 수}}{\text{특정 질병에 이환된 환자 수}} \times 100$$

[문제풀이]

신종감염병 C에 대한 여자의 2021년 치명률[%]이므로 확진자 중 여자 중에서 여자사망자로 계산하여야 한다.

여자 치명률＝10 / 100 × 100＝10%

19

신증후군출혈열(유행성출혈열)은 제3급 감염병으로 들쥐가 가진 바이러스가 사람으로 전파되어 발생하는 바이러스성 감염 질환이다. 경기도 북부 및 강원도 등지에서 강우량이 적은 건조기인 늦봄(5~6월)과 늦가을(10~11월)에 많이 발생한다. 임상적으로 발열, 출혈, 신장 이상이 특징이며, 임상 경과는 발열기, 저혈압기, 핍뇨기, 이뇨기, 회복기의 다섯 단계로 진행한다. 병원체는 한탄바이러스(Hantan Virus), 서울바이러스(Seoul Virus)이고 병원소는 들쥐(등줄쥐)이다. 들쥐의 배설물에 접촉하지 말고, 늦가을과 늦봄 건조기에 잔디에 눕거나 잠을 자지 말아야 한다. 감염의 위험이 높은 농부와 군인은 예방접종을 시행한다.

20

④ 파상풍 혈청주사 등 치료목적으로 사용하는 예방주사 - 파상풍균 감염이 의심되는 사람에게 혈청주사를 통해 항독소를 주입하여 인공수동면역을 제공하는 예방적 치료에 해당한다.

「국민건강보험법」 제41조(요양급여)

가입자와 피부양자의 질병, 부상, 출산 등에 대하여 다음의 요양급여를 실시한다.

1. 진찰 · 검사
2. 약제(藥劑) · 치료재료의 지급
3. 처치 · 수술 및 그 밖의 치료
4. 예방 · 재활
5. 입원
6. 간호
7. 이송(移送)

※ 「국민건강보험 요양급여의 기준에 관한 규칙」 제9조제1항 관련 [별표2] 비급여대상 제3호 사목에 따르면, 각종 증명서 발급을 목적으로 질병 · 부상의 진료를 직접 목적으로 하지 않는 경우 실시되는 행위는 비급여 대상으로 정하고 있다.

2024 서울시 의료기술직 기출문제 정답 및 해설

[Answer]

01 ①	02 ③	03 ②	04 ③	05 ④
06 ④	07 ①	08 ④	09 ②	10 ③
11 ②	12 ③	13 ④	14 ①	15 ①
16 ③	17 ②	18 ②	19 ④	20 ③

01

정규분포를 하는 각각의 측정값 X에서 모평균값 μ를 빼주면 평균값이 0이며 표준편차가 σ인 정규분포가 된다.
$(X-\mu)$로 치환한 값을 σ로 나누면 정규분포는 표준편차가 1이 된다.
이러한 분포를 표준정규분포라 하며 이 관계를 수직으로 표현하면 다음과 같다.

$$Z=(X-\mu)/\sigma$$

02

기생충과 중간숙주

- 무구조충(민촌충): 소고기
- 유구조충(갈고리촌충)과 선모충: 돼지고기
- 유극악구충: 물벼룩－담수어(가물치, 메기, 뱀장어 등)
- 간흡충: 왜우렁이－담수어(잉어, 붕어)
- 폐흡충: 다슬기－민물 게, 가재
- 광절열두조충: 물벼룩－담수어(연어, 송어, 농어 등)
- 요코가와흡충: 다슬기－담수어(은어)
- 아니사키스: 갑각류－바다생선(오징어, 대구, 청어, 고등어)
- 톡소포자충: 고양이, 쥐 등
- 선모충: 돼지

03

지역사회보건사업에서 활용되는 전략의 유형

단계		전략의 유형
개인적 수준		교육, 행태개선 훈련, 직접 서비스 제공(예방접종, 검진, 진료, 재활, 방문보건 등), 유인 제공
개인 간 수준		기존 네트워크의 활용, 새로운 네트워크의 개발(후원자 활용, 동료 활용, 자조집단 형성), 자생집단(비공식적) 지도자 활용
지역사회 수준	조직 요인	조직개발 이론과 조직관계이론의 적용
	지역사회 요인	이벤트, 매체 홍보, 사회마케팅, 지역사회 역량 강화,
	정책 요인	옹호, 정책 개발

[오답해설]
① 청소년 성교육 – 개인적 수준
③ 보건소와 어린이집연합회가 공동으로 '건강한 어린이집 인증제' 실시 – 조직 요인
④ 실내와 공공장소에서의 금연 정책 – 정책 요인

04

환자-대조군 연구는 관심질병에 걸린 환자를 연구대상으로 선정한 뒤 비교하기에 적절한 대조군(관심질병이 없는 사람)을 선정하여 과거 노출요인을 조사하고 비교하는 연구방법이다.

(1) 환자－대조군 연구의 장점
① 연구가 비교적 용이하며, 비용이 적게 듦
② 적은 연구 대상자로 연구가 가능함
③ 발생이 적은 질병이나 잠복기가 긴 질병의 연구도 가능함
④ 연구 결과를 비교적 빠른 시일 안에 알 수 있음
⑤ 연구를 위해 피연구자가 새로운 위험에 노출되는 일이 없음

(2) 환자-대조군 연구의 단점
① 환자군과 모든 조건이 비슷한 대조군 선정이 어려움(선택 바이어스)
② 연구에 필요한 정보가 과거 행위에 관한 것이므로 정보 편견이 발생할 수 있음
③ 정보 수집이 불확실함

[오답해설]
① 질병발생률이 낮은 희귀질환 연구에 가장 적합한 방법은 환자-대조군 연구이다.
② 상대위험도 및 귀속위험도를 구할 수 있다. – 코호트 연구의 장점
④ 많은 연구대상자가 필요하며, 대상자가 도중에 탈락할 수 있다. – 코호트 연구의 단점

05

기습

(1) 일반적으로 공기는 약 4%의 수증기를 함유하고 있으며, 기온이 상승하면 공기 중에 포함될 수 있는 수증기량은 증가한다. 기습은 낮에는 태양의 복사열을 흡수하고 지표면의 과열을 막으며 밤에는 지열복사를 차단하여 기후를 완화시키는 작용을 한다.
(2) 포화습도: 일정 공기가 함유할 수 있는 수증기량에는 한계가 있는데, 한계에 달했을 때를 포화 상태
(3) 절대습도: 현재 공기 $1m^3$ 중에 함유된 수증기량

(4) **상대습도**: 현재 공기 $1m^3$ 포화 상태에서 함유할 수 있는 수증기량과 현재 그중에 함유되어 있는 수증기량과의 비를 %로 표시한 것

상대습도(%) = 절대습도 / 포화습도 × 100

(5) **포차**: 공기 $1m^3$가 포화 상태에서 함유할 수 있는 수증기량과 현재 그중에 함유한 수증기량과의 차이이다.

포차 = 포화습도 − 절대습도

(6) **온도에 따른 습도의 변화**: 기온↑ ⇒ 포화습도↑, 상대습도↓, 절대습도 일정

(7) **쾌적습도**: 40~70% 범위로서 15℃에서 70~80%, 18~20℃에서 60~70%, 24℃ 이상에서 40~60%가 적절하다. 실내 습도가 너무 건조하면 호흡기계 질병, 너무 습하면 피부질환이 발생하기 쉽다.

(8) **측정**: 아스만 통풍 온습계, 아우구스 건습계, 모발 습도계, 자기습도계 등

06

「모자보건법 시행령」 제16조(건강진단 및 예방접종 등)

① 법 제15조의5제1항에 따른 건강진단(이하 "건강진단"이라 한다)을 받아야 하는 사람으로서 같은 항 제3호에 해당하는 사람은 산후조리원에 근무하는 사람 또는 근무하려는 사람으로 한다.

② 건강진단은 「의료법」 제3조에 따른 의료기관 및 「지역보건법」 제2조제1호에 따른 지역보건의료기관에서 다음 각 호의 구분에 따라 실시한다. 이 경우 건강진단 항목에는 한센병 등 전염성 피부질환, 장티푸스, 폐결핵 및 잠복결핵이 포함되어야 한다.

1. 산후조리업자 또는 산후조리원에 근무하는 사람: 연 1회 이상 실시. 다만, 잠복결핵에 대한 건강진단은 산후조리업을 하는 기간 또는 산후조리원에 근무하는 기간 동안 한 번만 받으면 그 기준을 충족한 것으로 본다.
2. 산후조리업 신고를 하려는 자 또는 산후조리원에 근무하려는 사람: 신고 또는 근무하기 전 1개월 이내에 실시

③ 법 제15조의5제1항에 따른 예방접종(이하 "예방접종"이라 한다)을 받아야 하는 사람으로서 같은 항 제3호에 해당하는 사람은 산후조리원에 근무하거나 근무하려는 「의료법」 제2조에 따른 의료인 또는 같은 법 제80조에 따른 간호조무사로 한다.

④ 예방접종은 다음 각 호의 구분에 따라 실시한다.

1. 인플루엔자 예방접종: 연 1회 실시
2. 백일해(百日咳) 예방접종: 산후조리원에 근무하기 2주 전까지 실시

07

하인리히는 『산업재해의 예방』이라는 저서에서 330건의 산업재해를 분석하여 피해 정도에 따라 큰 재해와 작은 재해 그리고 사소한 재해의 발생 비율을 "현성 재해(중대한 재해) : 불현성 재해(경미한 사고) : 잠재성 재해(무상해 사고) = 1 : 29 : 300"으로 발표하였다.

이 법칙에 따르면 산업재해는 어떤 우연한 사건에 의해 발생하는 것이 아니라, 충분히 그러할 개연성이 있었던 경미한 재해가 반복되는 과정 속에서 발생하는 것을 보여 준다. 따라서 큰 재해는 항상 사소한 것들을 방치할 때 발생한다는 것을 의미한다.

08

ㄱ. 제너에 의해 우두접종법이 발견되었다. − 1798년(여명기)

ㄴ. 라마치니가 '노동자의 질병'을 발간하였다. − 1700년(여명기)

ㄷ. 영국의 채드윅은 '열병보고서'를 정부에 제출하였다. − 1838년(여명기)

ㄹ. 페스트 예방대책으로 라구사에서 40일 간의 격리기간을 두었다. − 1377년(중세기)

09

로머(Roemer)의 보건의료체계 유형

(1) **자유기업형**: 고도로 산업화되어 있는 나라의 유형으로 보건의료비는 개인의 책임이며 정부의 개입은 최소화된다. 민간의료보험에 의존하며 의료시설의 대부분을 민간이 주도한다. 미국

(2) **복지지향형**: 정부나 제3자 지불자들이 다양한 방법으로 민간보건의료시장에 개입하는 유형이다. 독일, 캐나다, 일본, 노르웨이

(3) **포괄적보장형**: 복지지향형보다 시장개입의 정도가 심하고 전국민에게 완전한 보건의료서비스를 무상으로 받게 하는 유형이다. 영국, 뉴질랜드, 이스라엘 등

(4) **사회주의형**: 국가가 전면적으로 개입 및 통제하는 유형. 구소련, 구동구권 등

10

대푯값

(1) 산술평균: 모든 측정치의 합을 사례의 수로 나눈 것
산술평균=(1+6+7+10+4+2+3+15+4+8) / 10=6

(2) 중위수: 주어진 자료를 크기순으로 배열한 경우 가운데 위치하는 값
측정값을 크기순으로 나열하면 다음과 같다.
1, 2, 3, 4, 4, 6, 7, 8, 10, 15
이 중 가운데 위치하는 값은 4와 6이므로 둘을 더해서 평균을 구한다.
중위수=(4+6) / 2=5

(3) 최빈수: 측정값들 중에서 빈도가 가장 높은 값
최빈수=4

11

태양광선

(1) 자외선
① 자외선은 눈에 보이지 않는 태양의 복사에너지이며, 가시광선과 전리방사선 사이의 2,000~4,000 Å 대의 파장이다.
② 순기능: 체내에서 프로비타민 D가 비타민D로 전환되어 구루병을 예방하고, 피부결핵과 관절염의 치료작용을 한다. 또한 신진대사 및 적혈구, 백혈구, 혈소판 생성을 촉진하고, 혈압과 혈당 강하작용을 하며 살균작용(280~320nm)도 한다.
③ 유해영향: 피부의 홍반작용, 부종, 수포형성, 피부암, 눈의 동통, 결막염, 각막염, 전기성안염, 백내장

(2) 가시광선
① 눈의 망막을 자극하여 명암과 색채를 구별하게 하는 파장으로 일반적으로 4,000~7,700 Å 의 파장이다.
② 조명 과다: 망막을 자극하여 잔상을 동반한 시력장애, 시야협착, 망막변성, 결막이 자극되어 수명(Photophobia, 광선기피증), 두통 등 유발
③ 조명 부족: 안정피로(Asthenopia; 40세 이상에서 호발, 두통, 눈의 피로감, 자극 증세 나타남), 안구진탕증

(3) 적외선
① 열을 방출하는 파장으로 7,000~30,000 Å 대의 파장이다.
② 순기능: 국소혈관의 확장, 혈액 순환 촉진 및 진통 작용
③ 유해영향: 적외선 백내장(초자공 백내장, 대장공 백내장), 홍반, 화상, 두통, 현기증, 열경련, 일사병 등

[오답해설]
① 혈압 강하작용을 한다. – 자외선
③ 피부결핵이나 피부병을 치료한다. – 자외선
④ 체온을 상승시켜 혈관확장을 일으킨다. – 적외선

12

제5차 국민건강증진 종합계획(Health Plan 2030)

(1) 비전: 모든 사람이 평생건강을 누리는 사회

(2) 목표: 건강 수명 연장, 건강 형평성 제고
① 건강수명: '30년까지 건강수명 73.3세 달성('18. 70.4세 → '30 추계치 73.3세)
② 건강형평성: 건강수명의 소득 간, 지역 간 형평성 확보

(3) 기본원칙
① 국가와 지역사회의 모든 정책 수립에 건강을 우선적으로 반영한다.
② 보편적인 건강수준의 향상과 건강형평성 제고를 함께 추진한다.
③ 모든 생애과정과 생활터에 적용한다.
④ 건강친화적인 환경을 구축한다.
⑤ 누구나 참여하여 함께 만들고 누릴 수 있도록 한다.
⑥ 관련된 모든 부문이 연계하고 협력한다.

13

기초대사량(BMR, Basal Metabolic Rate)

(1) 생명 유지를 위한 에너지(호흡, 대사, 체온 유지)로 개인마다 다른데, 일반적으로 체중 1kg당 한 시간에 1kcal 소요하며 나이, 임신, 영양 상태, 성별, 내분비, 체온, 기후 등의 요인에 영향을 받는다.

(2) 일반적으로 성인여자 1,200~1,400kcal, 성인남자 1,400~1,800kcal이다.

(3) 측정: 아침 일찍 공복일 때(식후 12~18시간 지난 아침), 20℃ 실내에서 안정된 상태로 조용히 누워있을 때 측정한다.

(4) 특성
① 체표면적이 클수록, 근육량이 많을수록 열량이 큼(남자>여자)
② 발열이 있는 사람의 소요열량이 큼(영아>성인)
③ 기온이 낮으면 소요열량이 커짐(겨울>여름)
④ 체온이 1℃ 상승할 때마다 기초대사량은 13% 증가
⑤ 수면 시 약 10% 감소
⑥ 항상성 유지됨
⑦ 연령이 높아질수록 BMR은 감소

[오답해설]
① 최소한의 생명을 유지하는 데 필요한 에너지 대사량이다.
② 근육량이 많을수록, 체표면적이 클수록 기초대사량이 높아진다.
③ 아침 일찍 공복일 때(식후 12~18시간 지난 아침), 20℃ 실내에서 안정된 상태로 조용히 누워있을 때 측정한다.

14

노인보건의 접근 원칙

(1) 기능중심의 접근: 특정 질병에 국한하지 않고 독립적 생활 능력 향상과 유지에 초점
(2) 사람 중심의 접근: 노인은 특히 다양한 가치관과 선호도를 갖고 있기 때문
(3) 생애과정 접근: 노인의 건강상태는 여러 요인이 삶의 전반에 걸쳐 영향을 기친 결과이므로
(4) 포괄적 · 통합적 접근: 일차, 이차, 삼차 예방 의료와 장기요양 및 복지를 포괄하는 서비스가 필요
(5) 지역사회기반의 서비스 제공체계 구축: 노인은 집과 지역사회에서 거주하기를 선호함

15

「학교보건법」

(1) 학생건강증진 기본계획의 수립 · 시행(제2조의3): 교육부장관은 5년마다 학생의 신체 및 정신건강 증진을 위한 기본계획을 수립 · 시행하여야 한다.
(2) 대기오염대응매뉴얼의 작성 등(제5조): 교육부장관은 대기오염에 효과적으로 대응하기 위하여 환경부장관과의 협의를 거쳐 대기오염도 예측결과에 따른 대응 매뉴얼을 작성 · 배포하여야 한다.
(3) 등교 중지(제8조): 학교의 장은 제7조에 따른 건강검사의 결과나 의사의 진단 결과 감염병에 감염되었거나 감염된 것으로 의심되거나 감염될 우려가 있는 학생 또는 교직원에 대하여 대통령령으로 정하는 바에 따라 등교를 중지시킬 수 있다.

「교육환경보호구역에 관한 법률」

교육환경보호구역의 설정 등(제8조): 교육감은 학교경계 또는 학교설립예정지 경계로부터 직선거리 200미터의 범위 안의 지역을 다음 각 호의 구분에 따라 교육환경보호구역으로 설정 · 고시하여야 한다.

① 절대보호구역: 학교출입문으로부터 직선거리로 50미터까지인 지역(학교설립예정지의 경우 학교경계로부터 직선거리 50미터까지인 지역)
② 상대보호구역: 학교경계등으로부터 직선거리로 200미터까지인 지역 중 절대보호구역을 제외한 지역

16

오즈(odds)는 있을 확률(발생할 확률)이 없을 확률(발생하지 않을 확률)의 몇 배인지를 의미한다.

오즈(odds) = 있을 확률 / (1 − 있을 확률)

보건문제가 발생할 확률(있을 확률)이 50%이므로 0.5이고 없을 확률은 (1 − 0.5)이다.

오즈 = 0.5 / (1 − 0.5) = 1

17

인두제는 예방의료에 대한 유인이 강하며 국가가 국민의료비에 대한 통제가 수월하기 때문에 의료비 통제효과가 가장 크다.
포괄수가제는 진단명에 따른 진료비가 정해져 있기 때문에 경제적 진료를 수행하려는 유인이 강해서 의료비 상성 억제효과가 있다.
행위별수가제는 진료행위마다 보상을 받기 때문에 의료비 상승의 원인이 되는 수가제도이다.

인두제(Capitation)

(1) 의료인이 맡고 있는 일정 지역의 주민 수에 일정금액을 곱하여 이에 상응하는 보수를 의료인 측에 지급한다.
(2) 장점: 환자와 의사 간 지속적 관계 유지(진료의 계속성), 행정비용의 감소(행정업무 간편화), 예방의료에 대한 관심 증대, 비용의 상대적 저렴성
(3) 단점: 과소진료 우려, 서비스 양의 최소화 경향, 후송의뢰 환자의 증가, 전문의료에 부적합, 의사의 자율성 저하, 환자의 선택권 제한

포괄수가제(Case Payment)

(1) 입원환자의 진단명에 대한 총보수단가를 설정하여 보상하는 방식
(2) 장점: 경제적인 진료 수행, 의료기관의 생산성 증대, 행정적으로 간편
(3) 단점: 의료서비스의 규격화 · 최소화, 행정직의 진료진에 대한 간섭 증대, 합병증 발생 시 적용 곤란

행위별 수가제(FFS, Fee For Service)

(1) 제공된 의료서비스의 단위당 가격에 서비스의 양을 곱한 만큼 보상하는 방식
(2) 장점: 의료서비스의 양과 질이 확대, 의료인의 재량권 확대, 첨단 의 · 과학기술의 발달 유도
(3) 단점: 과잉 진료, 의료 남용의 우려, 행정적으로 복잡, 의료비 상승 유도 요인이 됨

18

- 수두: 12~15개월(1회 접종)
- 디프테리아: 2개월(1차), 4(2차), 6개월(3차), 15~18개월(4차), 만 4~6세(5차), 만 11~12세(6차)
- 폐렴구균: 2개월(1차), 4개월(2차), 6개월(3차), 12~15개월(4차)
- b형헤모필루스인플루엔자: 2개월(1차), 4개월(2차), 6개월(3차), 12~15개월(4차)
- A형간염: 12~23개월(1~2차)
- B형간염: 출생즉시(1차), 1개월(2차), 6개월(3차)
- 일본뇌염 불활성화백신: 12~23개월(1~2차), 24~35개월(3차), 만 6세(4차), 만 12세(5차)
- 일본뇌염 약독화 생백신: 12~23개월(1차), 24~35개월(2차)
- 로타바이러스감염증: 2개월(1차), 4개월(2차), 6개월(3차)

19

렙토스피라증(Leptospiraosis)은 제3급 감염병으로 들쥐의 배설물로 배출된 병원체가 사람의 상처에 침투, 감염되어 발생하는 감염질환이다. 농부, 군인 등 야외활동이 많은 사람에게 흔하게 발생하며, 주로 9~10월에 자주 발생한다. 증상은 가벼운 감기증상(고열, 두통, 근육통, 오심 및 구토증 등)부터 치명적인 웨일씨병(Weil's Disease)까지 다양하다. 대부분 경증의 비황달형이고 5~10%는 중증의 황달, 신부전, 출혈 등을 보이는 웨일씨병으로 발전한다.

[오답해설]
① 말라리아 – 사람병원소, 모기 매개(중국얼룩날개모기)
② 일본뇌염 – 돼지 병원소, 모기 매개(작은빨간집모기)
③ 쯔쯔가무시증 – 들쥐 병원소, 진드기 매개

20

산소 중독

(1) 대기 중 농도가 높거나 분압이 높은 산소를 장기간 호흡할 때 발생한다.
(2) 폐부종, 충혈, 이통, 흉통 등이 있으며 심하면 사망한다.

2023 보건직 기출문제 정답 및 해설

[Answer]

01 ②	02 ①	03 ①	04 ②	05 ④
06 ①	07 ①	08 ④	09 ③	10 ②
11 ③	12 ③	13 ④	14 ④	15 ④
16 ①	17 ④	18 ③	19 ④	20 ①

01

식품의 위생적인 보관방법

(1) 물리적 보존법: 가열법, 냉장법, 냉동법, 건조법, 밀봉법, 움저장법, 자외선 및 방사선 이용법

(2) 물리 · 화학적 보존법: 훈연법, 가스저장법, 훈증법

(3) 화학적 보존법: 염장법, 당장법, 산저장법, 보존료첨가, 천연물의 이용

※ 절임법은 염장 · 당장 · 산저장법 등을 의미한다.

02

오존(O_3)

(1) 자동차 배기가스에서 발생하는 NO_2나 탄화수소, 휘발성 유기화합물(VOCs) 등의 전구물질이 햇빛에 의한 광화학 반응으로 생성되는 2차오염물질이다.

(2) 산화력이 강하여 살균, 악취 제거에 사용되며 고무제품을 손상시킨다.

(3) 독작용: 코 · 눈 자극, 호흡기 자극, 기침, 흉부 압박, 호흡곤란, 천식 악화, 상기도 점막 건조, 비출혈, 폐의 부종과 섬유화 유발

(4) 오존농도는 대략 일사량 및 기온에 비례하여 증가하고, 상대습도 및 풍속에 반비례하여 감소하는 경향이 있다.

(5) 오존경보제: 대기 중 오존의 농도가 일정 기준 이상 높게 나타났을 때 경보를 발령함으로써 지역 거주 주민들의 건강과 생활 환경상의 피해를 최소화하기 위해 실시되는 제도(주의보, 경보, 중대경보 3단계로 발령)
- 주의보: 오존농도 0.12ppm 이상인 때
- 경보: 오존농도 0.3ppm 이상인 때
- 중대경보: 오존농도 0.5ppm 이상인 때

03

조직의 원리

(1) 계층제의 원리: 권한과 책임의 정도에 따라 직무를 등급화 함으로써 상하 계층 간의 직무상의 지휘, 복종관계가 이루어지도록 하는 것으로 역할의 수직적 분담 체계이다.

(2) 통솔 범위의 원리: 한 사람의 관리자가 효과적으로 직접 감독 · 관리할 수 있는 하급자의 수를 적절하게 정하는 원리이다.

(3) 명령 통일의 원리: 한 사람의 하위자는 오직 한 사람의 상관에 의해서만 지시나 명령을 받아야 한다는 원칙으로 명령일원화의 원칙이라 한다.

(4) 분업의 원리(전문화의 원리): 특정인이 담당하는 업무를 전문화하여 분업화시킴으로써 업무의 전문성과 정확 · 신속성을 기할 수 있다는 원칙이다.

(5) 조정의 원리(통합의 원리): 업무 수행에서의 중복성과 낭비를 배제하고 혼선을 방지하여 공동목표를 달성할 수 있도록 특정인에게 업무를 조정하는 역할을 부여하여야 한다는 원칙이다. 효과적인 조정을 하기 위해서는 의사소통이 촉진되어야 한다.

04

정보의 비대칭성(소비자의 무지)은 의료서비스에 대한 지식이 의사에게 집중되어 소비자들은 이것에 대한 정보를 알 수가 없음으로 인해 발생하는 특성으로 그로 인해 공급자에 의한 유인수요가 발생하게 된다. 그래서 국가의 개입이 필요하다.

05

① 암모니아성 질소는 0.5mg/L를 넘지 아니할 것
② 납은 0.01mg/L를 넘지 아니할 것
③ 비소는 0.01mg/L를 넘지 아니할 것

06

살수여상법

큰 돌을 겹쳐서 여과조를 만들고 여기에 하수를 살포하면 돌에 증식되는 미생물과 더불어 생물막을 형성하게 하는데, 표면의 미생물은 호기적 활동을 하며, 막의 저부에서는 산소의 공급이 단절되므로 혐기성 미생물의 증식에 의한 혐기성 작용이 진행되므로 살수여상법은 통성 혐기성 처리라 할 수 있다. 살수여상법은 주로 산업폐수처리나 분뇨의 소화처리 후 탈리액(脫離液)의 처리에 이용되는 방법으로 수량이 갑자기 바뀌어도 조치가 가능(수량변동에 유리함)한 장점이 있으나, 여름철에 위생 해충의 발생 및 악취가 심하며 높은 수압이 필요하다.

07

휘발성유기화합물(VOCs)

(1) 휘발성유기화합물은 휘발하기 쉬운 수백 종의 화학물질의 집합체를 일컫는 것으로 증기압이 높아 대기 중으로 쉽게 증발되고, 물질에 따라 발암성을 보인다.
(2) 새집증후군의 원인물질로 대부분의 건축자재에서 시공 후 초기단계에 다량의 휘발성유기화합물질이 방출되며 시간의 경과에 따라 점차 감소된다.
(3) 「다중이용시설 등의 실내공기질관리법」에서는 총휘발성유기화합물은 100세대 이상의 신축공동주택에서는 개별적인 휘발성유기화합물에 대해서 각각 포름알데히드 210$\mu g/m^3$, 벤젠 30$\mu g/m^3$, 톨루엔 1,000$\mu g/m^3$, 에틸벤젠 360$\mu g/m^3$, 자일렌 700$\mu g/m^3$, 스틸렌 300$\mu g/m^3$ 이하의 수준으로 유지할 것을 권고하고 있다(법 시행규칙 별표4의2).
(4) 휘발성유기화합물은 노출되었을 시 보편적인 증상은 현기증, 호흡기 자극 증상, 피부자극 등이 있으며, 노출농도가 심해짐에 따라 의식상실, 마비 및 사망에까지 이르기도 한다. 만성장애로는 감각이상, 시각 및 청각장애, 기억력 감퇴, 작업능률저하, 수면장애, 우울증 및 말초신경장애 등이 있다.

※ 출처: 대한예방의학회, 예방의학과 공중보건학(제4판), 계축문화사, p.740.

08

변이계수(Coefficient of Variance)

(1) 표본의 산술평균을 100으로 환산할 때 표준편차는 산술평균 100에 대하여 그 크기가 얼마인지 알아보는 것이다.
(2) 두 개 이상의 산포도를 비교하려고 할 때 사용하는 지수로, 측정치의 크기가 매우 차이가 나거나 서로 다를 때 사용한다.
(3) 표준편차가 절대적 산포도라면 변이계수는 상대적 산포도로서 서로 다른 변수들의 산포도 간의 상대적 크기를 비교할 때 사용한다.

09

국가전염병 위기경보 수준

- 관심(Blue): 해외의 신종전염병 발생, 국내 원인불명·재출현 감염병의 발생
- 주의(Yellow): 해외 신종전염병의 국내유입, 국내 원인불명·재출현 감염병의 제한적 전파
- 경계(Orange): 국내 유입된 해외 신종감염병의 제한적 전파, 국내 원인불명, 재출현 감염병의 지역사회 전파
- 심각(Red): 국내 유입된 해외 신종감염병의 지역사회 전파 또는 전국적 확산, 국내 원인불명, 재출현 감염병의 전국적 확산

10

단면 연구는 질병과 특정 노출요인에 대한 정보를 같은 시점, 또는 짧은 기간 내에 얻는 역학적 연구 형태로 국민건강영양조사는 단면조사의 형식으로 이루어진다.

(1) 단면조사 연구의 장점
① 환자-대조군 연구나 코호트 연구에 비해 시행하기가 쉬움
② 단시간 내에 결과를 얻을 수 있어 경제적임
③ 어떤 사실을 찾거나 가설 검증에 도움이 됨
④ 동시에 여러 종류의 질병과 요인과의 관련성을 조사할 수 있음
⑤ 해당 질병의 유병률을 구할 수 있음
⑥ 유병률 산출이 목적일 때 연구 결과를 표적 집단에 대해 일반화할 수 있음
⑦ 질병의 자연사나 규모를 모를 때 유리함

(2) 단면조사 연구의 단점
① 시간적 선후 관계가 모호함
② 상관관계만을 알 수 있을 뿐이며, 인과 관계를 규명하지는 못함
③ 일정한 시점에서 조사를 하기 때문에 빈도가 낮은 질병이나 이환 기간이 짧은 질병에는 부적합함
④ 현재와 과거 사항만을 주 대상으로 하므로 예측력이 낮음
⑤ 복합요인들 중에서 원인요인을 찾아내기 어려움
⑥ 대상 인구 집단이 비교적 커야 함
⑦ 대상이 연구 시점에 만날 수 있는 환자로 제한되어 이미 사망한 환자는 제외되므로 선택적 생존 바이어스를 유발함
⑧ 발생률을 구하지 못함

11

후천면역

(1) 자연능동면역: 질병에 이환된 후 자연적으로 형성되는 면역
(2) 인공능동면역: 인위적으로 항원을 체내에 투입하여 항체가 생성되도록 하는 면역 방법으로, 생균백신, 사균백신, 순화독소 등을 사용하는 예방접종으로 얻어지는 면역
(3) 자연수동면역: 임신 상태에서 모체로부터 태반을 통하거나 모유수유에 의해 획득되는 면역으로 대개 생후 4~6개월까지 유효함
(4) 인공수동면역: 회복기 혈청, 면역혈청, 감마글로불린이나 파상풍 항독소 등 인공제제를 인체에 투입하여 면역을 부여함

12

「정신건강증진 및 정신질환자 복지서비스 지원에 관한 법률」 제3조에 따른 "정신건강증진시설"이란 정신의료기관, 정신요양시설 및 정신재활시설을 말한다.

13

산업재해지표

(1) 건수율 또는 발생률(Incidence Rate)

① 근로자 1,000명당 재해발생건수

② 산업재해 발생상황을 총괄적으로 파악하는 데 도움을 줌

③ 분모에 있어서 작업시간이 고려되지 않은 것이 단점

④ $\frac{\text{재해건수}}{\text{평균 근로자 수}} \times 1{,}000$

(2) 도수율(Frequency Rate)

① 100만 연 작업 시간당 재해발생건수

② 산업재해 발생상황을 파악하기 위한 표준적 지표로 사용

③ $\frac{\text{재해건수}}{\text{연 작업시간 수}} \times 1{,}000{,}000$

(3) 강도율

① 1,000 연 작업 시간당 작업손실일수

② 재해에 의한 손상의 정도를 파악하는 데 도움을 주는 지표

③ $\frac{\text{근로손실일수}}{\text{연 작업시간 수}} \times 1{,}000$

(4) 사망만인율

① 근로자 10,000명당 연간 사망자 수

② $\frac{\text{연간 사망자 수}}{\text{근로자 수}} \times 10{,}000$

14

지역보건의료계획 수립(「지역보건법」)

(1) 시 · 도지사 또는 시장 · 군수 · 구청장은 지역보건의료계획을 4년마다 수립하여야 한다.

(2) 시 · 도지사 또는 시장 · 군수 · 구청장은 매년 지역보건의료계획에 따라 연차별 시행계획을 수립하여야 한다.

① 시장 · 군수 · 구청장은 시 · 군 · 구의 지역보건의료계획 수립 후 시 · 도지사에게 제출

② 시 · 도지사는 시 · 도의 지역보건의료계획 수립 후 보건복지부장관에게 제출

[오답해설]

④ 시 · 도지사 또는 시장 · 군수 · 구청장은 지역보건의료시행계획은 매년 수립하여야 한다.

15

보건교사의 직무(「학교보건법 시행령」 제23조)

가. 학교보건계획의 수립
나. 학교 환경위생의 유지 · 관리 및 개선에 관한 사항
다. 학생과 교직원에 대한 건강진단의 준비와 실시에 관한 협조
라. 각종 질병의 예방처치 및 보건지도
마. 학생과 교직원의 건강관찰과 학교의사의 건강상담, 건강평가 등의 실시에 관한 협조
바. 신체가 허약한 학생에 대한 보건지도
사. 보건지도를 위한 학생가정 방문
아. 교사의 보건교육 협조와 필요시의 보건교육
자. 보건실의 시설 · 설비 및 약품 등의 관리
차. 보건교육자료의 수집 · 관리
카. 학생건강기록부의 관리
타. 다음의 의료행위(간호사 면허를 가진 사람만 해당한다)
1) 외상 등 흔히 볼 수 있는 환자의 치료
2) 응급을 요하는 자에 대한 응급처치
3) 부상과 질병의 악화를 방지하기 위한 처치
4) 건강진단결과 발견된 질병자의 요양지도 및 관리
5) 1)부터 4)까지의 의료행위에 따르는 의약품 투여
파. 그 밖에 학교의 보건관리

16

국민건강증진법

(1) 금연 및 절주운동등(법 제8조)

① 국가 및 지방자치단체는 국민에게 담배의 직접흡연 또는 간접흡연과 과다한 음주가 국민건강에 해롭다는 것을 교육 · 홍보하여야 한다.

② 국가 및 지방자치단체는 금연 및 절주에 관한 조사 · 연구를 하는 법인 또는 단체를 지원할 수 있다.

③ 「주류 면허 등에 관한 법률」에 의하여 주류제조의 면허를 받은 자 또는 주류를 수입하여 판매하는 자는 대통령령이 정하는 주류의 판매용 용기에 과다한 음주는 건강에 해롭다는 내용과 임신 중 음주는 태아의 건강을 해칠 수 있다는 내용의 경고문구를 표기하여야 한다.

④ 경고문구의 표시내용, 방법 등에 관하여 필요한 사항은 보건복지부령으로 정한다.

(2) 경고문구의 표기대상 주류(법 시행령 제13조)

법 제8조③에 따라 그 판매용 용기에 과다한 음주는 건강에 해롭다는 내용의 경고문구를 표기해야 하는 주류는 국내에 판매되는 「주세법」에 따른 주류 중 알코올분 1도이상의 음료를 말한다.

17

제4차 국민건강증진종합계획 VS 제5차 국민건강증진종합계획

구분	제4차 국민건강증진종합계획 (HP2020)		제5차 국민건강증진종합계획 (HP2030)	
비전	온 국민이 함께 만들고 누리는 건강세상		모든 사람이 평생 건강을 누리는 사회	
목표	건강수명 연장과 건강형평성 제고		건강수명 연장, 건강형평성 제고	
기본원칙	–		① HiAP, ② 건강형평성, ③ 모든 생애과정, ④ 건강친화환경, ⑤ 누구나 참여, ⑥ 다부문 연계	
	총 6분과	27개 중점과제	총 6분과	28개 중점과제
사업분야	Ⅰ. 건강생활실천확산	1. 금연 2. 절주 3. 신체활동 4. 영양	Ⅰ. 건강생활실천	1. 금연 2. 절주 3. 영양 4. 신체활동 5. 구강건강
사업분야	Ⅱ. 만성퇴행성질환과 발생위험요인관리	5. 암 6. 건강검진(삭제) 7. 관절염(삭제) 8. 심뇌혈관질환 9. 비만 10. 정신보건(분과 확대) 11. 구강보건(분과 이동)	Ⅱ. 정신건강관리	6. 자살예방 7. 치매 8. 중독 9. 지역사회정신건강
사업분야			Ⅲ. 비감염성질환예방관리	10. 암 11. 심뇌혈관질환 ① 심뇌혈관질환 ② 선행질환 12. 비만 13. 손상
사업분야	Ⅲ. 감염질환관리	12. 예방접종 13. 비상방역체계 14. 의료관련감염 15. 결핵 16. 에이즈	Ⅳ. 감염 및 기후변화성 질환 예방관리	14. 감염병 예방 및 관리 ① 결핵 ② 에이즈 ③ 의료감염·항생제 내성 ④ 예방행태 개선 15. 감염병위기 대비대응 ① 검역/감시 ② 예방접종 16. 기후변화성 질환
사업분야	Ⅳ. 인구집단건강관리	16. 모성건강(→ 여성) 17. 영유아건강 18. 노인건강 19. 근로자건강증진 20. 군인건강증진 21. 학교보건 22. 다문화가족건강(→ 여성) 23. 취약가정방문건강(→ 노인) 24. 장애인건강	Ⅴ. 인구집단별 건강관리	17. 영유아 18. 아동·청소년 19. 여성 20. 노인 21. 장애인 22. 근로자 23. 군인
사업분야	Ⅴ. 안전환경보건	25. 식품정책(삭제) 26. 손상예방	Ⅵ. 건강친화적 환경구축	24. 건강친화적법제도 개선 25. 건강정보 이해력 제고 26. 혁신적 정보기술의 적용 27. 재원마련 및 운용 28. 지역사회자원(인력, 시설) 확충 및 거버넌스 구축
사업분야	Ⅵ. 사업체계관리	27. 사업체계관리(인프라, 평가, 정보·통계, 재원)		

※ 건강검진: 비감염성질환 '암' 등에 검진내용 포함하고 중점과제에서 제외

※ 관절염: 정책담당부서가 없어 관리 어려움. 노인 등에 포함하고 중점과제에서 제외

※ 식품정책: 건강생활실천 '영양' 과제 등에 포함하고 중점과제에서 제외

18

검역감염병의 검역기간(최대잠복기)

1. 콜레라: 5일
2. 페스트: 6일
3. 황열: 6일
4. 중증 급성호흡기 증후군(SARS): 10일
5. 동물인플루엔자 인체감염증: 10일
6. 중동 호흡기 증후군(MERS): 14일
7. 에볼라바이러스병: 21일
8. 신종인플루엔자, 질병관리청장이 긴급 검역 조치가 필요하다고 인정하여 고시하는 감염병: 검역전문위원회에서 정하는 최대 잠복기간

19

국민건강보험공단의 업무(법 제14조)

(1) 가입자 및 피부양자의 자격 관리 (2) 보험료와 그 밖에 이 법에 따른 징수금의 부과 · 징수 (3) 보험급여의 관리 (4) 가입자 및 피부양자의 질병의 조기발견 · 예방 및 건강관리를 위하여 요양급여 실시 현황과 건강검진 결과 등을 활용하여 실시하는 예방사업으로서 대통령령으로 정하는 사업 (5) 보험급여 비용의 지급 (6) 자산의 관리 · 운영 및 증식사업 (7) 의료시설의 운영 (8) 건강보험에 관한 교육훈련 및 홍보 (9) 건강보험에 관한 조사연구 및 국제협력 (10) 이 법에서 공단의 업무로 정하고 있는 사항 (11) 「징수위탁근거법」에 따라 위탁받은 업무 (12) 그 밖에 이 법 또는 다른 법령에 따라 위탁받은 업무 (13) 그 밖에 건강보험과 관련하여 보건복지부장관이 필요하다고 인정한 업무

20

브레드포드 힐(Bradford Hill)의 인과 관계 판단 기준

(1) 요인에 대한 노출과 질병 발생과의 시간적 선후 관계(Temporality): 요인에 대한 노출은 항상 질병발생에 앞서 있어야 한다. 시간적인 순서만이 아니고 노출과 질병발생 간의 기간도 적절하여야 한다. – 인과관계의 전제조건

(2) 연관성의 강도(Strength of Association): 연관성의 강도가 클수록 인과 관계일 가능성이 높다는 증거가 된다. 비교위험도나 교차비의 값이 클수록 연관성의 강도가 크다.

(3) 연관성의 일관성(Consistency of Association): 요인과 결과 간의 연관성이 관찰 대상 집단과 연구 방법, 연구 시점이 다름에도 비슷하게 관찰되면 일관성이 높다고 하고 이 경우 인과관계일 가능성이 높다.

(4) 연관성의 특이성(Specificity of Association): 한 요인이 다른 질병과 연관성을 보이지 않고 특정한 질병과 연관성이 있거나, 한 질병이 여러 요인과 연관성을 보이지 않고 특정 요인과 연관성을 보일 경우를 말한다.

(5) 용량-반응 관계(Dose-Response Relationship): 요인에 대한 노출의 정도가 커지거나 작아질 때, 질병 발생 위험도가 이에 따라서 더 커지거나 더 작아지는 경우 인과관계일 가능성이 커진다.

(6) 생물학적 설명 가능성(Biological Plausibility): 역학적으로 관찰된 두 변수 사이의 연관성을 분자생물학적인 기전으로 설명이 가능하다면 인과관계일 가능성이 높다.

(7) 기존 학설과 일치(Coherence of the Evidence): 추정된 위험요인이 기존 지식이나 소견과 일치할수록 원인적 인과성이 있을 가능성이 커진다.

(8) 실험적 입증(Experimental Evidence): 실험으로 요인에 노출할 때 질병발생이 확인되거나 요인을 제거하여 질병발생이 감소한다면 인과성에 대한 확증을 확보할 수 있게 된다.

(9) 기존의 다른 인과 관계와의 유사성(Analogy): 존에 밝혀진 인과 관계와 유사한 연관성이 관찰되면 인과관계로 추론할 수 있다.

2022 보건직 기출문제 정답 및 해설

[Answer]

01 ④	02 ②	03 ③	04 ③	05 ②
06 ③	07 ①	08 ③	09 ③	10 ②
11 ②	12 ④	13 ③	14 ①	15 ④
16 ②	17 ④	18 ①	19 ④	20 ④

01

외부 효과는 한 개인의 행동이 제3자에게 미치는 영향(감염병 예방법, 격리 등)을 말한다. 감염성 질환에 대한 예방 및 치료는 감염병 감염경로를 차단하므로 예방접종을 받지 않은 다른 사람들에게도 큰 영향을 미친다. 총인구 중 상당비율의 사람들이 특정질환에 대한 면역력을 가지면(집단면역) 다른 사람들도 감염될 위험이 적기 때문이다.

[오답해설]

① 정보의 비대칭성: 의료서비스에 대한 지식이 의사에게 집중되어 소비자들은 이것에 대한 정보를 알 수가 없다. 공급자에 의한 유인수요가 발생하기 때문에 3자 개입이 필요하다.

② 수요의 불확실성: 질병이 언제 어디서 발생할지 예측할 수 없다. 그리고 일단 수요가 생기면 필수적이고 분할이 불가능하다. 의료보험 성립 배경(개인은 예측 불가능하나 다수이면 예측 가능)이 된다.

③ 치료의 불확실성: 질병발생 이후 치료절차와 결과의 예측이 명확하지 않다. 치료결과의 불확실성으로 인해 환자들에게는 의료서비스의 질적 · 양적 향상에 대한 욕구가 존재한다.

02

건강을 결정하는 사회적 결정요인은 사회경제적 수준이나 사회적 환경요인으로 볼 수 있다.

개인의 사회경제적 수준으로는 직업 유무 및 종류, 주거/작업환경, 교육수준, 재산 보유 정도, 가족상태 등이 있으며 사회적 환경요인으로 고용 및 실직, 입시제도 및 교육제도, 범죄율 및 사회 안정성, 개인의 사회적지지 정도, 지역 주민의 사회참여 정도와 의사결정에 관여할 수 있는 권한, 새로운 보건지식을 받아들이는 주민들의 태도, 사회적 관습, 정보교환이나 의사소통의 기전과 유용성, 대중매체 등이 포함된다.

불건강한 생활습관은 사회적 요인이 아니고 개인의 특성이다.

03

질병의 예방단계

(1) 1차 예방: 질병발생 억제단계. 건강증진, 환경개선, 예방접종, 사고방지 대책 등

(2) 2차 예방: 조기발견과 조기치료 단계. 조기검진, 조기발견, 조기치료

(3) 3차 예방: 재활 및 사회복귀 단계

[선택지 해설]

① 예방접종 – 1차 예방

② 올바른 손씻기와 마스크 착용 – 1차 예방

③ 접촉자 추적을 통한 질병의 조기검진 – 2차 예방

④ 방역수칙 준수 등에 대한 홍보 및 보건교육 – 1차 예방

04

① 인플루엔자 – 제4급 감염병

② 유행성이하선염 – 제2급 감염병

③ 신종감염병증후군 – 제1급 감염병

④ 비브리오패혈증 – 제3급 감염병

05

지역사회 보건사업 평가의 투입-산출 모형

투입-산출 모형에 따라 구조 평가, 과정 평가 및 결과 평가로 나눌 수 있다.

(1) 구조 평가(input evaluation, structural evaluation): 어떤 특정 보건사업을 수행하기 위해 투입된 인력 및 조직구조, 시설과 장비 및 재정 등이 적합한지를 판정하는 것이다.

(2) 과정 평가(process evaluation): 보건사업의 집행이 보건사업계획과 일치하는지를 판단하고, 보건사업이 잘 수행되고 있는지를 평가하는 것이다.

(3) 결과 평가(outcome evaluation, impact evaluation)

① 보건사업의 산출물(output), 효과(effect), 영향(impact)을 평가하여 보건사업에 의한 변화 또는 차이를 측정하는, 즉 수행한 프로그램에 대한 사업결과를 평가하는 것이다.

② 산출물은 서비스 제공건수로서 서비스 제공인원, 보건교육 인원수 등이 된다.

③ 효과는 단시일 내에 나타날 수 있는 대상 주민의 지식 등의 변화를 의미하며, 건강생활 실천율의 향상이 그 예가 될 수 있다.

④ 영향은 장기적인 효과로서 건강상태와 사회 · 경제적 상태의 변화를 의미하며, 영아사망률의 감소 등이 그 예이다.

06

- 홍합 – saxitoxin
- 복어 – tetrodotoxin

07

정신보건의 목적

(1) 「정신건강증진 및 정신질환자 복지서비스 지원에 관한 법률」 제1조 목적: 이 법은 정신질환의 예방·치료, 정신질환자의 재활·복지·권리보장과 정신건강 친화적인 환경 조성에 필요한 사항을 규정함으로써 국민의 정신건강증진 및 정신질환자의 인간다운 삶을 영위하는 데 이바지함을 목적으로 한다.

(2) 지역사회 전체 주민의 정신건강 유지, 증진, 회복, 예방을 위하여 필요한 지식과 기술을 탐구하고, 국민의 정신적 효율을 증진시켜 건강한 사회를 이룩하는 데 목표를 둔다.

08

감염병의 전파방법

(1) 직접전파: 병원체가 중간 매개체 없이 다른 숙주로 직접 전파되어 감염을 일으키는 것
　① 피부 접촉에 의한 전파: 임질, 매독
　② 비말에 의한 전파: 홍역, 인플루엔자 등
　③ 태반을 통한 수직감염: 매독, 풍진, 에이즈, 톡소플라즈마증, B형간염, 두창, 단순포진(Herpes)

(2) 간접 전파: 병원체가 매개체를 통해 전파되는 것
　① 활성 매개체 전파: 생물에 의한 매개로 전파되는 것
　② 비활성 매개 전파
　　㉠ 무생물 매개물: 공기, 식품, 물, 우유, 토양
　　㉡ 비말핵: 호흡기 비말의 경우 수분이 증발되면 비말핵이 남아 공기의 흐름에 따라 이동하여 멀리까지 전파가 가능함. 비말감염과 달리 공기가 매개하는 간접 전파이며 유행 관리가 어려움
　　㉢ 개달물(Formit): 완구, 의복, 책, 침구, 식기 등 매개체 자체는 숙주의 내부로 들어가지 않고 병원체를 운반하는 수단으로만 작용(결핵, 트라코마)

09

인구구조유형(인구피라미드)

인구의 구성 중 남녀별 및 성별의 구성을 결합하여 그림으로 표시한 것으로 성별, 연령에 따라 표시하는데, 여자는 우측에, 남자는 좌측에 표시하며, 보통 5세 간격으로 나눈다.

(1) 피라미드형: 출생률은 높고, 사망률도 높은(사망률이 낮은 경우도 가능) 인구가 증가하는 구조로서 후진국형이다. 인구증가형, 발전형이라 하며, 14세 이하 인구가 65세 이상 인구의 2배 이상일 경우이다.

(2) 종형: 저출생률과 저사망률로 인구증가가 정지되는 인구정지형이다. 14세 이하의 인구가 65세 이상 인구의 2배 정도가 되는 인구형이다.

(3) 항아리형: 출생률이 사망률보다 낮아 인구가 감소하는 형이다. 14세 이하의 인구가 65세 이상의 2배 이하가 되는 인구형이다.

(4) 별형(성형, 도시형, 유입형): 생산연령층의 인구가 많이 모여들고 있는 도시인구의 정형으로 유입형이다. 15~64세 인구가 전체인구의 50%를 넘는 경우로서 생산층인구가 증가되는 형이다.

(5) 기타형(농촌형, 호로형, 표주박형, 유출형): 별형과는 반대로 생산연령인구가 다수 유출되는 농촌에서 볼 수 있다. 15~64세 인구가 전체 인구의 50% 미만으로 생산층 인구가 감소하는 형이다.

10

건강신념모형

(1) 건강신념모형의 주요개념
　① 지각된 민감성: 자신이 어떤 질병에 걸릴 위험이 있다고 지각하는 것을 의미
　② 지각된 심각성: 질병에 걸릴 것을 심각하게 느끼거나 질병으로 인해 문제가 생길 것이라고 심각하게 생각하는 것을 뜻함
　③ 지각된 유익성: 건강행동이 질병에 위협을 감소시키는 데 유용하다고 믿을 때 행동을 하게 됨
　④ 지각된 장애요인: 어떤 건강행위를 하려고 할 때 그 건강행위의 잠재적인 부정적 측면이 건강행동을 방해함
　⑤ 행동의 계기: 교육대상자들의 인식 속에 적절한 신념을 불러일으킴으로써 건강에 대한 의사결정 시 도움을 줌(우연, 교육, 권고, 캠페인 등)

(2) 이 모형에서는 위의 과정에 작용하는 수정변수(modifying factor, 조절요인)를 제시하고 있는데 이는 의사결정 과정에 일정한 영향을 주어 행동 변화를 줄 수 있는 요인들이다.
　① 인구학적 변수, 사회심리학적 변수, 사회경제학적 변수 및 지식수준 등
　② 행동의 계기

11

역학의 활용 및 기여분야

(1) 질병의 원인과 위험요인을 파악한다. 감염병의 전파 방법과 질병의 원인을 파악하는 것은 질병예방 대책 수립의 기초가 된다.

(2) 지역사회의 질병 규모를 파악한다. 발생률, 유병률 및 사망률을 파악하는 것은 이를 관리하기 위한 보건의료 인력, 시설 및 재원에 대한 기획 시에 긴요한 일이다.

(3) 질병의 자연사와 예후를 파악한다.

(4) 질병을 예방하고 치료하는 등 질병관리 방법의 효과를 평가한다.

(5) 공중보건 또는 환경문제에 대한 정책을 수립하는 데 기초자료를 제공한다.

12

코호트 연구는 질병의 위험요인을 밝히고자 위험요인 노출 여부가 확인된 인구 집단을 장시간 추적 관찰하여 질병 또는 사망의 발생률을 비교하는 역학적 연구 설계이다.

(1) 코호트 연구의 장점
① 위험요인의 노출에서부터 질병 진행의 전 과정을 관찰할 수 있음
② 위험요인 노출 수준을 여러 번 측정할 수 있음
③ 위험요인과 질병 간의 시간적 선후 관계가 비교적 명확함
④ 질병의 발생률과 비교위험도를 구할 수 있음
⑤ 노출과 수많은 질병 간의 연관성을 볼 수 있음

(2) 코호트 연구의 단점
① 비용(경비, 노력, 시간)이 많이 듦
② 장기간 지속적으로 관찰하여야 함
③ 추적이 불가능한 대상자가 많아지면 연구 결과에 영향을 줄 수 있음
④ 진단 방법과 기준, 질병 분류 방법이 변할 가능성이 있음
⑤ 질병 발생률이 낮은 경우에는 연구에 어려움이 있음

13

① 탄저 – 탄저균(Bacillus Anthracis), 세균
② 렙토스피라증 – 렙토스피라인테로간스(*Lleptospira Interrogans*), 렙토스피라비플렉사(*Leptospira Biflexa*), 세균
③ 큐열 – coxiella burnetii, 리케치아과 그럼음성균
④ 브루셀라증 – 브루셀라균(Brucella), 세균

14

필수예방접종 대상 감염병 1. 디프테리아 2. 폴리오 3. 백일해 4. 홍역 5. 파상풍 6. 결핵 7. B형간염 8. 유행성이하선염 9. 풍진 10. 수두 11. 일본뇌염 12. b형헤모필루스인플루엔자 13. 폐렴구균 14. 인플루엔자 15. A형간염 16. 사람유두종바이러스 17. 그룹 A형 로타바이러스 감염증 18. 그 밖에 질병관리청장이 감염병의 예방을 위하여 필요하다고 인정하여 지정하는 감염병(장티푸스, 신증후군출혈열)

15

의료제공형태

(1) 제3자 지불제도(현물급여형, 직접서비스형)
① 의료보험 적용자는 필요시 의료서비스를 이용하고 의료공급자가 제3자인 보험공단이나 질병금고에 환자를 진료한 진료비를 청구하며, 제3의 지불자인 보험공단이나 질병금고는 청구된 진료비를 심사하여 의료공급자에게 직접 지불함
② <u>한국, 일본, 독일 등 대부분의 사회보험제도를 채택하는 국가에서 제3자 지불제도 서비스 방법을 택하고 있음</u>

(2) 변이형(직접제공방법)
① NHS 또는 지방보건서비스제도를 시행하고 있는 국가에서 재정으로 국민들에게 의료를 보장하는 형태(뉴질랜드, 영국, 스웨덴, 덴마크 등)
② 사회보험형 국가로 보험공단이 보험료를 징수함과 동시에 직접의료시설을 건립하여 적용자에게 보험공단이 직영하는 병원(국민건강보험공단 일산병원)이나 진료소를 통하여 서비스를 제공하는 형태
③ 사회보장제도에 속하지는 않지만 미국의 건강유지조직(HMO) 가운데 일부가 의료기관을 소유하여 적용자에게 의료서비스를 제공하는 형태

(3) 상환제(현금배상형, 현금급여형)
① 의료보장의 적용자가 의료기관에 가서 진료를 받을 때 진료비 전액을 의료기관에 먼저 지불하고 난 후에 보험공단이나 질병금고에 청구하여 진료비를 환불받는 제도이다.
② 미국의 민영보험회사에서 흔히 사용하는 제도이다.

16

캄필로박터 식중독

(1) 사람과 동물에게 모두 질병을 일으키는 나선형의 세균으로 건조한 곳에서 생존하기 어렵고 산소 분압이 낮고 이산화탄소 분압이 3~5%인 환경에서 증식할 수 있다.

(2) 감염
① 소의 젖이 감염되었거나 우유가 거름으로 오염되었을 경우 소독되지 않은 우유는 캠필로박터에 오염된다.
② 사람은 주로 닭을 잡을 때 장의 캠필로박터가 고기에 오염되고 이것을 잘 익혀먹지 않거나 소독되지 않은 우유를 먹을 경우 감염된다.

(3) 증상
① 감염 후 2~5일에 설사, 복통과 발열이 생기며, 일주일 정도 지속한다. 어떤 사람은 증상이 전혀 나타나지 않기도 하고, 피가 섞인 설사를 하거나 오심과 구토를 동반하기도 한다.
② 면역이 저하된 사람은 혈액내로 감염되기도 하며 심하면 치명적일 수 있다.
③ 이 질환은 Guillain-Barre syndrome을 일으키는 위험요인이 될 수 있다.

(4) 예방

① 고기를 충분히 익혀 먹고 소독된 우유를 섭취한다.

② 주방에서는 날고기 취급 후에 반드시 비누로 손을 닦고, 날고기와 다른 음식이 섞이지 않도록 보관하고, 접촉한 주방기구를 잘 닦고 다로 사용한다.

※ 출처: 대한예방의학회, 예방의학과 공중보건학(제4판), 계축문화사, 2021, p.760.

17

대기환경기준: 아황산가스(SO_2), 일산화탄소(CO), 이산화질소(NO_2), 미세먼지(PM-10), 미세먼지(PM-2.5), 오존(O_3), 납(Pb), 벤젠

18

대표적 내분비계 교란물질

(1) 비스페놀 A: 식품이나 음료수 캔의 코팅물질 등에 사용. 플라스틱(합성수지) 용기, 병마개, 수도관의 내장코팅제, 치과 치료 시 사용되는 코팅제

(2) DDT, PCB: 과거 농약이나 변압기절연유로 사용되었으나 현재는 사용 금지됨

(3) 다이옥신류: 소각장에서 주로 발생

(4) 알킬페놀: 합성세제원료

(5) 프탈레이트: 플라스틱 용기, 접착제, 전기용품, 어린이 장난감, 의약품, 페인트, 아교, 프린트 잉크, 코팅제, 건축용품, 합성세제

(6) 파라벤: 화장품, 식품첨가물

(7) 스티렌다이머, 트리머: 컵라면 용기

(8) 수은: 폐건전지

19

강도율(Severity Rate, Intensity Rate)은 1,000 연 작업 시간당 작업손실일수로 재해에 의한 손상의 정도를 파악하는 데 도움을 주는 지표이다.

20

중대재해

(1) 정의(산업안전보건법 제2조): "중대재해"란 산업재해 중 사망 등 재해 정도가 심하거나 다수의 재해자가 발생한 경우로서 고용노동부령으로 정하는 재해를 말한다.

(2) 중대재해의 범위(산업안전보건법 시행규칙 제3조) 법 제2조: 제2호에서 "고용노동부령으로 정하는 재해"란 다음의 어느 하나에 해당하는 재해를 말한다.

① 사망자가 1명 이상 발생한 재해

② 3개월 이상의 요양이 필요한 부상자가 동시에 2명 이상 발생한 재해

③ 부상자 또는 직업성 질병자가 동시에 10명 이상 발생한 재해

2022 서울시 기출문제 정답 및 해설

[Answer]

01 ①	02 ④	03 ②	04 ②	05 ①
06 ②	07 ①	08 ④	09 ③	10 ②
11 ③	12 ④	13 ③	14 ①	15 ①
16 ③	17 ②	18 ④	19 ②	20 ④

01

① L. Pasteur의 광견병 백신 개발 – 1884년
② John Snow의 「콜레라에 관한 역학조사 보고서」 – 1855년
③ R. Koch의 결핵균 발견 – 1882년
④ Bismark에 의해 세계 최초의 근로자 질병보호법 제정 – 1883년

02

일차보건의료의 접근 방법
(1) 예방에 중점을 둔다.
(2) 적절한 기술과 인력을 사용한다.
(3) 쉽게 이용 가능해야 한다.
(4) 원인 추구적 접근방법을 사용한다.
(5) 지역사회가 쉽게 받아들일 수 있는 방법으로 사업이 제공되어야 한다.
(6) 지역사회의 적극적인 참여가 이루어져야 한다.
(7) 건강을 위해 관련 분야의 상호 협력이 이루어져야 한다.
(8) 지역사회의 지불 능력에 맞는 보건의료수가로 사업이 제공되어야 한다.
(9) 자조 · 자립 정신을 바탕으로 한다.
(10) 지역사회 특성에 맞는 보건사업을 추진한다.

03

제5차 국민건강증진종합계획(Health Plan 2030) 기본원칙
(1) 국가와 지역사회의 모든 정책 수립에 건강을 우선적으로 반영한다.
(2) 보편적인 건강수준의 향상과 건강형평성 제고를 함께 추진한다.
(3) 모든 생애과정과 생활터에 적용한다.
(4) 건강친화적인 환경을 구축한다.
(5) 누구나 참여하여 함께 만들고 누릴 수 있도록 한다.
(6) 관련된 모든 부문이 연계하고 협력한다.

04

단면 연구는 질병과 특정 노출요인에 대한 정보를 같은 시점, 또는 짧은 기간 내에 얻는 역학적 연구 형태이다. 단면 연구는 다른 연구에 비해 단시간 내에 결과를 얻을 수 있어서 경제적인 장점이 있으며 연구 시점에 질병에 이환된 사람과 이환되지 않은 사람을 구분하여 비교하기 때문에 급성 질환의 경우 연구 시점에 환자로 분류되지 않는 사람들의 특성이 있을 수 있어서 바이어스가 발생할 수 있다. 단면 연구는 급성 질환보다는 서서히 진행되는 질병을 주로 대상으로 한다. 단면 연구는 특정시점에 다양한 노출요인과 여러 질병이환여부를 조사하여 서로 관련성을 확인해 볼 수 있다.

[오답해설]
① 희귀한 질병의 연구에 적합하다. – 환자-대조군 연구
③ 질병 발생 원인과 결과 해석의 선후관계가 분명하다. – 코호트 연구
④ 연구대상자의 수가 적어도 적용할 수 있는 방법이다. – 환자-대조군 연구

05

기여위험도(귀속위험도)는 위험요인에 노출되지 않은 경우에 발생하는 질병의 경우를 제외한 순수하게 위험요인에 의한 질병발생의 경우를 측정하여 해당 위험요인을 제거할 경우 질병을 얼마나 예방할 수 있는지를 나타내는 위험도이다.
기여위험도는 발생률의 차이를 통해 산출할 수 있기 때문에 코호트 연구에서 측정이 가능하고 환자-대조군 연구에서는 측정이 불가능하다.

06

민감도는 질병에 걸린 사람이 검사결과 양성으로 판정받을 확률이다.
민감도 = 91 / 100 × 100 = 91%

07

발생률과 유병률의 용도
(1) 발생률
① 급성 질환이나 만성 질환의 질병의 원인을 찾는 연구의 기본적 도구
② 질병 발생의 확률을 직접적으로 나타내는 지표
(2) 유병률
① 질병관리에 필요한 인력 및 자원 소요의 추정
② 질병퇴치 프로그램의 유용성 평가
③ 주민의 치료에 대한 필요 병상 수, 보건기관 수 등의 계획을 수립하는 데 필요한 정보 제공
④ 시점유병률을 장기적으로 추적하여 질병 양상의 추이 파악

08

유구조충과 선모충의 중간숙주: 돼지

09

브루셀라증(Burcellosis, 파상열)

(1) 제3급 감염병
(2) 병원체: 브루셀라균(Brucella)
(3) 전파: 염소, 양, 소의 소독되지 않은 젖이나 젖으로 만든 치즈를 먹고 산발적 · 집단적 발생. 멸균 처리되지 않은 유제품 등 식품 매개 감염 및 비말 감염 가능
(4) 잠복기: 1~3주 정도이나 수개월인 경우도 있음
(5) 증상: 열, 오한, 발한, 두통, 근육통, 관절통
(6) 예방 및 관리: 감염된 동물의 조직, 체액의 직접 접촉을 피한다. 가축 대상 예방접종 실시, 우유 및 유제품 살균

10

법정 감염병 신고

<table>
<tr><td>의사,
치과의사,
한의사</td><td>→</td><td colspan="3">관할 보건소장</td><td rowspan="5">1급: 즉시 신고
2급: 24시간 이내 신고
3급: 24시간 이내 신고
4급: 7일 이내 신고</td></tr>
<tr><td>의사,
치과의사,
한의사</td><td>→</td><td>의료
기관장</td><td>→</td><td>관할
보건소장
질병관리
청장</td></tr>
<tr><td>감염병
병원체
인기관
직원</td><td>→</td><td>확인
기관의 장</td><td>→</td><td>관할
보건소장
질병관리
청장</td></tr>
<tr><td>군의관</td><td>→</td><td>소속
부대장</td><td>→</td><td>관할
보건소장</td></tr>
<tr><td>감염병
표본감시
기관</td><td>→</td><td colspan="3">관할 보건소장
질병관리청장</td></tr>
</table>

11

① Meuse Valley(벨기에) 1930년 12월: 벨기에 뮤즈계곡 공업지구에서 공장대기배출물(아황산가스)에 의한 대기오염사건+기온역전현상
② Donora(미국), 1948년 10월: 미국 펜실베니아주 도노라공업지구에서 공장대기배출물(아황산가스)에 의한 대기오염사건+기온역전현상
③ Poza Rica(멕시코), 1950년 11월: 멕시코 포자리카의 석유정제공장에서 황화수소가스(H_2S)누출
④ London(영국), 1952년 12월: 영국 런던에서 주거용 난방연료 대기오염물질(아황산가스)로 인한 대기오염사건+기온역전현상

12

① 수소이온 농도(pH): 수중에 존재하는 수소이온량을나타내는 지수로서 물의 산성 또는 알칼리성을 나타낸다.
② 용존산소량(DO, Dissolved Oxygen): 하수 중에 용존된산소량으로 오염도를 측정하는 방법. 용존산소의부족: 오염도가 높음을 의미
③ 화학적 산소요구량(COD, Chemical Oxygen Demand): 물속의 피산화성 물질인 유기물질이 산화제에 의해 산화될 때 소비되는 산소량을 mg/L(ppm) 단위로 나타낸 것
④ 생물화학적 산소요구량(BOD, Biochemical Oxygen Demand): 하수 · 폐수 내의 오염물질(유기물)이 호기성 상태에서 미생물에 의해 분해되어 안정화되는 데 소비하는 산소량

13

기온

(1) ℃=5/9(℉-32)
(2) 측정: 옥외-1.5m에서 건구온도 측정/실내-45cm에서 측정
(3) 일교차: 하루 중 최저기온인 일출 30분 전과 최고기온인 오후 2시경 온도의 차이(내륙>해안>산림지대), 고위도>저위도
(4) 연교차: 1년 동안의 최고기온과 최저기온의 차이(한대>온대>열대). 고위도>저위도
(5) 적정 실내 온도: 거실 18±2℃, 침실 15±1℃, 병실 21±2℃
(6) 대기권의 기온: 지상 12km 이하의 대기권(대류권)에서는 100m 상승 시마다 0.6~1.0℃ 정도 낮아지며, 성층권에서는 고도가 높을수록 온도가 상승한다.

14

격리(Isolation)

(1) 작업자와 유해인자 사이에 장벽이 놓여 있는 상태를 뜻한다.
(2) 장벽이 물체일 수도, 거리일 수도, 시간일 수도 있으며, 근로자를 격리시키는 것이나 개인보호구를 착용하는 것도 격리의 한 방법이다.
(3) 방사선 동위원소를 취급할 때의 격리와 밀폐는 원격 장치의 대표적인 것으로 꼽을 수 있다.
(4) 공장 단위로 볼 때 현대적인 정유공장의 원격자동조정이 대표적이다.

15

다이옥신

(1) 다이옥신 생성
다이옥신은 제조되거나 사용되는 물질은 아니며, 보통 염소나 브롬을 함유하는 산업공정에서 화학적인 오염물로서 생성되고, 또 염소가 들어있는 화합물을 태울 때 생긴다. 일반적으로 다이옥신은 쓰레기를 태울 때 제일 많이 생기며, 특히 PVC제제가 많이 포함되어 있는 병원폐기물(약 62%)과 도시쓰레기(약 36.5%)를 태울 때 제일 많이 나온다. 심지어 담배연기에서도 다이옥신이 발생된다.

(2) 다이옥신 특성
생물체내로 유입되면 수십 년 혹은 수백 년까지도 존재할 수 있다. 다이옥신은 물에 잘 녹지 않으므로 생물체 안으로 들어온 다이옥신은 소변으로 잘 배설되지 않는다. 그러나 지방에는 잘 녹기 때문에 생물체 안으로 들어온 다이옥신은 생물체의 지방조직에 잘 축적된다.

(3) 다이옥신의 인체 내 섭취 경로
사람은 음식물을 통하여 97~98%의 다이옥신을 섭취하고 있으며, 호흡기를 통한 섭취는 2~3%정도인 것으로 알려져 있다. 다이옥신은 소고기와 낙농 유제품, 우유, 닭고기, 계란, 돼지고기, 양고기, 어패류 등을 통해 섭취하는 것이 대부분이고 식수를 통한 섭취는 무시해도 좋은 수준이다.

(4) 다이옥신의 인체 내 섭취 과정
소각장에서 생성된 다이옥신(미국의 경우 98.8%)은 먼저 대기를 오염시키며 산림자원, 농산물, 토양 등을 오염시킨다. 다이옥신은 물에 잘 녹지 않고 지방에 잘 녹는 성질이 있어 물에 금방 씻겨 내려가기 때문에 우리가 먹는 물이나 채소들에서는 거의 무시해도 좋다. 씻겨 내려간 다이옥신은 강이나 연안해양의 바닥에 침전물이 쌓여 오염이 밑바닥에서 심해져 어패류에 오염을 일으키며, 작은 물고기가 섭취한 다이옥신은 물고기 체내의 지방조직에 축적되고 먹이사슬을 통해 점차 큰 물고기에 점점 더 많은 양의 다이옥신이 축적되게 된다. 육지에서도 소, 돼지, 양, 닭, 등의 가축에 오랜 시간에 걸쳐 다이옥신의 축적이 지방조직에서 이루어지고 계란이나 우유에도 다이옥신이 축적된다. 사람은 육류나 어패류 및 낙농제품의 최종소비자이기 때문에 먹이사슬을 통해 축적된 최고로 높은 양의 다이옥신을 섭취하게 된다.

※출처: 한국환경공단 에어코리아 홈페이지

16

① **합계출산율**: 한 여자(15~49세)가 일생 동안 평균 몇 명의 자녀를 낳는가를 나타내는 것으로 국가별 출산력을 비교하는 지표이다.
② **총재생산율**: 합계 출산율에서 여아의 출산율만 구하는 것으로 한 여자가 일생 동안 몇 명의 여아를 낳는가를 의미하며 모성의 사망률을 고려하지 않은 지표이다.
③ **순재생산율**: 총재생산율은 여성 모두가 재생산에 참여한다는 가정하에 계산된 것에 반하여 순재생산율은 각 연령에서의 사망률을 고려하여 계산된 재생산율로 일생 동안 낳은 여아의 수 가운데 출산가능 연령에 도달한 생존 여자의 수만을 나타낸 지표이다.
④ **일반출생률**: 임신 가능한 연령(15~49세)의 여자 인구 1,000명당 연간 출생아 수이다.

17

심포지엄(Symposium)
동일한 주제에 대한 전문적인 지식을 가진 몇 사람을 초청하여 주제에 대하여 의견을 발표하도록 한 후 발표된 내용을 중심으로 사회자는 마지막 토의시간을 마련하여 문제해결에 임하는 방법이다. 2~5명의 전문가가 각자의 의견을 각각 10~15분 정도 발표하고 사회자는 청중을 공개토론 형식으로 참여시킨다.

18

① 우울증 예방에 대한 홍보 책자 배포 – 1차 예방
② 우울증 위험군을 대상으로 정기적 선별검사 시행 – 2차 예방
③ 지역 내 사업장의 직무 스트레스 관리 프로그램 운영 · 지원 – 1차 예방
④ 정신병원 퇴원 예정자를 대상으로 사회생활 적응 프로그램 운영 – 3차 예방

19

인두제(Capitation)는 등록된 환자 또는 주민 수에 따라 일정액을 보상받는 방식이다.
• 장점: 의료의 계속성 증대, 예방에 많은 관심, 행정적 업무절차 간편, 비용이 상대적으로 저렴함
• 단점: 환자의 선택권 제한, 서비스 양이 최소화, 환자 후송 및 의뢰의 증가

[오답해설]
① 의료진의 과잉진료가 증가한다. – 행위별수가제
③ 신의료기술 및 신약개발 등에 집중한다. – 행위별수가제
④ 의료진의 재량권이 확대되어 의료의 질적 수준이 높다. – 행위별수가제

20

건강보험 급여대상 수가(요양급여비용)
(1) 공단의 이사장과 대통령령이 정하는 의약계를 대표하는 자와의 계약으로 정한다. 요양급여비용의 계약으로 정한다. 계약기간은 1년으로 한다.
(2) 요양급여비용의 계약 당사자인 의약계를 대표하는 자는 ❶ 대한병원협회장, ❷ 대한의사협회장, ❸ 대한치과의사협회장, ❹ 대한한의사협회장, ❺ 대한조산협회 또는 대한간호협회의 장 중 1명, ❻ 대한약사회장, ❼ 보건소 · 보건의료원 및 보건지소, 보건진료소 중 보건복지부장관이 지정하는 자 등이다.
(3) 7개 유형별 요양기관과 건강보험공단이 각각 수가계약을 체결하고 있다.
(4) 유형별 계약이 체결되지 않으면 건강보험정책심의위원회의 의결에 의해 보건복지부장관이 결정한다.

2022 서울시 보건연구사 기출문제 정답 및 해설

[Answer]

01 ①	02 ④	03 ②	04 ④	05 ③
06 ①	07 ①	08 ④	09 ③	10 ①
11 ②	12 ③	13 ③	14 ④	15 ③
16 ④	17 ①	18 ②	19 ④	20 ①

01

SDGs 글로벌 지표 리스트

제70차 유엔총회('15.9.)에서 지속가능한 발전을 위한 국제적인 약속으로 지속가능발전목표(Sustainable Development Goals, SDGs)를 채택

SDGs는 경제 · 사회 환경 전 분야를 망라하는 17개 목표(Goal) 및 169개 세부목표(Target)로 구성

목표	세부목표 수	지표 수
1. 빈곤종식	7	12
2. 기아해소와 지속가능농업	8	14
3. 건강 및 웰빙	13	26
4. 양질의 교육	10	11
5. 양성평등	9	14
6. 물과 위생	8	11
7. 에너지	5	6
8. 양질의 일자리와 경제성장	12	17
9. 혁신과 인프라	8	12
10. 불평등완화	10	11
11. 지속가능한 도시	10	15
12. 지속가능한 소비, 생산	11	13
13. 기후변화 대응	5	7
14. 해양 생태계	10	10
15. 육상 생태계	12	14
16. 평화와 정의, 제도	12	23
17. 파트너십	19	25
합	169	241

목표3. 건강 및 웰빙

1. 2030년까지 전 세계적으로 산모사망 비율을 10만 생명 출산 당 70명 미만으로 감소
2. 2030년까지, 모든 국가의 신생아 사망률을 정상출산 1000명당 최대 12명 이하가 되도록 하고 5세 이하 유아의 사망률을 정상출산 1000명당 최대 25명 이하가 되도록 하는 등, 예방 가능한 신생아와 5세 이하 유아 사망 종식
3. 2030년까지 AIDS, 결핵, 말라리아 및 열대풍토성 소외질환 등 전염병을 종식시키고, 간염, 수인성 질병 및 기타 전염성 질병 방지
4. 2030년까지 예방 및 치료를 통한 비전염성 질병으로 인한 조기사망률을 1/3만큼 감소시키고 정신건강 및 웰빙을 증진
5. 마약 및 알코올의 해로운 사용을 포함한 약물남용 예방 및 치료 강화
6. 2030년까지, 도로교통사고로 인한 전 세계 사망 및 상해건수를 절반으로 감소
7. 2030년까지 가족계획, 정보 및 교육목적을 포함한 성 그리고 임신보건 서비스에 대한 보편적 접근과 임신보건을 국가전략 프로그램에 통합을 보장
8. 재정적 위험으로부터의 보호, 양질의 필수보건서비스에 대한 접근, 그리고 안전하고 효과가 있으며 적당한 가격의 양질의 필수의약품과 백신에 대한 접근을 모두에게 보장하는 보편적인 보건 서비스 달성
9. 2030년까지 유해화학물질, 대기, 수질, 토양의 공해와 오염으로 인한 사망 및 질병 건수를 상당한 수준으로 감소
10. 적절한 경우, 모든 국가에서 세계보건기구의 담배규제기본협약 이행 강화
11. 주로 개발도상국에 영향을 미치는 전염성 혹은 비전염성 질병을 위한 백신과 의약품의 연구, 개발을 지원하고, 공중보건 보호를 위한 유연성에 관한 무역 관련 지식재산권 협정상의 조항을 온전히 이용할 수 있는 개발도상국의 권리를 확인하는 무역 관련 지식재산권 및 공중보건 도하선언에 따라 적당한 가격의 필수 의약품과 백신에 대한 접근 제공하고 특히 모두를 위해 의약품 제공
12. 개발도상국 특히, 최빈개도국과 군소도서개도국에서 보건재정과 보건인력 모집, 양성, 훈련 및 유지를 상당한 수준으로 증대
13. 모든 국가, 특히 개발도상국의 조기 경보, 위험 감소, 국가적 혹은 국제적 보건위험에 대한 관리 역량 강화

02

세계보건기구 헌장 제2조에 의한 기능

(1) 국제 검역 대책
(2) 각종 보건 문제에 대한 협의, 규제 및 권고안 제정
(3) 식품, 약물 및 생물학적 제재에 대한 국제적 표준화
(4) 과학자 및 전문가들의 협력에 의한 과학의 발전 사업
(5) 보건통계 자료수집 및 의학적 조사연구사업
(6) 공중보건과 의료 및 사회보장향상사업

(7) 회원국의 요청이 있을 경우 의료봉사
(8) 모자보건의 향상
(9) 전염병 관리
(10) 진단검사 기준의 확립
(11) 환경위생 및 산업보건 개선사업
(12) 재해 예방
(13) 정신보건 향상
(14) 보건요원의 훈련 및 기술협력사업

03

살모넬라(Salmonellosis) 식중독

닭, 돼지, 소 등이 식중독균을 보유하고 있어, 이것이 식육, 계란, 우유 등으로 옮겨 식중독을 일으키며 주요원인식품은 식육제품, 유제품, 달걀 등과 가공품, 어패류와 가공품, 도시락, 튀김 등이다. 잠복기는 12~48시간 정도, 평균 20시간이며 주요증상은 고열을 동반한 급성위장염이다. 발병률은 75% 정도로 다른 식중독에 비하여 높지만 치명률은 0.3~1% 정도로 낮다. 예방을 위해 식품을 가열조리하는데, 60℃에서 20분 가열하면 균이 사멸한다(예방최소온도: 75℃).

04

상병자료는 대상 집단의 상병 전반에 관한 자료로 사망자료보다 많은 정보를 제공한다.
자료원: 건강보험자료, 직장자료, 병원자료, 신고자료, 등록자료, 건강조사자료

05

치명률은 환자 중에서 그 질병으로 사망한 사람의 비율이다.

- 코로나-19 남성 환자 치명률
  =12,171 / 9,216,453 × 100 = 0.13%
- 코로나-19 여성 환자 치명률
  =12,821 / 10,414,064 × 100 = 0.12%

06

제2급 감염병은 전파가능성을 고려하여 발생 또는 유행 시 24시간 이내에 신고하여야 하고, 격리가 필요한 감염병이다.
① A형간염 – 제2급 감염병
② B형간염 – 제3급 감염병
③ C형간염 – 제3급 감염병
④ 유비저 – 제3급 감염병

07

산업통상자원부(産業通商資源部)는 상업 · 무역 · 공업 · 통상, 통상교섭 및 통상교섭에 관한 총괄 · 조정, 외국인 투자, 중견기업, 산업기술 연구개발정책 및 에너지 · 지하자원에 관한 사무를 관장하는 대한민국의 중앙행정기관이다.
산업안전보건 정책은 고용노동부에서 담당하고 있다.

08

연구문제의 설정과 문헌선정

(1) 체계적 연구수행 방법론의 적용은 일차적으로 잘 수립된 임상적인 질문(PICO)에서 출발한다.
(2) PICO: Population, Intervention, Comparator, Outcome의 약자로 구성되며 누구를 대상으로 어떠한 중재를 무엇과 비교하여 어떠한 결과를 평가할 것인가를 의미한다.
예 비소세포폐암 환자에서(P) 새로운 표적치료제가(I) 기존의 항암화학요법에(C) 비해 생존결과를(O) 연장시킬 수 있겠는가

구분	Patient	Intervention	Comparator	Outcome
내용	결과를 적용하고자 하는 관심 대상 집단	노출(Exposure) 진단법(Diagnostic procedure) 예후요인(Prognostic factor) 치료법(Therapeutic intervention)	진단법 또는 치료법에 대하여 비교를 통해 상대적인 평가가 관건일 때 대조군으로서 고려할 대체 진단법 및 치료법	관심 질문을 통해 확인하고자 하는 결과변수

(3) PICO와 더불어 체계적인 문헌고찰에 포함할 일차연구들의 설계로서 무작위배정비교임상시험, 코호트 연구 및 환자-대조군 연구 등의 연구설계를 추가 정의하면 체계적 문헌고찰을 수행하기 위해 찾아야 할 기존 문헌이 무엇이 되어야 하는지를 설정할 수 있게 되며 이를 '문헌선정기준'이라고도 한다.

09

쯔쯔가무시증(Tsutsugamushi)

제3급 감염병으로 들쥐가 가진 리케차가 진드기를 통해 사람에게 전파됨으로써 발생하는 질환이다. 일본, 동남아시아, 호주 등에서 호발하며, 계절적으로 10~12월과 4~7월 사이에 야외 활동이 많은 농부, 군인 등에서 많이 발생한다. 임상적으로 고열, 오한 등의 증상이 있다가 전신 피부에 홍반이 생긴다. 진드기가 문 자리에는 피부궤양이 발생하며, 이는 진단에 큰 도움이 된다.

10

영아사망률(Infant Mortality Rate)

(1) 주어진 기간 동안에 출생한 출생아 수 1,000명에 대하여 동일 기간에 발생한 1세 미만의 사망자 수, 기간은 주로 1년을 단위로 한다.

$$\text{영아사망률} = \frac{\text{일정 기간 중 1세 미만의 사망아 수}}{\text{일정 기간의 출생아 수}} \times 1{,}000$$

(2) 보통사망률(조사망률)에 비해 국가 보건 수준을 나타내는 지표로서 더 큰 의미를 지닌다.
  ① 연령 구성비의 영향을 받지 않아 통계적 유의성이 큼
  ② 영아는 환경, 영양, 건강에 대한 위해요소 등 외인성 요소에 매우 민감하게 반응함

미숙아

임신 37주 미만의 출생아 또는 출생 시 체중이 2천500그램 미만인 영유아로서 보건소장 또는 의료기관의 장이 임신 37주 이상의 출생아 등과는 다른 특별한 의료적 관리와 보호가 필요하다고 인정하는 영유아

11

① 의료법: 이 법은 모든 국민이 수준 높은 의료 혜택을 받을 수 있도록 국민의료에 필요한 사항을 규정함으로써 국민의 건강을 보호하고 증진하는 데에 목적이 있다.
② 지역보건법: 이 법은 보건소 등 지역보건의료기관의 설치·운영에 관한 사항과 보건의료 관련기관·단체와의 연계·협력을 통하여 지역보건의료기관의 기능을 효과적으로 수행하는 데 필요한 사항을 규정함으로써 지역보건의료정책을 효율적으로 추진하여 지역주민의 건강 증진에 이바지함을 목적으로 한다.
③ 보건의료기본법: 이 법은 보건의료에 관한 국민의 권리·의무와 국가 및 지방자치단체의 책임을 정하고 보건의료의 수요와 공급에 관한 기본적인 사항을 규정함으로써 보건의료의 발전과 국민의 보건 및 복지의 증진에 이바지하는 것을 목적으로 한다.
④ 국민건강증진법: 이 법은 국민에게 건강에 대한 가치와 책임의식을 함양하도록 건강에 관한 바른 지식을 보급하고 스스로 건강생활을 실천할 수 있는 여건을 조성함으로써 국민의 건강을 증진함을 목적으로 한다.

12

① 보건소는 행정안전부 소속으로 지역보건법에 따라 시·군·구에 설치되는 보건행정 조직이다.
② 보건의료원은 병원의 요건을 갖춘 보건소이다.
③ 중앙행정기관인 보건복지부와 지방자치단체의 보건행정기관으로 구분한다. 지방자치단체의 주요 보건행정기관은 보건소이다.
④ 질병관리청은 보건복지부 외청기관이고 식품의약품안전처는 총리 소속의 중앙행정기관이다.

13

산업재해보상보험의 연혁

(1) 1963년: 산업재해보상보험법 제정
(2) 1964년: 상시 500인 이상 사업장 적용 시행
(3) 1995년: 산재보험 집행업무를 근로복지공단으로 이관
(4) 2000년: 1인 이상 사업장 적용 확대

[오답해설]
③ 산업재해보상보험의 보험료는 사용자가 전액 부담하고 수혜자는 근로자이다.
④ 독일은 세계 최초로 사회보험제도가 시행된 나라로 1883년 근로자질병보호법, 1884년 산재보험법, 1889년 폐질·노령보험법을 제정하였다.

14

보건관리자의 업무(법 시행령 제22조)

(1) 산업안전보건위원회 또는 노사협의체에서 심의·의결한 업무와 안전보건관리규정 및 취업규칙에서 정한 업무
(2) 안전인증대상기계등과 자율안전확인대상기계등 중 보건과 관련된 보호구(保護具) 구입 시 적격품 선정에 관한 보좌 및 지도·조언
(3) 위험성평가에 관한 보좌 및 지도·조언
(4) 물질안전보건자료의 게시 또는 비치에 관한 보좌 및 지도·조언
(5) 보건관리자가 「의료법」에 따른 의사인 경우 산업보건의의 직무
(6) 해당 사업장 보건교육계획의 수립 및 보건교육 실시에 관한 보좌 및 지도·조언
(7) 해당 사업장의 근로자를 보호하기 위한 다음의 조치에 해당하는 의료행위(보건관리자가 의사, 간호사에 해당하는 경우로 한정한다)
  ① 자주 발생하는 가벼운 부상에 대한 치료
  ② 응급처치가 필요한 사람에 대한 처치
  ③ 부상·질병의 악화를 방지하기 위한 처치
  ④ 건강진단 결과 발견된 질병자의 요양 지도 및 관리
  ⑤ ①부터 ④까지의 의료행위에 따르는 의약품의 투여
(8) 작업장 내에서 사용되는 전체 환기장치 및 국소 배기장치 등에 관한 설비의 점검과 작업방법의 공학적 개선에 관한 보좌 및 지도·조언
(9) 사업장 순회점검, 지도 및 조치 건의
(10) 산업재해 발생의 원인 조사·분석 및 재발 방지를 위한 기술적 보좌 및 지도·조언
(11) 산업재해에 관한 통계의 유지·관리·분석을 위한 보좌 및 지도·조언
(12) 법 또는 법에 따른 명령으로 정한 보건에 관한 사항의 이행에 관한 보좌 및 지도·조언
(13) 업무 수행 내용의 기록·유지
(14) 그 밖에 보건과 관련된 작업관리 및 작업환경관리에 관한 사항으로서 고용노동부장관이 정하는 사항

15

ㄱ. 건강상 유해영향 무기물질에 관한 기준은 납, 불소, 비소, 셀레늄, 수은 등 14개 항목이며 각각 넘지 아니하여야 할 기준치를 제시하고 있다.
ㄴ. 심미적 영양물질에 관한 기준으로 경도, 과망간산칼륨 소비량, 냄새와 맛, 동, 색도, 세제, 등 15개 항목을 규정하고 있다.

ㄷ. 방사능에 관한 기준으로 세슘은 4.0mBq/L, 스트론튬 3.0mBq/L, 삼중수소 6.0Bq/L를 넘지 아니할 것으로 규정하고 있다.
ㅁ. 미생물에 관한 기준으로 일반세균, 총 대장균군, 대장균·분원성대장균군, 분원성 연쇄상구균, 녹농균, 살모넬라균, 쉬겔라, 아황산환원혐기성포자형성균, 여시니아균이 있다.

16

역학 연구 설계와 근거 수준

연구설계		근거수준
관찰연구	사례 연구	약
	사례군 연구	↓
	생태학적 연구	↓
	단면 연구	↓
	환자-대조군 연구	↓
	코호트 연구	↓
실험연구	준실험 연구	↓
	실험 연구	강

17

보팔사건

1948년 12월 인도 보팔시의 살충제 공장(미국 화학기업)에서 메틸이소시안염(MIC, methylisocyanate) 이라는 독가스 유출되었던 사건으로 노동자 주택을 중심으로 3천 명의 사상자와 수십 만 명의 피해자가 발생하였다.

[오답해설]

② LA 스모그: 1940년대 이후 미국 로스앤젤레스에서 자동차 배기가스에 의한 광화학 스모그로 대기가 오염되었던 사건으로 당시 침강성역전이 있었다.
③ 도노라 사건: 1948년 미국 펜실바니아주 도노라 공업지구에서 공장의 대기배출물질(아황산가스)에 의한 대기오염사건으로 당시 기온역전현상이 있어서 오염이 5일간 지속되었다.
④ 가네미유 사건: 1968년 일본의 기타큐슈에 있는 가네미회사에서 사료 원료로 판매한 미강유의 탈취 공정 중에 혼입된 PCB로 인해 발생한 사건이다.

18

제5차 국민건강증진종합계획 HP2030 중점과제

(1) 건강생활 실천: 금연, 절주, 영양, 신체활동, 구강건강
(2) 정신건강 관리: 자살예방, 치매, 중독, 지역사회 정신건강
(3) 비감염성질환 예방관리: 암, 심뇌혈관질환(심혈관질환, 선행질환), 비만, 손상
(4) 감염 및 기후변화성 질환 예방관리: 감염병예방 및 관리(결핵, 에이즈, 의료관련감염, 손씻기 등 포함), 감염병위기대비대응(검역/감시, 예방접종 포함), 기후변화성 질환
(5) 인구집단별 건강관리: 영유아, 청소년, 여성, 노인, 장애인, 근로자, 군인
(6) 건강친화적 환경 구축: 건강친화적 법제도 개선, 건강정보이해력 제고, 혁신적정보기술의 적용, 재원마련 및 운용, 지역사회지원(인력시설) 확충 및 거버넌스 구축

19

PRECEDE-PROCEED 모형

(1) 그린(Green) 등이 개발한 대표적인 건강증진 기획 모형으로 추구해야 할 목적을 파악한 뒤 이를 저해하는 원인을 찾고, 이러한 요인을 바꿀 수 있는 개입 지점을 파악하며, 개입 전략을 세워 실행, 평가하는 순서로 진행된다.
(2) PRECEDE 단계는 지역사회를 진단하고 건강결정요인을 파악하여 전략을 수립하는 단계이다.
  ① Phase1-사회적 사정단계
  ② Phase2-역학적 사정단계
  ③ Phase3-교육적·생태학적 사정단계
  ④ Phase4-행정적·정책적 사정 및 개입계획 수립단계
(3) PROCEED 단계는 프로그램 수행단계를 거치면서 사업에 관한 과정평가를 실시하고, 시간의 흐름에 따라 기획단계에서 설정한 사업목표를 토대로 그 달성여부에 대해 단기·중기·장기 사업 성과 즉 사업의 영향 및 결과평가를 체계적으로 실시한다.
  ① Phase5-사업수행
  ② Phase6 - 과정평가
  ③ Phase7 - 영향평가
  ④ Phase8-기대효과 평가

20

우리나라 건강보험제도의 진료비 지불 방식

(1) 행위별 수가제(FFS, Fee For Services)를 원칙으로 하고 있다(상대가치수가제).
(2) 일부 질환의 입원진료에 대해서는 포괄수가제를 적용하고 있다.
(3) 요양병원, 보건기관은 정액수가제를 실시하고 있다.

2021 서울시 기출문제 정답 및 해설

Answer

01 ②	02 ③	03 ③	04 ①	05 ③
06 ④	07 ④	08 ④	09 ②	10 ②
11 ①	12 ②	13 ①	14 ④	15 ①
16 ④	17 ③	18 ②	19 ③	20 ④

01

① 세계 최초의 국세조사가 스웨덴에서 이루어졌다. – 1749년 여명기
② 프랑스 마르세유(Marseille)에 최초의 검역소가 설치되었다. – 1383년 중세기
③ 영국 런던에서 콜레라의 발생 원인에 대한 역학조사가 이루어졌다. – 1855년 확립기
④ 질병의 원인으로 장기설(miasma theory)과 4체액설이 처음 제기되었다. – 고대기

02

이차발병률은 발단환자를 가진 가구의 감수성 있는 가구원 중에서 이 병원체의 최장 잠복기 내에 발병하는 환자의 비율로 감염성 질환에서 그 병원체의 감염력 및 전염력을 간접적으로 측정하는 데 유용한 지표이다.

03

① 실내에서의 불쾌지수는 기온과 기습으로부터 산출한다.
② 계절별 최적 감각온도는 겨울이 여름보다 낮은 편이다. 최적 감각온도: 여름철 71°F(21.7℃), 겨울철 66°F(18.9℃)
④ 기온과 습도가 낮고 기류가 작으면 체열 발산이 감소한다.

04

인과적 연관성의 근거 수준
실험 연구 > 코호트 연구 > 환자-대조군 연구 > 단면 연구

05

건강보험의 급여는 보험료 납부수준과 관계없이 균등급여로 제공된다.

06

세계보건기구는 '정신건강 증진'에 대해서 질병의 관리를 훨씬 넘어서며 '적극적인 관점에서 행복을 포함한 긍정적 정서 상태를 함양하고 질병을 예방하며 회복력을 증진하는 것'으로 정의하였다.

지역사회 정신보건사업의 원칙으로 환자의 가정과 가까운 곳에서 치료할 것을 제시하고 있다. 환자 및 그 가족의 정신보건서비스 이용을 촉진하기 위하여 정신보건서비스가 환자의 가정과 가까운 곳에 있어야 한다.

07

마이어스(Myers)의 양질의 의료 요건
(1) 접근성: 환자가 보건의료를 필요로 할 때 쉽사리 서비스를 이용할 수 있어야 함을 의미한다. 의료기관을 찾았을 때 질병의 예방을 포함한 총괄적인 의료서비스를 받아야 한다. 시간적 접근성, 지리적 접근성, 경제적 접근성 등
(2) 질적 적정성: 지식과 기술에 대한 의료 제공자의 전문적 능력을 의미한다. 의료서비스는 인간을 대상으로 하므로 전문적인 능력, 충분한 지식과 기술, 윤리·도덕적 측면의 적절성이 필요
(3) 지속성: 의료이용자에게 공급되는 보건의료서비스의 제공이 예방, 진단 및 치료, 재활에 이르기까지 포괄적으로 이루어지는 것을 의미한다. 개인적 차원에서는 건강문제를 종합적으로 다룸으로써 육체적인 치료와 더불어 정신적인 안도감을 갖게 하는 전인적 의료(Person-centered Care)가 지속적으로 이루어져야 한다. 지역사회 수준에서는 의료기관들이 유기적인 관계를 가지고 협동하여 보건의료서비스 기능을 수행해야 한다.
(4) 효율성: 경제적 합리성으로 한정된 자원을 얼마나 효율적으로 활용할 수 있는가 하는 것을 의미한다. 의사에 대한 적절한 보상도 포함된다. 효율적인 관리운영을 위해 기존 자원을 최대한 효율적으로 활용하여 관리하는 일이다.

08

카드뮴
(1) 푸른색을 띤 은백색의 중금속으로 주로 작업환경에서 발생하는 분진이나 흄의 형태로 흡수된다.
(2) 직업성 폭로 외에도 환경오염으로 인하여 토양이나 수질 오염에 의해 중독 증상을 일으키기도 한다.(일본의 아연광산 근처에서 발생된 이타이이타이병)
(3) 급성폭로: 인후통, 두통, 근육통, 오심, 구토, 복통, 간손상, 급성신부전증, 금속성 맛 호소, 금속열 유사 증상(발열, 기침, 호흡 곤란, 흉부 압박감), 폐부종, 급성폐실질염, 저분자단백뇨(β2-microglobulinuria), 다뇨, 고칼슘뇨증
(4) 만성폭로
① 화학적 폐렴, COPD, 폐섬유화, 폐기종
② 단백뇨
③ 뼈: 골연화증(osteomalacia), 척추압박골절, 요통, Milkman 증후군(신결석증+골연화증)

④ 빈혈
⑤ 카드뮴의 발암성: 폐암, 비뇨생식기암, 전립선암과 관련

09

① 재활치료는 삼차예방에 해당한다.
③ 예방접종은 일차예방에 해당한다.
④ 폐암 조기진단은 이차예방에 해당한다.

10

인구구조(인구피라미드)

(1) 피라미드형(Pyramid Form): 출생률은 높고, 사망률도 높은(사망률이 낮은 경우도 가능) 인구가 증가하는 구조로서 후진국형이다. 인구증가형, 발전형이라 하며, 14세 이하 인구가 65세 이상 인구의 2배 이상일 경우이다.
(2) 종형(Bell Form): 저출생률과 저사망률로 인구증가가 정지되는 인구정지형이다. 14세 이하의 인구가 65세 이상 인구의 2배 정도가 되는 인구형이다.
(3) 항아리형(Pot Form): 출생률이 사망률보다 낮아 인구가 감소하는 형이다. 14세 이하의 인구가 65세 이상의 2배 이하가 되는 인구형이다.
(4) 별형(Star Form): 성형, 도시형, 유입형. 생산연령층의 인구가 많이 모여들고 있는 도시인구의정형으로 유입형이다. 15~64세 인구가 전체인구의 50%를 넘는 경우로서 생산층 인구가 증가되는 형이다.
(5) 기타형(Guitar Form): 유출형, 호로형. 별형과는 반대로 생산연령인구가 다수 유출되는 농촌에서 볼 수 있다. 15~64세 인구가 전체 인구의 50% 미만으로 생산층 인구가 감소하는 형이다.

11

② 암모니아성 질소의 검출은 유기성 물질에 최근 오염된 것을 의미하고 질산성 질소는 오염된 후 시간이 많이 지난 것을 의미한다.
③ 물속에 녹아있는 산소량인 용존산소는 오염된 물에서 낮아진다.
④ 생물화학적 산소요구량이 높다는 것은 수중에 분해되기 쉬운 유기물이 많다는 것을 의미한다.

12

역학적 삼각형모형은 질병의 원인이 명확한 감염병을 설명하기에 유리한 모형이다.

13

$$\text{교차비} = \frac{[\text{위험노출 환자(a)} / \text{위험노출 비환자(b)}]}{[\text{비위험노출 환자(c)} / \text{비위험노출 비환자(d)}]}$$

$$= \frac{[\text{환자군 위험노출(a)} / \text{환자군 위험 비노출(c)}]}{[\text{대조군 위험노출(b)} / \text{대조군 위험 비노출(d)}]}$$

$$= \frac{ad}{bc}$$

14

건강생활지원센터의 설치(「지역보건법」 제14조, 법시행령 제11조)

① 보건소의 업무 중에서 특별히 지역주민의 만성질환 예방 및 건강한 생활습관 형성을 지원하는 건강생활지원센터를 대통령령으로 정하는 기준에 따라 해당 지방자치단체의 조례로 설치할 수 있다.
② 건강생활지원센터는 읍·면·동(보건소가 설치된 읍·면·동은 제외한다)마다 1개씩 설치할 수 있다.

15

② 노년부양비는 15~64세 인구에 대한 65세 이상 인구의 비율로 표시된다.
③ 노령화지수는 0~14세 인구에 대한 65세 이상 인구의 비율로 표시된다.
④ 1차 성비는 태아의 여자 100명에 대한 남자 수로 표시된다.

16

① 평균 근처에서 높고 양측으로 갈수록 낮아진다.
② 편차에 따라 곡선의 높낮이가 달라진다.
③ 평균에 따라 곡선의 위치가 달라진다.

17

노로바이러스의 원인균인 바이러스는 살아 있는 조직세포 내에서만 증식한다.

18

- 오존: 8시간 평균치 0.06ppm 이하, 1시간 평균치 0.1ppm 이하
- 일산화탄소: 8시간 평균치 9ppm 이하, 1시간 평균치 25ppm 이하
- 아황산가스: 연간 평균치 0.02ppm 이하, 24시간 평균치 0.05ppm 이하, 1시간 평균치 0.15ppm 이하
- 초미세먼지(PM-2.5): 연간 평균치 15$\mu g/m^3$ 이하, 24시간 평균치 35$\mu g/m^3$ 이하

19

일차보건의료의 필수 요소(WHO, 1978)

어떤 보건의료체계에서도 실천되어야만 할 최소한의 요소를 의미한다.

(1) 주요 보건 문제의 예방 및 관리 방법에 대한 교육
(2) 식량 공급의 촉진과 적절한 영양의 증진
(3) 안전한 식수의 공급과 기본적 위생
(4) 가족계획을 포함한 모자보건사업
(5) 주요 감염병에 대한 예방접종
(6) 지방풍토병의 예방 및 관리
(7) 흔한 질병과 외상의 적절한 치료
(8) 필수 의약품 제공
(9) 심신장애자의 사회의학적 재활(정신보건증진－추가된 항목)

20

① **자연능동면역**: 질병에 이환된 후 자연적으로 형성되는 면역
② **자연수동면역**: 임신 상태에서 모체로부터 태반을 통하거나 모유수유에 의해 획득되는 면역으로 대개 생후 4~6개월까지 유효함
③ **인공능동면역**: 인위적으로 항원을 체내에 투입하여 항체가 생성되도록 하는 면역 방법으로, 생균백신, 사균백신, 순화독소 등을 사용하는 예방접종으로 얻어지는 면역
④ **인공수동면역**: 회복기 혈청, 면역혈청, 감마글로불린이나 파상풍 항독소 등 인공제제를 인체에 투입하여 면역을 부여함

2021 서울시 7급/보건연구사 기출문제 정답 및 해설

[Answer]

01 ③	02 ②	03 ①	04 ④	05 ①
06 ④	07 ②	08 ③	09 ③	10 ④
11 ③	12 ③	13 ①	14 ④	15 ①
16 ②	17 ④	18 ④	19 ②	20 ②

01

(1) 합계 출산율(TFR, Total Fertility Rate): 한 여자(15~49세)가 일생 동안 평균 몇 명의 자녀를 낳는가를 나타내는 것으로 국가별 출산력을 비교하는 지표이다.
(2) 총재생산율(GRR, Gross Reproduction Rate): 합계 출산율에서 여아의 출산율만 구하는 것으로 한 여자가 일생 동안 몇 명의 여아를 낳는가를 의미하며 모성의 사망률을 고려하지 않은 지표이다.
(3) 순재생산율(NRR, Net Reproduction Rate): 총재생산율은 여성 모두가 재생산에 참여한다는 가정하에 계산된 것에 반하여 순재생산율은 각 연령에서의 사망률을 고려하여 계산된 재생산율로 일생 동안 낳은 여아의 수 가운데 출산가능 연령에 도달한 생존 여자의 수만을 나타낸 지표이다.
(4) 연령별 출산율(Age-specific Fertility Rate): 어떤 연도에서 특정 연령의 여자 인구 1,000명이 출산한 출생아 수이다.

02

본인일부부담제도

(1) 정률부담제: 보험자가 의료비의 일정 비율만을 지불하고 본인이 나머지 부분을 부담
(2) 일정금액 공제제: 일정액까지는 본인이 지불하고 그 이상의 비용만 보험적용
(3) 급여상한제: 보험급여의 최고액 이하의 의료비 보험적용하고 초과하는 의료비는 본인이 부담
(4) 정액부담제: 의료서비스 건당 일정액만 의료서비스 본인부담하고 나머지는 보험적용
(5) 정액수혜제: 의료서비스 건당 일정액만 보험자가 부담하고 나머지는 본인 부담

03

〈보기〉의 첫 번째 설명은 뉴턴의 필연성 개념에 해당한다. 두 번째 설명은 뉴턴의 필연성개념에 대한 반박으로 반복된 상관성이 인과성이라는 확률적 개념을 주장하는 것이다.

결정요인의 개념 및 인과성과 인과론

아리스토텔레스(aristoteles, BC 384~322)의 4원인설은 자연계의 모든 사물에는 크게 내재적 원인(internal causes)과 외부적 원인(external causes)이 있는데, 다시 내재적 원인에는 질요인(material cause)과 형상인 (formal cause)이, 외부적 원인에는 작용인(efficient cause)과 목적인(final cause)이 있다는 이론으로 목적론에 입각한 기계론적 설명이었다.
아리스토텔레스의 인과론인 4원인설의 허구성이 증명되고 이후 등장한 정설은 뉴턴(Newton, 1642~1727)의 필연적 인과론이다. 모든 사물은 이미 정해진 태생적 움직임, 즉 natural motion과 이의 변형 움직임(change)이 있는데, 태생적 움직임에는 원인이 없고 natural motion에 변동이 일어난 변형 움직임에는 반드시 원인이 있으며 시간과 공간이 원인과 결과를 연결하는 연결고리(force)라는 이론이다.
뉴턴의 인과론은 존 스튜어트 밀(Mill JS, 1806~1873)에 의하여 인과관계를 귀납적으로 추론, 증명하는 실제적인 방법을 제시하였다. (1) 원인이 시간적으로 앞서야 하고, (2) 가상적 원인과 결과의 변동이 서로 연관이 있어야 하며, (3) 다른 가능한 설명이 배제되어야 하는데 이는 일치성 여부, 차이성 여부, 그리고 동시변화의 여부 등을 검토함으로써 가능하다고 하였다.
그러나 이러한 구체적인 인식방법 제시에도 불구하고 그 방법에 의하여 도출된 인과성이 논리적으로 성립되지 않는다는 매우 치명적인 논박이 흄(hume D, 1711~1776)에 의하여 제기되었고 나아가 귀납법의 오류(예 '인과성이 있다면, B가 관찰되어야 한다.'에서 B가 관찰되었다 하더라도 '인과성이 있다'는 결론 도출은 논리적으로 타당하지 않다. '인과성이 없어도' B가 관찰될 수 있기 때문에, 귀납논리로는 결론의 타당성을 확증할 수 없다.)가 지적되어, 결국 귀납적인 방법으로는 인과성을 논증할 수 없다는 합의에 이르게 되었다.
현대의 과학철학은 인과성을 확률론 및 개입실행적 관점에서 이해하는 데 동의하고 있다. 인과성도 가상적 원인의 움직임과 가상적 결과의 움직임간의 확률적 관련성 여부로 인식하게 되며, 상관주의 관점에서 그러한 관련성은 특정의 시간과 공간에서만 한정된다고 이해하게 된다. 즉 통계적 연관성으로 인과성을 이해하는데 있어서 문제점은 단순한 상관관계와 진정한 인과관계를 어떻게 구분하느냐는 점이다. 두 움직임의 확률적 관련성은 인과관계의 전제조건이며, 확률적 관련성이 인과적인지 아닌지는 인위적 조작 가능성을 통하여 판별하는 인과성 개념이다.

※ 출처: 대한예방의학회, 예방의학과 공중보건학(제4판), 계축문화사, 2021, p.10~11.

04

개인적, 개인 간, 집단 및 지역사회의 건강행태 모형

(1) 개인적 차원의 이론과 모형: 개인의 심리사회적 과정을 이해하고 이에 대한 교육과 행태 개선에 초점을 둔다. - 인지조화론, 건강믿음모형(HBM), 합리적 행위론, 계획된 행위론, 범이론적 모형, 귀인이론, 예방채택 과정모형 등

(2) 개인 간 차원의 이론과 모형: 행태 변화를 개인과 개인을 포함하는 주변 환경, 사회적 인식, 의사-환자 간의 관계 개선으로 이해하고 접근하는 데 초점을 둔다. – 사회인지이론, 자기효능이론, 사회적 관계망과 사회적 지지이론, 정보처리와 설득적 커뮤니케이션, 동기화 면담

(3) 집단 및 지역사회 차원의 이론과 모형: 지역사회 확산을 통한 개선에 초점을 둔다. – MATCH, PRECEDE-PROCEED 모형, 의사소통이론, 혁신의 확산 모형, 조직변화 이론, 지역사회 조직화 등

05

- 미세먼지(PM-10) 연간평균치: 50㎍/m^3 이하, 24시간 평균치: 100㎍/m^3 이하
- 초미세먼지(PM-2.5) 연간평균치: 15㎍/m^3 이하, 24시간 평균치: 35㎍/m^3 이하

06

WHO 3대 보건지표는 조사망률, 비례사망지수, 평균수명이다.

㉠ 해당년도 출생아 천명 가운데 1년 이내에 사망한 영아의 수=영아사망률

㉡ 신생아 사망에 대한 영아 사망의 비=알파인덱스

㉢ 연간 총사망자 수에 대한 50세 이상인 사망자 수의 백분율=비례사망지수

㉣ 출생시의 평균여명=평균수명

07

미국의 심리학자 엘리자베스 퀴블러-로스(Elisabeth Kübler-Ross, 1926~2004)가 1969년에 쓴 ≪죽음과 죽어감≫(On Death and Dying)에서 선보인 모델로서, 사람이 죽음을 선고받고 이를 인지하기까지의 과정을 5단계로 구분지어 놓은 것이다. 영어로는 각 단계들을 줄여서 DABDA라고도 한다.

(1) 부정(Denial): 한 사람이 큰 병에 걸렸다는 소식을 듣는 등 큰 충격을 받았을 경우, 제일 먼저 자신의 상황을 부정한다. 검사가 잘못된 것 아닌가 하는 의심으로 수많은 병원을 돌아다니고, 다른 사람이 자신에 대해 물어보면 별 일 아니라는 식으로 얘기한다. 상태가 심해지면 다른 환자와 결과가 바뀐 것 아닌가 의심하며, 자신은 나을 수 있다며 치료를 거부하기도 한다.

(2) 분노(Anger): 분노의 단계에서는 자신 주변의 모든 것이 분노의 대상이 된다. 가족, 친구, 의사나 간호사, 혹은 신에게까지 분노를 표출한다. 이 시기 환자는 감정 기복이 심하고 무슨 행동을 해 주든 그게 분노로 연결되어 굉장히 다루기 어렵다.

(3) 협상(Barganining): 상황도 받아들였고 분노도 충분히 표출했으면 더 이상 상황이 나아지지 않을 것이라는 걸 깨닫고 상황을 미루려 한다. 이것이 협상이라는 형태로 나타난다. 가장 익숙한 예로는 '이번 한 번만 살려주시면 앞으로 정말 착하게 살게요!' 이런 식이다. 죽음을 앞둔 사람의 경우 생명의 연장이라는 목적을 이루기 위해 신에게 맹세하는 경우가 많다. 나아가 무신론자가 종교에 귀의하는 경우도 있다.

(4) 우울(Depression): 결국 협상도 되지 않는다는 것을 깨달으면 극심한 우울증 증세가 나타난다. 모든 일에 초연해지고, 웃음을 잃고 하루 종일 멍한 표정으로 있거나 아예 울어버리기도 한다. 이 단계의 우울함은 크게 두 종류로 나뉘는데, 자기가 죽으면 남겨질 사람들에 대한 걱정으로 발생하는 반작용적인 우울증과 친구, 가족, 애인이나 소중한 물건들을 잃는다는 생각에 발생하는 예비적 우울증으로 나뉜다.

(5) 수용(Acceptance): 모든 감정이 지나가면 이젠 피할 수 없는 것이라며 받아들이게 된다. 이 단계에선 우울하지도 않고 활기차지도 않으며, 차분하게 자신의 감정을 정리하는 시간이다. 그렇다고 좋은 기분인 것은 아니고, 이때까지 겪었던 모든 감정들 때문에 지친 것이다. 환자는 눈에 띄게 약해지고, 뭔가 의미있는 일을 하려 한다. 사람을 만나는 것을 그렇게 반가워하지 않고 말수가 줄어들며, 침묵이 소통을 대신하게 된다.

08

- 생물테러감염병 또는 치명률이 높거나 집단 발생 우려가 커서 발생 또는 유행 즉시 신고하고 음압격리가 필요한 감염병이다. – 제1급 감염병 – 에볼라바이러스병, 마버그열, 라싸열, 크리미안콩고출혈열, 남아메리카출혈열, 리프트밸리열, 두창, 페스트, 탄저, 보툴리눔독소증, 야토병, 신종감염병증후군, 중증급성호흡기증후군(SARS), 중동호흡기증후군(MERS), 동물인플루엔자인체감염증, 신종인플루엔자, 디프테리아
- 세계보건기구가 국제공중보건의 비상사태에 대비하기 위하여 감시대상으로 정한 질환이다. – 세계보건기구감시대상감염병 – 두창, 폴리오, 신종인플루엔자, 중증급성호흡기증후군(SARS), 콜레라, 폐렴형페스트, 황열, 바이러스성출혈열, 웨스트나일열

09

제5차 국민건강증진종합계획(Health Plan 2030) 기본원칙

(1) 국가와 지역사회의 모든 정책 수립에 건강을 우선적으로 반영한다.

(2) 보편적인 건강수준의 향상과 건강형평성 제고를 함께 추진한다.

(3) 모든 생애과정과 생활터에 적용한다.

(4) 건강친화적인 환경을 구축한다.

(5) 누구나 참여하여 함께 만들고 누릴 수 있도록 한다.

(6) 관련된 모든 부문이 연계하고 협력한다.

10

B형간염 주산기감염 예방사업

B형간염의 주요 감염 경로는 주산기(임신 28주에서 생후 1주까지) 감염, 오염된 혈액이나 체액에 의한 피부 및 점막을 통한 감염, 성 접촉 등이 있다. 국내 영유아의 B형간염 백신 접종률은 96~98%로, 우리나라에서 가장 중요한 감염경로는 B형간염 산모를 통해 이뤄지는 주산기감염이다. B형간염 주산기감염 예방을 위하여 일반적으로 B형간염 전파 위험성이 높은 HBsAg 양성 산모에서 태어난 신생아에게 B형간염 백신을 단독 접종하는 방법과 B형간염 백신 접종과 면역글로불린을 동시에 투여하는 방법이 시행되고 있으며, 그 예방 효과는 각각 75~95%, 85~95%로 알려져 있다.

B형간염 주산기감염 예방을 위하여 2002년 7월부터 B형간염 표면항원 양성 산모에게서 태어난 신생아에게 예방접종 및 면역글로불린 투여 비용 및 항원·항체 검사비용을 지원하는 'B형간염 주산기감염 예방사업'을 실시하고 있다.

우리나라 어린이의 B형간염 예방접종의 완전접종률은 95% 이상을 유지하고 있으며, 주산기감염 예방사업을 동시에 시행하여 B형간염 표면항원 양성률이 4세~6세에서는 0.2%, 10세~14세에서는 0.2%로 B형간염 관리가 성공적으로 이루어지고 있다. 이 결과는 세계보건기구(World Health Organization, WHO) B형간염 관리 기준(5세 아동 표면항원 양성률 1% 미만)을 뛰어넘는 성과로, 2008년 서태평양 지역 국가 중 최초로 세계보건기구 서태평양지역사무처(Western Pacific Regional Office, WPRO)에서 'B형간염 관리 성과 인증(Certifacation for achieving the regional goal of hepatitis B control in Korea)'을 받았다. 또한, 2011년에는 높은 영유아 예방접종률, 주산기감염 예방사업 실적, 국제기구의 인증 등 국내 B형간염 관리사업에 대해 종합적으로 인정받아 '정부혁신 우수 인증사례'로 선정되었다.

※ 출처: 보건복지백서(2019년), p.507.

11

보건의료정보관리사, 안경사 등은 「의료기사 등에 관한 법률」에 의해 면허를 취득한다.

12

산포도

(1) 범위(range): 한 변수의 측정치들 중 최댓값과 최솟값 사이의 간격
(2) 편차(deviation): 측정치로부터 평균을 뺀 값, 편차의 합은 항상 '0'
(3) 분산(variance): 측정치들이 평균을 중심으로 얼마나 떨어져 있는가를 표시한 값으로 편차의 제곱을 합하여 평균한 값
(4) 표준편차(standard deviation): 산포도에서 가장 일반적으로 사용하는 값, 분산의 제곱근을 구한 값
(5) 평균편차(mean deviation): 측정치와 평균치와의 편차에 대한 절댓값의 평균
(6) 변이계수(coefficient of variance): 두 개 이상의 산포도를 비교하려고 할 때 사용하는 지수로, 측정치의 크기가 매우 차이가 나거나 서로 다를 때 사용. 표준편차를 평균치로 나눈 값, 표준편차가 절대적 산포도라면 변이계수는 상대적 산포도임

13

① 금연에 대한 고려가 없을 때 금연의 필요성에 대한 인식을 높인다. – 고려전 단계
② 향후 1개월 내 금연을 시도할 의도가 있는 경우 단계별 목적 설정을 돕는다. – 준비단계
③ 금연을 시도하여 실천 지속 기간이 6개월 미만인 경우 사회적 지지 및 강화를 제공한다. – 행동단계
④ 금연이 6개월 이상 실천이 지속되는 경우는 추후관리를 실시한다. – 유지단계

범이론적 모형을 적용한 단계별 금연상담의 예

변화단계	정의	개입방법 및 내용
고려전 단계	• 흡연의 문제에 대한 인식이 없거나 변화에 대한 생각이 없는 단계 • 향후 6개월 이내 시도할 의도가 없음	• 금연의 필요성에 대한 인식 높이기 • 흡연의 위험과 이득에 대한 정보 개인화 하기
고려 단계	• 가까운 미래에 금연에 대해 생각 • 향후 6개월 이내 시도할 의도가 있음	금연에 대한 구체적인 계획을 세우도록 격려하기
준비 단계	• 금연을 위한 계획을 세우는 단계 • 향후 1개월 이내 금연을 시도할 의도가 있음	• 금연을 위한 구체적인 계획을 세우도록 돕기 • 단계별 목적 설정 돕기
행동 단계	금연을 시도하여 실천 지속 기간이 6개월 미만인 경우	• 금단증상의 문제해결 돕기 • 사회적지지 및 강화 제공
유지 단계	금연이 6개월 이상 실천이 지속되는 경우	• 대처방안 돕기 • 추후관리(reminder)

14

2015년 파리 기후변화협약(제21차 유엔 기후변화협약 COP21)

(1) 세계 195개국 정부 대표들이 프랑스 파리에 모여 2015년 12월 12일 폐막한 유엔기후변화협약 당사국 총회에서 온실가스를 줄이는 데 합의한 신(新) 기후체제인 파리협정을 만장일치로 채택하였다.
(2) 극한적인 홍수와 가뭄 등 글로벌 기후변화에 대응하기 위해 교토의정서를 채택한지 18년 만에 기후·환경·경제부문을 망라해서 영향을 미치는 새로운 국제 행동규범이 마련되었다.

(3) 파리협정은 2020년 말 교토의정서가 만료되는 직후인 2021년 1월부터 적용되며 파리협정의 주요내용은 다음과 같다.
① 기후변화 대응을 위해 선진국과 개도국 모두 참여한다.
② 지구 평균 기온 상승을 산업화 이전 대비 2도보다 훨씬 낮은 수준으로 유지하고, 1.5도로 제한하기 위해 노력한다.
③ 개도국을 포함한 모든 국가가 자발적 온실가스 감축목표(NDC)를 5년 단위로 제출하고, 이행하기로 합의한다.
④ 기여방안을 의무 제출하되, 이행은 각 국이 자체 노력한다(제재조치 없음).

※ 출처: 남철현 외, 공중보건학(제9판), 계축문화사, 2020, p.229~230. 환경부(2016.5) 파리협정 길라잡이, p.30.

15

아플라톡신(Aflatoxin)

아스퍼질러스플라브스(Aspergillus Flavus)의 독성 대사산물로 땅콩, 쌀, 밀, 옥수수, 된장, 간장, 고추장 등에 존재하며 장기간 섭취 시 간암 발생위험이 있다.

[오답해설]
② 감자의 발아 부위나 녹색으로 변색된 부분을 섭취하여 발생한다. – 솔라닌(Solanine)
④ 오염된 햄, 통조림, 소시지 등에 의한 신경친화적 식중독이다. – 보툴리누스 식중독

16

① **단순임의추출법**(simple random sampling): 모집단의 모든 구성원의 표본추출확률을 똑같게 해주는 방법으로 대상자 전체에 일련번호를 부여하고 그 중 무작위로 표본을 뽑는다. 무작위로 표본을 산출하는 방법으로 난수표나 컴퓨터가 이용된다. 난수표나 컴퓨터를 이용하여 필요한 표본 수만큼 난수를 생성한 다음, 생성된 난수에 해당하는 일련번호를 가진 사람을 표본으로 산정한다.
② **층화임의추출법**(stratified random sampling): 모집집단을 배타적 특성에 따라 층(집단)으로 구분한 뒤 각 층에서 무작위로 표본을 추출하는 방법이다.
③ **계통추출법**(systematic sampling): 모집단의 목록이 잘 정리된 경우 일정한 간격으로 표본을 추출하는 방법이다. 모집단 N에 일련번호를 부여하고 표본추출간격을 정한 후 단순확률추출법에 의하여 최초의 표본(A)을 뽑은 다음 여기에 추출간격(k)을 더하여 n개의 표본이 될 때까지 추출하는 방법이다.
④ **집락추출법**(cluster sampling): 표본추출단위가 개인이 아닌 집락인 표본추출법으로, 모집단을 구성하는 하부집락을 무작위 추출하여 그 전수를 표본으로 하거나 집락의 대상자 중 일부를 다시 표본추출하는 방법이다.

17

성홍열(Scarlet Fever)

제2급 감염병으로 발열, 인두통, 전신 발진 등이 나타난다. 특히, 얼굴에서 입 주위에만 발진이 나타나지 않아 희게 보이는 것과 혀가 딸기 모양으로 새빨갛게 변하는 것이 특징적 증상이다. 발진이 없어질 때 피부는 잘게 벗겨지며 흉터는 남지 않는다.

(1) **병원체**: 화농성연쇄상구균(Streptococcus Pyogenes)
(2) **병원소**: 사람
(3) **전파**: 상기도나 중이부 감염 부위에서 나오는 분비물이 전염원이 되며 비말에 의한 직접 전파가 가장 많고 손이나 물체에 의해서도 간접 전파된다.
(4) **잠복기**: 2~5일 또는 1~7일(평균 3일)
(5) **증상 및 증후**: 열, 인두통, 전신 발진 등이 나타난다. 특히, 얼굴에서 입 주위에만 발진이 나타나지 않아 희게 보이는 것과 혀가 딸기 모양으로 새빨갛게 변한다.

18

BPR 우선순위결정 기법

보건사업의 우선순위 결정에서 가장 널리 활용되고 있는 방법으로 다음의 공식을 통해 건강문제의 우선순위를 평가한다.

BPR(Basic Priority Rating) = (A + 2B)C / 3

- A: 문제의 크기 – 만성 질환은 유병률, 급성 질환은 발생률을 사용하여 0~10점까지 부여
- B: 문제의 심각도 – 문제의 긴급성, 중증도, 경제적 및 사회적 손실을 고려하여 0~10점까지 부여
- C: 사업의 효과 – 과학적 근거를 바탕으로 문제의 해결 가능성을 0~10점까지 부여

19

변수의 측정 수준에 따른 분류

변수 형태	내용	예
명목변수	특성을 이름으로 구별하는 변수	성별(남, 여)
서열변수	특성의 상대적 크기에 따라 순서로서 구분할 수 있는 변수	경제적 수준(상, 중, 하) 교육 수준(초졸, 중졸, 고졸, 대졸)
간격변수	특성의 양에 따른 차이를 수량화할 수 있는 변수	온도(체온), 지능지수
비율변수	특성의 값에 대해 몇 배의 관계가 있는가를 수량화할 수 있는 변수	키, 체중

20

루더(De Rudder)의 감수성 지수는 특정 질환에 폭로된 적이 없는 미감염자가 병원체에 접촉되었을 때, 발병하는 비율로 대부분 호흡기계 감염병에 적용한다.
홍역, 두창(95%) > 백일해(60~80%) > 성홍열(40%) > 디프테리아(10%) > 소아마비(0.1%)

2020 서울시 기출문제 정답 및 해설

[Answer]

01 ③	02 ②	03 ①	04 ④	05 ②
06 ①	07 ③	08 ①	09 ④	10 ③
11 ④	12 ③	13 ②	14 ①	15 ④
16 ①	17 ④	18 ④	19 ②	20 ③

01

① 제너(E. Jenner)가 우두 종두법을 개발하였다. – 여명기(1798년)
② 로버트 코흐(R. Koch)가 결핵균을 발견하였다. – 확립기(1882년)
③ 베니스에서는 페스트 유행지역에서 온 여행자를 격리하였다. – 중세기
④ 독일의 비스마르크(Bismarck)에 의하여 세계 최초로 「질병보험법」이 제정되었다. – 확립기(1883년)

02

엔테로톡신(enterotoxin)은 포도상구균의 독소이다.
① 테트로도톡신(tetrodotoxin) – 복어
③ 베네루핀(venerupin) – 조개
④ 무스카린(muscarine) – 버섯

03

- 절대보호구역: 학교출입문으로부터 직선거리로 50미터까지인 지역(학교설립예정지의 경우 학교경계로부터 직선거리 50미터까지인 지역)
- 상대보호구역: 학교경계등으로부터 직선거리로 200미터까지인 지역 중 절대보호구역을 제외한 지역

04

이타이이타이병
1920~1946년 사이 일본 도야마 현의 진즈 강 인근 주민들 사이에 발생한 질병으로 미쓰이 아연공장으로부터 배출된 카드뮴이 유입된 물을 농업용수와 먹는 물로 사용한 주민들이 체내 농축으로 발병한 사건이다.

05

강도율은 연근 1,000근로시간당 근로손실일수이다.
① 건수율=(재해발생건수/평균 근로자 수)×1,000
③ 도수율=(재해발생건수/연 근로시간 수)×1,000,000
④ 평균손실일수=작업손실일수/재해건수

06

② 사회보험은 모든 국민을 대상으로 한다.
③ 가입은 법률로 규정한 강제가입 방식이다.
④ 급여는 보험료 부담수준과 무관하게 균등적으로 제공한다.

07

화학적산소요구량, 과망간산칼륨소비량, 생화학적산소요구량은 오염도가 높을수록 값이 커지는 지표이다.
용존산소는 값이 클수록 오염도가 낮은 것이다.

08

가열법, 건조법, 조사살균법은 물리적 보존방법이다.

09

제5차 국민건강증진 종합계획(Health Plan 2030)의 분과 및 중점과제
(1) 건강생활 실천: 금연, 절주, 영양, 신체활동, 구강건강
(2) 정신건강 관리: 자살예방, 치매, 중독, 지역사회 정신건강
(3) 비감염성질환 예방관리: 암, 심뇌혈관질환(심혈관질환, 선행질환), 비만, 손상
(4) 감염 및 기후변화성질환 예방관리: 감염병예방 및 관리(결핵, 에이즈, 의료관련감염, 항생제 내성, 예방행태개선), 감염병위기대비대응(검역/감시, 예방접종), 기후변화성질환
(5) 인구집단별 건강관리: 영유아, 청소년, 여성, 노인, 장애인, 근로자, 군인
(6) 건강친화적 환경 구축: 건강친화적법제도 개선, 건강정보이해력제고, 혁신적정보기술의 적용, 재원마련 및 운용, 지역사회지원(인력,시설) 확충 및 거버넌스 구축

10

계통추출법(Systematic Sampling)
모집단의 목록이 잘 정리된 경우 일정한 간격으로 표본을 추출하는 방법으로 모집단 N개에 일련번호를 부여하고 표본추출 간격을 정한 후 단순확률추출법에 의하여 최초의 표본(A)을 뽑은 다음 여기에 추출 간격(K)을 더하여 n개의 표본이 될 때까지 추출하는 방법이다.

11

온실가스 중 배출량이 가장 많아 온난화 기여도가 가장 높은 물질은 이산화탄소(CO_2)이다.

12

③ "임산부"란 임신 중이거나 분만 후 6개월 미만인 여성을 말한다.

13

① 사회적 진단 – 인구 집단을 대상으로 상황 분석, 삶의 질 정의, 우선순위 설정 · 시행
② 역학적 진단 – 1단계에서 선정된 문제를 해결하기 위한 목적 설정을 위해 건강 문제나 건강 지표 자료를 분석한다. 사회적 진단에서 밝혀진 문제점과 관련된 건강 문제를 알아내야 한다. 유전, 행동, 환경요인을 포함하며, 전통적인 보건지표인 사망, 이환, 장애, 질환 발생, 유병, 기능적 수준 등 활용한다.
③ 교육생태학적 진단 – 건강 행동에 영향을 줄 수 있는 요인 중 변화시킬 수 있는 요인들을 파악하고 분류하고 앞 단계에서 건강과 삶의 질에 영향을 미치는 것으로 파악된 요인들을 변화시킬 수 있는 교육적 방법 개발한다.
④ 행정 및 정책 진단 – 프로그램 실행 전 행정적 정책적 요인 파악한다. 자원 활용 가능성, 예산 확보와 배분 조직상 장애요인 파악, 다른 부서, 조직, 지역사회의 조정 시행한다.

14

질병에 걸리지 않은 대상자를 노출군(흡연자)과 비노출군(비흡연자)으로 구분한 뒤 추적관찰하여 질병발생을 비교하는 것은 전향적 코호트 연구이다.

15

$$상대위험도 = \frac{노출군의\ 발병률}{비노출군의\ 발병률} = \frac{a/(a+b)}{c/(c+d)} = \frac{90/200}{60/200}$$

16

질병이 유행할 때 처음 시행하는 역학연구는 1단계역학인 기술역학이다.
기술역학을 토대로 질병의 원인요인에 대한 가설을 설정하고 2단계 역학인 분석역학을 통해 가설을 검정한 뒤 3단계 역학인 이론역학을 통해 감염병의 발생 모델과 유행 현상을 수리적으로 분석하여, 이론적으로 유행 법칙이나 현상을 수식화한다.

17

- 강점 – 기회전략(SO)
  조직의 어떤 강점이 기회를 극대화하기 위해 사용될 수 있는가?
  공격적 전략: 사업구조, 영역, 시장의 확대
- 약점 – 기회 전략(WO)
  조직의 약점을 최소화하기 위해 확인된 기회를 활용하여 어떤 행동을 취할 수 있는가?
  국면전환 전략: 구조조정, 혁신운동
- 강점 – 위협 전략(ST)
  확인된 위협을 최소화하기 위해 조직의 강점을 어떻게 사용할 것인가?
  다각화 전략: 새로운 사업 진출, 새로운 시장, 새로운 기술, 새로운 고객
- 약점 – 위협 전략(WT)
  위협을 회피하기 위해 조직의 약점을 어떻게 최소화할 것인가?
  방어적 전략: 사업의 축소나 폐기

18

「근로기준법」상 여성과 소년에 관한 규정(법 제64조~75조)

① 15세 미만인 자(중학교에 재학 중인 18세 미만인 자를 포함한다)는 근로자로 사용하지 못한다. 다만, 대통령령으로 정하는 기준에 따라 고용노동부장관이 발급한 취직인허증을 지닌 자는 근로자로 사용할 수 있다.
② 사용자는 임신 중이거나 산후 1년이 지나지 아니한 여성(임산부)과 18세 미만자를 도덕상 또는 보건상 유해 · 위험한 사업에 사용하지 못한다.
③ 근로 의욕과 생산성을 위하여 근로자를 적재적소에 배치한다.(법에 명시된 내용은 아니지만 근로자의 건강을 보호하기 위한 조치로는 적절하다.)
④ 생후 1년 미만의 유아(乳兒)를 가진 여성 근로자가 청구하면 1일 2회 각각 30분 이상의 유급 수유 시간을 주어야 한다.

19

① 재활 및 사회복귀 – 회복기
② 조기진단과 조기치료 – 불현성 감염기
③ 악화방지를 위한 적극적 치료 – 현성질병기
④ 지역사회 전체에 대한 예방접종 – 초기병원성기

20

노년부양비 = 65세 이상 인구/15~64세 인구 × 100
= 150/1,000 × 100 = 15%

2020 서울시 보건연구사 기출문제 정답 및 해설

[Answer]

01 ④	02 ③	03 ③	04 ①	05 ④
06 ④	07 ③	08 ①	09 ③	10 ②
11 ②	12 ②	13 ②	14 ③	15 ④
16 ①	17 ④	18 ④	19 ①	20 ③

01

① 재해율 $=\dfrac{\text{재해자 수(재해 건수)}}{\text{평균 근로자 수}}\times 100$

② 사망만인율은 근로자 10,000명당 연간 사망자 수이다.

사망만인율 $=\dfrac{\text{연간 사망자 수}}{\text{근로자 수}}\times 10{,}000$

③ 도수율은 100만 연 작업 시간당 재해 발생 건수이다.

도수율 $=\dfrac{\text{재해 건수}}{\text{연 작업 시간 수}}\times 1{,}000{,}000$

④ 강도율은 1,000 연 작업 시간당 근로손실일수이다.

강도율 $=\dfrac{\text{근로손실일수}}{\text{연 작업 시간 수}}\times 1{,}000$

• 근로손실일수=신체 장해자 등급별 손실일수+사망자 손실일수(7,500일 계산)+부상자 · 업무상 질병 요양자의 요양일수

02

(가) 수레바퀴 모형(Wheel Model): 질병은 핵심적인 숙주 요인과 그를 둘러싼 생물학적, 사회적, 물리 · 화학적 환경의 상호작용으로 발생한다고 해석하는 모형이다.

(나) 역학적 삼각형 모형(Epidemiology Triangle): 질병 발생을 병인, 숙주, 환경의 3요소 간의 상호 관계로 설명한다. 3가지 요소 중 하나라도 변화가 있어 3요소 간의 평형 상태가 깨어질 때 질병 발생이 증가 혹은 감소한다고 보고 있다.

03

에드윈 채드윅(Edwin Chadwick, 영국, 1800~1890)

(1) 1837~1838년에 런던을 중심으로 크게 유행한 열병의 참상을 조사하여 'Fever Report'를 정부에 제출하였다.

(2) 열병보고서가 계기가 되어 1842년 공중위생감독 및 각종 위생조사를 위한 보건정책 조사위원회가 설치되어, Chadwick을 중심으로 '노동자계층의 위생상태보고서(The Sanitary Condition of the Labouring Population, 1842)'라는 보고서가 작성되었다.

(3) 보고서에 제시된 위생개혁의 긴요성, 지역 공중보건 활동의 중요성, 이를 위한 중앙 · 지방을 일괄하는 보건행정의 기구 확립의 중요성 등 제시된 개선책의 기본적인 개념은 오늘날에도 공중보건과 보건행정의 원칙으로 준용되는 불멸의 가치가 있는 것이다.

(4) 영국에서 채드윅의 보고 결과로서 1848년에 세계에서 최초의 공중보건법(Public Health Act)을 제정하였다. 이 법에 근거하여 세계 최초로 중앙정부에 공중보건국과 지방보건국이 설치되었다.

04

① 산업재해보상보험 – 1964년 시행
② 고용보험 – 1995년 시행
③ 국민건강보험 – 1977년 의료보험으로 시행
④ 국민연금 – 1988년 시행

05

보건복지부의 소관 기금: 국민연금기금, 국민건강증진기금, 응급의료기금 등

06

「안전보건규정」 제2조 정의

1. "안전보건교육"이란 「산업안전보건법」에 따라 근로자 및 특수형태근로종사자에게 실시하여야 하는 다음 각 목의 교육을 말한다.
가. 정기교육: 해당 사업장의 사무직 종사 근로자, 사무직 종사 근로자 외의 근로자, 관리감독자의 지위에 있는 사람을 대상으로 정기적으로 실시하여야 하는 교육
나. 채용 시 교육: 해당 사업장에 채용한 근로자를 대상으로 직무 배치 전 실시하여야 하는 교육
다. 작업내용 변경 시 교육: 해당 사업장의 근로자가 기존에 수행하던 작업내용과 다른 작업을 수행하게 될 경우 변경된 작업을 수행하기 전 의무적으로 실시하여야 하는 교육
라. 특별교육: 특수형태근로종사자를 배치하기 전 또는 작업내용을 변경할 때 실시하여야 하는 교육
마. 최초 노무 제공 시 교육: 특수형태근로종사자로부터 노무를 제공받는 자가 노무를 제공하는 특수형태근로종사자를 대상으로 작업 배치 전 실시하여야 하는 교육

07

① 용존산소(DO) – DO가 클수록 수질이 좋다.
② 화학적산소요구량(COD) – 깨끗한 물에서 생활하수로 갈수록 COD가 높아진다.
③ 총유기탄소(TOC) – TOC가 클수록 수질이 나쁘다.
④ 생물화학적산소요구량(BOD) – BOD가 클수록 수질이 나쁘다.

08

① 양-반응관계: 요인에 대한 노출의 정도가 커지거나 작아질 때, 질병 발생 위험도가 이에 따라서 더 커지거나 더 작아지는 경우 인과관계일 가능성이 커진다.
② 연관성의 일관성: 요인과 결과 간의 연관성이 관찰 대상 집단과 연구 방법, 연구 시점이 다름에도 비슷하게 관찰되면 일관성이 높다고 하고 이 경우 인과관계일 가능성이 높다.
③ 연관성의 특이성: 한 요인이 다른 질병과 연관성을 보이지 않고 특정한 질병과 연관성이 있거나, 한 질병이 여러 요인과 연관성을 보이지 않고 특정 요인과 연관성을 보일 경우를 말한다.
④ 시간적 선후관계: 요인에 대한 노출은 항상 질병발생에 앞서 있어야 한다. 시간적인 순서만이 아니고 노출과 질병발생 간의 기간도 적절하여야 한다.

09

질병에 걸릴 가능성과 심각성을 인지하여 건강행동을 실천하도록 유도하는 모형은 건강신념모형이다. 건강신념모형의 주요 구성요소는 지각된 가능성(민감성), 지각된 심각성, 지각된 유익성, 지각된 장애요인, 행동의 계기이다.

10

블래커(C. P. Blacker)의 분류(인구 성장 5단계)

(1) 1단계: 고위 정지기
고출생률과 고사망률인 인구 정지형으로 인구증가 잠재력을 가지고 있는 후진국형 인구 형태이다.
(2) 2단계: 초기 확장기
저사망률과 고출생률인 인구 증가형으로 당분간 인구증가는 계속되는 경제 개발 초기 국가들의 인구 형태이다.
(3) 3단계: 후기 확장기
저사망률과 저출생률의 경향을 나타내는 인구 성장 둔화형으로 산업의 발달과 핵가족화 경향이 있는 국가들의 인구 형태이다.
(4) 4단계: 저위 정지기
사망률과 출생률이 최저에 달하는 인구 증가 정지형이다.
(5) 5단계: 감퇴기
출생률이 사망률보다 낮아져서 인구가 감소하는 경향이 있는 감소형 국가의 인구 형태이다.

11

선별검사, 건강진단은 이차예방이다.

12

계통추출법(Systematic Sampling)

모집단의 목록이 잘 정리된 경우 일정한 간격으로 표본을 추출하는 방법으로 모집단 N개에 일련번호를 부여하고 표본추출 간격을 정한 후 단순확률추출법에 의하여 최초의 표본(A)을 뽑은 다음 여기에 추출 간격(K)을 더하여 n개의 표본이 될 때까지 추출하는 방법이다.

13

이황화탄소

(1) 이황화탄소(CS_2)는 휘발성이 매우 강한 용제로서 인조견, 셀로판, 사염화탄소의 제조, 수지와 고무제품의 용제, 추출용 등에 이용된다. 독성이 매우 높고 다양하며 회복이 불완전할수도 있다.
(2) 중독증상
① 중추신경계 장애: 뇌경색, 뇌병증, Parkison 증후군, 신경행동장애
② 말초신경병: 감각 및 운동신경 모두 침범
③ 심장혈관계 장애: 죽상동맥경화증, 관상동맥질환, 고혈압
④ 눈 장애: 망막병증, 시신경염 등 말초혈관변화
⑤ 생식기능 장애: 정자형성능 저하, 여성 호르몬 변화 및 불규칙 월경, 유산증가
⑥ 신장: 기저막 비후, 사구체경화증
⑦ 기타: 당뇨병 유사소견, 청력저하, 소화기능 장애, 심한 경우 심한 불안과 분노, 자살성향, psychosis, 악몽, 보행장애

14

① 녹농균은 250mL에서 검출되지 않아야 한다.
② 불소는 1.5mg/L를 넘지 않아야 한다.
④ 황산이온은 200mg/L를 넘지 않아야 한다.

15

휘발성유기화합물(VOCs)

(1) 휘발성유기화합물은 벤젠, 클로로포름, 메탄올, 사염화탄소, 포름알데하이드 등 다양한 물질들을 포함하고 있다.
(2) 질소산화물과 마찬가지로 오존의 전구물질인 동시에 자체로 호흡기에 자극증상을 일으키며 두통 등 비특이적인 증상을 유발하기도 한다.
(3) 휘발성유기화합물은 페인트 등 유기용제를 다루는 과정이나, 자동차 배기가스, 그리고 주유소에서 연료를 넣을 때도 상당량 배출될 수 있다.
(4) 휘발성유기화합물은 나무나 풀 같은 식물에서도 배출되는데 특히 기온이 높을 때 더욱 많이 배출된다.

16

① **살모넬라 식중독:** Salmonella Enteritidis(살모넬라 장염균), S. Typhimurium(쥐티푸스균), S. Chloraesuis(살모넬라 콜레라수이스균) 등이 대표적인 원인균이며 닭, 돼지, 소 등이 식중독균을 보유하고 있어, 이것이 식육, 계란, 우유 등으로 옮겨 식중독을 일으킨다. 잠복기는 12~48시간 정도이며 원인식품은 식육제품, 유제품, 달걀 등과 가공품, 어패류와 가공품, 도시락, 튀김 등이다. 주요 증상은 고열을 동반한 급성위장염 증상으로 일반적으로 전신 권태, 두통, 식욕감소, 구역질, 구토, 복통, 설사 등이 있다.

② **장구균 식중독:** 장내구균(Endterococcus)인 연쇄상구균페칼리스(Streptococcus Fecalis)가 원인균이며, 약 4~5시간의 잠복기를 거친 후 위장 증상을 나타내지만 극히 가벼우며 2~3일 내에 회복되므로 보건상 큰 문제가 되지 않는 것으로 알려져 있다.

③ **포도상구균 식중독:** 황색포도상구균의 내열성 외독소인 장독소(Enterotoxin)가 원인이며 잠복기는 평균 3시간으로 짧은 것이 특징이다. 김밥, 떡, 도시락, 빵, 우유, 버터, 치즈, 크림 등의 유제품, 어패류와 가공품, 두부 등이 원인식품이며 구토, 복통, 설사 등의 급성위장염 증상이 있고, 발열(38℃ 정도)은 20~30% 환자에게 나타난다.

④ **웰치균 식중독:** 원인균인 클로스트리듐페르프린젠스(Clostridium Welchii, Clostridium Perfringens)는 흙, 하수, 물, 사람이나 동물의 장관에 존재하며 대량의 식품을 조리하여 저장하는 집단급식에서 잘 발생(다른 식중독에 비해 집단 발생을 특징으로 함)한다. 잠복기는 8~22시간 정도이며 설사와 복통, 일반적으로 가벼운 증상을 보이며 6~24시간이 지나면 회복된다.

17

보건소에 보건소장(보건의료원의 경우에는 원장을 말한다. 이하 같다) 1명을 두되, 의사 면허가 있는 사람 중에서 보건소장을 임용한다. 다만, 의사 면허가 있는 사람 중에서 임용하기 어려운 경우에는 보건 · 식품위생 · 의료기술 · 의무 · 약무 · 간호 · 보건진료 직렬의 공무원을 보건소장으로 임용할 수 있다. 보건 등 직렬의 공무원을 보건소장으로 임용하려는 경우에 해당 보건소에서 실제로 보건등과 관련된 업무를 하는 <u>보건 등 직렬의 공무원으로서 보건소장으로 임용되기 이전 최근 5년 이상 보건 등의 업무와 관련하여 근무한 경험이 있는 사람 중에서 임용</u>하여야 한다.

18

"제1급 감염병"이란 생물테러감염병 또는 치명률이 높거나 집단 발생의 우려가 커서 발생 또는 유행 즉시 신고하여야 하고, 음압격리와 같은 높은 수준의 격리가 필요한 감염병을 말한다. 다만, 갑작스러운 국내 유입 또는 유행이 예견되어 긴급한 예방 · 관리가 필요하여 질병관리청장이 보건복지부장관과 협의하여 지정하는 감염병을 포함한다.

19

① **치명률:** 어떤 질병에 이환된 환자 수 중에서 그 질병으로 인한 사망자 수로 질병의 심각한 정도를 나타낸다.

$$\text{치명률} = \frac{\text{그 질병에 의한 사망자 수}}{\text{특정 질병에 이환된 환자 수}} \times 100$$

② **사인별사망률:** 특수사망률이다. 주어진 기간에 특정 원인으로 인한 사망자 수를 의미한다.

③ **주산기사망률:** 임신 28주 이상의 사산과 생후 1주 미만의 신생아 사망으로 임신중독, 출생 시 손상, 난산, 조산아, 무산소증 및 저산소증, 조기파수 등이 주요 원인이다.

④ **비례사망률:** 전체 사망자 중 특정 원인에 의해 사망한 사람들의 분율이다.

20

신증후군출혈열(유행성출혈열)은 제3급 감염병으로 들쥐가 가진 바이러스가 사람으로 전파되어 발생하는 바이러스성 감염 질환이다. 경기도 북부 및 강원도 등지에서 강우량이 적은 건조기인 늦봄(5~6월)과 늦가을(10~11월)에 많이 발생한다. 임상적으로 발열, 출혈, 신장 이상이 특징이며, 임상 경과는 발열기, 저혈압기, 핍뇨기, 이뇨기, 회복기의 다섯 단계로 진행한다. 병원체는 한탄바이러스(Hantan Virus), 서울바이러스(Seoul Virus)이고 병원소는 들쥐(등줄쥐)이다. 들쥐의 배설물에 접촉하지 말고, 늦가을과 늦봄 건조기에 잔디에 눕거나 잠을 자지 말아야 한다. 감염의 위험이 높은 농부와 군인은 예방접종을 시행한다.

찾아보기

(ㄱ)

가네미 사건 537
가능요인 808
가능화 87
가스배제층 462
가스상 물질(Gases) 500
가스저장법 657
가시광선 420
가열법 656
가열처리법 479
가이(Guy WA) 132
가족계획 739
간격척도(등간척도) 177
간병급여 601
간접 전파 250
간접표준화법 199
간흡충(간디스토마) 371
갈레누스(Galenus) 34
감각온도 414
감마글로불린 253
감마선(γ) 617
감미료 677
감수성 지수 252
감수성 141, 252
감염(Infection) 240
감염력 244
감염병 유행조사 167
감염병감시 272
감염병감시체계 272
감염병위기대응체계 272
감염병의사환자 265
감염병의심자 265
감염병환자 265
감염원(병인) 246
감염형 식중독 661
갑오경장 43
강도율 598
강심제 614
강의 785
강화요인 808
강화제 678
개각 467
개달물 251
개발도상국형 917
개방 기간 242
개인 간 차원 812
개인 접촉 방법 784
개인교수 785
개인보호구 592
개인적 차원 812
거미줄 모형(원인망 모형) 134
건강 보균자 248
건강 위해성 평가 407
건강검사기록 769
건강검진 911
건강관리카드제도 587
건강권 66
건강기준치 526
건강노화 830
건강도시 95
건강보험심사평가원 908
건강보험제도 907
건강생활지원센터 888
건강신념 모형 794
건강영향 피라미드 82
건강의 연속성 64
건강정책분석을 위한 역학적 모형 74
건강증진 83

건강-질병의 결정요인 68
건강친화제도 101
건강행태 920
건설의학 17
건수율 598
건열멸균법 479, 480
건조법 656
검댕(Soot) 500
검역 35, 256
검역감염병 256
검역법 256
검역소 35
검증(Verification) 653
격리 591, 852
결과 평가 872
결합잔류염소(클로라민) 432
결핵 317
경도 533
경란형 251
경사식 461
경상의료비 921, 922
경수연화법 434
경제성의 원칙 878
경험의 원추 783
계선 조직 879
계속성 52
계속성의 원칙(계층성의 원칙) 878
계절 변화 151
계층제의 원리 880
계통 오차 145
계통추출법 175
계획된 행위론 798
계획예산제도 878
고대기 32
고든(Gorden) 72
고령사회 723
고령화 사회 723
고사리 672
고산병 617
고시폴(Gossypol) 671
고압증기멸균법 480
고온 순화 615
고온단시간순간살균법 656
고용보험 897
고위 정지기 722
고위험 전략 81
고혈압 346
골연화증 625
곰팡이 672
공공보건의료기관 45
공공부조 897
공공성 875
공공재적 성격 871
공급과 수요의 시간적 불일치 871
공급과 수요의 일치(저장 불가능성) 871
공기 조정법 466
공기 422
공기의 자정 작용 422
공동이행제도 493
공봉복사 42
공식적 참여자 876
공장법 576
공중목욕장 위생 441
공중보건감시 271
공중보건학 16
과다진단 바이어스(overdiagnosis bias) 358
과도기적 성장 단계 721
과망간산칼륨($KMnO_4$) 531

과망간산칼륨 439
과불화탄소(PFCs) 520
과산화수소(H_2O_2) 483
과숙출생아 732
과정평가 872
과학성 875
관개법 447
관능검사 654
관리 과정 874
관찰연구 149
광견병(공수병) 314
광선기피증 420
광역화 487
광절열두조충(긴촌충) 370
광제원 43
광혜원 43
교란 바이어스 148
교육 · 생태학적 사정 807
교육환경보호구역 774
교육환경보호에 관한 법률 775
교차비(비차비) 157
교차설계 162
교토 메커니즘 492
교토 의정서 492
구간척도 177
구리(Cu) 686
구성소 682
구성정책 876
구조평가 872
구충(십이지장충) 365
국가결정기여 494
국가보건서비스 방식(NHS) 901
국민건강보험공단 908
국민건강보험제도 906
국민건강영양조사 189
국민건강증진 종합계획(Health Plan 2030) 97
국민건강증진법 101
국민구강건강실태조사 191
국민기초생활보장 898
국민보건서비스형(베버리지형) 916
국민연금 897
국민영양사업 681
국민의료비 증가 요인 922
국민의료비 921
국세조사 724
국소배기 592
국소진동장애 612
국의 42
국제공중보건처 58
국제기구 58
국제기능장애건강분류 194
국제노동기구 577
국제보건 54
국제암연구소 345
국제연합부흥행정처 58
국제연합환경계획 58
국제질병분류 194
군집독 513
권장 섭취량 691
귀속위험도 159
귀속위험분율 160
귀인이론 802
규범적 요구 780
규제정책 876
규폐증 622
균단백응고 작용 482
균체막의 삼투압 변화 작용 482
균체의 효소 불활화 작용 482

귤릭(Gülick) 874
그라우트 779
그레샴의 법칙 876
그레이(Gray, Gy) 618
그로스(V. L. Grose) 597
그리스 33
그린 84
극저주파 620
근대기(확립기) 38
근로 강도 581
근로기준법 583
근로손실일수 598
근로시간 581
근로자 건강진단 586
근족충류 361
글리실리친산이나트륨 677
급성 독성검사 655
급속사여과법 430
급수 428
급여 적절성의 원칙 893
급여상한제 906
급여수준의 적절성의 원칙 893
기간유병률 203
기간차이 바이어스(Length bias) 147, 357
기계적 전파 250
기록(Record) 보관 및 문서화시스템 설정 653
기류 413
기본권 66
기생충감염병 264
기술성 875
기술역학 150
기습 412
기압 422
기억소실 바이어스(Memory Decay Bias) 147
기여위험도(AR, Attributable Risk) 159
기여위험분율(AF, Attributable Fraction) 160
기온 411
기온역전 516
기존 학설과 일치 138
기존의 다른 인과 관계와의 유사성 138
기초감염재생산수 165
기초대사량(BMR) 689
기초제 678
기타재가급여 839
기타형 721
기획 877
기후 순화 410
기후 요소 409
기후 409
기후변화에 관한 정부 간 협의체 495
기후변화협약 491
길드 35
길항작용 590

(ㄴ)

나이로비 90
나트륨(Na) 685
난방 470
난형열 304
납 중독 623
납창백 623
내공봉의사 42
내면적 요구 781
내부병원 43
내분비계 교란물질 496
내의원 42
내적 타당도 140

냉동법 481, 656
냉장법 656
노년기 851
노년부양비 723
노령화지수 723
노로바이러스(Norovirus) 283, 669
노르말헥산 626
노인 830
노인등 836
노인보건사업 830
노인복지시설 840
노인성 질환 833
노인요양공동생활가정 840
노인요양시설 840
노인의료복지시설 840
노인장기요양보험법 836
노인장기요양보험제도 835
노출 기준(TLV) 588
노출 평가 408
노출상한치(Excursion limits) 589
노테쉬타인과 톰슨(Notestein & Thompson) 721
노화 현상 832
녹조 현상(수화) 534
농부폐증 622
농약 476, 673
뇌혈관 질환 350
누적도수 181
누적발생률 202
누적화 487
눈가림법(맹검법) 162
뉴델리 55
뉴먼(Newman) 63
능동감시체계 272
능동면역 253

(ㄷ)
다발화 487
다봉형 유행곡선 169
다수요인이론 597
다양화 487
다우니(Downie) 85
다이옥신류 497
다중회귀분석 187
단기 변화 151
단기보호 839
단면 연구 154
단면조사 연구 154
단백뇨 625
단백질 682
단상토의 786
단순매립 461
단순무작위추출 174
단순성의 원칙 877
단순회귀분석 187
단시간노출기준 589
단일봉 유행곡선 169
당뇨병 347
당장법 657
대구 수돗물 페놀 오염 사건 536
대기 421
대기오염 499
대기질 예보제 505
대기환경 기준 527
대두 672
대류권 421
대륙성 기후 410
대비원 42
대사증후군 352
대상성 순응 410

대상의 보편주의 원칙 893
대유행성 152
대의감 42
대장균군 440
대장균지수 440
대조군 156
대중 접촉 방법 784
대치 591
대한병원 43
던(Dunn) 65
데일(Edgar Dale) 783
데히드로초산 나트륨 676
덴마크 56
델파이기법(Delphi Technique) 878
뎅기열 308
도노라(Donora) 사례 488
도덕적 해이 921
도랑식 461
도미노 이론 595
도손(Dawson)보고서 40
도수 181, 428
도수분포표 181
도수율 598
도시형 721
도하 기후변화협약 494
독감형(폰티악열) 301
독력 245
독립작용 590
독미나리 671
독버섯 671
독보리 671
독성검사 654
독소형 식중독 666
독점성 871
돌과 힐(Doll과 Hill) 132
동남아시아 지역 55
동료심사 872
동물 병원소 249
동물성 자연독 670
동물인플루엔자(Avian Influenza) 인체감염증 315
동상 616
동양모양선충 367
동일시 852
동지중해 지역 55
동풍 521
둘신(Dulcin) 673
뒤무직 277
등가선량 618
등급판정 838
디프테리아 285

(ㄹ)

라니냐 521
라돈 511
라론드(Lalonde) 보고서 68
라마치니 36, 132, 576
람사 협약 489
러브커낼 사건 488
런던 협약 490
런던(London) 스모그 488, 518
레게(Legge) 576
레뮤얼 섀턱(Lemuel Shattuck) 38
레벤후크(Leeuwenhoek) 36
레지오넬라증 301
렙토스피라증 311
로다민 B(Rhodamine B) 674
로리가(Loriga) 577

로마 33
로머의 법칙 870
로스앤젤레스(Los Angeles) 스모그 488
로체 576
로타바이러스감염증 282
롯카(Alfred J. Lotka) 718
롱가리트(Rongalite) 674
뢴트겐(Roentgen, R) 618
루더(De Rudder) 252
리 & 존스(Lee & Jones) 53
리스터(Lister) 38
리스테리아(Listeria) 식중독 665
리시닌(Ricinine) 671
리신(Ricin) 671
리우 회의 490
리케차 247
리케차쯔쯔가무시 307
린드(Lind) 37, 133
링겔만 농도표 528

(ㅁ)

마그네슘(Mg) 686
마닐라 56
마라스무스(Marasmus) 683
마르세이유 35
마이어 576
마이어스 52
막대도표 183
막료 조직(참모 조직) 879
만성 독성검사 655
만성 질환 335
만족모형 877
말라리아 304
말라카이트 그린 674
말러 48
말레이사상충 367
망간(Mn) 625, 686
망간제올라이트법 435
매독 325
매립법 461
매연(Smoke) 500
맥각독 672
맥마혼 134
맬서스주의(Malthusism) 717
머큐로크롬 484
먹는 물 수질기준 436
메르스 코로나바이러스(MERS-CoV) 297
메소포타미아 32
메이어(Adolf Meyer) 847
메타중아황산나트륨 677
메탄(CH_4) 520
메탄올 674
멕시코시티 89
멜라민 675
면담자 바이어스(Interviewer Bias) 147
면역 252
면역혈청 253
면폐증 622
면허 872
멸균(Sterilization) 478
명령 통일의 원리 880
명목척도 176
모기 474
모니터링(Monitoring) 653
모발 습도계 412
모성 729, 730
모성사망 734

모성사망비 197, 737
모수 172
모자보건 지표 통계 738
모자보건 729
모자보건사업 729
모집단 172
목적 26
목적성의 원칙 877
목표 26
목화씨 671
몬트리올 의정서 490
몰식자산프로필 678
무가열멸균법 481
무과실책임주의 600
무구조충(민촌충) 369
무균조작법 481
무기먼지 621
무기수은 624
무기질 684
무생물 매개물 251
무수아황산 677
무스카린(Muscarine) 671
무역풍 521
무응답 바이어스(Non-response Bias) 146
무작위 배정 162
무작위 오차 145
무풍 413
문제해결법 789
물리적 검사 654
물리적 보존법 656
물의 자정 작용 427
물질안전보건자료 580
뮤즈(Meuse)계곡 사례 488
미국공중보건협회 평가항목 30
미국산업위생가협회(ACGIH) 588
미군정 시대 44
미나마타병 488, 536, 623
미생물검사 532
미생물병인론 시대 241
미세먼지 503
미세먼지경보 505
미숙아 730, 733
미충족 필요 919
민간보험 896
민감도(Sensitivity) 141
밀러(Miller) 414
밀봉법 656
밀스-레인케(MIlls-Reinke) 현상 435

(ㅂ)

바람직한 의료 54
바이러스 247
바이어스(Bias) 145
바젤 협약 490
바퀴 475
반동형성 852
반두라(Bandura) 804
반수치사량(LD_{50}) 655
발리로드맵 493
발병률 203
발색제 678
발생률 201
발육증식형 251
발육형 251
발진티푸스 303
발포성 정제 741
발효 654

방문간호 839
방문목욕 838
방문요양 838
방부(Antiseptic) 478
방사선 이용법 656
방사선멸균법 481
방역의사 34
방콕 90
방한력 472
방향족 탄화수소 503
배경 위해성 408
배기식 환기법 466
배설형 251
배수 428
배수층 462
배출권거래제도 493
배출허용기준 526
배치 전 건강진단 587
백분위수 179
백신 실패 262
백신 효과 평가 263
백일해 286
버드 596
버크슨 바이어스(Berkson's Bias) 146
범미보건기구 58
범미주 지역 56
범발적(범세계적) 152
범위 180
범이론적 모형 800
법정감염병 263
법정급여 909
베네루핀(Venerupin) 670
베르나르(Claude Bernard) 62
베르누이(Bernoulli) 37
베버리지 보고서 894
베버리지의 원칙 893
베살리우스(Vesalius) 36
베크렐 618
베타입자(β) 617
베흐링(Behring E.) 39
벤젠 626
변량 181
변수 172
변이계수 180
변질 654
변패 654
별형 721
병상이용률 206
병상회전율 207
병원력 244
병원성 대장균 식중독 663
병원소 248
병원체 247
보건관리자 578
보건교사 766
보건교육 101, 103, 779
보건복지부 44, 882
보건사업 18
보건사업기획 21
보건사업의 평가 28
보건소 889
보건의료 45
보건의료기관 45
보건의료서비스 45, 870
보건의료원 887
보건의료인 45
보건의료정책실 882
보건의료체계 915

보건지소 887
보건진료소 888
보건통계 171
보건행정 조직 882
보건행정의 범위 875
보건후생국 44
보건후생부 44
보균자 248
보상 852
보수지불제도 904
보존료 첨가 657
보존료(방부제) 676
보충적 제도 898
보통침전 428
보툴리누스(Botulinus) 식중독 667
보팔 사건 488
보편주의 895
보험급여 910
보험료 909
복부비만 측정(WHR) 695
복사성 역전(방사성 역전) 517
복사열 413
복어중독 670
복지국가형 917
복지지향형 918
복토 462
복합구조[매트릭스(Matrix)] 880
본인 일부 부담금 839
본인일부부담제 905
봉급제 904
봉사성 875
봉사행정 18
봉쇄인구 718
부가급여 911
부양비 723
부양성 896
부영양화 533
부유물질 532
부패 654
부패조 444, 465
부활 현상 433
분뇨 처리 463
분단토의(버즈세션) 787
분류식 442
분만 관리 732
분배정책 876
분산 180
분산분석(ANOVA) 186
분업의 원리(전문화의 원리) 880
분율(proportion) 195
분진 621
불감기류 413
불규칙 변화 151
불소(F) 435, 686
불연속점처리 432
불쾌지수(DI) 415
불포화지방산 684
불현성 감염 240
불현성 질병기 78
불화수소(HF) 628
붓순나무 672
붕산(H_3BO_3) 484, 674
브라이언트(J. Bryant) 24
브라자빌 56
브레드쇼(Bradshaw) 780
브레드포드 힐 136
브레슬로(Breslow) 85
브레인스토밍 788

브루셀라증 312
블래커(C. P. Blacker) 721
블랙스터(M. Blaxter) 63
블랜디드 러닝 790
비(ratio) 195
비공식적 참여자 876
비교위험도(RR, Relative Risk) 159
비급여 912
비례사망률 198
비례사망지수 198
비례층화추출 175
비만 353
비말핵 251
비병원성기 77
비브리오패혈증 665
비비례층화추출 175
비소 625
비스마르크(Bismarck) 39, 576, 894
비스페놀 A 497, 674
비엔나 협약 490
비용부담의 공평성의 원칙 893
비용-편익 분석(CBA) 32, 879
비용-효과 분석(CEA) 31, 879
비용-효용 분석(CUA) 32, 879
비전리방사선 620
비점 오염원 530
비척도(비율척도) 177
비타민 686
비타민A(레티놀) 688
비타민B_1(티아민) 688
비타민B_3(니아신) 688
비타민B_6(피리독신) 688
비타민C(아스코르빈산) 688
비타민D(칼리페놀) 688
비타민E(토코페롤) 688
비타민F(리놀렌산) 688
비타민K(프로트롬빈) 688
비탄력성 870
비표본오차 173
비확률표본추출 174
비활성 매개 전파 251
빈곤의 함정 898
빈민구제의사 34
빌딩증후군 513

(ㅅ)
사균 254
사람의 건강보호 기준 448
사력 205
사례 연구 153
사례군 연구 153
사막성 기후 410
사망률 205
사망만인율 598
사망수 205
사망신고자료 188
사망자료 188
사망통계 338
사면대치 430
사무총장 55
사분위수 179
사분위수범위 180
사산율 199
사상균 247
사업 평가 및 검열 기술(PERT) 878
사업장폐기물 453
사이코패스 855

사이클라메이트(Cyclamate) 673
사전주의 원칙 406
사지톡신(Saxitoxin) 670
사카린나트륨 677, 679
사포닌(Saponin) 672
사회 증가 720
사회보장 892
사회보장법 894
사회보험 방식(NHI) 901
사회보험 895
사회보험방식 600
사회보험형(비스마르크형) 916
사회복지정책실 882
사회부 44
사회생태학적 모형 26, 73
사회성 875
사회의학 17
사회인지이론(SCT) 804
사회적 마케팅 이론 809
사회적 사정 807
사회주의국가형 917
사후 관리 조치 588
산도 532
산림성 기후 410
산발적(Sporadic) 152
산성비 524
산성아황산나트륨 677, 679
산소(O_2) 423
산악성 기후 410
산업간호학 575
산업보건 574
산업안전보건법 577
산업위생학 575
산업의학 575
산업재해 594
산업재해보상보험법 600
산업재해의 지표 598
산업피로 584
산업혁명 576
산업환기 592
산욕열 735
산저장법 657
산전 관리 732
산점도 187
산패 654
산포도(dispersion) 179
산혈증 683
산화 작용 482
산화방지제 678
산화조 465
산화지법 447
산후 관리 733
살균 478
살균제 678
살리실산 674
살모넬라 타이피균 275
살모넬라(Salmonellosis) 식중독 661
살수여상법 445
삶의 질 지표 192
삼산화황(SO_3) 501
삼염화질소(NCl_3) 674
삼차 예방 79
상가작용 590
상관계수 187
상관분석(Correlation) 187
상대도수 181
상대보호구역 774
상대습도 412

상대위험도 159
상대적 요구 781
상병보상연금 602
상병자료 189
상수 처리 428
상승작용 590
상약국 42
상의국 42
상주인구 719
상징정책 876
상하이 91
상한 섭취량 691
상호결정론 805
상호협조성 50
상환제(현금배상형) 903
새집증후군 513
새천년개발목표(Millennium Development Goals, MDGs) 92
색도 532
생균 254
생리적 지적온도 417
생명표 205
생명함수 205
생물농축 498
생물다양성보전조약 491
생물막(여과막) 429
생물테러감염병 264
생물학적 노출지수 590
생물학적 산소요구량 530
생물학적 설명 가능성 137
생물학적 전파 250
생물학적 판정 654
생산적 노화 830
생산적 지적온도 417
생석회(CaO) 483
생의학적 모형 70
생존수 205
생존율 205
생태학적 모형(역학적 모형) 71
생태학적 연구(상관 연구) 153
생활 개념 60
생활 환경 기준 449
생활수단 개념 60
생활폐기물 453
서열척도 177
서치만(Suchman)모형 920
서치만의 평가기준 29
서태평양 지역 56
석면 512
석면폐증 622
석탄산 계수 482
석탄산(Phenol) 482
선례답습주의 876
선별적 프로그램 898
선즈볼 88
선천면역 252
선충류 361
선택 바이어스(self-selection bias) 146, 358
선택적 생존 바이어스(Selective Survival Bias) 146
섬모충류 361
성공적 노화 830
성과(performance) 평가 29
성과의 충족량(adequacy of performance) 평가 29
성기단순포진 327
성매개감염병 264
성접촉매개감염병 324
성층 현상 535
성층권 421

성형 721
성홍열 290
세계국제보건기구 54
세계보건기구 감시대상 감염병 264
세계보건기구 헌장 56
세계보건총회 55
세계생태보전기금(WWF) 497
세균 247
세균성 식중독 661
세균성이질 277
세균여과법 481
세균학설기 38
세대기 242
세레우스(Cereus) 식중독 668
세미나(Seminar) 789
세베소(Seveso) 사건 488
세이의 법칙 870
세척법 740
셀레늄(Se) 686
소각법 460
소독(Disinfection) 478
소독약의 살균기전 482
소독조 465
소득재분배 895
소르브산 칼륨 676
소르브산 676
소르비탈 679
소명반 678
소비자주권형 916
소아마비 281
소음 허용 기준 608
소음 607
소음성 난청 진단 기준 610
소음성 난청 609
소인성 요인 808
소크(salk) 133
소포제 678
소화기계 감염병 242
손상(Injury) 354
솔라닌(Solanine) 671
송기식 환기법 467
송수 428
수급권자 914
수단적 일상생활 수행 능력 834
수도열 435
수동감시체계 272
수동면역 253
수동적 순응 410
수두 287
수레바퀴 모형 134
수명 420
수소불화탄소(HFCs) 520
수소이온농도 532
수시건강진단 587
수영장 위생 440
수완진동증후군 613
수요(Demand) 919
수요의 예측 불가능성 870
수용 가능성 49
수용성 비타민 687
수원 426
수은 온도계 411
수은 623
수익성 207
수인성 감염병 244
수족구병 294
수질오염 529
숙성(자기소화) 654

순재생산율 201, 736
순화독소 254
쉬가(Shiga)독소 279, 663
스마일리(Smellie) 37
스모그(Smog) 510
스미스(Smith) 64
스크리닝 443
스톡홀름 협약 493
스톡홀름 회의 489
슬로건 57
습구흑구온도지수 415
습식 산화법 464
습열멸균법 480
승의 41
승홍(HgCl) 483, 674
승화 852
시간 바이어스(Time Bias) 148
시간적 변수 151
시간적 선후 관계 136
시드넘(Sydenham) 36
시버트(Sievert, Sv) 618
시범 789
시설급여 839
시안화물(CN) 628
시의 41
시장지향형 918
시점유병률 203
시쿠톡신(Cicutoxin) 671
시트레오비리딘(Citreoviridin) 672
시트리닌(Citrinin) 672
식물성 자연독 671
식생대층 462
식품 650
식품위생 650
식품이력추적관리 650
식품첨가물 650, 675
신(新) 기후체제 494
신경독소(Neurotoxin) 667
신경증 855
신고 268
신공중보건 19
신구빈법 894
신근마비 623
신도미노이론 596
신뢰도 143
신맬서스주의 718
신생아 730, 733
신생아사망률 196, 737
신영수 57
신임제도 872
신종 및 재출현 감염병 328
신종감염병 발생 현황 329
신종인플루엔자 300
신증후군출혈열(유행성출혈열) 312
신체 개념 60
신체활동장려 101
신축성의 원칙 878
실내 공기질 관리법 515
실크 스카렛(Silk Scarlet) 674
실험역학 161
실험연구 150
실험적 입증 138
실효온도 414
심신 개념 60
심약 42
심폐소생술 771
심포지엄(Symposium) 786
심혈관 질환 350

십자군 원정 34

(ㅇ)

아그리콜라 576
아급성 독성검사 655
아네모미터 413
아니사키스 367
아니사틴(anisatin) 672
아마니타톡신(Amaitatoxin) 671
아미그달린(Amigdalin) 671
아산화질소(N_2O) 502, 520
아스만 통풍 온습계 412
아스코르빈산 678
아스파탐 677
아연(Zn) 686
아우구스 건습계 412
아우라민(Auramine) 674
아질산나트륨 678
아코니틴(Aconitine) 672
아프리카 지역 56
아플라톡신(Aflatoxin) 672
아황산가스(SO_2) 501, 628
아황산나트륨 677
안구진탕증 420
안식향산 676
안식향산나트륨 676
안전매립 462
안전보건교육 579
안전성 54
안정성의 원칙 878
안정인구론 718
안정피로 420
알데히드(Aldehyde) 509
알루미늄 625
알마아타(Alma-Ata) 선언 46
알칼리도 532
알코올 온도계 411
알코올(Alcohol) 484
알킬페놀 497
알파인덱스 197
알파입자(α) 617
암 341
암검진 344, 911
암등록통계 342
암모니아(NH_3) 628
암모니아성 질소 439
암발생률 342
애들래이드 88
애쉬튼과 시모어(Ashton & Seymour) 19
액화염소 431
앤더슨(Anderson)모형 919
앤더슨 18
야글루(Yaglou) 414
약물침전법 443
약부 41
약사주 41
약용비누 484
약전 42
약점 42
약품침전 428
얀센(Janssen) 36
양성예측도 141
양적 조정 정책 727
양적변수 177
억압 851
업무량/노력(effort) 평가 29
업무진행과정(process) 평가 30

찾아보기

에너지 대사율 581
에드윈 채드윅(Edwin Chadwick) 37
에르고타민(Ergotamine) 672
에르고톡신(Ergotoxin) 672
에를리히(Ehrlick) 39
에리소르빈산 678
에머슨(Emerson) 875
엘 토르(El Tor) 274
엘니뇨 521
엘리자베스 구빈법 894
여과조 465
여시니아(Yersinia) 식중독 664
역류세척 430
역선택 921
역성비누 484
역진행 수업 790
역학 130
역학적 변천 358
역학적 사정 807
역학적 삼각형 133
역학조사 265
역학조사의 환 150
역할극 788
연간 인구 증가율 720
연관성의 강도 137
연관성의 일관성 137
연관성의 특이성 137
연교차 412
연구방법론 149
연구의 타당도 140
연령별 출산율 200
연무(Mist) 500
연선 623
연성하감 326
연연 623
열경련 614
열대 기후 410
열대성 304
열대야 521
열량 689
열량소 682
열사병(울열증) 613
열섬 현상 519
열쇠약증 614
열실신 614
열전도성 471
열탈진(열허탈증) 613
열피로 613
염소(Cl) 685
염소 431
염소소독법 431
염소요구량 433
염소잔류량 433
염소주입량 433
염장법 657
염화불화탄소(CFCs) 507
엽산(비타민M, 비타민B_9) 688
영구경수 434
영아 730
영아사망 739
영아사망률 196, 737
영양 상태 판정 692
영양 섭취 기준 690
영양개선 101
영양소 682
영유아 730, 733
영유아건강검진 911
영유아기 850

예방시험 162
예방의학 전략 81
예방의학 17
예방접종 258
예방채택과정모형 803
예측도 141
오니처리 448
오도넬(O'Donnell) 84
오두(바꽃) 672
오르도톨루딘 433
오염물질 기준치 526
오존(O_3) 505, 508, 512
오존(O_3)법 431
오존경보제 509
오존층 파괴 525
오존층 525
오타와 헌장 84
온대 기후 410
온실 효과 520
온열인자 411
온열조건 411
온열지수 414
옹호 86
와일리(Wylie) 63
완속사여과법 429
왕립광혜원 43
외독소 666
외부 효과 870
외적 타당도 140
외향적 요구 781
요람기 35
요양급여 601, 910
요양급여의 절차 912
요양비 910
요오드(I) 686
요충 366
요코가와흡충 372
욕구(Want) 919
욧가이 천식 488
용량-반응 관계 137
용량-반응 평가 408
용존산소량 531
우두신설 43
우두접종법 개발 37
우량재(가치재)적 성격 871
우선순위 결정 24
우수 제조 기준 652
우울증 854
움저장법 656
워싱턴 D.C. 56
원도표 183
원생동물 247
원진레이온 627
원충류 361
월경성 환경오염 523
월경주기법 741
월경화 487
웨이어(J. Weyer) 846
웰니스 모형(Wellness Model) 76
웰니스 사분면 76
웰빙사회(well-being societies) 92
웰치균(Welchii) 식중독 667
위생과 44
위생매립 461
위생해충 472
위해도 결정 408
위해도 관리 409
위해성 407

찾아보기

위해요소 분석(Hazard Analysis) 653
윈슬로 16
윌리엄 래스본(William Rathbone) 38
윌리엄 페티(William Petty) 36
윌슨(Wilson) 63
유구조충(갈고리촌충) 368
유기먼지 621
유기수은 624
유기수은제 673
유기염소제 477, 673
유기용제 625
유기인제 477, 673
유년부양비 723
유럽 지역 56
유리규산 622
유리잔류염소 432
유병교차비 155
유병률 203
유병비교위험도 155
유아 730
유아사망률 197
유용성 50
유입형 721
유족급여 602
유출형 721
유통증기(간헐)멸균법 480
유해가스 628
유해감미료 673
유해보존료 674
유해성 확인(위험성 확인) 408
유해성 407
유해착색제 674
유해표백제 674
유행곡선 151, 169
유행병적(Epidemic) 152
유행성간염 280
유행성이하선염 289
유행조사 168
유효선량 618
육불화황(SF_6) 520
윤충류 361
율(rate) 195
율의 표준화 199
음성예측도 141
응급처치 770
의료감사 872
의료관련감염병 264
의료급여 898
의료급여제도 914
의료기관 45
의료기관인증제도 872
의료보장 899
의료비 관리방안 924
의료비 증가 원인 923
의료서비스 급여형 903
의료이용도 조사 872
의료이용행태 919
의료인 45
의료인과의 접촉 920
의료전달 체계 913
의료제공 형태 902
의료폐기물 456
의박사 41
의복 471
의복위생 471
의양성률 141
의음성률 141
의존적 환자역할 920

의학교유 42
이급후증 277
이론역학 163
이민자 연구 164
이산화질소(NO_2) 502
이산화탄소(CO_2) 424
이슬란디톡신(Islanditoxin) 672
이염화이소시아누르산나트륨 678
이종욱 57
이질아메바 373
이집트 33, 55
이차 예방 78
이차발병률 203
이타이이타이병(Itai-Itai) 488, 536, 624
이환 지표 201
이환율 204
이황화탄소(CS_2) 627
인(P) 685
인간공학 575
인간요인 이론 597
인간환경선언 489
인격장애 855
인공능동면역 253
인공수동면역 253
인공임신중절수술 741
인공조명 468
인공환기 466
인구 감소 단계 721
인구 감소형 720
인구 대응 정책 727
인구 동태 지표 724
인구 변수 716
인구 정태 724
인구 조정 정책 727
인구 증가형 720
인구 716
인구노령화 723
인구동태지수 720, 724
인구론 716
인구분석학 716
인구자료 188
인구주택총조사 724
인구증가지수 720
인구집단 예방 전략 81
인구통계 722
인구피라미드 720
인구학 716
인구학적 특성 150
인도 55
인두제 904
인수공통감염병 249, 264
인증기준 873
인증등급 873
인지 바이어스(Detection Bias) 148
인지조화론 793
인체발암물질 345
인플루엔자 291
일교차 411
일반건강진단 586
일반세균 532
일반출산율 200
일본뇌염 306
일산화질소(NO) 502
일산화탄소(CO) 424, 503
일상생활 수행 능력 834
일시경수 434
일일복토 462
일정금액공제제 905

일제 강점기 44
일차 예방 78
일차보건의료 46, 50
일치율 144
임산부 예방접종 261
임산부 730
임상시험 161
임상의학 131
임상진료지침 872
임시건강진단 587
임시예방접종 259
임신중독증 734
임의급여(부가급여) 909
임질 326
임호프 탱크 444
입사각 467
입원율 206
입자상 물질 500

(ㅈ)

자가 감염 240
자격인증제도 872
자궁 착상 740
자궁외 임신 735
자극적 순응 410
자기효능감 802
자발적 참여자 바이어스(Volunteer Bias) 146
자본형성 921
자비소독법 480
자연 증가 720
자연능동면역 253
자연독 식중독 670
자연수동면역 253
자연조명 467
자연환기 466
자외선 418, 656
자외선멸균법 481
자유기업형 917
자카르타 89
작전역학 163
잔류성 유기오염물질 498
잠복기 보균자 248
잠복기 241
잠재 감염 240
잠재 기간 242
잠재작용 590
잠재적 성장 단계 721
잠함병(감압병) 616
장관독소성대장균 663
장관병원성대장균 663
장관출혈성대장균 663
장관침투성대장균 663
장구균(Streptococcus) 식중독 666
장기 추세 변화 151
장기설 시대 241
장기설(독기설) 34
장기요양보험료 837
장기요양요원 836
장기요양인정 838
장독소 666
장래예측성의 원칙 878
장애인보조기기급여비 911
장염비브리오(Vibrio) 식중독 662
장출혈성대장균감염증 279
장티푸스 275
장해급여 602
재가급여 838

재분배정책 876
재사용(reuse) 459
재생산 지표 736
재출현감염병 328
재해율 598
재해일수율 599
재활용(recycle) 459
저개발국형 917
저산소증 423
저압환경 617
저온살균법 656
저온소독법 480
저위 정지기 722
적시성 54
적외선 420
적정인구론 718
적조 현상 534
적환장 458
전 국민 포괄형 918
전기성 안염 419
전도 현상 535
전리방사선 617
전선성 역전 517
전수조사 173
전신저체온 615
전의감 42
전의사경찰체계 37
전인적 모형(총체적 모형, Holistic Model) 74
전자기장 620
전체환기(희석환기) 592
전치 852
전파 250
전향사 42
전향적 코호트 연구 157
절대보호구역 774
절대습도 412
점 오염원 529
점선도표 182
점성설 시대 240
점증모형 877
점증주의 876
접근성 49, 52
접촉감염설 시대 241
정규분포 184
정률보상방식 600
정률부담제(정률제) 905
정보 바이어스 147
정보의 비대칭성(소비자의 지식 부족) 870
정신건강복지센터 845
정신건강전문요원 846
정신보건 844
정신보건의 이념 844
정신분열증 854
정신질환자 845
정액급여의 원칙 893
정액기여의 원칙 893
정액부담제 906
정액수혜제 906
정지인구론 718
정지형 720
정책 결정 876
정책 집행 876
정책 876
정책결정의 제약요인 876
정책의 유형 876
정책의제 설정 876
정책평가 876
정화조 465

찾아보기

제1급감염병 264
제1형 당뇨병(인슐린 의존형 당뇨병, IDDM) 348
제2급감염병 264
제2형 당뇨병(인슐린 비의존형 당뇨병, NIDDM) 348
제3급감염병 264
제4급감염병 264
제너(Jenner) 37
제네바 헌장 92
제생원 42
제올라이트 434
제위보 42
제중원 43
제프리 로즈(Geoffrey Rose) 81
젬멜바이스(Semmelweis) 37
조개 670
조기발견 바이어스(lead time bias) 357
조류제거법 434
조명 467
조사망률(보통사망률) 196
조사선량 618
조산아 732
조울병 854
조장성 875
조장행정 19
조절소 682
조정 87
조정의 원리(통합의 원리) 880
조직 879
조출생률(보통 출생률) 736
조출생률 200
조충류 361
존 그랜트(John Graunt) 36, 132, 716
존 스노우(John Snow) 38
종교설 240
종두법 43
종약색 42
종형 720
주 · 야간보호 839
주개 457
주관적 지적온도 417
주기 변화 151
주민참여 49
주산기 730
주산기사망률 197, 738
주택 465
주혈흡충 373
준안정인구 719
중간복토 462
중국얼룩날개모기 474
중금속염의 형성 작용 482
중대재해 594
중동호흡기증후군 297
중력환기 466
중복 감염 240
중성자 618
중세기 34
중앙값 178
중앙계획형 918
중앙인구 719
중요 관리점(CCP) 653
중위수 178
중증급성호흡기증후군 295
중증혈소판감소증후군 310
중크롬산칼륨($K_2Cr_2O_7$) 531
쥐 476
증가적 위해성 408
증상경험 920
증식형 유행곡선 169

증식형 251
지각된 심각성 794
지각된 유익성 794
지각된 장애요인 795
지거리스트(Henry E. Sigerist) 63
지구온난화 520
지렛대 이론(Lever Theory) 72
지방 684
지방족 탄화수소 503, 626
지불부담능력 49
지석영 43
지속가능한 개발목표
(Sustainable Development Goals, SDGs) 93
지속성(연속성) 50, 52
지역 886
지역보건의료계획 884
지역사무소 55
지역사회 보건 다단계 접근 810
지역사회 정신보건사업의 원칙 848
지역사회건강실태조사 886
지역사회건강조사 191
지역사회시험 161
지역식 461
지역적 변수 152
지용성 비타민 687
지적온도(최적온도) 417
지정폐기물 454
지카바이러스감염증 309
지표수 426
지하수 426
지형성 역전 517
직업성 질환 604
직업재활급여 602
직접 전파 250
직접 제공 방법 902
직접서비스형 903
직접표준화법 199
진개 457
진균 247
진동 612
질병의 자연사 77
질병행태 920
질산나트륨 678
질산성 질소 439
질산은($AgNO_3$) 484
질산칼륨 678
질소(N_2) 424
질소산화물(NOx) 628
질소산화물 439, 502
질외사정 740
질적 적정성 52
질적 조정 정책 727
질적변수 177
질트리코모나스 374
집단 및 지역사회 차원 812
집단 접촉 방법 784
집단검진 356
집단면역 164
집단면역의 조건 165
집단토론 785
집락표본추출 176
집행이사회 55
징기스칸 34
짝짓기 156
쯔쯔가무시증 307

(ㅊ)
차단층 462
차아염소산나트륨 678
차아황산나트륨 677, 679
착색료 677
참여 18
참호족 616
채광 467
채약사 41
채용시 건강진단 586
척도(Scale) 176
천수 426
천연물 657
천정값(최고허용농도) 589
철(Fe) 686
첨규콘딜로마 327
청년기 851
청매 671
청소년건강행태 온라인조사 191
청정개발사업 493
체감온도 414
체계적 오차 145
체온조절 416
체질량지수(BMI) 694
초고령 사회 723
초고온순간살균법 656
초기 병원성기 78
초기 확장기 722
초음파멸균법 481
총액계약제 905
총재생산율 201, 736
최대무작용량 655
최빈값(최빈치) 179
최적모형 877
최종복토 462
최확수 440
추출정책 876
출생 지표 736
출판 바이어스(Publication Bias) 148
출혈 735
충분 섭취량 691
취수 428
측정 바이어스(Measurement Bias) 147
층화무작위추출 174
치료시험 162
치료의 불확실성 870
치매(dementia) 840
치명률 198, 245
치종청 42
침강성 역전 517
침사법 443
침수족 616
침전 428
침전법 443

(ㅋ)
카드뮴 624
카바메이트계 477
카이로 55
카타 냉각력 415
카타 온도계 413
카파통계량 144
칼륨(K) 685
칼슘(Ca) 685
캄필로박터(Campylobacer) 식중독 664
캐넌(E. Cannan) 718
캐슬과 콥(Kasl & Cobb) 920

코로나19 298
코로나바이러스감염증-19 298
코발트(Co) 686
코펜하겐 56
코프로포르피린 623
코호트 연구(Cohort Study) 157
코흐(R. Koch) 39, 136
콘돔 740
콜레라 274
콜린(Choline) 671
콩고 56
콰시오커(Kwashiorkor) 683
쾌감대 414
쾌적기류 413
큐열(Q fever) 316
크레졸 483
크롬 625
클라미디아감염증 327
클락(F. G. Clark)의 삼원론 73
클리퍼드(Clifford Beers) 847

(ㅌ)

타당도 141
탁도 533
탄수화물 683
탄저병 313
탄화수소 503
탈락 바이어스(Follow-up Loss Bias) 146
탈수 작용 482
탈시설화운동 847
태양광선 418
태의감 42
테물린(Temuline) 671
테트로도톡신(Tetrodotoxin) 670
토착병적(편재적) 152
톡소포자충증 374
톨로즈(Toulous) 847
톨루딘(ρ-Nitro-o-Toluidine) 673
톨루엔 626
통계분석 186
통기성 472
통솔 범위의 원리 880
통합 이론 800
퇴비화 460
퇴행 852
투과력 617
투베르쿨린 319
투시 852
투영 852
투입-산출 모형 31
튜크(W. E. Tuke) 847
트랜스지방산 684
트리클로로에틸렌 627
특별현금급여 839
특수건강진단 586
특수사망률 198
특이도(Specificity) 141
특이동적 대사(SDA) 690

(ㅍ)

파(Farr W) 132
파라옥시안식향산에스테르류 676
파라티온 477
파라티푸스 276
파르(Farr) 37
파리 기후변화협약 494

파리 473
파스퇴르(L. Pasteur) 39
파슨스(Talcott Parsons) 63
파종성 혈관 내 응고 665
파킨슨병 625
팔린(Phaline) 671
패널토의 786
팬데믹(Pandemic) 333
팻사리 740
팽창제 678
페놀 674
페미돔 740
페스트 302
페텐코퍼(Pettenkofer) 38, 404
편모충류 361
편차 180
편충 364
평가 원칙 791
평균 재원일수 206
평균 필요량 691
평균발생률(발생밀도) 202
평균여명 205
평균인구 719
평균작업손실일수(중독률) 598
평균치 178
평균편차 180
평행설계 162
평형식 환기법 467
폐기물 453
폐기물관리정책 458
폐기물부담금제도 458
폐렴구균 294
폐흡충(페디스토마) 372
포괄성 50
포괄성의 원칙 893
포괄수가제 904, 913
포괄적 보건의료 46
포도상구균(Staphylococccus) 식중독 666
포럼 790
포르말린 484
포름알데히드 511
포자리카(Poza Rica) 488
포자충류 361
포차 412
포트(Pott P) 132, 576
포화습도 412
포화지방산 684
폭기 428
폴리오 281
표백분 678
표백제 677
표본 172
표본감시 265
표본오차 173
표본조사 173
표본추출 174
표준위생운영절차 652
표준체중 대비 비만도지수 694
표준편차 180
표준화사망률 199
표준화사망비(SMR) 199
풍력환기 466
풍진 288
풍차 속도계 413
프라카스토로(Fracastoro) 36
프란시스 플레이스(Francis Place) 718
프랭크(J. P. Frank) 37
프레온가스(CFCs) 525

프로피온산 676, 679
프리든(Frieden TR) 82
프타퀼로시드(ptaquiloside) 672
프탈레이트 674
플립러닝 790
피라미드형 720
피린글(Pringle) 37
피마자씨 671
피보험자분류의 원칙 893
피부암 625
피부양자 909
피쉬바인(Fishbein) 796
피임 740
피토튜브 413
필리핀 56
필립 피넬(Philippe Pinel) 37, 846
필수예방접종 258
필요(Need) 919

(ㅎ)

하베이(Harvey) 36
하수 처리 과정 443
하수 442
하인리히 법칙 595
하천 448
하프킨(Waldemar Haffkine) 39
학교급식 777
학교보건 762
학교보건교육 769
학교보건사업 모형(Allensworth & Kolbe) 763
학교보건서비스 767
학교설립예정지 774
학교장 763
학교환경 위생 관리 772
학령기 851
한대 기후 410
한센병 320
함기성 472
합계 출산율 201, 736
합류식 442
합리모형 877
합리적 행위론 796
합리화 852
합성세제 535
항독소 253
항상성 62
항아리형 720
해밀턴(A. Hamilton) 577
해수 427
해양성 기후 410
행동 변화 단계 이론 800
행렬조직 880
행위별 수가제(FFS) 904
행정 874
행정책임통합의 원칙 893
허용 한계 기준(CL) 653
허혈성 심질환 350
헌터러셀증후군 624
헬싱키 91
현금급여 909
현금급여형 903
현대기(발전기) 39
현물급여 909
현물급여형(제3자 지불제도) 903
현성 감염 240
현성 질병기 78
현실우선주의 600

찾아보기

현재인구 719
현황분석 22
혐기성 처리 443
협동 18
형평 18
형평성 54
혜민국 42
혜민서 42
호기성 분해 처리 444
호로형 721
호료 678
호소 451
호손 효과(Hawthorne Effect) 147
호염기성 적혈구 623
호움즈(Homes) 37
호흡 423
호흡기계 감염병 242
호흡성 분진 621
혼합 감염 240
혼합모형 877
혼합물의 노출기준(R) 590
혼합식 442
혼합형 학습 790
홍역 284
화염멸균법 479
화학성 식중독 672
화학적 보존 657
화학적 산소요구량 531
화학적 판정 654
확률표본추출 174
확인 바이어스(Ascertainment Bias) 148
환경기준치 526
환경보건관리 406
환경보건정책 406
환경보건학 405
환경영향평가 407
환경위생 기준 773
환경위생 404
환경위생전문위원회 650
환기 466
환자 중심성 54
환자-대조군 연구 156
환자역할 담당 920
환자역할 행태 920
활동적 노화 830
활성 매개체 전파 250
활성오니법 444
활성탄 534
활인서 42
황(S) 686
황금 다이아몬드 25
황변미 672
황사 현상 523
황사 523
황사특보 524
황산(H_2SO_4) 501
황산동($CuSO_4$) 534
황산제일철 678
황산화물 501
황색포도상구균 666
회귀분석(Regression) 187
회복 또는 재활 920
회복기 보균자 248
회복기 78
회상 바이어스(Recall Bias) 147
회전원판법 447
회충 363
효과성 54

효율성(efficiency) 평가 30
효율성 53, 54
후기 확장기 722
후생동물 247
후천면역 252
후천성면역결핍증(AIDS) 322
후향적 코호트 연구 158
훈연법 656
훈증법 657
휘발성유기화합물 509
휴약기간 162
휴업급여 601
흄(Fume) 500
흉곽성 분진 621
흑구 온도계 413
흡수선량 618
흡입성 분진 621
흡충류 361
희석 481
히스토그램(Histogram) 183
히포크라테스 576

(기타)

1단계 요양급여 912
1일섭취허용량(ADI) 655
1차 성비 722
1차 오염물질 501
1차 자료 188
2단계 요양급여 912
2차 성비 723
2차 오염물질 501
2차 자료 188
3M Complex 726
3P 726
3R 정책 458
3일열 304
3차 성비 723
4일열 304
8시간 노출 기준(시간가중평균노출기준) 589
ADL 834
Advocacy(옹호) 87
Advocate 86
Alliance(연합) 87
ATP Ⅲ 352
Atropine 477
A형간염 280
Bacillus Anthracis 313
BEIs 590
BHA 678
BHC 477
BHT 678
BOD 530
BPR 24
Breslow 85
Broca's Index 694
Buzz Session 787
B형간염 321
b형헤모필루스인플루엔자(뇌수막염) 293
C1 588
C2 588
C5-dip 현상 610
CES-D-K 193
CLO 472
COD 531
CO-Hb 425
CON 923
COVID-19 298

찾아보기

C형간염 322
D1 588
D2 588
DDT, PCB 497
DDT 477
Diazinon 477
Dick Test 327
DO 531
Donabedian 872
D-소르비탈 677
E. Coli O157 279
Egypti 474
EHEC 663
El Nino 521
Elisa Test 327
Empowerment(역량강화) 87
Enable 87
Endemic 152
EQ-5D 192
Ethion 477
E-러닝 790
F/M비 444
Fever Report 37
Freud 850
GDS 193
GMP 652
Golden diamond 25
HACCP 651
Hanlon과 Pickett 24
HBM, Health Belief Model 794
HiAP 91
HIV 322
HOCL 432
IADL 834
IARC 345
ICD 194
ICF 194
ILO 원칙 893
ILO 577
IOPH 58
IPCC 495
KAP모형 793
Kaup 지수 693
Krech 850
La Nina 521
LA 스모그 518
Lepromin Test 327
Lindane 477
Malathion 477
MAPP 모형 811
Maslow 850
MATCH 810
Measles Virus 284
Mediate 87
MMP 193
MMSE 193
MPN 440
Mumps 289
Myers 52
NDC 494
OCl^- 432
Odds Ratio 157
OPR 24
PAHO 58
PAN 509
Pandemic 152
Panel Discussion 786
PAN류 509

Parathion 477
Patch Test 327
PATCH 810
PBN 509
pH 532
PHC, Primary Health Care 46
PMI 198
POPs 498
PPBS, Planning Programming Budgeting System 878
PPD test 319
PPD 또는 TB Test 327
PPN 509
PRECEDE-PROCEED 모형 806
PWI-SF 192
Rabies Virus 314
rad 618
Raynaud's Phenomenon(레이노 현상) 612
RMR 581
ROC(Receiver Operator Characteristic) 곡선 143
Roemer 917
Rohrer 지수 693
Rubella Virus 288
Sabin(OPV) 282
Salk(IPV) 282
SARS-CoV 295
Savarsan 39
Schick Test 327
SDGs 91
SF-36 192
SFTS 310
Sinensis 474
SMART 26
SS 532
SSOP 652
Staff Organization 879
Sunk Cost 876
SWOT분석 881
t 검정(t-Test) 186
TLV-C 589
TLV-STEL 589
TLV-TWA 589
Togoi 474
Toxoid 254
Trihalonethan(THM) 대책 434
Tritaeniorhynchus 474
tuberculin skin test 319
UNEP 58
UNFCCC 491
UNRRA 58
U-러닝 790
Varicella Virus 287
VDT증후군 620
Vervaek 지수 693
VOCs 509
Wassermann Test 327
WBGT 415
WHO 학교건강증진지표 763
WHO 54
WHOQOL-BREF 192
Widal Test 327
William Petty 36
x^2 검정(Chi-square Test) 186
X-선 617
Zeolite 434
α-index 197, 737

참고문헌

민경애 외, 「공중보건」, 스쿠리지, 2019.
신용한, 「COMPASS 행정학」, 박문각, 2019.
PACIFIC, 「KMLE 예방의학」, 퍼시픽북스, 2019.
구성회 외, 「공중보건학」, 고문사, 2018.
김정원, 「현대역학 입문」, 범문에듀케이션, 2018.
남철현 외, 「공중보건학」, 계축문화사, 2018.
문상식 외, 「보건행정학」, 보문각, 2018.
대한예방의학회, 「예방의학과 공중보건학 제3판」, 계축문화사, 2017.
메디프리뷰동화, 「KMLE 예방의학」, 고려의학, 2017.
문재우 외, 「보건행정학」, 계축문화사, 2017.
배상수, 「보건사업기획 제3판」, 계축문화사, 2017.
이규식 외, 「공중보건학 제2판」, 계축문화사, 2017.
임국환 외, 「New 공중보건학 제7판」, 지구문화사, 2017.
문상식 외, 「국민건강보험론」, 보문각, 2016.
권영국, 「보건사랑 공중보건」, 지식과미래, 2015.
이무식 외, 「보건학」, 계축문화사, 2015.
김명 외, 「보건교육 · 건강증진 이론」, 계축문화사, 2014.
김정순, 역학원론, 신광출판사, 2014.
문창규 외, 「식품위생학」, 보문각, 2014.
박종구 외, 「SPSS 17.0을 이용한 보건통계학」, 2014.
송형익 외, 「New 식품위생학」, 지구문화사, 2014.
의료행정연구회, 「공중보건학」, 계축문화사, 2014.
이정렬 외, 「지역사회간호학 이론과 실제」, 현문사, 2014.
전국대학보건관리학교육협의회, 「보건교육사를 위한 보건학」, 한미의학, 2014.
정면숙 외, 「간호관리학」, 현문사, 2014.
김태성 외, 「사회보장론」, 청목출판사, 2013.
안양희 외, 「보건교육학」, 현문사, 2013.
윤병준 외, 「보건행정」, 한국방송통신대학교출판부, 2013.
김상수 외, 「공중보건학」, 퍼시픽북스, 2012.
박주영 외, 「보건교육학」, 군자출판사, 2012.
박진건 외, 「공중보건학」, 정문각, 2012.
안옥희 외, 「보건교육학」, 메디컬코리아, 2012.
이준영 외, 「사회보장론」, 학지사, 2012.
남철현 외, 「환경보건학」, 계축문화사, 2010.

참고문헌

한국역학회, 「역학」, E PUBLIC, 2009.
김치년 외, 「핵심산업보건」, 신광출판사, 2008.
윤병준 외, 「공중보건학」, 한국방송통신대학교출판부, 2007.
한성현 외, 「역학의 이해」, 계축문화사, 2007.
가톨릭대학교 산업의학센터 외, 「산업보건학」, 수문사, 2003.

보건복지부 · 한국보건사회연구원, 「OECD Health Data 2018」.
통계청, 「2017년 사망원인통계연보」, 2018.
보건복지부, 「제4차 국민건강증진종합계획」, 2016.
보건복지부 · 한국건강증진개발원, 「제4차 국민건강증진종합계획(2016～2020)」, 2015.
보건복지부, 「2014 보건복지백서」.
보건복지부, 「2014 보건복지통계연보」.
환경부, 「2014 환경백서」.
보건복지부, 「2010 한국인 영양섭취기준」, 2013.
보건복지부, 「제3차 국민건강증진종합계획(2011～2020)」, 2012.

WHO www.who.int
건강보험심사평가원 www.hira.or.kr
교육부 www.moe.go.kr
국민건강보험 www.nhis.or.kr
국민건강영양조사 www.knhanes.cdc.go.kr
국민연금 www.nps.or.kr
대한민국건강도시협의회 www.khcp.kr
보건복지부 www.mohw.go.kr
식품의약품안전처 www.mfds.go.kr
안전보건공단 www.kosha.or.kr
의료기관평가인증원 www.koiha.or.kr
중앙응급의료센터 www.e-gen.or.kr
질병관리본부 www.cdc.go.kr
통계청 www.kostat.go.kr
한국보건사회연구원 www.kihasa.re.kr
환경부 www.me.go.kr

Memo

메모

Memo

메모

Memo

메모